U0225498

PRINCIPLES and BIOMECHANICS of ALIGNER TREATMENT
无托槽隐形矫治原理与生物力学

PRINCIPLES and BIOMECHANICS of ALIGNER TREATMENT

无托槽隐形矫治原理与生物力学

（美）罗维尔·南达（Ravindra Nanda）
（意）托马索·卡斯特罗弗洛里奥（Tommaso Castroflorio）
（意）弗朗西斯科·加里诺（Francesco Garino）
（日）尾岛贤治（Kenji Ojima）
主 编

贺 红 主 译

花 放 赵婷婷 副主译

北方联合出版传媒（集团）股份有限公司
辽宁科学技术出版社
沈 阳

图文编辑

杨 帆 刘 娜 张 浩 刘玉卿 肖 艳 刘 菲 康 鹤 王静雅 纪凤薇 杨 洋

图书在版编目（CIP）数据

无托槽隐形矫治原理与生物力学 /（美）罗维尔·南达（Ravindra Nanda）等主编；贺红主译. —沈阳：辽宁科学技术出版社，2024.1

ISBN 978-7-5591-3236-9

Ⅰ. ①无… Ⅱ. ①罗… ②贺… Ⅲ. ①口腔正畸学 Ⅳ. ①R783.5

中国国家版本馆CIP数据核字（2023）第173207号

出版发行：辽宁科学技术出版社
（地址：沈阳市和平区十一纬路25号 邮编：110003）
印 刷 者：深圳市福圣印刷有限公司
经 销 者：各地新华书店
幅面尺寸：210mm × 285mm
印 张：19.25
插 页：4
字 数：400 千字
出版时间：2024 年 1 月第 1 版
印刷时间：2024 年 1 月第 1 次印刷
策划编辑：陈 刚
责任编辑：苏 阳
封面设计：袁 舒
版式设计：袁 舒
责任校对：李 霞

书 号：ISBN 978-7-5591-3236-9
定 价：198.00 元

投稿热线：024-23280336
邮购热线：024-23280336
E-mail:cyclonechen@126.com
http://www.lnkj.com.cn

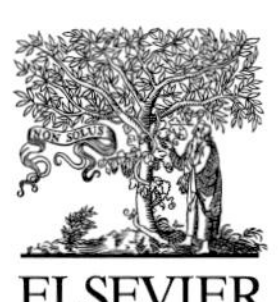

Elsevier (Singapore) Pte Ltd.
3 Killiney Road,
#08-01 Winsland House I,
Singapore 239519
Tel: (65) 6349-0200; Fax: (65) 6733-18170020

Principles and Biomechanics of Aligner Treatment, the first edition

ISBN 9780323683821

This translation of Principles and Biomechanics of Aligner Treatment, the first edition edited by Ravindra Nanda, Tommaso Castroflorio, Francesco Garino and Kenji Ojima was undertaken by Liaoning Science and Technology Publishing House Ltd., and is published by arrangement with Elsevier (Singapore) Pte Ltd.
This translation of Principles and Biomechanics of Aligner Treatment, the first edition edited by Ravindra Nanda, Tommaso Castroflorio, Francesco Garino and Kenji Ojima由辽宁科学技术出版社进行翻译，并根据辽宁科学技术出版社与爱思唯尔（新加坡）私人有限公司的协议约定出版。

无托槽隐形矫治原理与生物力学
ISBN 978-7-5591-3236-9

声　明

本译本由辽宁科学技术出版社完成。相关从业及研究人员必须凭借其自身经验和知识对文中描述的信息数据、方法策略、搭配组合、实验操作进行评估和使用。由于医学科学发展迅速，临床诊断和给药剂量尤其需要经过独立验证。在法律允许的最大范围内，爱思唯尔、译文的原文作者、原文编辑及原文内容提供者均不对译文或因产品责任、疏忽或其他操作造成的人身及/或财产伤害及/或损失承担责任，也不对由于使用文中提到的方法、产品、说明或思想而导致的人身及/或财产伤害及/或损失承担责任。

著作权合同登记号：06-2022第91号。

献辞
Dedication

致Catherine，感谢她的爱、支持和鼓励。

——Ravindra Nanda

致Katia，感谢她向我展示了爱的含义，是她让我能够脚踏实地。

致Alessandro、Matilda和Sveva，因为你们的存在让世界变得更加光明。

致我的朋友Francesco和Kenji，感谢你们的激情、热情、承诺和支持：你们总是值得学习的榜样。

致Ravindra，感谢你的信任和友情，感谢你对我们的指导和领导：你已将愿景转化为现实。这是一段美妙的旅程，感谢你抽出时间分享你的经验。

——Tommaso Castroflorio

我想把这本书献给我的家人——一位特别有远见的人——我的父亲，同时也是我的导师，他与我分享了20年来对隐形矫治的热爱。

——Francesco Garino

我很感激与Francesco和Tommaso多年的友谊。这段与Ravindra一起编书的经历实在是太棒了，对我来说就像一场梦。我真的特别感激我的家人对我的支持。

——Kenji Ojima

主译简介
Main Translator

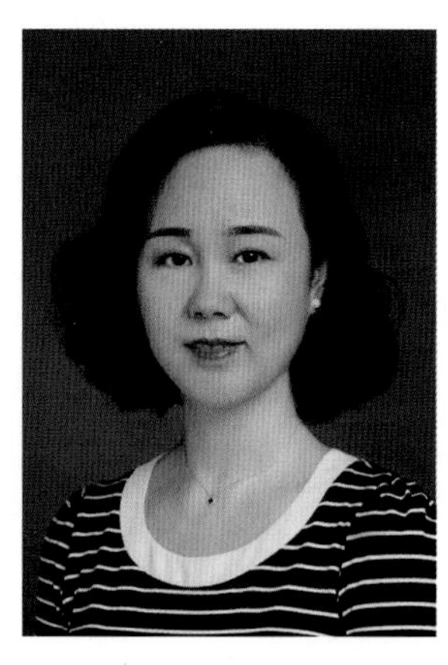

贺　红

- 武汉大学口腔医学院教授、博士研究生导师，一级主任医师
- 武汉大学口腔医院口腔正畸教研室主任、口腔正畸一科主任、牙颌颜面发育与睡眠医学中心主任
- 中国香港大学牙医学院名誉教授
- 中华口腔医学会口腔正畸专业委员会副主任委员
- 中国医师协会睡眠医学专业委员会副主任委员
- 中华口腔医学会唇腭裂专业委员会常务委员
- 中国睡眠研究会儿童睡眠医学专业委员会常务委员
- 中国医疗保健国际交流促进会睡眠医学分会常务委员
- 国际牙医师学院（ICD）院士
- 英国爱丁堡皇家外科学院正畸院员及考试委员
- 世界正畸联盟（WFO）理事
- 参编第4版~第7版《口腔正畸学》统编教材
- 主译《口面肌肉学国际共识（第2版）》（2020）
- 主译《循证口腔正畸学（第2版）》（2023）

副主译简介

Associate Translators

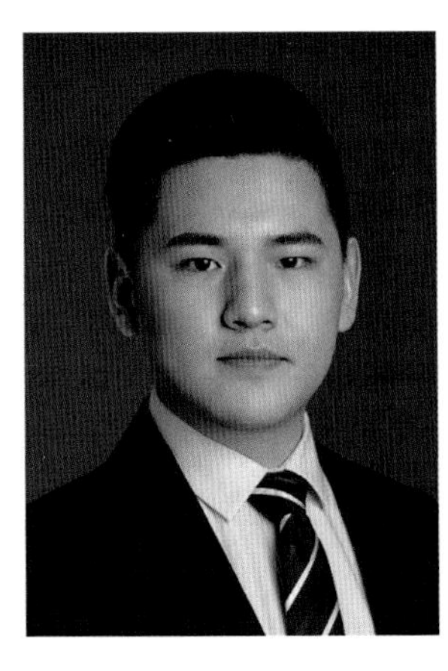

花　放

- 武汉大学口腔医学院口腔正畸学硕士、博士后，英国曼彻斯特大学口腔公共卫生博士（PhD）
- 武汉大学口腔医学院副教授、副主任医师、硕士研究生导师
- 武汉大学口腔医院牙颌颜面发育与睡眠医学中心副主任、循证口腔医学中心常务副主任、临床研究中心办公室副主任
- 武汉大学口腔医院光谷分院正畸与儿童口腔中心负责人
- 国际牙科研究协会（IADR）循证牙医学专业委员会副主任委员
- 中华医学会杂志社指南与标准研究中心STAR工作组口腔医学专科委员会副主任委员
- 中华口腔医学会口腔正畸专业委员会青年委员
- 英国曼彻斯特大学牙医学院名誉研究员
- Cochrane协作网口腔健康组编委
- 《Journal of Evidence-Based Dental Practice》编委
- 《中华口腔医学杂志》通讯编委

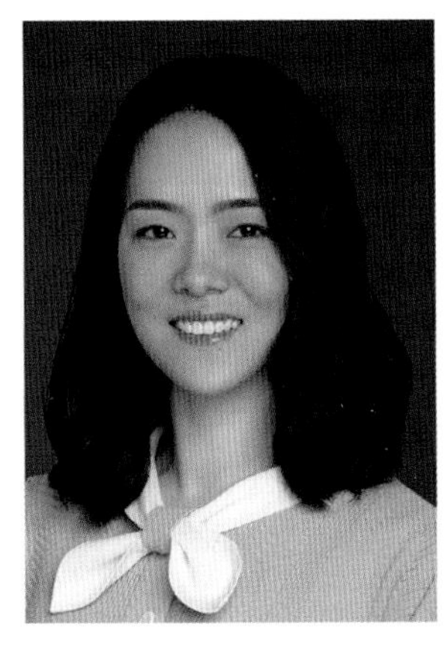

赵婷婷

- 武汉大学口腔医学院口腔正畸学硕士、博士
- 武汉大学口腔医院口腔正畸一科主治医师、牙颌颜面发育与睡眠医学中心秘书
- 中华医学会杂志社指南与标准研究中心STAR工作组口腔医学专科委员会委员
- 美国正畸医师协会（AAO）会员
- 世界正畸联盟（WFO）会员
- 中国医师协会睡眠医学学术年会优秀论文比赛一等奖
- 中华口腔医学会口腔美学专业委员会口腔美学优秀临床病例展评最佳治疗设计奖

译者名单
Translators

主　　译

贺　红　武汉大学口腔医学院

副 主 译

花　放　武汉大学口腔医学院
赵婷婷　武汉大学口腔医学院

译　　者（按姓氏拼音排序）

曹凌云　武汉大学口腔医学院
郭飞扬　武汉大学口腔医学院
贺　红　武汉大学口腔医学院
花　放　武汉大学口腔医学院
黄鑫亮　武汉大学口腔医学院
李梦莹　南京大学医学院附属口腔医学院
林立卓　武汉大学口腔医学院
罗　萍　西安交通大学附属口腔医学院
罗　婷　武汉大学口腔医学院
吕晨星　武汉大学口腔医学院
秦丹晨　武汉大学口腔医学院
汤博钧　武汉大学口腔医学院
陶振东　武汉大学口腔医学院
颜家榕　武汉大学口腔医学院
赵婷婷　武汉大学口腔医学院

翻译秘书

郭飞扬　武汉大学口腔医学院

编者名单
Contributors

Masoud Amirkhani, PhD
Institute for Experimental Physics
Ulm University
Ulm, Germany

Sean K. Carlson, DMD, MS
Associate Professor
Department of Orthodontics
School of Dentistry, University of the Pacific
San Francisco, California, USA

Tommaso Castroflorio, DDS, PhD, Ortho. Spec.
Researcher and Aggregate Professor
Department of Surgical Sciences, Postgraduate School of Orthodontics
Dental School, University of Torino
Torino, Italy
Orthodontics Unit
San Giovanni Battista Hospital
Torino, Italy

Chisato Dan, DDS
Private Practice
Smile Innovation Orthodontics
Tokyo, Japan

Iacopo Cioffi, DDS, PhD
Associate Professor
Division of Graduate Orthodontics and Centre for Multimodal Sensorimotor and Pain Research
Faculty of Dentistry
University of Toronto
Toronto, Ontario, Canada

David Couchat, DDS, Ortho. Spec.
Private Practice
Cabinet d'Orthodontie du dr. Couchat
Marseille, France

Fayez Elkholy, DDS
Senior Physician
Department of Orthodontics
Ulm University
Ulm, Germany

Francesco Garino, MD Ortho. Spec.
Private Practice
Studio Associato dott.ri Garino
Torino, Italy

Aldo Giancotti, DDS MS
Researcher and Aggregate Professor
Department of Clinical Sciences and Translational Medicine
University of Rome "Tor Vergata"
Rome, Italy

Juan Pablo Gomez Arango, DDS, MSc
Associate Professor
Orthodontics Program
Universidad Autonoma de Manziales
Manziales, Colombia

Mario Greco, DDS, PhD
Visiting Professor
University of L'Aquila
L'Aquila, Italy
Visiting Professor
University of Ferrara
Ferrara, Italy

Luis Huanca, DDS, MS, PhD
Research Associate
Department of Orthodontics
University of Geneva
Geneva, Switzerland

Josef Kučera, MUDr., PhD
Assistant Professor
Department of Orthodontics
Clinic of Dental Medicine
First Medical Faculty
Charles University
Prague, Czech Republic
Lecturer
Department of Orthodontics
Clinic of Dental Medicine
Palacký University
Olomouc, Czech Republic

Bernd G. Lapatki, DDS, PhD
Department Head and Chair
Department of Orthodontics
Ulm University
Ulm, Germany

Luca Lombardo, DDS, Ortho. Spec.
Chairman and Professor
Postgraduate School of Orthodontics
University of Ferrara
Ferrara, Italy

Tiantong Lou, DMD, MSc
Division of Gradual Orthodontics and Centre for Multimodal Sensorimotor and Pain Research
Faculty of Dentistry
University of Toronto
Toronto, Ontario, Canada

Kamy Malekian, DDS, MSc
Private Practice
Clinica Bio
Madrid, Spain

Gianluca Mampieri, DDS, MS, PhD
Researcher and Aggregate Professor
Department of Clinical Sciences and Translational Medicine
University of Rome "Tor Vergata"
Rome, Italy

Edoardo Mantovani, DDS, Ortho. Spec.
Research Associate
Department of Surgical Sciences, Postgraduate School in Orthodontics
Dental School, University of Torino
Torino, Italy

Ivo Marek, MUDr., PhD
Assistant Professor
Department of Orthodontics
Clinic of Dental Medicine
Palacký University
Oloumouc, Czech Republic
Consultant
Department of Orthodontics
Clinic of Dental Medicine
First Medical Faculty
Charles University
Prague, Czech Republic

Ravindra Nanda, BDS, MDS, PhD
Professor Emeritus
Division of Orthodontics
Department of Craniofacial Sciences
University of Connecticut School of Dental Medicine
Farmington, Connecticut, USA

Kenji Ojima, DDS, MDSc
Private Practice
Smile Innovation Orthodontics
Tokyo, Japan

Simone Parrini, DDS, Ortho. Spec.
Research Associate
Department of Surgical Sciences, Postgraduate School in Orthodontics
Dental School, University of Torino
Torino, Italy

Serena Ravera, DDS, PhD, Ortho. Spec.
Research Associate
Department of Surgical Sciences, Postgraduate School in Orthodontics
Dental School, University of Torino
Torino, Italy

Gabriele Rossini, DDS, PhD, Ortho. Spec.
Research Associate
Department of Surgical Sciences, Postgraduate School in Orthodontics
Dental School, University of Torino
Torino, Italy

Waddah Sabouni, DDS, Ortho. Spec.
Private Practice
Cabinet d'Orthodontie du dr. Sabouni
Bandol Rivage
Sanary-sur-Mer, France

Silva Schmidt, DDS
Department of Orthodontics
Ulm University
Ulm, Germany

Jörg Schwarze, DDS, PhD, Ortho. Spec.
Private Practice
Kieferorthopädische Praxis Dr. Jörg Schwarze
Cologne, Germany

Giuseppe Siciliani, MD, DDS
Chairman and Professor
School of Dentistry
University of Ferrara
Ferrara, Italy

Ali Tassi, BSc, DDS, MCID (Ortho)
Assistant Dean and Chair
Division of Graduate Orthodontics
Schulich School of Medicine and Dentistry
The University of Western Ontario
London, Ontario, Canada

Johnny Tran, DMD, MCID
Division of Graduate Orthodontics
Schulich School of Medicine and Dentistry
The University of Western Ontario
London, Ontario, Canada

Flavio Uribe, DDS, MDentSc
UConn Orthodontics Alumni/Nanda Orthodontics Endowed Chair
Program Director and Chair
Division of Orthodontics
Department of Craniofacial Sciences
University of Connecticut
School of Dental Medicine
Farmington, Connecticut, USA

Benedict Wilmes, DDS, MSc, PhD
Professor
Department of Orthodontics
University of Düsseldorf
Düsseldorf, Germany

中文版前言
Preface

自20世纪无托槽隐形矫治技术诞生以来，该技术因其独特的优势越来越受到正畸行业的关注。隐形矫治不仅继承了传统的牙颌畸形矫治理念，更是现代口腔医学、计算机辅助三维诊断、数字化成型技术及新材料相结合的产物。在临床实践过程中，数字化软件的处理已让隐形矫治流程发展得更为精简便捷。但是，正如本书编者所强调的那样，正畸医生需要认识到无托槽隐形矫治器只是一种治疗工具，而非治疗方案。

隐形矫治技术因其特有的材料结构、力学性能、力传递系统和分步设计，为正畸医生带来了新的机遇与挑战。新工具的使用需要正畸医生不断储备新的知识和技能。然而，面对数量不断增长的医学文献、期刊，水平参差不齐的科普及培训信息等，我们亟须一本综合的、系统的、隐形矫治技术相关的专著，提供基础的理论知识及最新的证据总结。

Ravindra Nanda教授作为正畸生物力学的国际知名专家，联合全球30余位相关专家共同编写了本书。本书的特点是从正畸医生的实际需求出发，不仅系统地介绍了无托槽隐形矫治的生物力学、材料结构、技术理论相关知识；而且翔实地描述了隐形矫治技术在不同错𬌗畸形及矫治方法中的临床应用；最后还提到了目前隐形矫治技术存在的局限性，较为全面地向读者展示了隐形矫治的方方面面。

相信本书的引进和出版可以为国内从事口腔正畸的广大医生、教师、研究生、规培生和本科生提供一本全面的、系统的学习教材，帮助大家理解隐形矫治技术的理念和应用，从而更好地进行临床工作。

感谢本书编者尤其是Ravindra Nanda教授的信任与帮助，感谢辽宁科学技术出版社的倾力支持，感谢翻译团队成员的辛劳付出。由于水平有限，本书翻译过程中难免存在一些疏漏及不当之处。为了进一步提高本书的质量，真诚恳请各位同仁给予批评指正，以供再版时修改，衷心感谢！

武汉大学口腔医学院 贺红

2023年7月

序言
Foreword

无托槽隐形矫治器代表着口腔正畸艺术与科学的最新进展。它的出现给口腔正畸行业带来了新的机遇和挑战，但也对正畸医生的知识储备提出了更高要求。我们需要重新思考正畸治疗的生物力学及力传递系统，以及隐形矫治器材料对矫治过程的影响。此外，隐形矫治衍生出许多新的工具和技术，我们需要将其与现有的正畸理念相结合。

面对新的治疗方法，正畸医生需要注意技术是工具而不是目的。无论采用哪种治疗方法，诊断、方案设计以及生物力学始终是治疗成功的关键。另外，与采用托槽和弓丝的固定矫治相比，隐形矫治也有许多独特之处，例如矫治力是通过聚合物材质的矫治器传递的。在这种情况下，对矫治器材料、物理特性、附件设计和分步方案的充分了解在错𬌗畸形矫治中至关重要。除此之外，正畸医生还需要了解隐形矫治的局限性，以及如何通过支抗钉和辅助装置克服这些局限。

做好隐形矫治需要补充新的知识，关于隐形矫治各方面的临床和科研报告正在逐年增加。本书是对该领域现有研究的最新总结，也是一本以当前证据为基础的临床病例图谱。希望它能为临床医生、科研人员及医学生们提供参考，帮助他们提升隐形矫治水平。

我们要向所有为本书做出贡献的朋友和同事表示衷心感谢。很荣幸能和这样一群才华横溢的正畸医生一起共事。

我们也想向Elsevier团队表示感谢，感谢他们在新冠疫情期间给予的支持、耐心和指导。

罗维尔·南达（Ravindra Nanda）
托马索·卡斯特罗弗洛里奥（Tommaso Castroflorio）
弗朗西斯科·加里诺（Francesco Garino）
尾岛贤治（Kenji Ojima）

目录

Contents

第1章 三维时代的正畸诊疗规划

Diagnosis and Treatment Planning in the Three-Dimensional Era

TOMMASO CASTROFLORIO, SEAN K. CARLSON, FRANCESCO GARINO

前言

口腔正畸学是口腔医学中的一个专业领域，主要内容涉及管控、引导和矫正具有生长潜力或已经发育完成个体的牙颌面结构，具体包括通过施加外力和/或通过刺激与引导颅颌面复合体内肌肉和组织的力量，来移动牙齿或纠正其相关结构的不良关系和畸形、调整牙齿和面部骨骼之间的关系[1]。

为了对错殆畸形进行准确诊断，口腔正畸学采用“以问题为导向（problem-based）”的诊断方法。该诊断方法最初产生于医学领域，要求医生对每个可能的病因和引起异常或影响治疗的因素都进行评估。通过收集全身病史和口腔病史、临床检查，以及包括模型、照相和影像学检查在内的医疗记录，整合患者的信息，形成数据库。数据库包括了这些相互关联的因素所形成的关系网，医生通过分析该数据库形成一个问题列表，然后通过问题的识别与数据库之间的持续反馈，建立诊断（图1.1）。最终，该诊断应有助于医生加深对于错殆畸形病因的理解[2]。

在过去几十年里，正畸的诊疗计划正在发生巨大的变化，从二维的硬组织和石膏模型分析，到三维技术支持下的软组织协调和比例分析。尽管如此，详尽的临床检查仍然是正畸准确诊断的关键，而治疗计划的许多方面都反映了对患者的功能和美学进行系统性评估的结果[3]。

一系列新技术的引入正在改变正畸行业，例如数字化数据采集设备［锥形束计算机断层扫描（cone-beam computed tomography，CBCT）仪、口内扫描仪、台式扫描仪以及面部扫描仪］、设计软件［计算机辅助设计和辅助制造（computer-assisted design and computer-assisted manufacturing，CAD/CAM）软件］、新的美学材料以及强大的制造机器（铣床、3D打印机）等（图1.2）。

因此，正畸临床实践正在转向“以虚拟为导向（virtual-based）”的工作流程[4]。在制订虚拟治疗方案后，通过数字化技术制作和安装矫治器，将虚拟治疗方案落实，例如使用各种CAD/CAM技术，包括模型打印、间接粘接托盘、个性化定制托槽，以及弓丝的机械弯制、透明矫治器等，如今已成为一种常见的做法。此外，对治疗过程的远程监控也正在成为可能[5]。

正畸领域中透明矫治器的引入，引领了口腔正畸学的数字化发展（digital evolution）。“发展（evolution）”与“变革（revolution）”两个词都指变化，但这两者所暗指的变化之间有明显的区别。“发展”指的是缓慢而渐进的变化，而“变革”指的是突然、剧烈而彻底的变化。过去我们称其为口腔正畸学的“数字化变革（digital revolution）”，实际上应该称其为口腔正畸学的“数字化发展（digital evolution）”。口腔正畸学和生物力学的定义一直是不变的，我们作为临床医生应该牢记，技术只是一种工具，而不是目的。这是口腔正畸医生与产品营销人员的不同之处。

诊断和问题列表是确定患者治疗目标的框架。治疗目标一旦确定，治疗计划就应为了实现这些治疗目标而设计[2]。在无托槽隐形矫治中，计算机辅助设计软件可以展示治疗过程的动画，帮助临床医生将治疗后预期的牙齿排列和面型进行可视化。然而，这些动画应该由正畸医生逐帧或逐阶段地进行分解，以确定如何通过合理的生物力学和治疗顺序实现治疗目标。只有对虚拟治疗计划的每个阶段都进行精确的控制，才能产生可靠的治疗结果。同样，应当对治疗结果负责的是正畸医生，而非技术本身。

现代的医疗记录应有助于对患者的功能和美学进行三维评估。

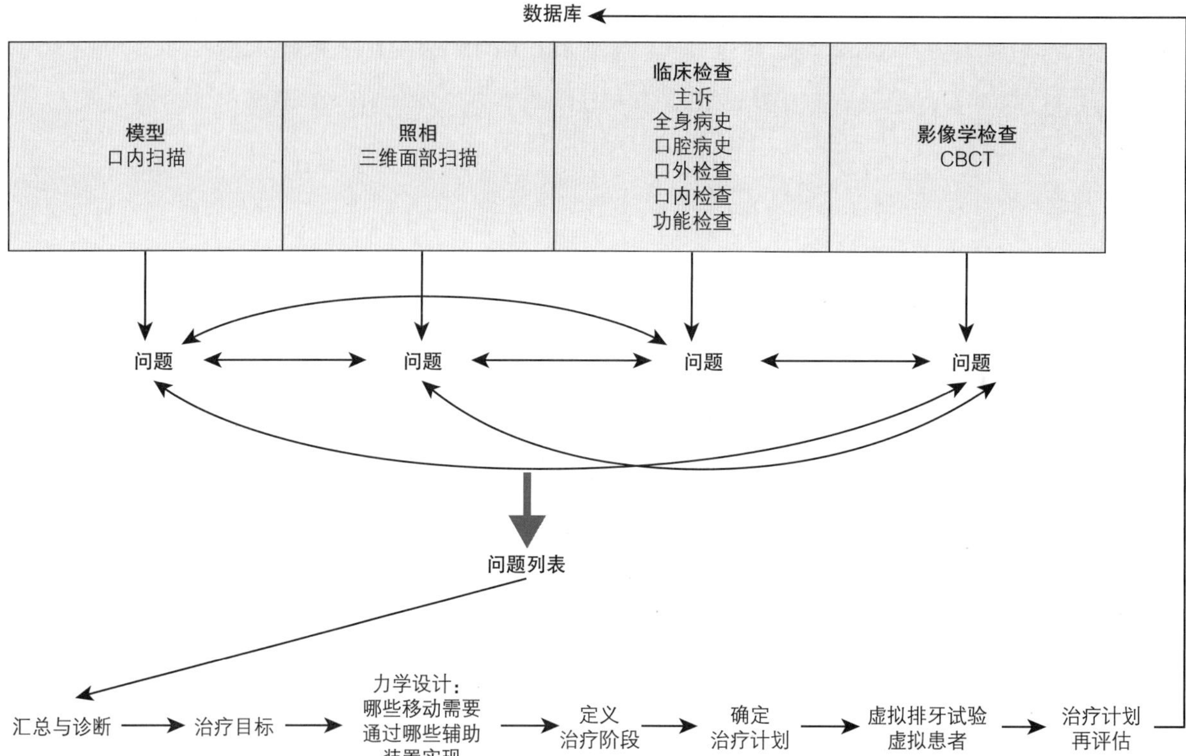

图1.1 数字化正畸时代诊疗规划的步骤（改编自Uribe FA, Chandhoke TK, Nanda R. Individualized orthodontic diagnosis. In: Nanda R, ed. Esthetics and Biomechanics in Orthodontics. 2nd ed. St Louis, MO: Elsevier Saunders; 2015:1–32.）。

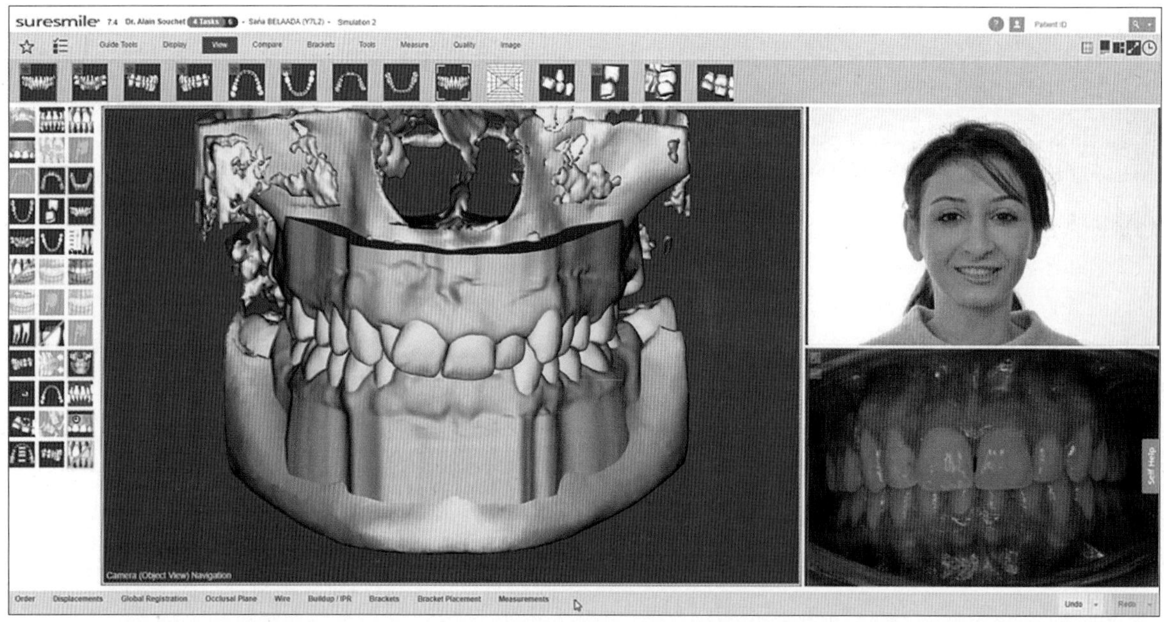

图1.2 CBCT数据、三维面部扫描、来自口内扫描的数字化模型以及正畸虚拟排牙试验的整合（由Alain Souchet, Mulhouse, France提供）。

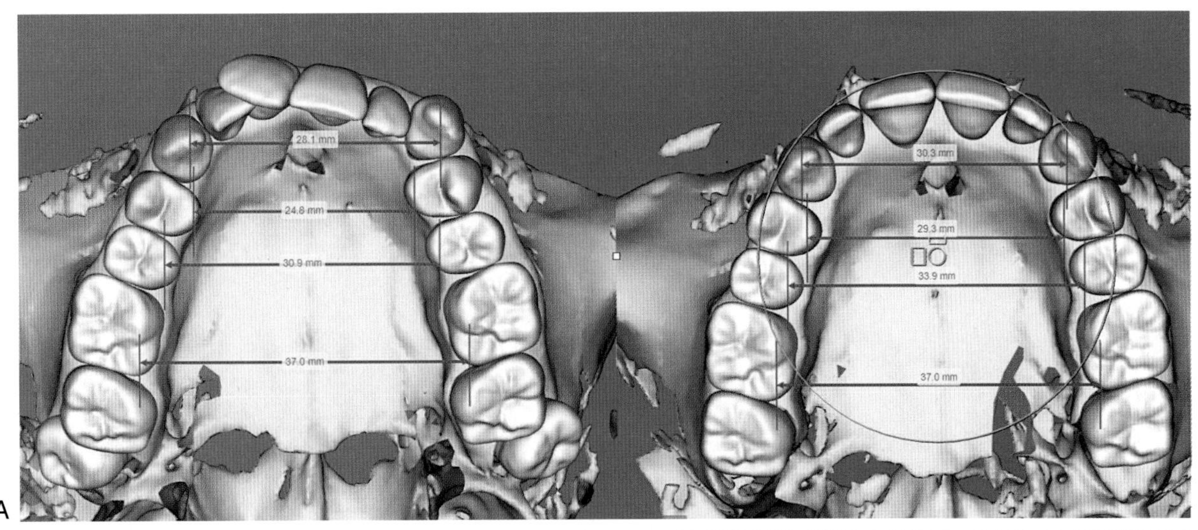

A

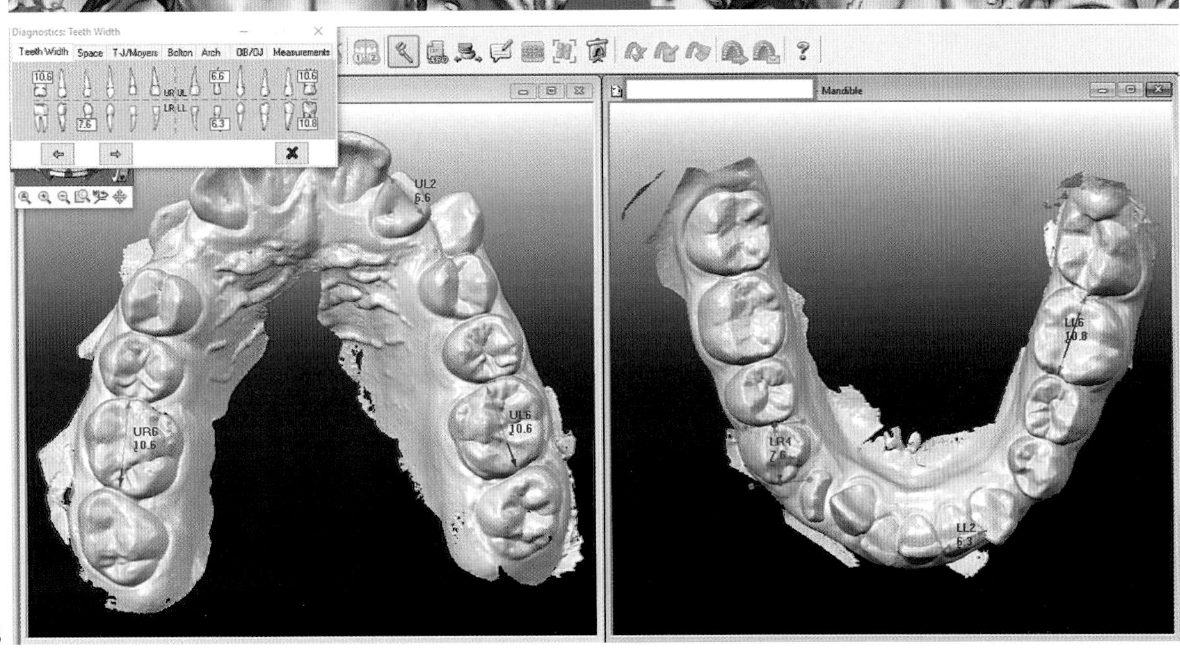

B

图1.3　（A）来自CBCT数据的数字化模型和数字化测量。（B）来自口内扫描的数字化模型和数字化测量。

口内扫描和数字化模型

口内扫描仪（intraoral scanner，IOS）正在迅速取代传统印模和石膏模型。这些扫描仪将许多单个三维图像进行组合形成一个数字化模型，因此通常存在不准确的风险。然而，最近的研究表明，使用商用扫描系统的口内扫描仪，其准确性和精确度非常适合在正畸领域中应用[6]。数字化模型与传统石膏模型一样可靠，具有高准确性、可靠性和可重复性（图1.3）。

此外，数字化模型还能用于各种正畸软件平台，相对于昂贵且耗时的诊断性排牙试验和诊断蜡型，数字化模型可以让正畸医生在几分钟内完成虚拟治疗计划的制订、对多种治疗计划进行探索。进行虚拟排牙试验，不仅可以让临床医生以一种简单的方式探索多种治疗方案，还有助于和其他口腔专科医生更好地进行沟通，尤其在需要正畸–修复联合治疗的情况下。虚拟治疗计划还可以促进医患沟通，以便患者更直观地看到治疗结果、了解治疗过程[5]。

数字化模型的另一个优势在于模型分析，它在正畸诊断和治疗计划制订中不可或缺。与使用卷尺和/或卡尺对实体模型进行测量的传统方法相比，基于数字化模型进行测量的方式在指导治疗决策方面没有明显区别[7]。此外，由于数字化模型在成本、时间和储存空间方面的优势，可将其视为当前正畸临床实践中新的金标准[6]。

事实证明，数字化印模可以减少重做和退货，并

近红外成像：光反射的概念及其作用机制

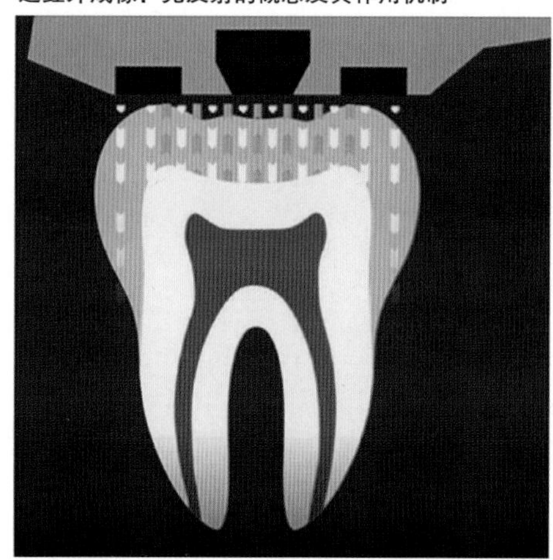

iTero Element 5D口内扫描仪
使用波长850nm的光穿过牙齿结构，
生成近红外成像的图像

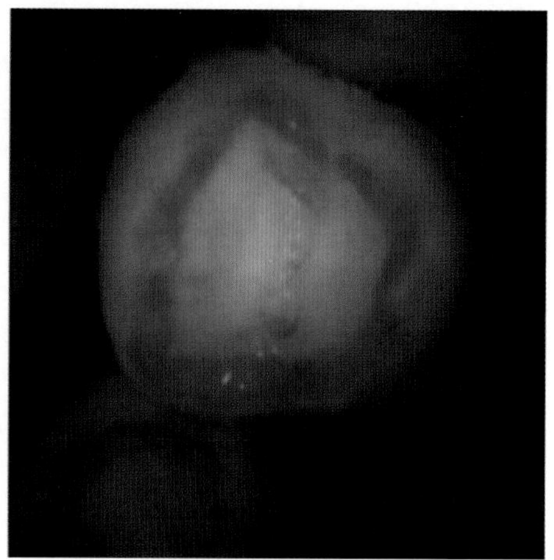

健康牙齿的近红外成像图像

图像解读：健康牙齿

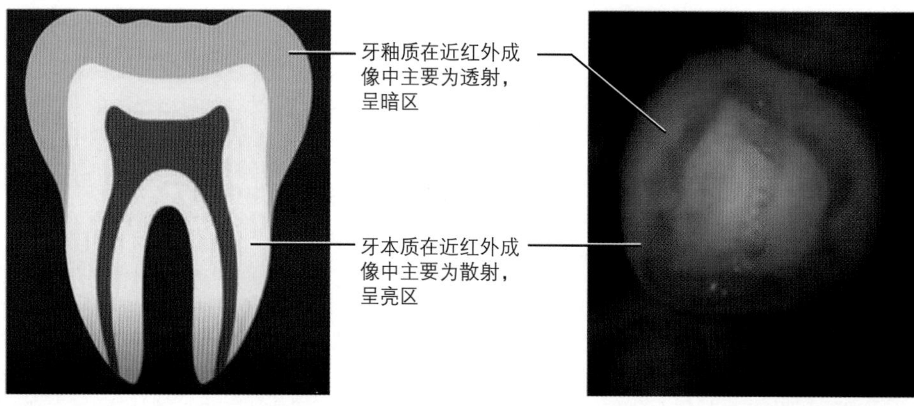

牙本质在近红外成像中主要为散射，呈亮区

图像解读：龋齿

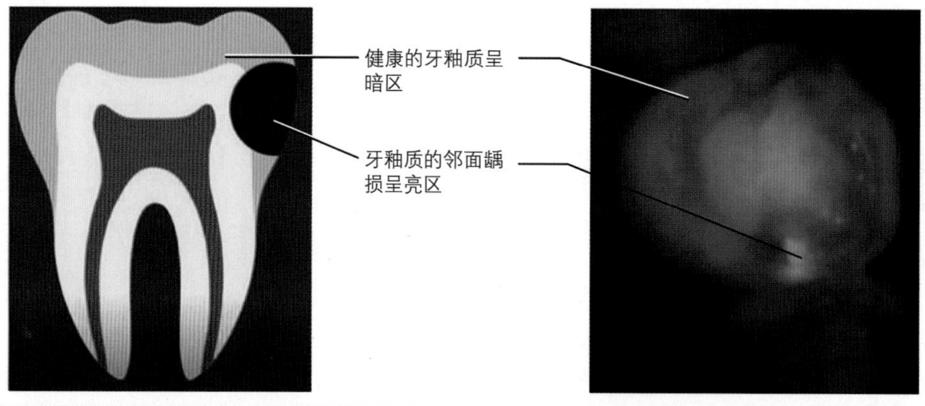

健康的牙釉质呈暗区
牙釉质的邻面龋损呈亮区

图1.4 集成了近红外技术的新一代口内扫描仪。（A）iTero Element 5D（Align Technology, San José, CA, USA）龋齿检测方案。

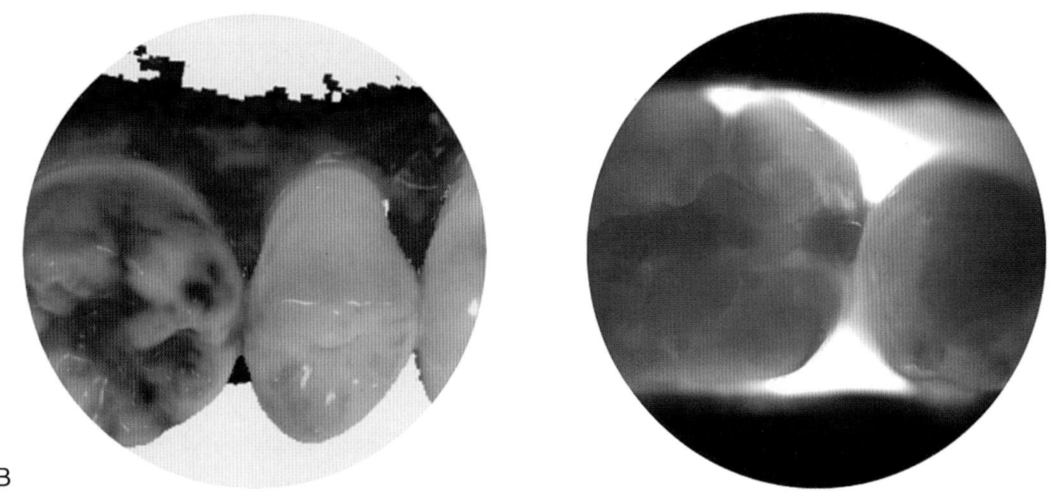

图1.4（续）　（B）3Shape Trios 4（3Shape A/S, Copenhagen, Denmark）用于表面龋检测的荧光技术（左）和用于邻面龋检测的近红外技术（右）。

提高整体效率。此外，患者还可以获得更好的治疗体验。当前新型扫描仪技术的发展（如多点彩色共聚焦成像和双波长数字全息成像技术）将进一步提高口内扫描仪的准确性和临床实用性[7]。

最近，近红外技术已经集成到口内扫描仪中。近红外光是电磁光谱为0.7～2μm的区域（图1.4）。特定波长的光与牙齿硬组织相互作用，可以提供有关牙齿结构的额外数据。由于牙釉质中光的散射系数较低，近红外光能穿过整个釉质层，牙釉质对近红外光为透射，呈暗区；而牙本质则因牙本质小管排列方向引起的光散射效应，呈亮区。由于光的散射系数存在干扰、病变、脱矿的区域内较高，这些区域在近红外图像中呈亮区。因此，口内扫描仪可以在无任何X线暴露的情况下，提供关于龋病的潜在信息[8]。

通过使用数字化印模，技工室制作的矫治器与患者口内更加贴合，安装矫治器时所需的椅旁时间也更少[9]。

三维成像

锥形束计算机断层扫描

在过去的20多年里，三维成像（3D imaging）技术已经有了很大的发展，并在正畸治疗及颌面外科手术中得到应用。在三维医学成像中，解剖数据由诊断成像设备收集后交由计算机处理，然后在二维显示器上显示，产生“立体感效应（illusion of depth）”。这种立体感使影像在二维平面中看起来是三维立体的[10]。在过去15年中，CBCT成像已成为正畸诊断和治疗计划制订的重要影像学辅助技术，尤其是在需要了解颌面部骨骼的复杂解剖关系和周围结构的情况下。Broadbent在引入头颅定位仪（cephalostat）后强调，需要将X线头颅侧位片和后前位片完全匹配，以获得颅骨完美的三维重现[11]。与传统口外放射成像相比，CBCT成像有其独有的特征和优势，能改善正畸临床实践[12]。侧位片的X线头影测量（cephalometrics）提供了有关错殆畸形矢状向和垂直向的信息，但对单侧异常或横向宽度不调的诊断几乎没有帮助，而后者的发生似乎与过去几十年中日益频繁的城市化和工业化有关[13-15]。因此，我们对能够提供牙颌面畸形三维方向信息的诊断工具的需求在不断增加。虽然CBCT的临床应用范围十分广泛，涉及评估颌面部几乎所有部位的解剖和病理情况，但CBCT的关键优势在于它能在相对较低的辐射剂量下得到高分辨率的影像[16]。

将患者暴露于X线需要有临床合理性，并且考虑将辐射暴露最小化的所有必需原则和程序。应始终牢记“ALARA理念”：ALARA是辐射安全中使用的首字母缩略词，即检查所需最低剂量（as low as reasonably achievable）。这一理念得到了专业组织和政府机构的支持[17-18]。美国国家辐射防护和测量委员会（National Commission on Radiation Protection and Measurements）认识到医疗诊断成像是美国人口电离辐射暴露的唯一最大且可控的来源，因此对“ALARA理念”进行了修改，变为“ALADA理念”[19]。ALADA（as low as diagnostically acceptable）代表在诊断上可接受范围内尽可能低剂量。实施这一理念需要进行循证决策，综合考虑某特定诊断任务所需的影像质量和相应的辐射剂量。目前有关这方面的研究还十分有限。

关于正畸中使用的二维成像模式，口腔全景成像（panoramic imaging）的辐射剂量为4～10μSv，而X线头影测量的辐射剂量为3～5μSv。根据瞄准类型的不同，拍摄全口根尖片的辐射剂量为12～58μSv[16]。虽然人们常将二维和三维影像学检查的辐射剂量进行比较，但由于两者的成像原理和相关风险完全不同，没有可比性。按照保守估计，低辐射剂量的颌面部影像学检查（包括CBCT）的实际风险很难评估，因为没有数据证实在这一射线暴露水平下癌症的发生率。但是，人们普遍认同，随着辐射剂量的增加，无论增加量有多小，都会导致风险的增加[20]。因此，在正畸诊断成像中，辐射暴露量没有安全界限或安全范围[12]。最近一项关于牙科CBCT有效剂量的Meta分析表明，按成像视野大小分组，成人的平均有效剂量分别为212μSv（大视野）、177μSv（中等视野）和84μSv（小视野），儿童的平均有效剂量分别为175μSv（大视野和中等视野）和103μSv（小视野）。不同CBCT设备的剂量之间存在很大差异[19]。

美国牙科协会科学事务委员会（American Dental Association Council on Scientific Affairs）提出了一系列指导原则，为是否给患者拍摄CBCT提供参考。根据上述原则，临床医生只有在专业上有正当理由，证明潜在的临床收益将超过电离辐射暴露的相关风险后，才能拍摄包括CBCT在内的放射影像。然而，当常规牙科X线检查不能充分获取所需信息时，CBCT可以作为其补充或替代[17]。

最近，一些制造商推出了使用低辐射剂量的方案进行中等甚至全视野影像采集的CBCT设备。通过调整旋转弧度、管电流（mA）、管电压峰值（kVp）、基础影像的数量或上述的组合，可在与常规全景片相当的有效剂量下（14～24μSv）拍摄CBCT[21]。尽管低辐射剂量伴随着影像质量的显著降低，但可以通过图片查看软件进行改善。据报道，即使在这一低剂量水平上拍摄CBCT，儿童接受的有效剂量平均比成人高36%[21]。使用低辐射剂量的方案可能足以完成简单的诊断任务，如牙根倾斜度。

CBCT对正畸评估的益处

CBCT对正畸评估的益处包括影像的几何准确性。CBCT的显著优势在于能1：1地呈现几何结构，可以精确测量物体的形状和尺寸。利用CBCT影像进行测量的准确性和可靠性已经得到证明，它可以精确评估未萌牙齿的大小、三维方向上骨骼的长度，甚至进行软组织测量——这些指标在正畸诊断和治疗计划制订中都十分重要[22-24]。

异位牙、埋伏牙和多生牙的准确定位，对于制订有针对性且成功率高的治疗计划至关重要。与传统成像方法相比，CBCT在未萌上颌尖牙的定位和间隙预测方面具有一定优势[25-26]。一项研究表明，CBCT提高了对尖牙定位的准确性，改善了对牙弓间隙的预测能力，从而推动诊断和治疗计划朝着更加以临床为导向的方向发展[25]。在测定与尖牙阻生相关的牙根吸收方面，已有证据证明CBCT成像明显优于全景片[27-28]。一项研究表明，CBCT发现牙根吸收的概率比二维成像提高了63%[28]。当用于阻生牙或多生牙的诊断时，已有研究证明CBCT可以改变和改善正畸患者的治疗建议[29-30]。

近期一项系统评价发现[30]，CBCT也可考虑用于儿童阻生牙与牙根吸收的诊断和治疗计划的制订（图1.5），这与“牙颌面儿科成像：低剂量辐射诱发风险调查（dentomaxillofacial paediatric imaging: an investigation towards low dose radiation induced risks，DIMITRA）项目”的建议一致[31]。

上颌横向发育不足（maxillary transverse deficiency）可能是颅颌面最常见的骨性问题之一，正畸医生每天都会遇到许多与之相关的临床表现[32]。

虽然已有许多X线头影测量分析方法用于正畸和正颌治疗计划的制订，但后前位片在很大程度上被忽略了。由于现有的诊断上颌横向发育不足的方法在方法学上都存在一定局限性，因此日常临床实践中诊断上颌横向发育不足十分具有挑战性[33]。

CBCT可以确定和评估不同牙位处的上下颌骨宽度、每颗牙齿的颊舌向倾斜度、牙根在牙槽骨中的位置（图1.6）。有了这些信息，临床医生可以为患者制订正确的诊断和治疗计划。

与常规X线片相比，CBCT影像可以更准确地评估颞下颌关节（temporomandibular joint，TMJ）的病理情况。用于正畸评估的CBCT视野通常包含颞下颌关节，因此它可用于关节的常规检查。关于CBCT的几项回顾性分析表明，正畸检查中15%～18%的偶然发现与颞下颌关节有关（图1.7），这对于进一步随访或转诊是非常重要的[34]。

CBCT数据也可用于测量上呼吸道体积。基于

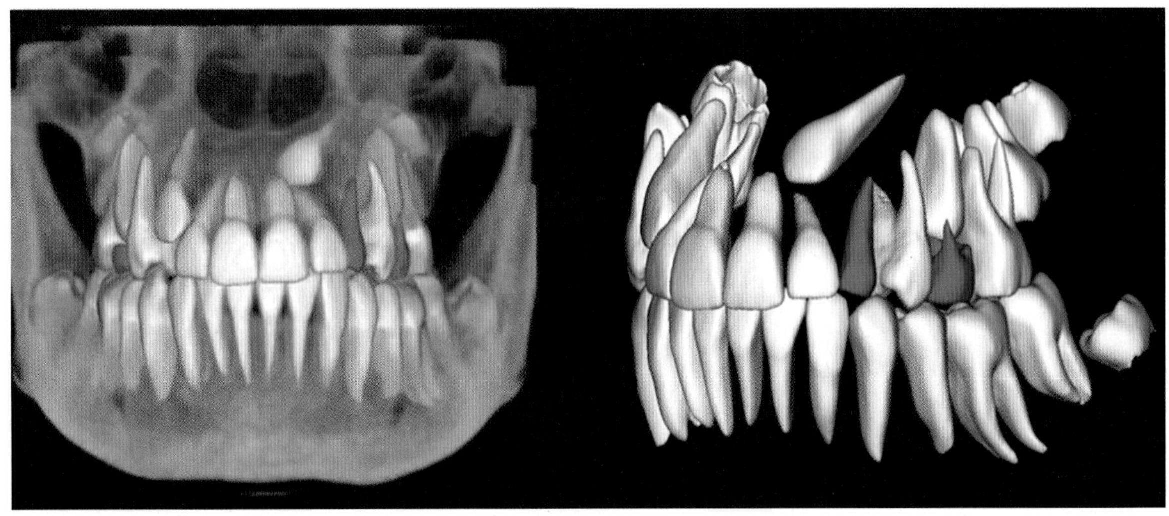

图1.5　CBCT数据用于改善诊断和治疗计划。

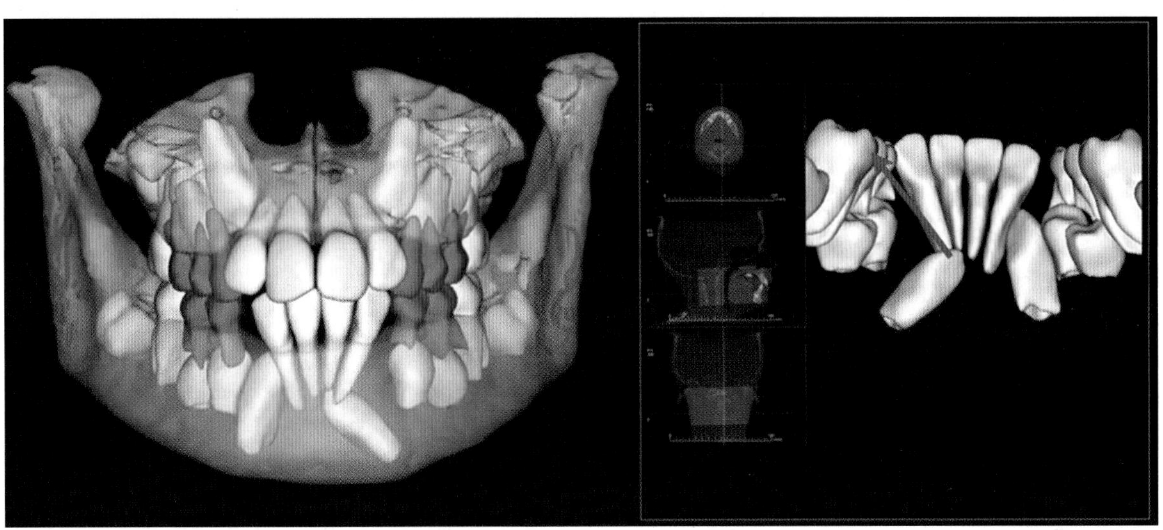

图1.6　下颌阻生尖牙一例，CBCT数据有助于进行合理的力学设计。

CBCT的上呼吸道研究认为，CBCT在确定软组织和空隙（即空气）的边界方面是可靠的，因此它可以提供有关咽部气道形态（即横截面积和体积）方面的重要信息[35]（图1.8）。然而，尽管这项技术在这一领域具有一定潜力，且正畸医生在睡眠呼吸障碍方面有潜在的"前哨医生"作用，但目前研究头位和舌位对三维成像中上呼吸道体积与形态影响的文献数量有限、质量不高且证据水平低。自然头位（natural head position）是CBCT影像采集时建议的标准姿势[36]。然而，临床上可能很难实现可重复的上呼吸道体积测量，目前仍缺乏在图像采集过程中与舌位及呼吸相关的指导和方法。此外，最近一项关于气道测量可靠性的研究表明，口咽气道容积是唯一一个检查者自身可靠性（intra-examiner reliability）和检查者间可靠性（inter-examiner reliability）均较高的参数[37]。

在正颌手术中，从CBCT中获取的DICOM数据可用于制作实体立体光刻模型（stereolithographic model）或生成数字化三维模型。三维重建在面部不对称病例的诊断和治疗计划制订中非常有用。如有必要，三维重建也可用于制作移植替代物。在手术优先（surgery-first）正颌方案中，CBCT可以作为一种有价值的设计工具，用于从治疗前评估，到外科手术，再到牙齿矫正的整个治疗过程[16]。

此外，影像数据可与解剖模型相结合，提供牙颌面组织的特征，模拟组织对发育、治疗和功能的反应。一项系统评价表明，计算机辅助设计在上下颌骨

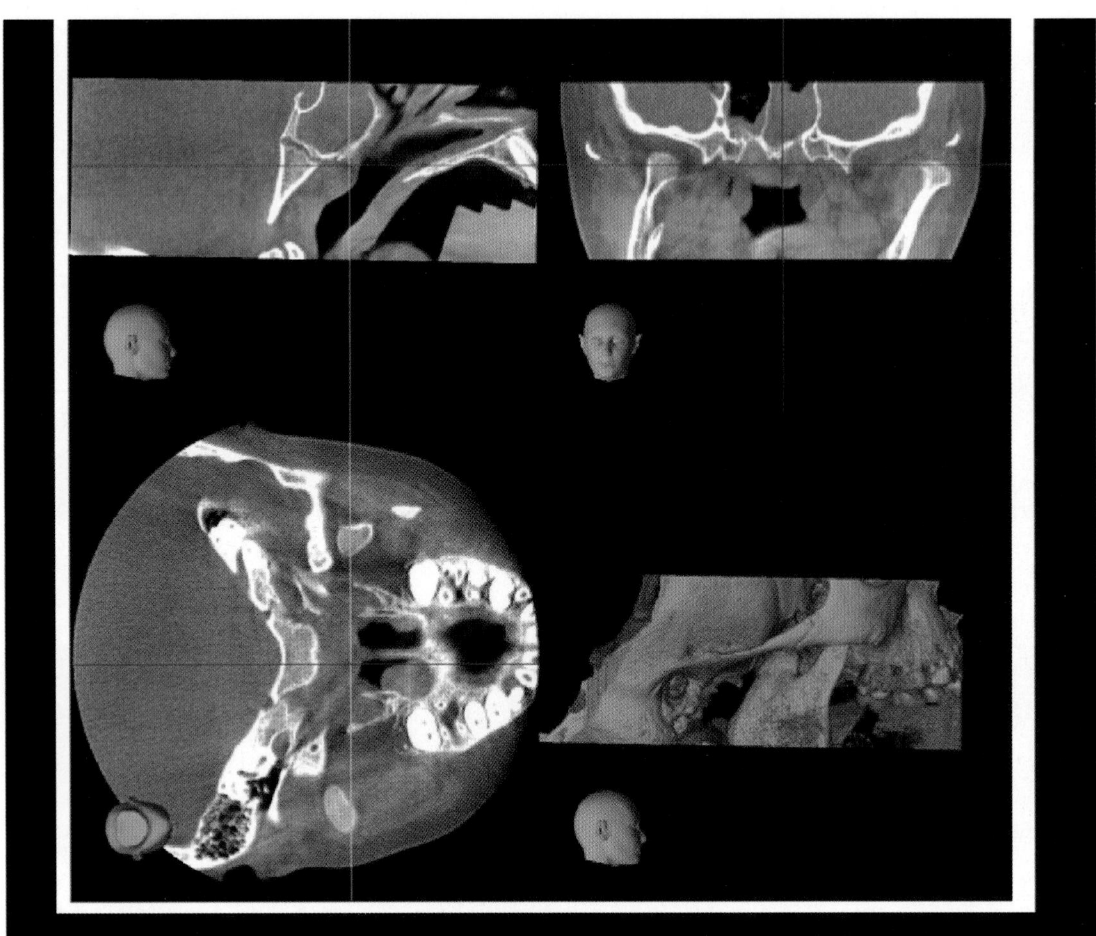

图1.7 一位9岁儿童因正畸接受CBCT检查，偶然发现未知的右侧髁突颈部骨折。

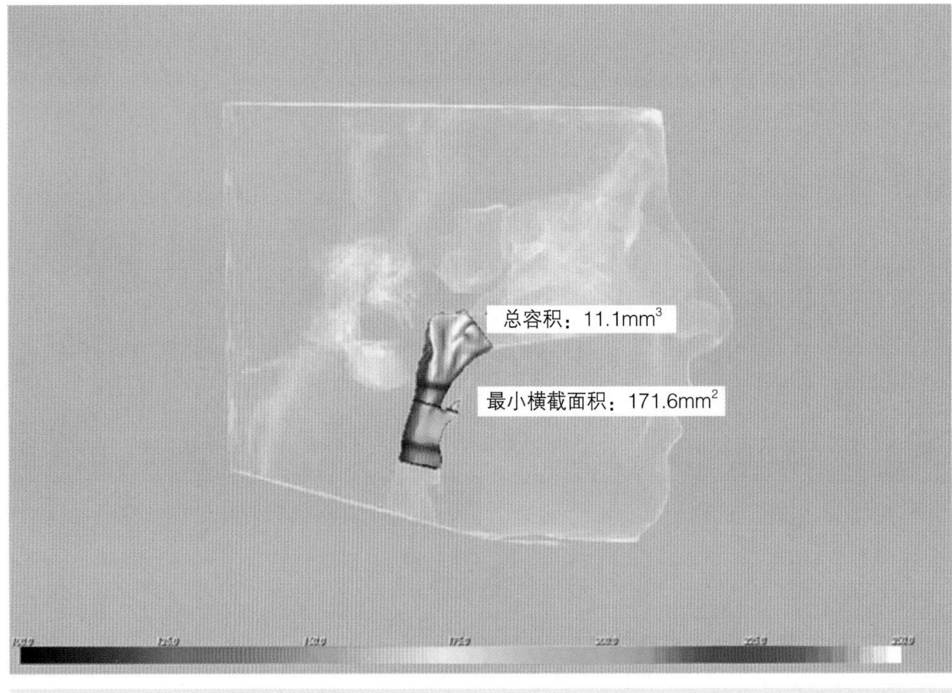

图1.8 使用CBCT数据进行气道测量。

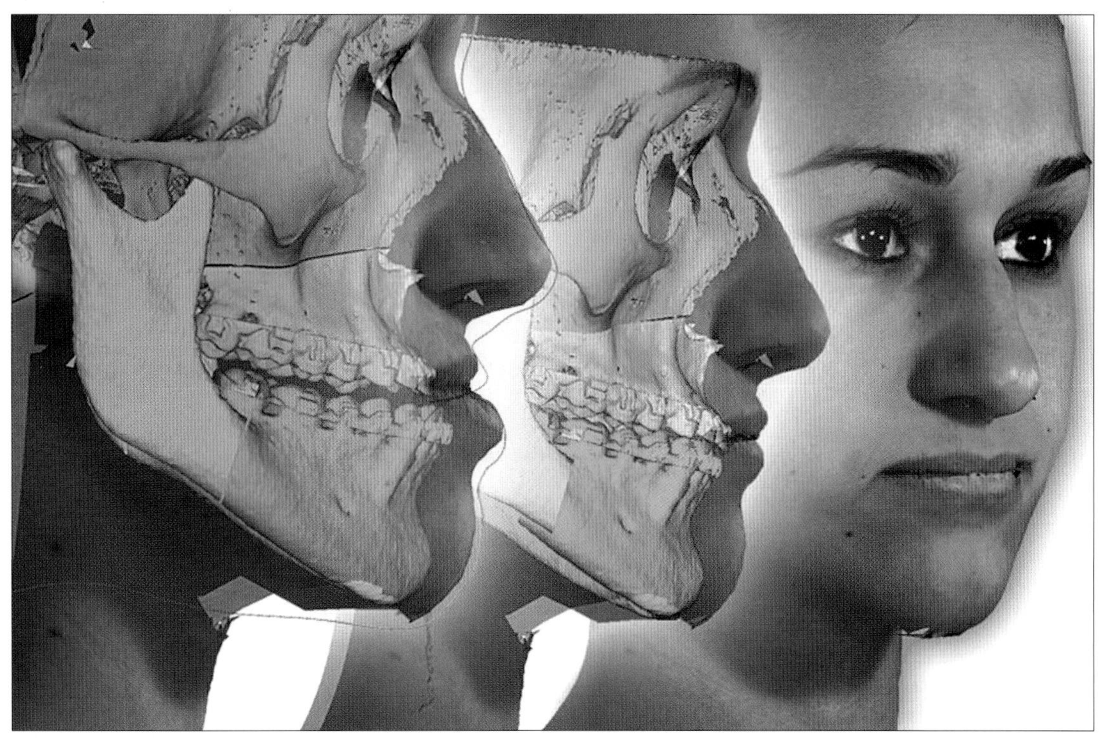

图1.9　CBCT数据与手术三维设计软件相结合的示例（Dolphin Imaging, Chatsworth, CA, USA）。

的手术设计方面是准确的。对患者和手术过程所带来的益处而言，计算机辅助设计有助于分析手术结果、提高手术准确性[38]（图1.9）。

近期一项系统评价[39]评估了CBCT成像是否可用于评价正畸患者的牙与牙槽骨关系，这对评估治疗风险来说至关重要，而且有助于确定和改善正畸患者的牙周状况。该系统评价的结论表明，正畸治疗前的CBCT检查可以帮助临床医生挑选出需要进行预防性或阻断性牙周皮质骨切开术和骨增量手术的患者，尤其是治疗方案涉及下颌前牙区或上颌前磨牙区牙齿颊向移动的患者，防止牙槽骨发生不利变化。这一设想似乎更适合于在正畸治疗前牙周表型为薄龈型且无生长潜力的患者（图1.10）。

三维面部重建技术

准确获取三维面部外形特征对于制订正颌外科手术计划十分重要，而面部特征的准确性依赖于精准的三维面部建模。因此，需要采用精准的方法来获取三维数字化面部轮廓，用现代技术（如计算机辅助设计）来模拟和设计面部手术的最佳方案。

目前有3种用于提取面部轮廓的三维面部建模方法：CT技术[40-41]、被动视觉三维传感技术[42]和主动视觉三维传感技术[43]。基于CT技术的三维重建方法对骨骼结构很灵敏，可以方便地用于颅颌面整形以及牙颌面畸形的矫正[44]。软组织数据的提取或分割可以通过专用软件实现。出于正畸治疗的目的，记录图像时应让患者睁眼并微笑。可以利用微笑像的牙性标志点，将数字化模型与三维面部重建进行重叠，用于制订治疗计划。此外，目前有一些旨在获取面部外观的新技术。立体摄影测量（stereophotogrammetry）和激光扫描（laser scanning）可以使患者在不暴露于辐射的情况下，快速记录面部的解剖结构，并获取更多的测量数据[45]（图1.11）。就激光扫描而言，立体摄影测量至少在正畸临床应用中仍然是金标准，因为它具有良好的精确度和可重复性，随机误差通常＜1mm[45]。这种方法是通过多台数码相机同时从不同角度拍摄照片，再将这些照片进行结合来获得三维图像，其主要优点是减少可能的运动伪影，而现有阶段的主要缺点是仪器的成本较高。

根据Sarver和Jacobson[46]与Sarver和Ackerman[47]的研究，使用同一个美学框架评价所有人可能是不合适的，而仅基于硬组织关系来试图达到这点更成问题，因为软组织往往无法达到与硬组织变化相应的预期变化。使用特定的模拟软件将CBCT数据、面部三维重建和数字化模型相结合，可以为正畸治疗结果和跨学科干预的需要提供有价值的指导。

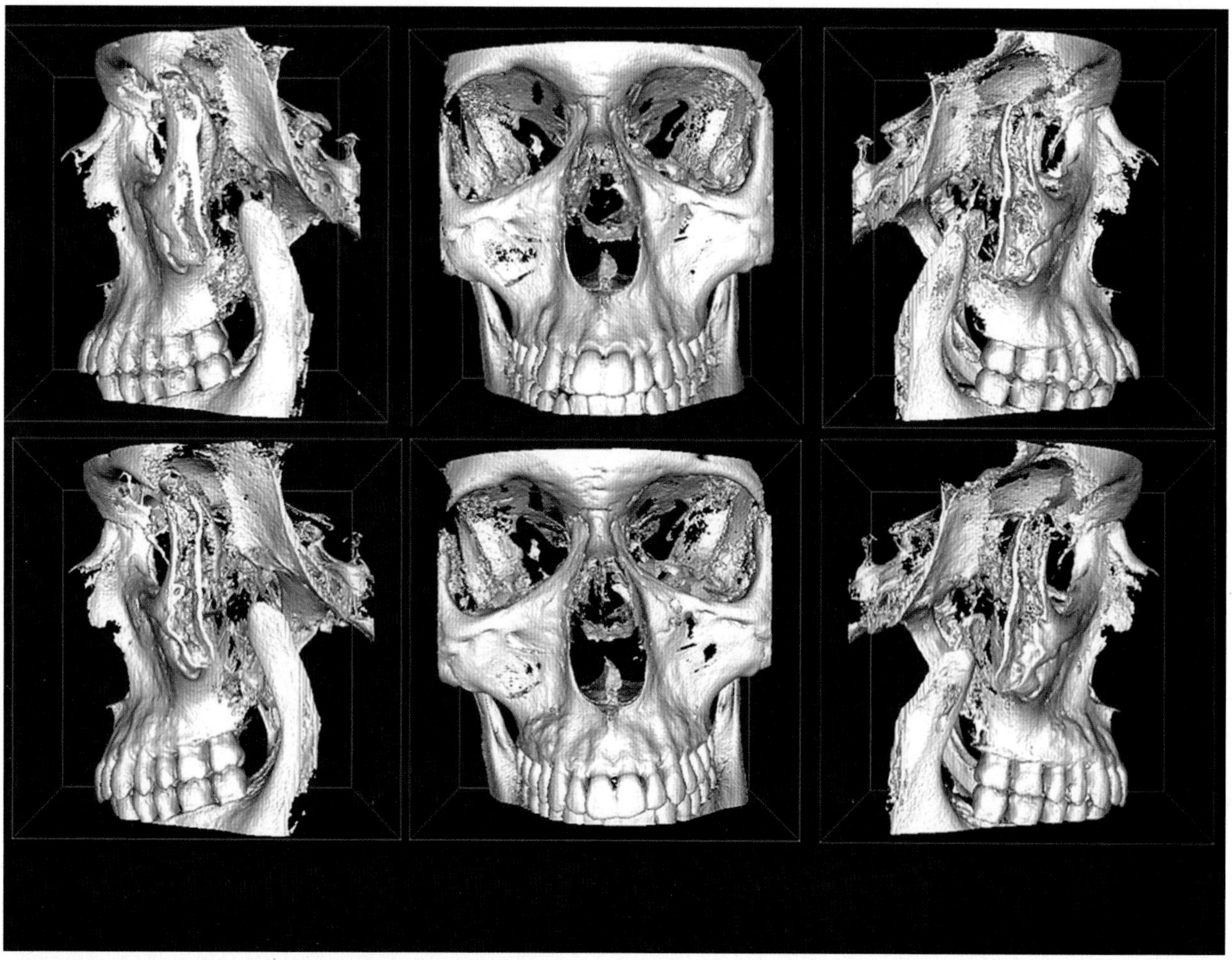

图1.10 计划正畸扩弓但牙周支持组织条件不佳的受试者的CBCT数据（上图）。计划进行正畸扩弓、皮质骨切开术和骨移植术，以获得良好的治疗效果，且不会出现骨开裂（下图）。

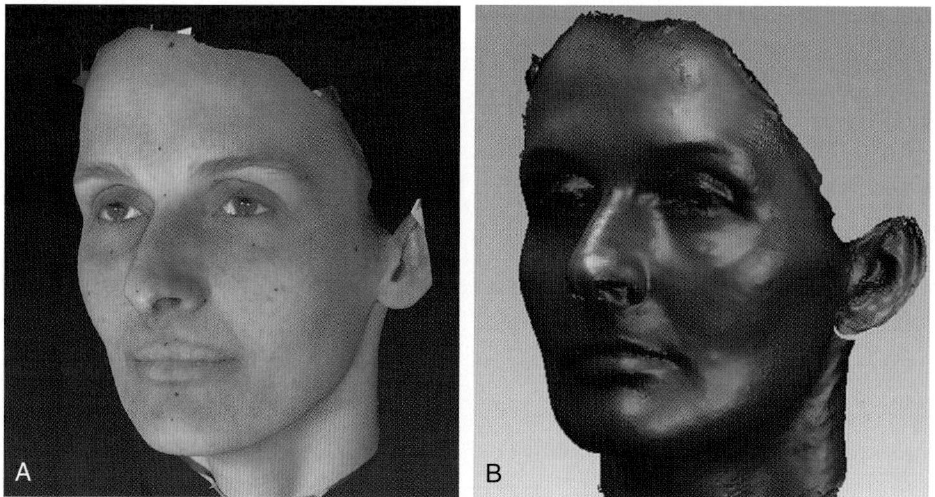

图1.11 同一患者面部的立体摄影测量（A）和激光扫描（B）的三维重建（来自Gibelli D, Pucciarelli V, Poppa P, et al. Three-dimensional facial anatomy evaluation: reliability of laser scanner consecutive scans procedure in comparison with stereophotogrammetry. J Craniomaxillofac Surg. 2018;46: 1807-1813.）。

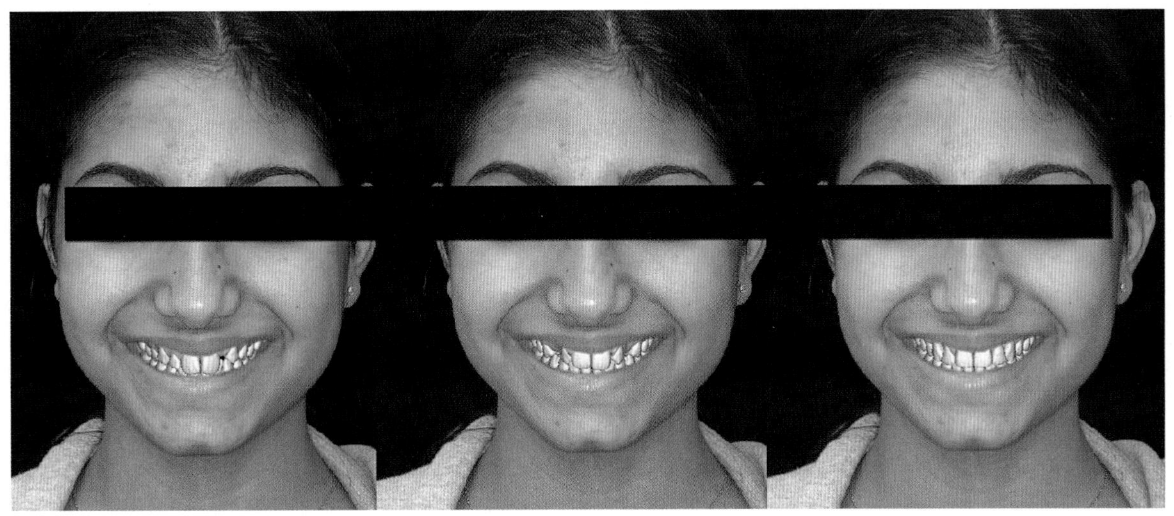

图1.12 单侧先天缺牙患者，虚拟排牙试验与微笑像的叠加，从左到右依次展示了正畸治疗前的情况、治疗后的情况和模拟修复治疗后的最终微笑情况。

虚拟排牙试验

市面上有一些软件程序可用于进行虚拟排牙试验（virtual setup），用于生产一系列实体模型，并在这些实体模型上使用热成型塑料膜片来制作透明矫治器。

通过口内扫描仪或将石膏模型数字化，获得数字化模型。在数字化模型上进行虚拟牙齿分割，可以提高排牙试验的准确度，并减少传统使用石膏和蜡进行排牙试验的过程中切割石膏产生的牙齿结构损失。

根据所用软件的不同，牙齿分割过程的第一步可能是在每颗牙齿上标记近中点和远中点，也可能是仅在牙弓䶮面像上标记牙冠中心。这时，软件通常可以识别龈缘。牙与牙、牙与牙龈之间的分割过程是半自动的，操作人员可以对分割结果进行手动调整。一旦分割完成，牙齿会与牙龈分离，软件会根据其专有数据库中人群牙根形状和长度的平均值生成虚拟牙根。最近，虚拟排牙试验的软件程序开始使用从患者CBCT数据中获得的真实牙根形态。在此情况下，从CBCT影像中分割牙齿是一个基本步骤。与过去相比，最近的技术创新使得这一过程变得更加简单、省时[48]。

一旦完成了牙齿分割并定义了邻面接触点，就可以使用创建个性化牙弓形态的软件工具来调整弓形，也可以使用数字化牙弓模板，一些软件程序在调整牙弓形态时还考虑了WALA嵴（Will Andrews and Larry Andrews ridge，WALA ridge）。

虚拟排牙试验使用咬合平面和原始垂直平面作为参考平面[49]。每颗牙齿都可以在空间中移动直至所需的最终位置。需要注意，计算机内的牙齿移动是不受限制的。在计算机显示器上可以设计牙齿的排齐和整平，但对于患者来说，这一结果可能无法实现。显然，牙齿移动有其生物学界限。通过使用软件系统，虚拟排牙试验可以由经过培训的牙科技师或软件专家进行；但每项虚拟排牙试验都应该基于生物学原理和生物力学背景，只有正畸医生才有资格成为每项排牙试验最初的设计者和最终的审核者。

随着数字成像技术的进步和治疗计划制订工具的改进，在正畸治疗前和治疗中使用虚拟排牙试验将成为正畸领域的主流做法（图1.12）。

三维数据的整合

能否为每位患者创建一个“虚拟副本（virtual copy）”，取决于能否将三维媒体文件进行整合并将其融合到一个唯一且可复制的模型中。可以将CBCT数据作为一个平台，其他数据可在精确度满足临床需要的情况下融入该平台。这些数据的来源包括基于光反射的轮廓数据（如面部照片）以及来自口内直接扫描或者印模/模型间接扫描的高分辨率数字化模型。硬组织、软组织数据的整合可以更好地了解牙列和软组织与底层骨结构之间的相互关系[12]。另外，还需要患者牙齿的三维模型来进行计算机辅助正畸治疗计划制订和模拟。通过全新的三维叠加技术，临床医生能模拟治疗后软硬组织的结果。

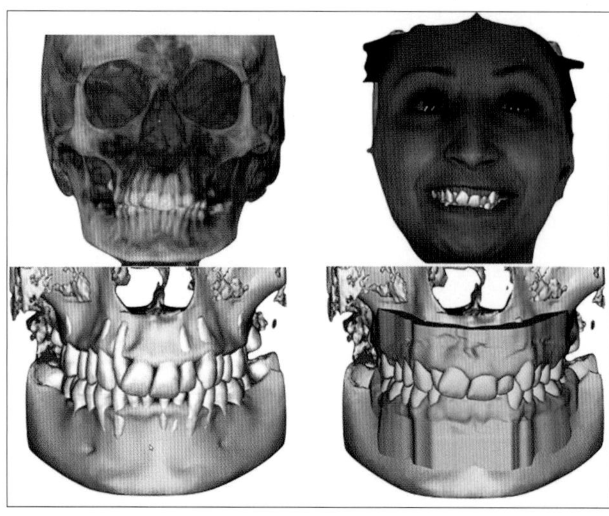

图1.13 将CBCT数据、面部三维重建以及牙齿分割后的虚拟排牙试验结果进行叠加形成的虚拟患者（由Alain Souchet, Mulhouse, France提供）。

三维数据的整合可以使诊断过程和治疗计划制订更加准确与完善，提供一个有效的沟通工具和为患者可视化治疗结果的方法，树立患者的信心，提高其依从性，以实现预期的治疗结果（图1.13）[16]。

新技术为正畸医生提供的帮助是惊人的，但它目前仍缺少“第四维度”的信息（即虚拟模型尚未整合下颌骨及其周围组织的动态运动信息）。理想情况下，用于虚拟建模的数据应该以一站式、单设备的方式进行采集，以提高数据的准确性。希望未来的研究能填补这一空白，实现真正“虚拟患者”的梦想。

（秦丹晨，赵婷婷，花放，贺红）

参考文献

[1] American Association of Orthodontists. Clinical practice guidelines for orthodontics and dentofacial orthopedics. AAO; 2017. https://www.aaoinfo.org/d/apps/get-file?fid=12939

[2] Uribe FA, Chandhoke TK, Nanda R. Individualized orthodontic diagnosis. In: Nanda R, ed. *Esthetics and Biomechanics in Orthodontics*. 2nd ed. St Louis, MO: Elsevier Saunders; 2015:1-32.

[3] Sarver D, Yanoski M. Special considerations in diagnosis and treatment planning. In: Graber LW, Vanarsdall RL, Vig KWL, eds. *Orthodontics. Current Principles and Techniques*. 5th ed. Philadelphia, PA: Mosby; 2012:59-98.

[4] Mangano C, Luongo F, Migliario M, et al. Combining intraoral scans, cone beam computed tomography and face scans: the virtual patient. *J Craniofac Surg*. 2018;29:2241-2246.

[5] Tarraf NA, Darendeliler AM. Present and the future of digital orthodontics. *Semin Orthod*. 2018;24:376-385.

[6] Rossini G, Parrini S, Castroflorio T, et al. Diagnostic accuracy and measurement sensitivity of digital models for orthodontic purposes: a systematic review. *Am J Orthod Dentofacial Orthop*. 2016;149:161-170.

[7] Claus D, Radeke J, Zint M, et al. Generation of 3D digital models of the dental arches using optical scanning techniques. *Semin Orthod*. 2018;24:416-429.

[8] Kühnisch J, Söchtig F, Pitchika V, et al. In vivo validation of near-infrared light transillumination for interproximal dentin caries detection. *Clin Oral Investig*. 2016;20:821-829.

[9] Nayar S, Mahadevan R. A paradigm shift in the concept for making dental impressions. *J Pharm Bioallied Sci*. 2015;7(1):S213-S215.

[10] Hajeer MY, Millett DT, Ayoub AF, et al. Applications of 3D imaging in orthodontics: part I. *J Orthod*. 2004;3:62-70.

[11] Broadbent BS. A new x-ray technique and its application to orthodontia. *Angle Orthod*. 1931;1:45-66.

[12] Scarfe WC, Azevedo B, Toghyani S, et al. Cone beam computed tomographic imaging in orthodontics. *Aust Dent J*. 2017;62(1):S33-S50.

[13] Corruccini RS, Flander LB, Kaul SS. Mouth breathing, occlusion, and modernization in a north Indian population. An epidemiologic study. *Angle Orthod*. 1985;55:190-196.

[14] Camporesi M, Marinelli A, Baroni G, et al. Dental arch dimensions and tooth wear in two samples of children in the 1950s and 1990s. *Br Dent J*. 2009;207:e24.

[15] Lindsten R, Ogaard B, Larsson E. Transversal dental arch dimensions in 9-year-old children born in the 1960s and the 1980s. *Am J Orthod Dentofacial Orthop*. 2001;120:576-584.

[16] Tadinada A, Schneider S, Yadav S. Role of cone beam computed tomography in contemporary orthodontics. *Sem Orthod*. 2018;24:407-415.

[17] American Dental Association Council on Scientific Affairs. The use of cone-beam tomography in dentistry. An advisory statement from the American Dental Association Council on Scientific Affairs. *J Am Dent Assoc*. 2012;143:899-902.

[18] Horner K. SEDENTEXCT guideline development [panel]. In: *Cone Beam CT for Dental and Maxillofacial Radiology (Evidence Based Guidelines) (Radiation Protection Series)*. Luxembourg: European Commission: Directorate-General for Energy; 2012:154.

[19] Ludlow JB, Timothy R, Walker C, et al. Effective dose of dental CBCT—a meta-analysis of published data and additional data for nine CBCT units. *Dentomaxillofac Radiol*. 2015;44(1):20140197.

[20] Valentin J. The 2007 recommendations of the International Commission on Radiological Protection. Publication 93. *Ann ICRP*. 2007;37:1-332.

[21] Ludlow JB, Walker C. Assessment of phantom dosimetry and image quality of i-CAT FLX cone-beam computed tomography. *Am J Orthod Dentofacial Orthop*. 2013;144:802-817.

[22] Berco M, Rigali Jr PH, Miner RM, et al. Accuracy and reliability of linear cephalometric measurements from cone-beam computed tomography scans of a dry human skull. *Am J Orthod Dentofacial Orthop*. 2009;136:17,e1-e9.

[23] Fourie Z, Damstra J, Gerrits PO, et al. Accuracy and repeatability of anthropometric facial measurements using cone beam computed tomography. *Cleft Palate Craniofac J*. 2011;48:623-630.

[24] Lagravère MO, Carey J, Toogood RW, et al. Three-dimensional accuracy of measurements made with software on cone-beam computed tomography images. *Am J Orthod Dentofacial Orthop*. 2008;134:112-116.

[25] Botticelli S, Verna C, Cattaneo PM, et al. Two-versus three-dimensional imaging in subjects with unerupted maxillary canines. *Eur J Orthod*. 2011;33:344-349.

[26] Hodges RJ, Atchison KA, White SC. Impact of cone-beam computed tomography on orthodontic diagnosis and treatment planning. *Am J Orthod Dentofacial Orthop*. 2013;143:665-674.

[27] Ngo CTT, Fishman LS, Rossouw PE, et al. Correlation between panoramic radiography and cone-beam computed tomography in assessing maxillary impacted canines. *Angle Orthod*. 2018;88:384-389.

[28] Jawad Z, Carmichael F, Houghton N, et al. A review of cone beam computed tomography for the diagnosis of root resorption associated with impacted canines, introducing an innovative root resorption scale. *Oral Surg Oral Med Oral Pathol Oral Radiol*. 2016;122:765-771.

[29] Haney E, Gansky SA, Lee JS, et al. Comparative analysis of traditional radiographs and cone-beam computed tomography volumetric images in the diagnosis and treatment planning of maxillary impacted canines. *Am J Orthod Dentofacial Orthop*.

2010;137:590-597.
[30] De Grauwe A, Ayaz I, Shujaat S, et al. CBCT in orthodontics: a systematic review on justification of CBCT in a paediatric population prior to orthodontic treatment. *Eur J Orthod.* 2019;41:381-389. doi:10.1093/ejo/cjy066.
[31] Oenning AC, Jacobs R, Pauwels R, et al. Cone-beam CT in paediatric dentistry: DIMITRA project position statement. *Pediatr Radiol.* 2018;48:308-316.
[32] McNamara JA. Maxillary transverse deficiency. *Am J Orthod Dentofacial Orthop.* 2000;117:567-570.
[33] Miner RM, Al Qabandi S, Rigali PH, et al. Cone-beam computed tomography transverse analysis. Part I: normative data. *Am J Orthod Dentofacial Orthop.* 2012;142:300-307.
[34] Larson BE. Cone-beam computed tomography is the imaging technique of choice for comprehensive orthodontic assessment. *Northwest Dent.* 2014;93:17-20.
[35] Shokri A, Miresmaeili A, Ahmadi A, et al. Comparison of pharyngeal airway volume in different skeletal facial patterns using cone beam computed tomography. *J Clin Exp Dent.* 2018;10:e1017-e1028.
[36] Gurani SF, Di Carlo G, Cattaneo PM, et al. Effect of head and tongue posture on the pharyngeal airway dimensions and morphology in three-dimensional imaging: a systematic review. *J Oral Maxillofac Res.* 2016;7(1):e1.
[37] Zimmerman JN, Vora SR, Pliska BT. Reliability of upper airway assessment using CBCT. *Eur J Orthod.* 2019;41:101-108.
[38] Haas Jr OL, Becker OE, de Oliveira RB. Computer-aided planning in orthognathic surgery-systematic review. *Int J Oral Maxillofac Surg.* 2014;S0901-5027(14):00430-00435.
[39] Mandelaris GA, Neiva R, Chambrone L. Cone-beam computed tomography and interdisciplinary dentofacial therapy: an American Academy of Periodontology best evidence review focusing on risk assessment of the dentoalveolar bone changes influenced by tooth movement. *J Periodontol.* 2017;88:960-977.
[40] Schmelzeisen R, Schramm A. Computer-assisted reconstruction of the facial skeleton. *Arch Facial Plast Surg.* 2003;5:437.
[41] Bell RB. Computer planning and intraoperative navigation in cranio-maxillofacial surgery. *Oral Maxillofac Surg Clin North Am.* 2010;22:135-156.
[42] Hirshmüller H, Innocent PR, Garibaldi J. Real-time correlation-based stereo vision with reduced border errors. *Int J Comput Vis.* 2002;47:229-246.
[43] You Y, Shen Y, Zhang G, et al. Real-time and high-resolution 3D face measurement via a smart active optical sensor. *Sensors (Basel).* 2017;17:e734.
[44] Troulis MJ, Everett P, Seldin EB, et al. Development of a three-dimensional treatment planning system based on computed tomographic data. *Int J Oral Maxillofac Surg.* 2002;31:349-357.
[45] Gibelli D, Pucciarelli V, Poppa P, et al. Three-dimensional facial anatomy evaluation: reliability of laser scanner consecutive scans procedure in comparison with stereophotogrammetry. *J Craniomaxillofac Surg.* 2018;46:1807-1813.
[46] Sarver DM, Jacobson RS. The aesthetic dentofacial analysis. *Clin Plast Surg.* 2007;34:369-394.
[47] Sarver DM, Ackerman MB. Dynamic smile visualization and quantification: part 2. Smile analysis and treatment strategies. *Am J Orthod Dentofacial Orthop.* 2003;124:116-127.
[48] Xia Z, Gan Y, Chang L, et al. Individual tooth segmentation from CT images scanned with contacts of maxillary and mandible teeth. *Comput Methods Programs Biomed.* 2017;138:1-12.
[49] Camardella LT, Rothier EK, Vilella OV, et al. Virtual setup: application in orthodontic practice. *J Orofac Orthop.* 2016;77:409-416.

第2章 无托槽隐形矫治中树脂附件的生物学原理

Current Biomechanical Rationale Concerning Composite Attachments in Aligner Orthodontics

JUAN PABLO GOMEZ ARANGO

前言

在过去的20年里，“无托槽隐形矫治（aligner orthodontics）”技术取得了长足的进步。无论是在矫治器的材料、方案设计软件的发展上，还是在三维（3D）打印性能的改进上，其主要是为了实现一个基本且重要的目标：减少透明矫治器在牙齿移动方面固有生物力学的限制。为了克服上述限制，透明矫治器系统不断地设计和改善符合生物力学的树脂附件（composite attachments）。矫治器材料通过附件作用在牙齿上，产生辅助的力向量（force vectors），并改变合力系统，使牙齿进行复杂的正畸牙齿移动。Align Technology的临床团队最初介绍了一种简单几何结构的应用，该团队将1mm × 3mm的矩形附件粘接在下切牙的唇面，尝试在拔除切牙后的间隙关闭过程中避免不必要的倾斜（图2.1A）[1]。当拔牙间隙两侧切牙向近中倾斜时，附件的刚性固定结构与矫治器的塑料结构发生接触，产生相互抵消的力偶，从而减少不必要的倾斜移动（图2.1B）。

传统固定矫治技术可以提供复杂力系统的正畸牙齿移动，因为这种弓丝和托槽刚性结扎的方式“抓住”了排列不齐的牙齿。这种特定的方式允许广泛控制施加力向量的大小和方向，从而控制牙齿的移动（图2.2）。

需牢记的是，附件并不主动产生力，而是通过被动地“阻碍”矫治器（由于牙齿位置和矫治器材料之间的不匹配/不贴合，矫治器会发生弹性形变），产生影响牙齿的力向量（图2.3）。

用于制作附件的生物材料必须满足粘接强度、耐磨性和美观方面的要求。最近的一项研究[2]表明，当下的微填充树脂复合材料提供了足够的耐磨性，可以在治疗过程中提供稳定的附件外形，从而确保其功能。Mantovani等[3]的研究表明，与高聚合收缩率的低黏度树脂相比，使用大块充填树脂（bulk-fill resins）制作附件，提高了附件在尺寸上的稳定性。通过规范的粘接程序，半透明复合材料可以提供足够的美观性和耐污性，但需要避免在附件表面产生空隙（气泡）以及残留过多的树脂在牙齿表面（飞边）[4]。

在确定具体临床目标的最佳附件设计时，需要考虑以下几点：附件的形状、附件的位置和附件的大小。

附件的形状（加力面的方向）

戴用矫治器时，透明矫治器和牙齿结构之间特殊且复杂的不贴合模式会产生正畸力。这种不贴合导致塑性形变并产生正畸力的模式在数字化模拟附件的设计中至关重要，附件的特定区域［加力面（active surfaces）］与矫治器塑料膜片相接触，产生预期的力向量使牙齿发生移动。并非所有附件的表面都会与透明矫治器直接接触。根据临床目标，附件的加力或功能面可以且应该通过缜密的生物力学来确定（图2.4A）。虽然矫治器产生力的大小由不贴合的程度和矫治器材料的特性决定，但力的方向取决于加力面的方向。力学原理表明，作用力的法向分量（normal component）始终垂直于加力面（图2.4B）。当多个力同时作用时，确认作用力的方向对于方案设计至关重要，必须正确地分析合力，以预测牙齿移动的趋势（图2.4C）。

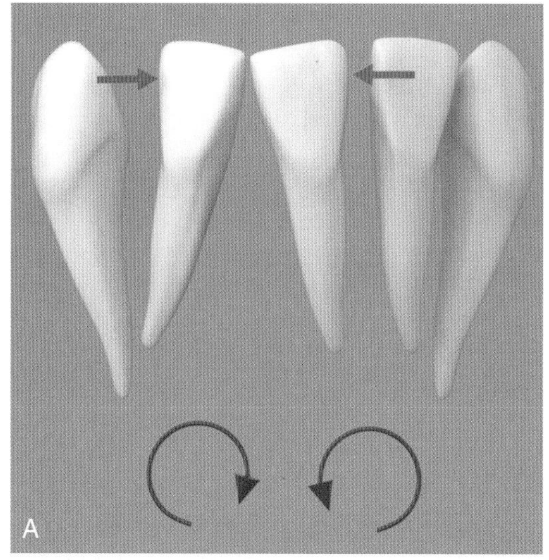

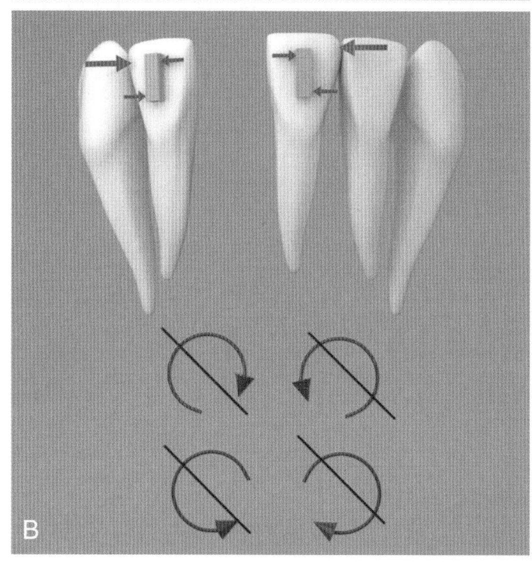

图2.1　（A）在间隙关闭的过程中，透明矫治器加力（红色箭头）产生近中倾斜的力偶（红色弯箭头）。作用在垂直矩形附件上的力（蓝色箭头）产生的反向力偶（蓝色弯箭头）（B）。两个相反的力偶相互抵消，使牙齿整体移动。

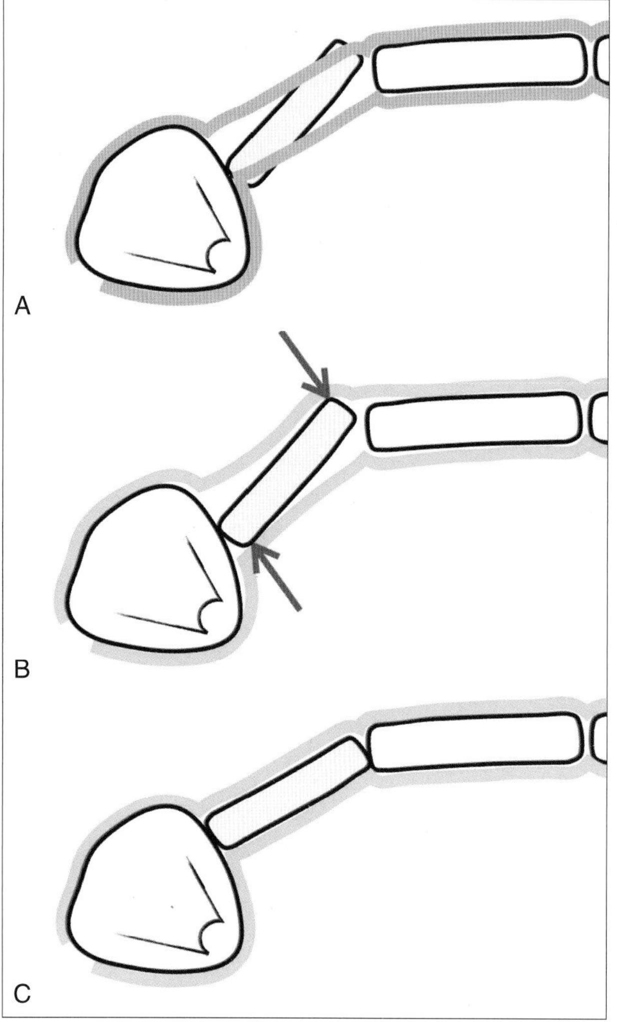

图2.3　（A）矫治器-牙之间的不贴合。（B）矫治器戴用时，发生的弹性形变和产生的作用力。（C）透明矫治器序列治疗后牙齿排齐。

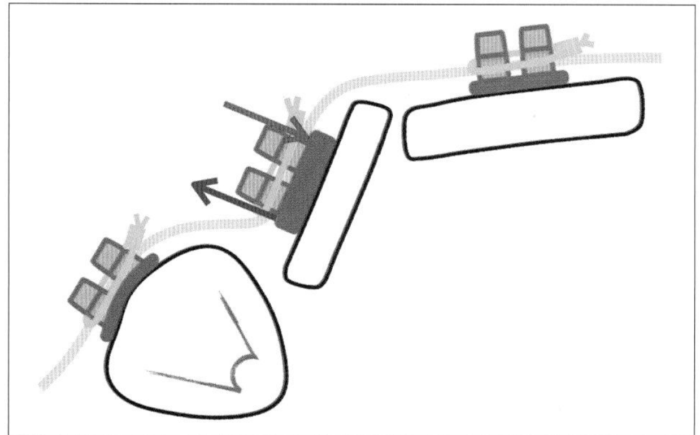

图2.2　利用完全入槽的0.014英寸镍钛弓丝去除牙齿扭转的过程中，会产生由两个力向量组成的典型力偶：一个推挤托槽底板（红色箭头），另一个远离该托槽底板（蓝色箭头）。

附件的位置

在力矩的大小与作用线和阻抗中心（center of resistance，CRes）之间的垂直距离相关的前提下，为了充分了解透明矫治器正畸力矩的作用，有必要确定加力点与阻抗中心在三维空间上的距离。这种相关性一旦被明确地建立和量化，可以更清楚地预测旋转力矩的作用和可能的副作用，例如颊舌向和近远中向的倾斜与压低。在需要牙齿近中舌向旋转的情况下，图2.5A中附件的位置将产生较大的近中倾斜和较小的近中舌向旋转力矩。在这种临床情况下，更好的选择是图2.5B中附件的位置，这一位置改变了作用线到阻抗

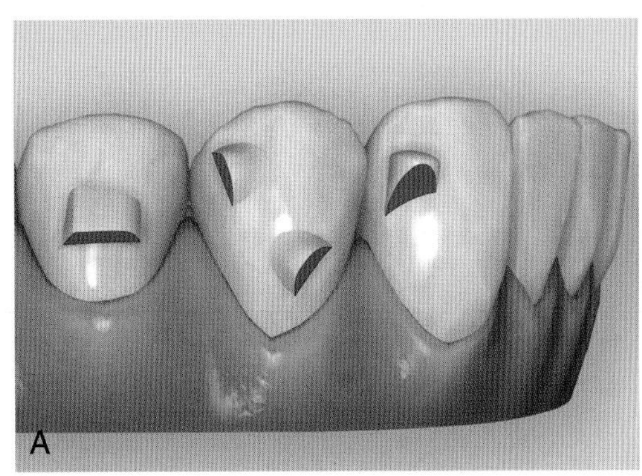

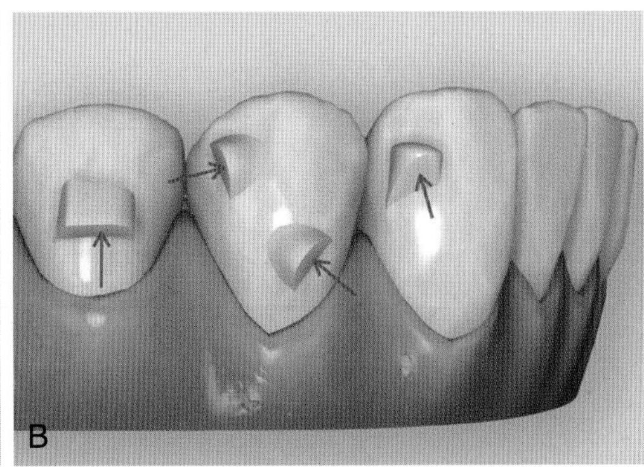

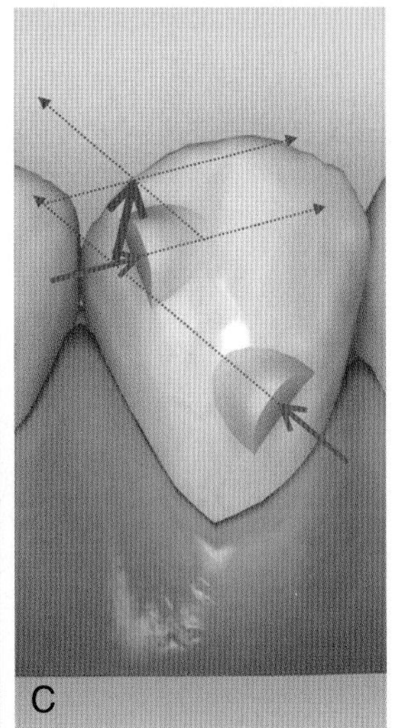

图2.4 （A）附件的加力面。（B）作用在加力面上力的方向。（C）作用在第一前磨牙的合力将产生伸长、顺时针方向旋转和第二序列方向的旋转。

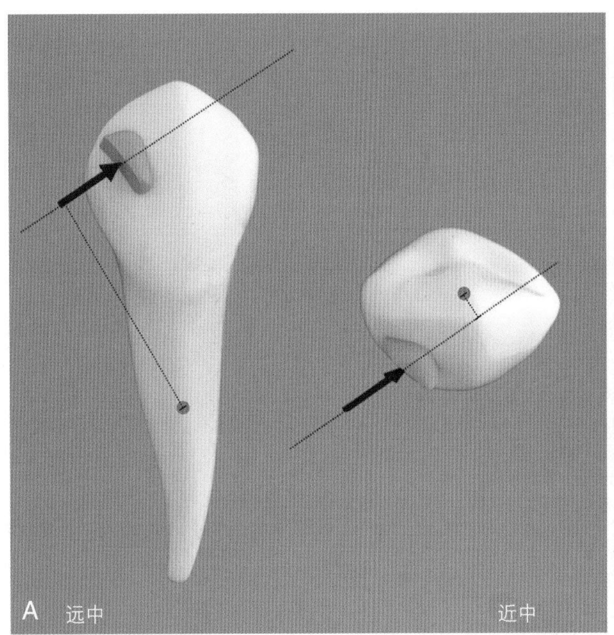

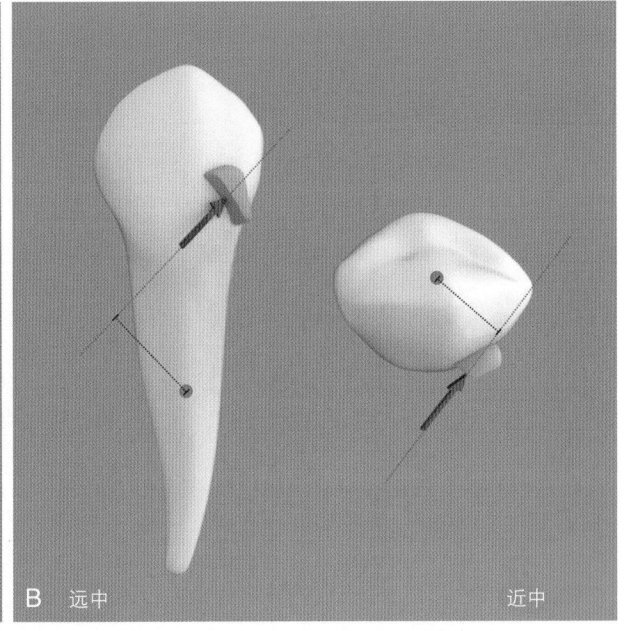

图2.5 （A）由于阻抗中心（蓝点）和作用线的距离（红线）较大，预测有较大的近中倾斜和很小的近中舌向旋转力矩。（B）偏向近中和根方的附件位置将减少近中倾斜，增加近中舌向旋转力矩，提高临床疗效。

中心的距离，可减少近中倾斜趋势并增加近中舌向旋转力矩。

受附件位置影响的另一个例子是在扩弓过程中，后牙段颊向倾斜不利于治疗目标的实现。最近一项未发表的有限元分析（finite element analysis，FEA）[5]研究了水平矩形附件粘接位置的力学效应。研究发现，当附件粘接于上颌第一磨牙舌面时，磨牙上受到的颊倾力矩大于附件位于其唇面的力矩（图2.6）。

附件的大小

附件的大小也很重要，因为其具有力学和美学的意义。小附件接受度更高，因为美观性更好，但是随着尺寸和表面积的缩减，产生力的效果也随之减小。另外，设计大尺寸的附件也是合理的，因为大尺寸附件增加了生物力学性能，但同时增加了透明矫治器固位力（增加患者的不适感）和降低了美观性，尤其是前牙区明显的附件设计。

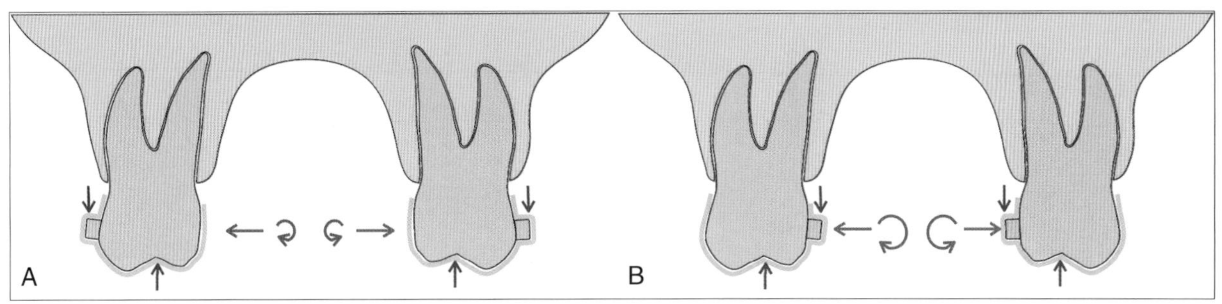

图2.6　扩弓的过程中附件粘接在颊面（A）相比于放置在舌面（B）会产生较小的冠颊向力矩。

附件的功能

为矫治器提供固位力

为了使透明矫治器作用于牙齿的正畸力如数字化模拟设想中的一样，透明矫治器必须在戴用后的整个治疗期间有良好的就位以及稳定。透明矫治器偶尔会出现贴合度不足的情况，通常是由于不良的生产工艺或戴用矫治器后产生的许多反作用力造成的。例如，频繁地对后牙段施加压低力，透明矫治器在前牙段就会出现向𬌗方脱位的趋势，反之亦然。使用颌间牵引，特别是直接在透明矫治器上进行颌间牵引时，矫治器也会倾向于往牵引力的垂直方向上脱位。建议在牵引力作用位点的临近牙位上设计固位附件，维持矫治器的紧密贴合（图2.7A）。Jones等[6]的一项研究表明，有较高的固位需求时，最佳附件设计是非斜向龈方（水平矩形或斜向𬌗方）的附件，放置附件的位置也需要尽可能地接近龈缘（图2.7B）。作为附件设计的一般规则，斜向𬌗方的附件有助于透明矫治器的戴用，但增加了取下矫治器所需的力和不适感。

避免矫治器的“滑动”

一系列切向力（tangential forces）的合力使牙齿发生旋转移动，特别是在尖牙、前磨牙去扭转时（图2.8A），透明矫治器相对于牙齿表面发生移位（滑动），降低了矫治系统的效能和可预测性，并且导致牙齿移动滞后于相应的矫治阶段，无法充分表达数字化方案的设计。临床上，可见扭转纠正不完全和脱轨（loss of tracking），常表现为牙与塑料膜片之间存在空隙（图2.8B）。合理的附件设计有利于矫治器包裹牙冠，大大减少滑动效应的发生。

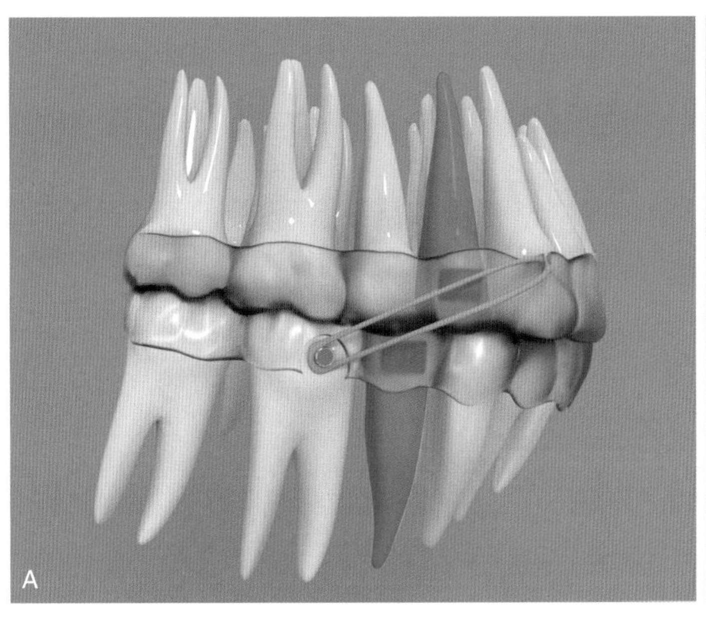

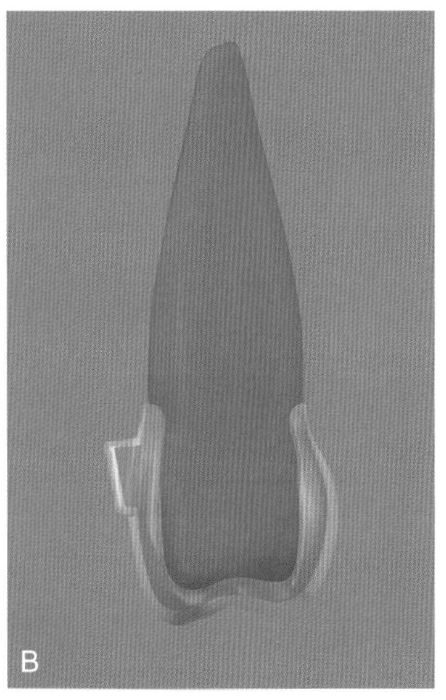

图2.7　（A）颌间牵引时，在牵引区域附近的牙齿上放置附件会增加矫治器的固位。（B）附件放置在靠近龈方的位置，且向𬌗方倾斜，有利于矫治器的固位。

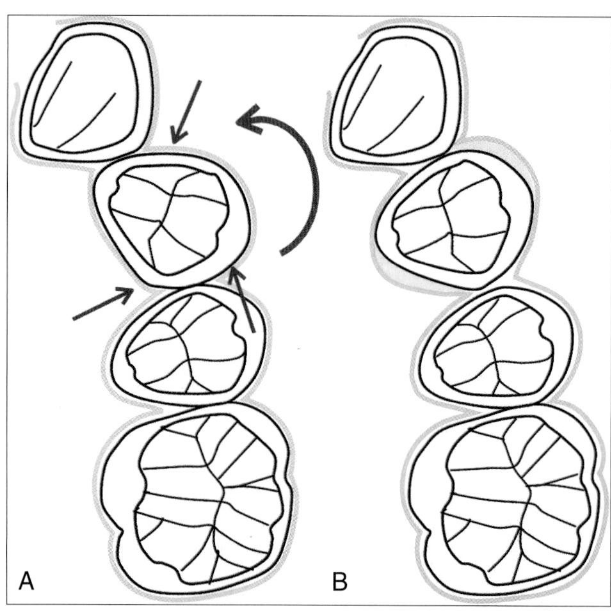

图2.8 （A）透明矫治器在旋转前磨牙的过程中受多个切向力作用。（B）由于滑动效应，预期的旋转移动未完全表达，可见矫治器与牙齿之间存在空隙（黄色）。

传递预先设计的力向量

无托槽隐形矫治技术中树脂附件的基本功能是产生可预测牙齿移动所需的、特定和辅助的力向量。这是单纯使用热成型材料的透明矫治器无法做到的（图2.9A）。

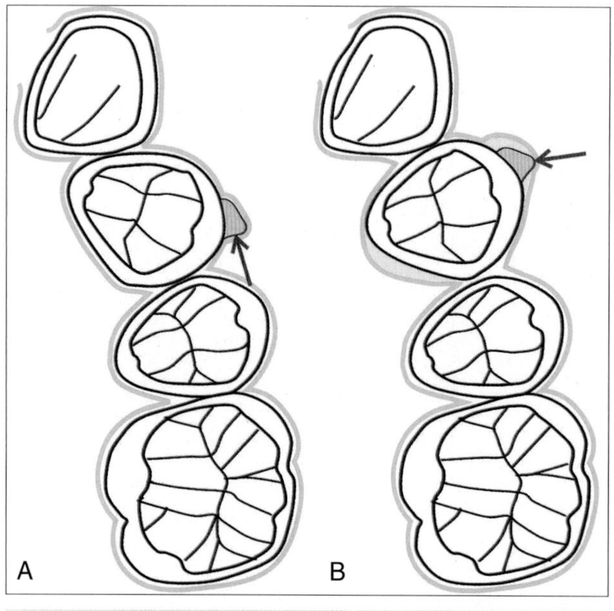

图2.9 （A）正确的附件设计会产生牙齿移动所需的力向量。（B）透明矫治器去除牙齿扭转阶段，会出现透明矫治器的应力松弛、蠕变以及不完全扭转和意外出现的力（蓝色箭头）。

目前的聚合物仍受到其黏弹性（viscoelastic）和吸湿性（hygroscopic）相关的限制，临床上并不能充分发挥粘接附件所有的潜力。一旦戴用了矫治器，矫治器发生弹性形变后，产生的初始力值并不恒定，会随着时间的推移而下降。在恒定形变下与时间相关的应力减小称为应力松弛（stress relaxation）[7-8]。这样的情形并不少见，由于局部应力（严重不贴合导致的）、缺乏柔韧性或聚合物固有的缺陷，透明矫治器无法很好地包裹附件。当施加在矫治器上的力超出矫治器的调整能力时，会出现无法预测的力，导致牙齿移动滞后并且失去控制（图2.9B）。图2.9说明了这种现象是如何导致牙齿无法移动到位的。在完成整个阶段的治疗后，预先设计的45°旋转仅表达了35°。在这种情况下，取出矫治器后，矫治器材料的塑性形变十分明显。在恒定力下与时间相关的塑性形变称为蠕变（creep），归因于聚合物链的重组[9]。需要注意的是，塑料矫治器的永久变形对临床性能有着非常不利的影响，造成矫治器永久变形的原因并不是超过了材料的弹性极限，而是由于一种依赖于时间的机械-化学现象引起的。

上述矫治器塑料膜片的固有缺陷是导致力值水平不一致和塑性形变的主要原因，塑性形变会导致脱轨（loss of tracking），这是在进行无托槽隐形矫治时正畸医生最害怕出现的情况之一。图2.10说明了这种复杂情况的临床表现，左侧上颌第一前磨牙在虚拟排牙方案中设计的近中舌向扭转和伸长并未完全表达。附件与矫治器相应凹槽之间不贴合是脱轨的明确依据，一般情况下，需要重新获取口内数字化模型以设计新的数字化治疗方案。

当代无托槽隐形矫治技术中的基本附件设计

附件的发展使得各种有明确生物力学目标的附件设计出现，这源于大家对树脂附件的几何形状、位置和大小的影响有了更好的理解。

垂直向控制

以往有研究发现，传统固定矫治有增加垂直向高度的趋势，特别是在前面高增加的开𬌗患者中[10]。无托槽隐形矫治技术已被证明是治疗开𬌗的有效替代方案[11-13]，治疗效果好[13]。成功的治疗通常是多种互补临床策略的总和，例如下颌的逆时针旋转、后牙的压低和前牙的伸长等综合效应[14]。

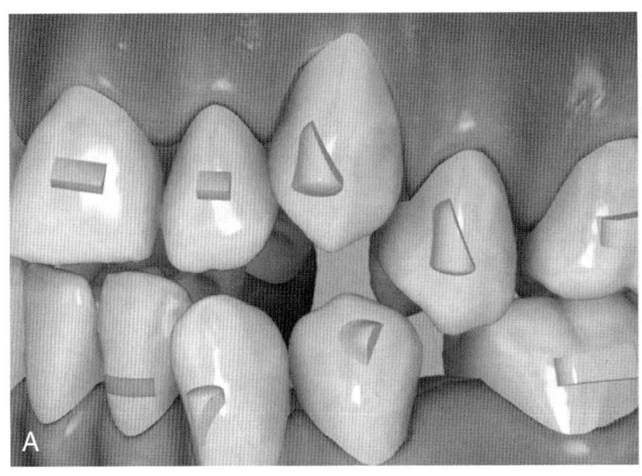
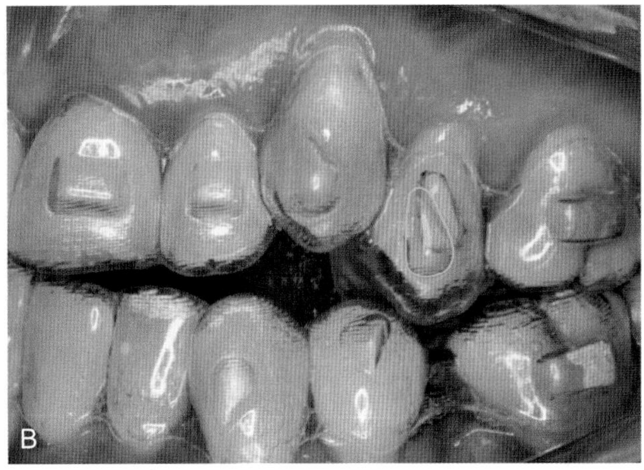

图2.10　（A）截图来自ClinCheck治疗方案。（B）左侧上颌第一前磨牙扭转和伸长的不完全表达导致脱轨。可见附件（绿色阴影区域）和透明矫治器中相应的凹槽（绿色轮廓）并不贴合。

前牙伸长

在单纯通过前牙伸长治疗开殆时医生需要谨慎，其可能导致牙根吸收、牙周恶化、稳定性不足、美学效果不佳等副作用[15-16]。除了这些副作用，透明矫治器伸长前牙还有力学上的限制，这是由于前牙牙冠颊舌面向切端聚拢（图2.11A），增加了矫治器不贴合的风险，并且在不使用辅助树脂附件的情况下，进行前牙的伸长几乎无法达成（图2.11B）。斜向龈方的附件设计（图2.12）提供了一个力系统，可提高伸长移动的可预测性。附件设计的重要性可以通过对向量的

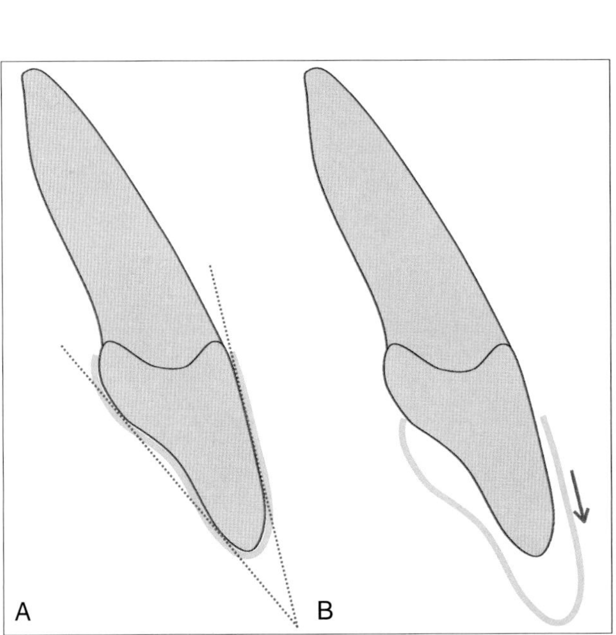

图2.11　（A）前牙牙冠舌面向切端聚拢。（B）在伸长移动的过程中出现透明矫治器脱位。

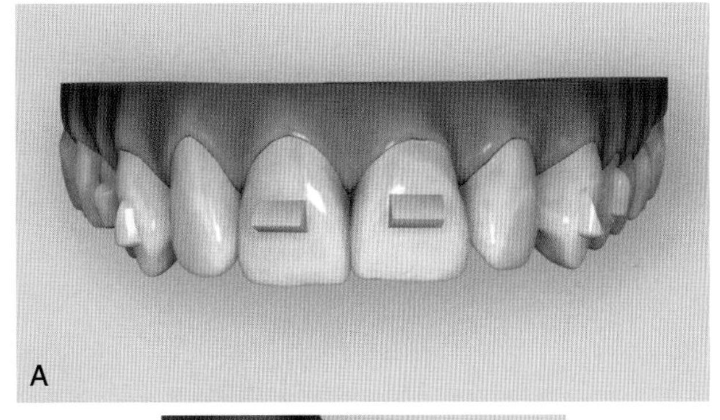
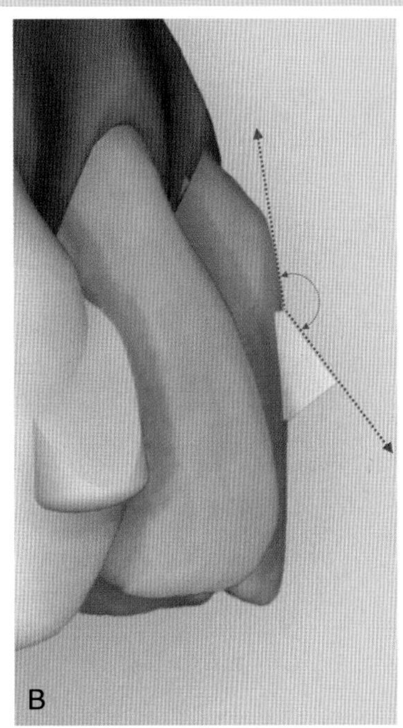

图2.12　（A）中切牙上的优化伸长附件（Align Technology, Santa Clara, CA, USA）。（B）有最佳加力面角度的龈向斜面。

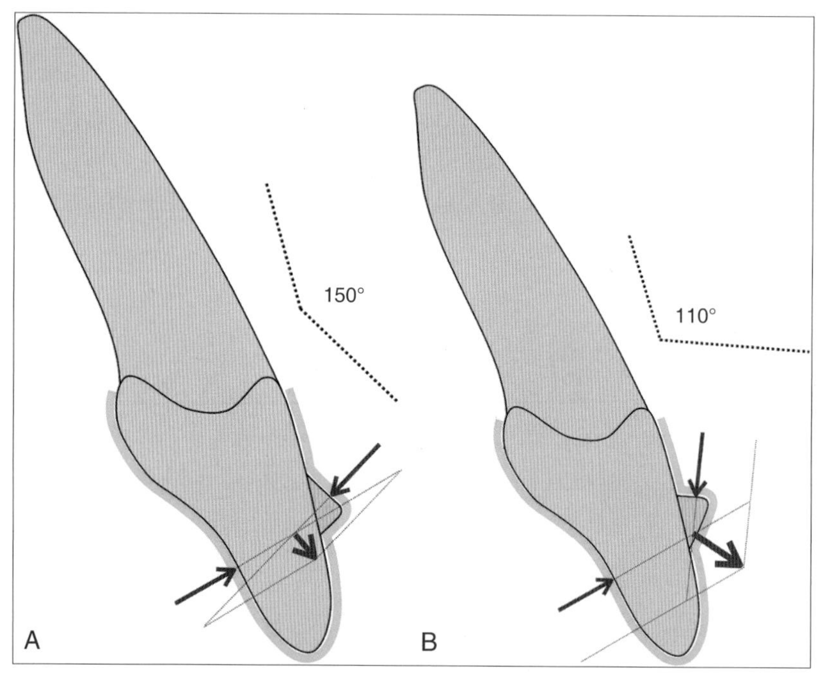

图2.13 （A）透明矫治器施加的力（红色箭头）和作用在牙齿上的合力（紫色箭头）。（B）附件的加力面和牙齿唇面之间的角度减小会产生更大的伸长合力。

复杂交互作用进行图形简化来说明。作用在中切牙上的合力来自两个红色箭头，表示利用矫治器进行伸长的过程中出现的颊侧力和舌侧力（图2.13A）。减小附件加力面与牙齿唇面所形成的角度会产生更大的合力（图2.13B）。在临床上，必须避免该角度过小，过大的合力可能会导致矫治器与附件难以贴合，从而发生局部塑性形变。

后牙压低

最近的研究表明，在治疗期间上下颌之间存在塑料膜片可能会产生殆垫效应（bite-block effect），有利于加深覆殆和增强后牙压低的能力[17-18]。这无疑降低了治疗难度，特别是在不希望前牙伸长而需要压低后牙的病例中，伴随的下颌逆时针旋转也被认为是加深覆殆策略的一部分。如前所述，作用在后牙区的压低力有使矫治器出现向殆方脱位的趋势。即使只有较小的后牙压低力，前牙区也会产生方向相反的反作用力，会导致前牙区在垂直向有脱位的趋势（图2.14）。放置在龈方的水平矩形或斜向殆方的附件可以增强透明矫治器的稳定性以保证良好治疗进度。

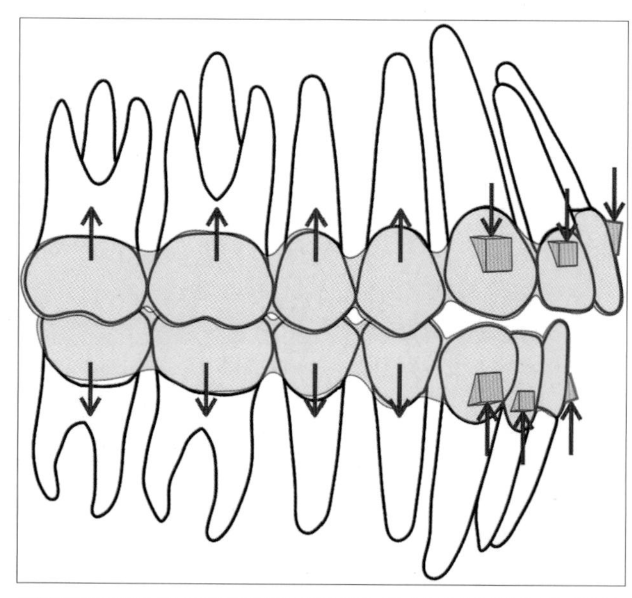

图2.14 后牙段的压低（红色箭头）会产生反作用力使透明矫治器的前部脱位（蓝色箭头）。前牙上放置合适的附件可以避免这种情况发生。

第一序列的控制

扭转

圆形牙（如前磨牙和磨牙）的旋转移动是另一种在没有特殊附件帮助下利用透明矫治器难以完成的牙齿移动[19]，添加特殊附件可以提高矫治器的生物力学效能。

在某种程度上，透明矫治器在治疗扭转圆形牙时的局限性与以下3个特定的现象有关：

- 如前所述，对于圆形牙，透明矫治器在旋转牙齿过程中产生的切向力，连同矫治器与牙齿之间非常低的摩擦系数会增加矫治器和牙齿之间的滑动效应。

- 圆形牙冠在旋转过程中切向力产生法向力的作用线距离阻抗中心较短，从而形成较弱的旋转力矩（图2.15A）。通过特殊设计的附件可以克服这些问题，树脂附件有合理的定向加力面，通过增加法向力与阻抗中心之间的距离，重新构建合力向量（图2.15B）并产生更大、更高效的旋转力矩。此外，附件结构避免了矫治器和牙面之间的滑动效应，可以充分地表达所需的牙齿移动。
- 在实验室研究和临床中观察到的另一个因素是，在去扭转过程中产生不希望的压低作用[20]。在另一项有限元分析的研究中发现[21]，没有附件的上颌尖牙在透明矫治器去扭转过程中，不仅滞后于相应矫治阶段近30%，而且还显示出临床上显著的压低，是有附件的3.71倍（图2.16）。从切端看，该有限元模型显示了近远中牙尖嵴上的不同压力区域（图2.17），产生的压低力可以归因于该区域，并与矫治器施加作用力的法向分量相对应。由于牙齿表面的走向，这些力显然具有压低的作用。通过合理的

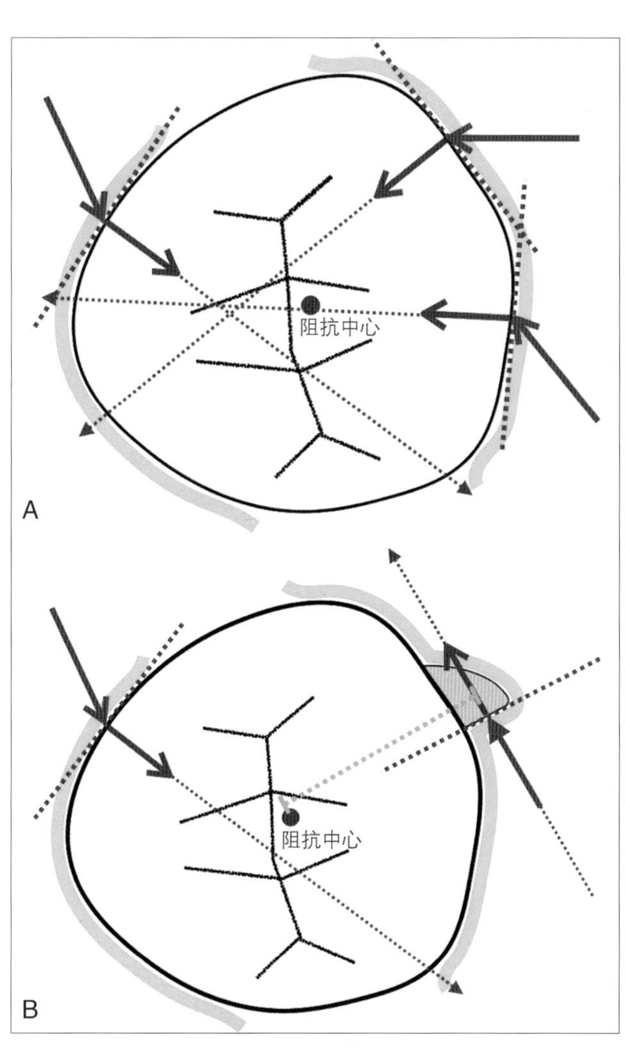

图2.15　（A）透明矫治器产生的旋转力（紫色箭头）通过垂直于牙齿表面切线（紫色虚线）的法向力（红色箭头）传递到牙上。（B）粘接的附件通过增加作用线（红色虚线）和阻抗中心（center of resistance，CRes）之间的垂直距离（绿色虚线），增加了旋转力矩的大小和效率。

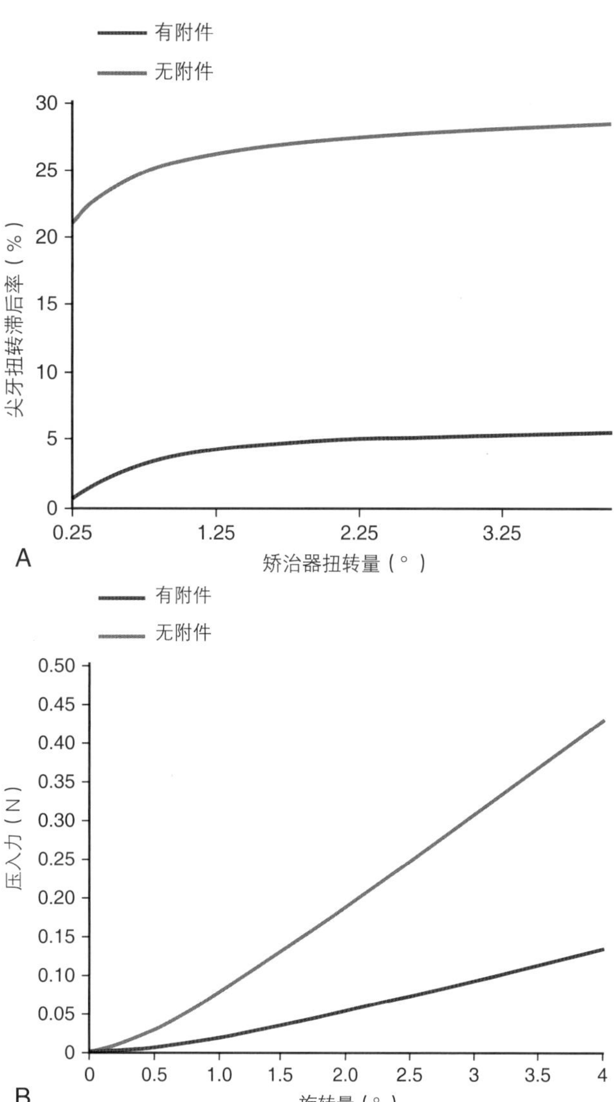

图2.16　（A）在没有粘接附件的情况下，牙齿移动滞后透明矫治器30%。随着附件的粘接，滞后的程度减少到5%。（B）牙周膜上可观察到压入力，在没有附件的情况下，每旋转1°压入力为0.078N，而在有附件的情况下，每旋转1°压入力降低到0.021N（来自Gomez JP, Peña FM, Valencia E, et al. Effect of composite attachment on initial force system generated during canine rotation with plastic aligners: a three dimensional finite elements analysis. J Align Orthod. 2018;2[1]:31–36.）。

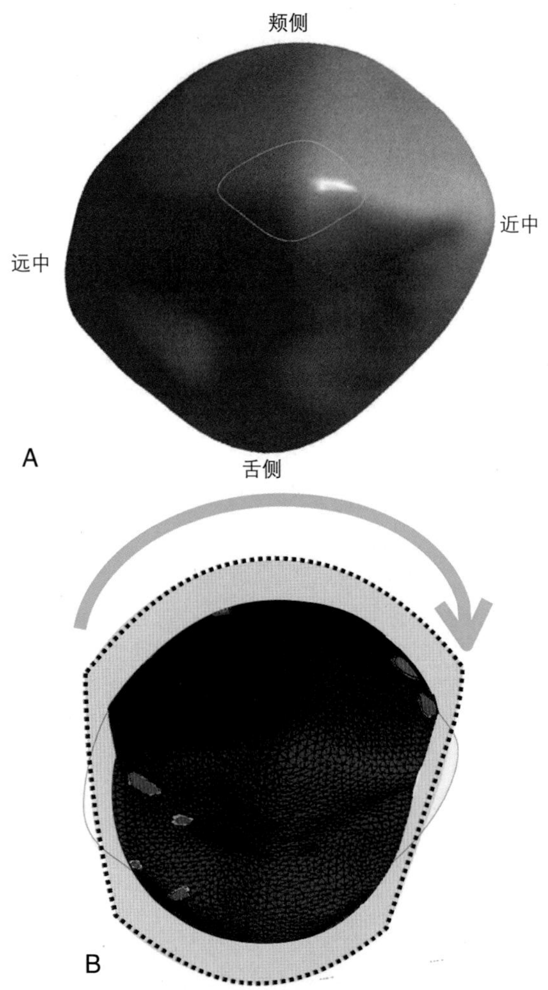

图2.17 （A）右侧上颌尖牙𬌗面像的数字化图像。近中舌向旋转过程中右侧上颌尖牙的有限元模型。（B）戴用透明矫治器后，牙冠近中唇面和远中舌面出现明显压低应力区。虚线表示透明矫治器的轮廓（来自Gomez JP, Peña FM, Valencia E, et al. Effect of composite attachment on initial force system generated during canine rotation with plastic aligners: a three dimensional finite elements analysis. J Align Orthod. 2018;2[1]:31–36.）。

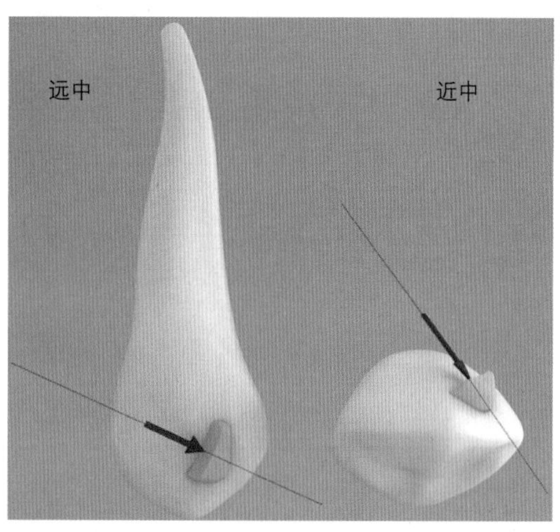

图2.18 优化旋转附件（Align Technology, Santa Clara, CA, USA）加力面的朝向可以提供补偿的伸长力。

附件设计，可以减少不良的压低效应，将加力面调整至一定的角度，使矫治器传递作用力的法向分量表现出伸长的趋势（图2.18）。

第二序列的控制

通过托槽可以轻松实现牙齿的正轴移动（图2.19A）。另外，由于无托槽隐形矫治技术无法产生所需的力偶，所以很难控制牙根近远中的位置，这就解释了为什么前牙牙轴的调整如此困难。为了增加第二序列的控制，无托槽隐形矫治系统依赖于能产生等效力偶的专用附件（图2.19B）。

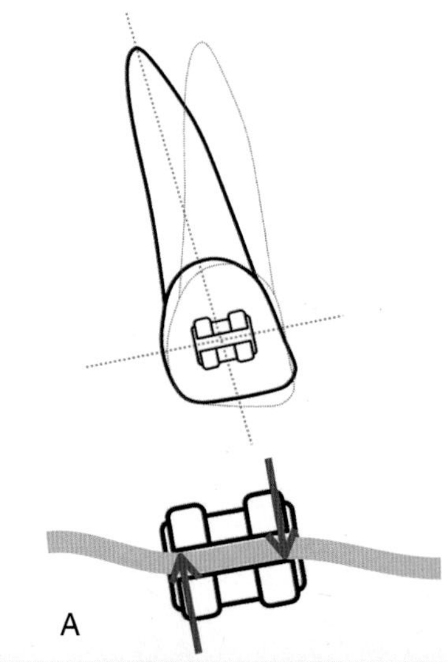

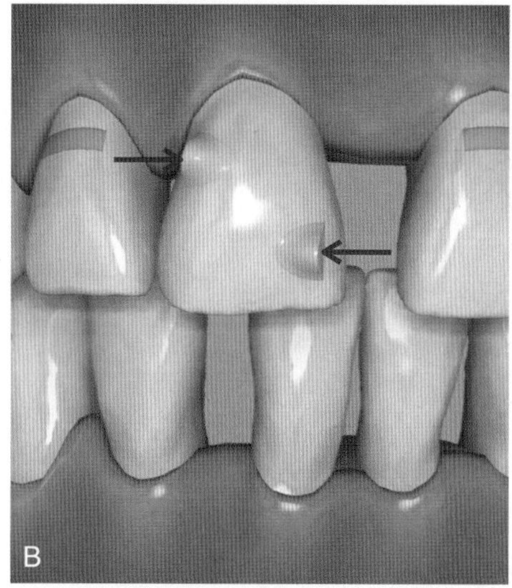

图2.19 （A）传统托槽产生力偶纠正严重的冠近中倾斜。（B）透明矫治器利用优化控根附件（Align Technology, Santa Clara, CA, USA）产生等效的力偶来纠正牙齿倾斜（tipping）。

前牙

在牙齿移动没有过度倾斜的情况下，使用透明矫治器成功关闭拔牙间隙也特别困难。远中移动牙齿期间，牙齿位移（图2.20）和牙周韧带（periodontal ligament，PDL）应变（图2.21）模式的有限元模型表明[22]，在上颌尖牙上放置优化控根附件（Align Technology，Santa Clara，CA，USA）产生的力系统能在拔牙间隙关闭的过程中避免不必要的倾斜移动。

后牙

在后牙段，若不结合固定辅助装置［如颊管、牵引臂（power arm）等］，透明矫治器较难实现牙齿的控根移动（尽管也是有可能的），这些牙齿移动需要复杂的治疗计划、临床专业知识和患者的配合。此外，与大多数复杂的力系统一样，必须设计专门的附件来增强矫治器的生物力学效果。这种树脂附件设计的目标是产生一对力偶及相应的力矩，使牙向所需方向倾斜（图2.22A）。或者，可以用2个较短的附件代替1个水平矩形附件，临床医生可以根据治疗方案调整2个短附件之间的距离（图2.22B）。重要的是，力矩的大小将取决于数字方案设计中设定的激活量和

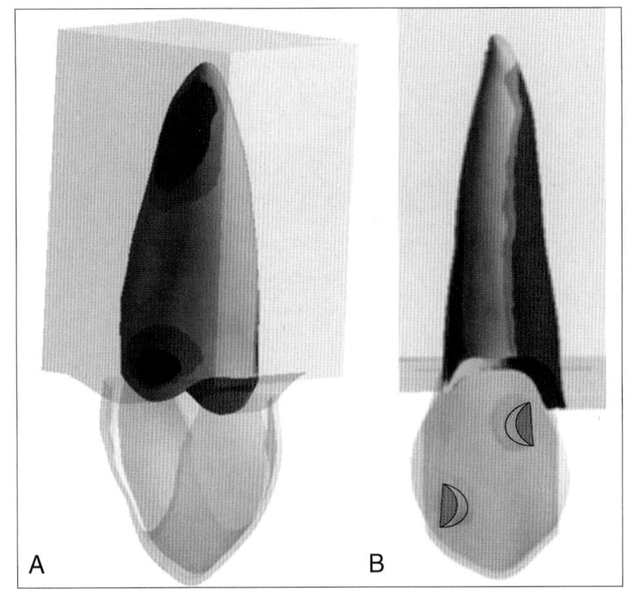

图2.21　透明矫治器右侧上颌尖牙远中移动过程中牙周膜应力模式。（A）在没有附件的情况下，可见远中牙颈部的压力（蓝色）区和远中根尖的张力（红色）区是典型的冠远中倾斜移动的表现。（B）粘接附件的情况下，可见远中根面均匀的压力（蓝色）和近中根面均匀的张力（红色）是典型的远中整体运动的表现（来自Gomez JP, Peña FM, Valencia E, et al. Initial force systems during bodily tooth movement with plastic aligners and composite attachments: a three-dimensional finite element analysis. Angle Orthod. 2015;85[3]:454-460.）。

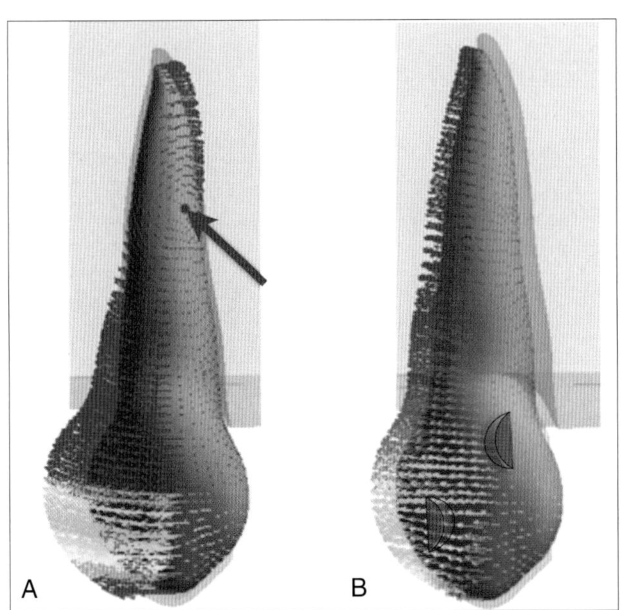

图2.20　透明矫治器远中移动右侧上颌尖牙过程中牙齿的移动模式。（A）在没有附件的情况下，观察到明显不受控制的冠远中倾斜，旋转中心位于根中1/3（红色箭头）。（B）粘接附件的情况下，尖牙表现出远中的整体移动（bodily movement）（来自Gomez JP, Peña FM, Valencia E, et al. Initial force systems during bodily tooth movement with plastic aligners and composite attachments: a three-dimensional finite element analysis. Angle Orthod. 2015;85[3]:454-460.）。

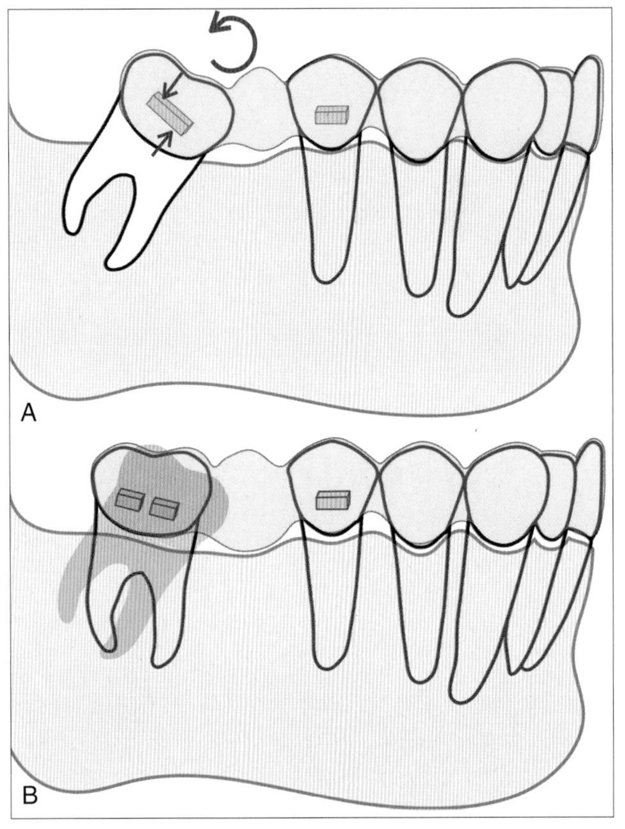

图2.22　（A）单个水平矩形附件产生的竖直力矩。（B）代替的2个短附件设计。

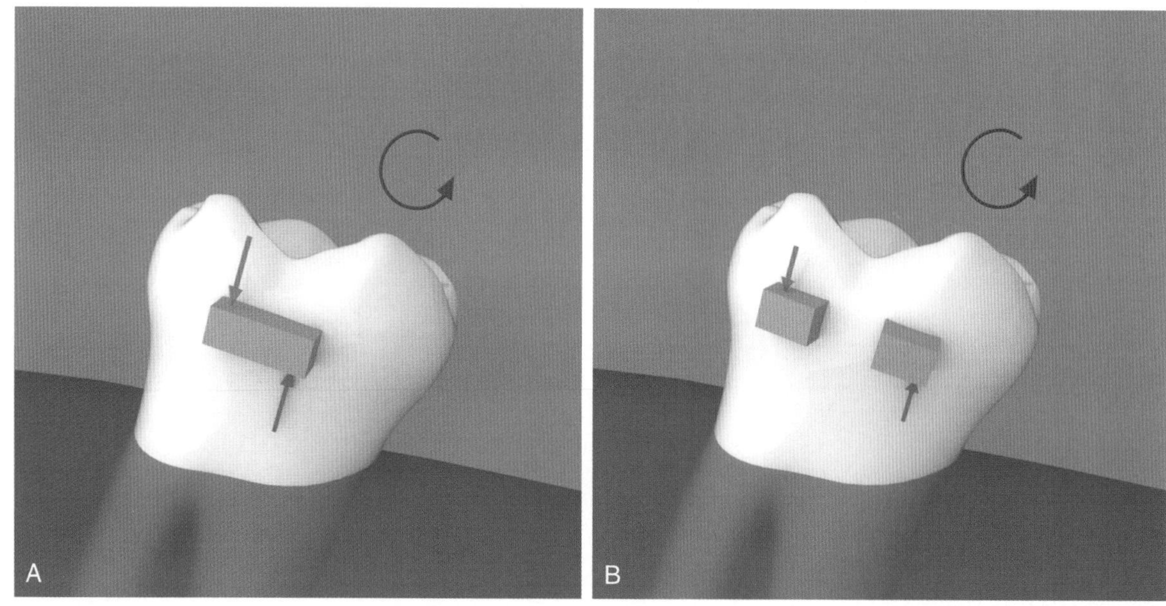

图2.23 在产生相同的力矩情况下（蓝色弯箭头），随着力向量间距的增加，作用在附件上力（蓝色箭头）的大小会成比例地减小。施加2° 远中倾斜，粘接1个4mm矩形附件（A）较将两个力向量明显分开的2个短附件设计（B），会对矫治器产生更大的作用力。

相应的不贴合程度。另外，作用在矫治器-附件接触点上的力向量大小将取决于两个向量之间的距离。随着向量之间的距离减小，为提供相同的直立牙齿的力矩，在附件的加力面上产生的作用力会相应增加（图2.23）。这是一个非常重要的细节，考虑到矫治器塑料膜片（聚合物）对蠕变相关塑性形变的高敏感性，需要尽可能使用较轻的力。

差动力矩

在拔牙间隙关闭的过程中，支抗控制的有效策略是对需要支抗的区段进行前后段力矩比例的控制[23]。如图2.24A所示，前牙段（alpha）和后牙段（beta）之间的力矩大小相等、方向相反，前牙段和后牙段将在拔牙间隙的中间相遇，形成尖牙远中关系（图2.24B）。为了获得尖牙中性关系，必须加强后牙段支抗。在后牙的颊面粘接水平矩形附件（图2.25A）将产生顺时针力矩，从而抵抗后牙的近中倾斜，形成尖牙中性关系（图2.25B）。

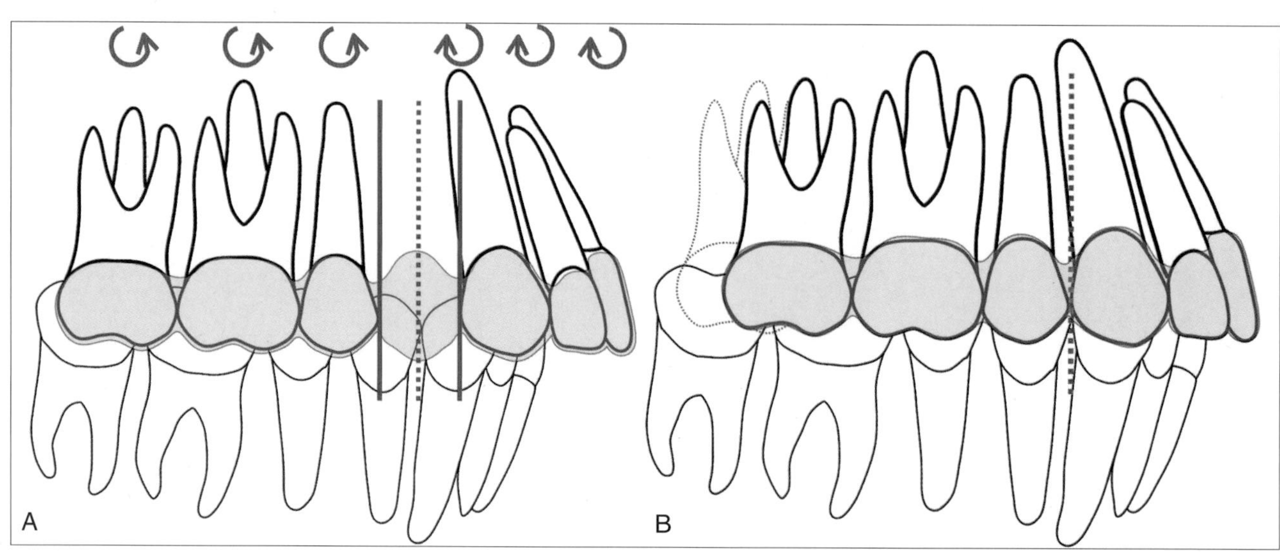

图2.24 安氏Ⅱ类病例，拔牙间隙关闭的过程中前牙段和后牙段之间大小相等、方向相反的力矩（A）将导致50%的支抗丧失和尖牙远中关系（B）。

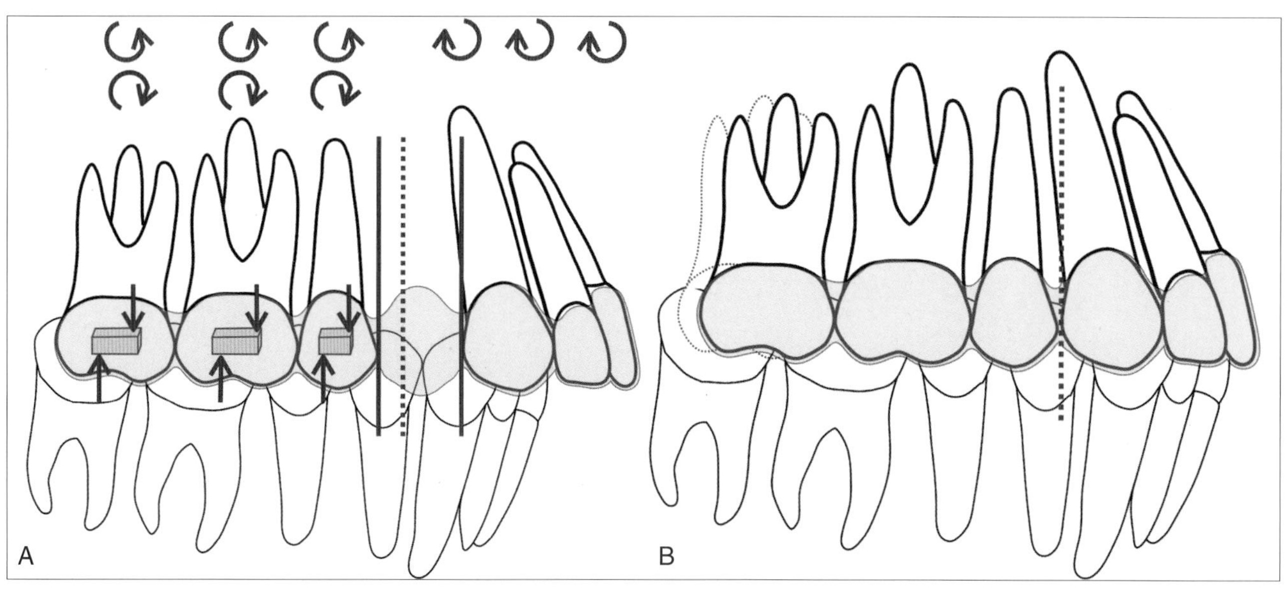

图2.25　粘接在后牙（A）的附件产生顺时针力矩（蓝色弯曲箭头）会抵消后牙的支抗丧失，使之降低到25%，最终形成尖牙中性关系（B）。

第三序列的控制

前牙转矩

传统托槽结合预弯的方形弓丝很容易实现对前牙的转矩调整，当方丝完全进入长方形槽沟时，会产生复杂且有效的力偶（图2.26A）。利用透明矫治器完成相同类型的移动需要一对等效的力偶，该力偶来自施加在唇面和舌面的水平相互平行且方向相反的力（图2.26B）。由于力向量之间的距离相对较大，透明矫治器第三序列的控制所需力的大小明显低于传统托槽力系统。

后牙转矩

通过牙弓扩展矫正牙弓宽度不调仍然是当前无托槽隐形矫治技术的难点[24]。这使得临床医生倾向于在数字化方案设计时，对牙弓扩展进行过矫治[25]。在横向上缺乏有效性和可预测性的主要原因是过度颊倾和力值水平不足。

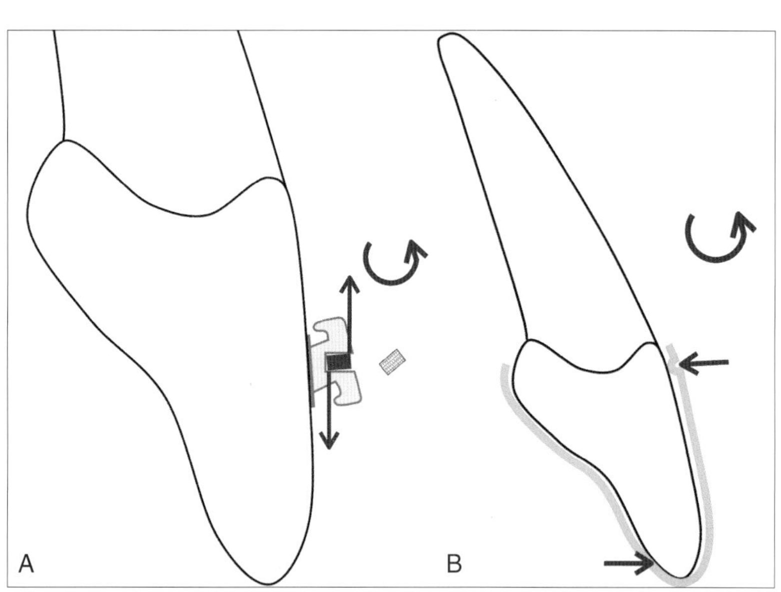

图2.26　（A）通过预弯弓丝（红色阴影）并随后入槽（红色），产生一对力偶（蓝色箭头）和逆时针的力矩（蓝色弯曲箭头）。（B）透明矫治器可以通过更小的作用力和增加作用力之间的距离产生相同的力偶，获得相同的正转矩控制。

过度颊倾

由于作用力距离磨牙的阻抗中心有一定的距离（图2.27A），在施加扩弓力时，磨牙通常会颊倾，特别是在使用透明矫治器时[26]。采用透明矫治器扩弓时，由于塑料膜片与牙冠之间的摩擦力很小，造成滑动效应，加之矫治器的刚性相对不足，矫治器易于发生形变（flare），使牙与矫治器脱离接触继而导致失控（losing control）（图2.27B）。

粘接在后牙颊面上的附件（水平矩形或斜向殆方的楔形附件）可在殆面和附件龈方产生一对相反的力，抵消不期望的倾斜力矩，有助于加强第三序列的控制（图2.28）。

力值水平不足

由于牙弓形态为马蹄形，透明矫治器以一种特殊的方式传递扩弓力，可以观察到由前向后力值逐渐减小（图2.29）。由于这种独特的力传递模式，研究人员发现上牙弓扩弓的效率（计划增加的牙弓宽度与最终增加的牙弓宽度相比）从第一前磨牙的70%下降到第二磨牙的29%[24-25]。如果使用较厚或弹性较低的聚合物制造透明矫治器来增加扩弓期间的力值水平，可以改善这一缺点，但同时在扩弓阶段设计的所有其他牙齿移动的力值水平也会增加。另一种解决方案是使用交互牵引，尤其是在下颌平面角偏小的情况下，可

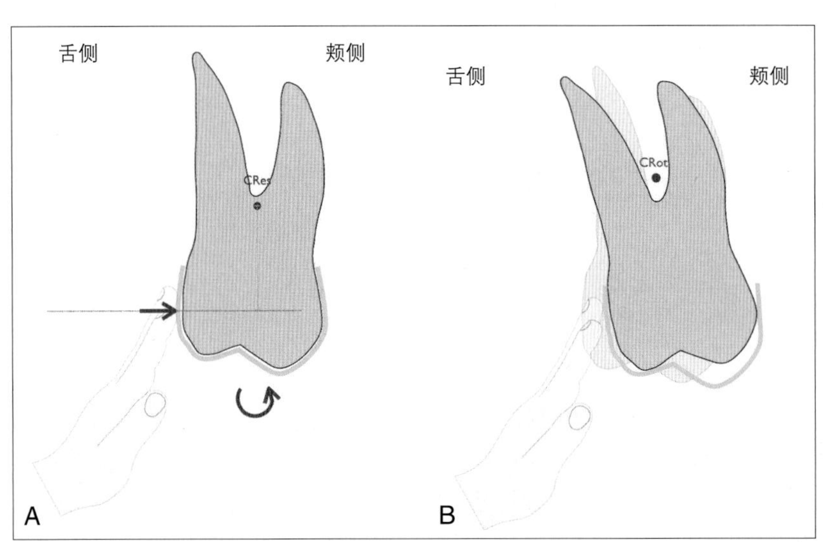

图2.27 （A）透明矫治器在离阻抗中心（center of resistance，CRes）一定的距离下进行扩弓（红色箭头），会产生逆时针的力矩（红色弯箭头）。（B）如果不采取相应的预防措施，将发生旋转中心（center of rotation，CRot）位于根分叉上方的冠颊向倾斜，导致透明矫治器变形并失控。

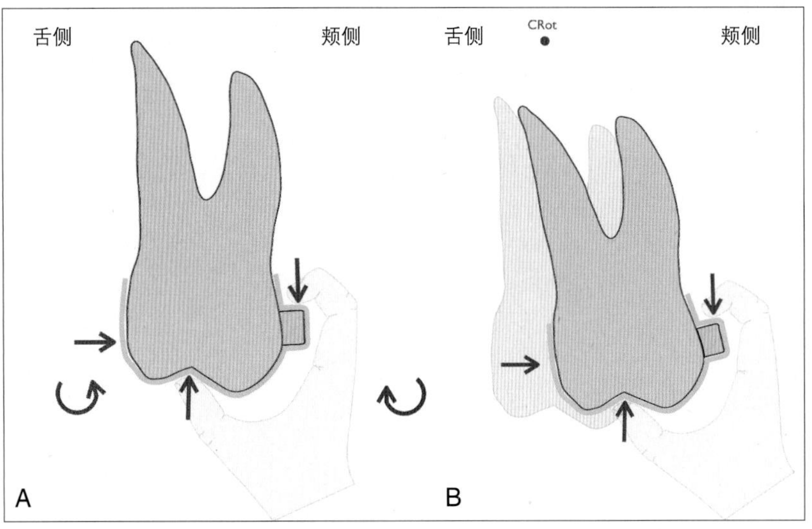

图2.28 （A）作用在殆面和颊侧水平矩形附件龈方的一对相反的作用力（蓝色箭头）会产生一个顺时针力矩（蓝色弯箭头），减少颊侧倾斜，旋转中心（center of rotation，CRot）向根方移动（B）。

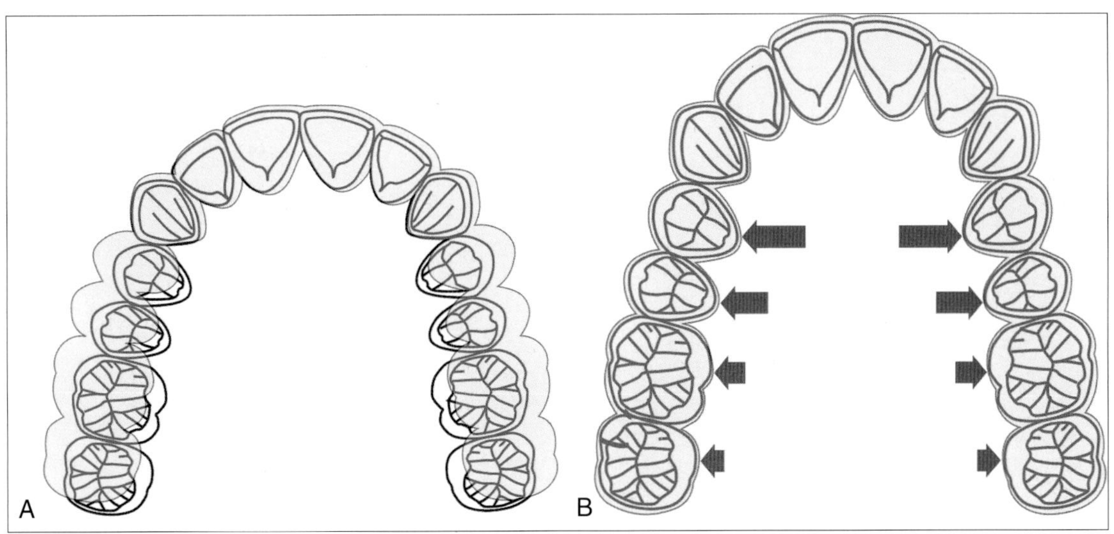

图2.29　（A）在透明矫治器和牙弓之间设计横向扩展。（B）一旦戴用矫治器，产生的扩弓力有向远中逐渐减小的趋势。

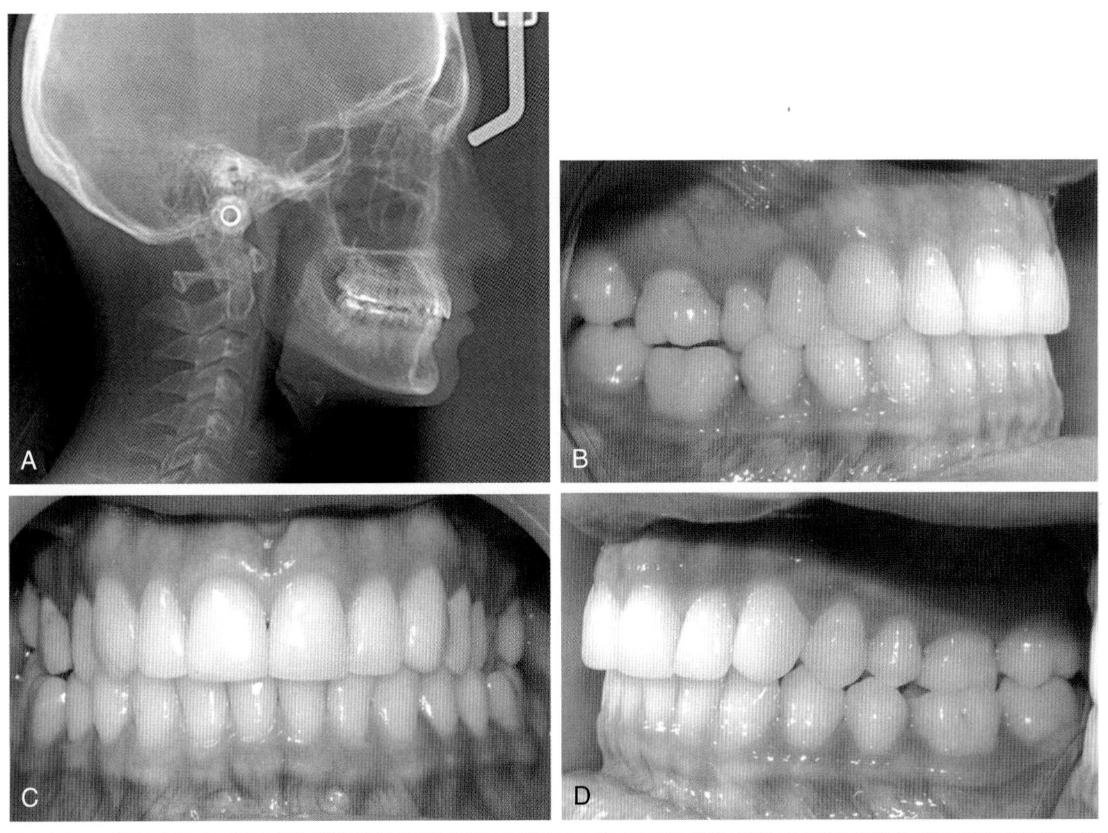

图2.30　低角患者（A）伴双侧后牙反𬌗（B、D）和中线不齐（C）。

以接受后牙段颊舌向倾斜和伸长（图2.30）。粘接在上颌第一磨牙舌侧和下颌第一磨牙颊侧的舌钮产生的弹性牵引力（图2.31）将产生一个力向量，该力向量的垂直分量和水平分量大小具有临床意义，在方案设计期间需要纳入考量。在图2.32的示例中，交互牵引会产生100g的力向量，其中水平分量为90g、垂直分量为40g。如前所述，水平矩形附件可以抵消过大的旋转力矩，有效地减轻不必要的磨牙倾斜（图2.33）。医生通过控制垂直向与水平向的力值水平以及倾斜力矩，采用隐形矫治处理各类宽度不调问题的可预测性较高（图2.34）。

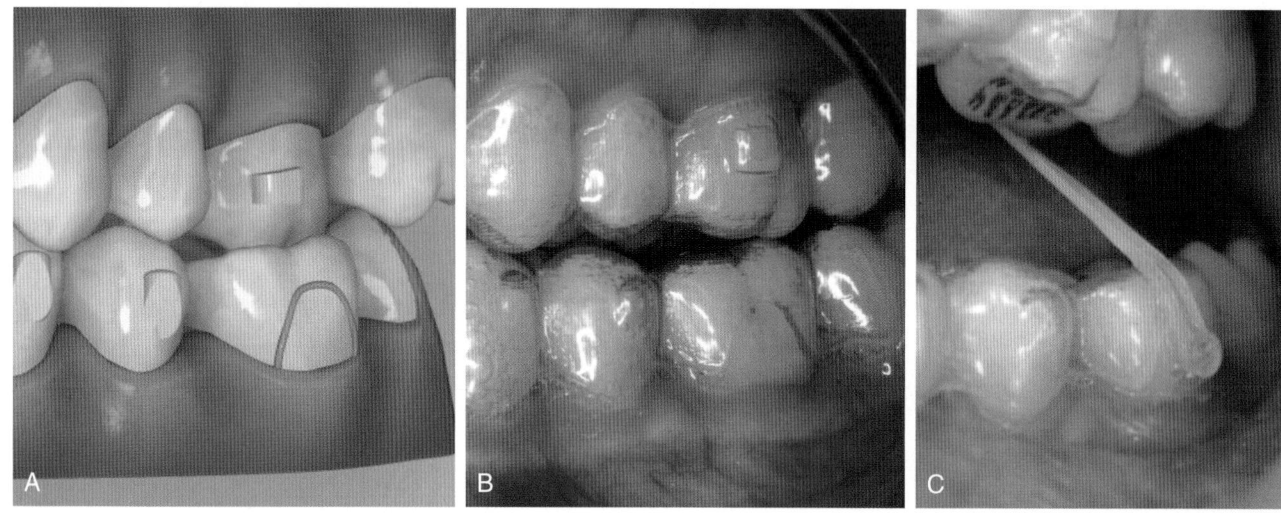

图2.31 （A）初诊ClinCheck阶段。（B）在粘接上颌第一磨牙舌侧、下颌第一磨牙颊侧舌钮之前戴用透明矫治器。（C）交互牵引。

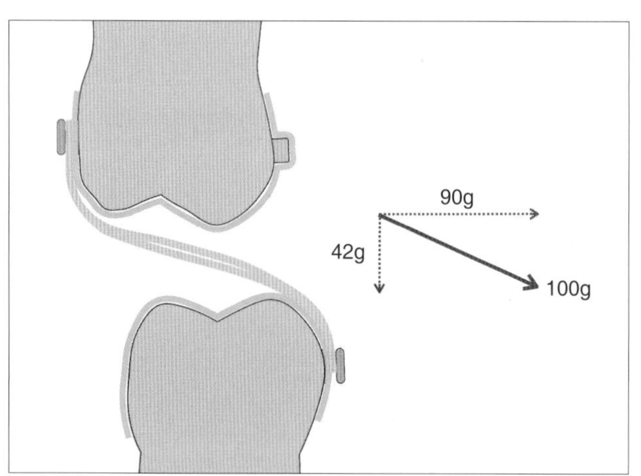

图2.32 100g力的交互牵引将产生90g的有效扩弓力，扩展上牙弓，缩窄下牙弓。此外，42g的伸长力将相同程度地影响上下牙弓。

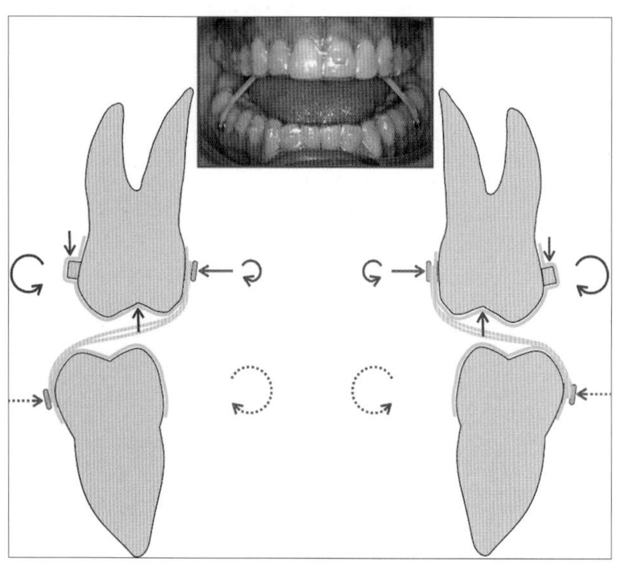

图2.33 在上牙弓中，上颌颊侧附件提供的力矩（蓝色弯箭头）将抵消来自交互牵引扩弓力（红色箭头）产生的力矩（红色弯箭头），减少不必要的上颌牙颊倾。在下牙弓中，由于没有与舌向牵引力（红色虚线箭头）对抗的作用力，将导致后牙舌倾（红色虚线弯箭头）。

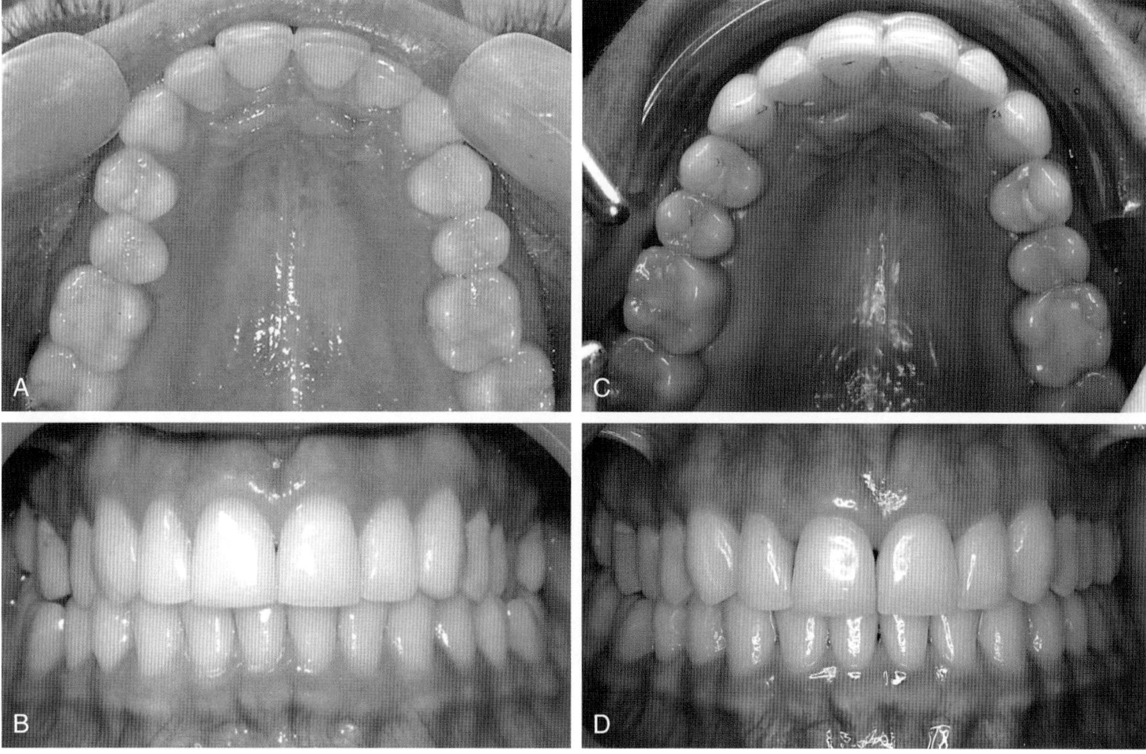

图2.34　（A，B）初诊时双侧后牙反𬌗以及上下中线不齐。（C，D）透明矫治器配合交互牵引治疗后。

（汤博钧，赵婷婷，花放，贺红）

参考文献

[1] Miller RJ, Duong TT, Derakhshan M. Lower incisor extraction treatment with the Invisalign system. *J Clin Orthod*. 2002;36:95-102.

[2] Barreda GJ, Dzierewianko EA, Muñoz KA, et al. Surface wear of resin composites used for Invisalign® attachments. *Acta Odontol Latinoam*. 2017;30(2):90-95.

[3] Mantovani E, Castroflorio E, Rossini G, et al. Scanning electron microscopy analysis of aligner fitting on anchorage attachments. *J Orofac Orthop*. 2019 Mar;80(2):79-87.

[4] Feinberg KB, Souccar NM, Kau CH, et al. Translucency, stain resistance, and hardness of composites used for Invisalign attachments. *J Clin Orthod*. 2016;50(3):170-176.

[5] Aristizabal JS, García JI, Peña FM. Valoracion del efecto biomecánico en el ligamento periodontal durante la expansión en el arco maxilar, de canino a molar, usando alineadores termoformados con aditamentos biomecánicos complementarios, mediante métodos computacionales (MSc thesis). Cali, Colombia: Universidad del Valle;2019

[6] Jones M, Mah J, O'Toole B. Retention of thermoformed aligners with attachments of various shapes and positions. *J Clin Orthod*. 2009;43(2):113-117.

[7] Lombardo L, Martines E, Mazzanti V, et al. Stress relaxation properties of four orthodontic aligner materials: a 24-hour in vitro study. *Angle Orthod*. 2017;87(1):11-18.

[8] Fang D, Zhang N, Chen H, et al. Dynamic stress relaxation of orthodontic thermoplastic materials in a simulated oral environment. Dent Mat J. 2013;32(6):946-951.

[9] Alexandropoulos A, Al Jabbari YS, Zinelis S, et al. Chemical and mechanical characteristics of contemporary thermoplastic orthodontic materials. *Aust Orthod J*. 2015;31(2):165-170.

[10] Moshiri S, Ara√∫jo EA, McCray JF, et al. Cephalometric evaluation of adult anterior open bite non-extraction treatment with Invisalign. *Dental Press J Orthod*. 2017;22(5):30-38.

[11] Guarneri MP, Oliverio T, Silvestre I, et al. Open bite treatment using clear aligners. *Angle Orthod*. 2013;83(5):913-919.

[12] Giancotti A, Garino F, Mampieri G. Use of clear aligners in open bite cases: an unexpected treatment option. *J Orthod*. 2017;44(2): 114–125.

[13] Kau CH, Feinberg KB, Christou T. Effectiveness of clear aligners in treating patients with anterior open bite: a retrospective analysis. *J Clin Orthod*. 2017;51(8):454-460.

[14] Garnett BS, Mahood K, Nguyen M, et al. Cephalometric comparison of adult anterior open bite treatment using clear aligners and fixed appliances. *Angle Orthod*. 2018 Jan;89(1):3-9.

[15] Sherwood KH, Burch JG, Thompson WJ. Closing anterior open bites by intruding molars with titanium miniplate anchorage. *Am J Orthod Dentofacial Orthop*. 2002;122(6):593-600.

[16] Proffit WR. *Contemporary Orthodontics*. Toronto: Elsevier; 2013.

[17] Boyd RL. Complex orthodontic treatment using a new protocol for the Invisalign appliance. *J Clin Orthod*. 2007;41(9):525-547; quiz 523.

[18] Klein BM. A cephalometric study of adult mild class II nonextraction treatment with the Invisalign system [master's thesis]. Saint Louis, MO: Saint Louis University; 2013.

[19] Rossini G, Parrini S, Castroflorio T, et al. Efficacy of clear aligners in controlling orthodontic tooth movement: a systematic review. *Angle Orthod*. 2015;85(5):881-889.

[20] Elkholy F, Mikhaiel B, Schmidt F, et al. Mechanical load exerted by PET-G aligners during mesial and distal derotation of a mandibular canine: an in vitro study. *J Orofac Orthop*. 2017;78(5):361-370.

[21] Gomez JP, Peña FM, Valencia E, et al. Effect of composite attachment on initial force system generated during canine rotation with plastic aligners: a three dimensional finite elements analysis. *J Align Orthod*. 2018;2(1):31-36.

[22] Gomez JP, Peña FM, Martínez V, et al. Initial force systems during bodily tooth movement with plastic aligners and composite attachments: a three-dimensional finite element analysis. *Angle Orthod*. 2015;85(3):454-460.

[23] Nanda R. *Biomechanics and Esthetic Strategies in Clinical Orthodontics*. St. Louis, MO: Elsevier; 2005.

[24] Solano-Mendoza B, Sonnemberg B, Solano-Reina E, et al. How effective is the Invisalign® system in expansion movement with Ex30' aligners? *Clin Oral Investig*. 2017;21(5):1475-1484.
[25] Houle JP, Piedade L, Todescan Jr R, et al. The predictability of transverse changes with Invisalign. *Angle Orthod*. 2017; 87(1):19-24.
[26] Zhao X, Wang HH, Yang YM, et al. Maxillary expansion efficiency with clear aligner and its possible influencing factors. *Zhonghua Kou Qiang Yi Xue Za Zhi*. 2017;52(9):543-548.

第3章 透明矫治器：材料结构与性能

Clear Aligners: Material Structures and Properties

MASOUD AMIRKHANI, FAYEZ ELKHOLY, BERND G. LAPATKI

前言

随着医疗水平的不断提高，临床上对于操作简单、价格便宜、经久耐用，且不影响治疗结果的产品的需求也不断提高。聚合物材料的固有特性及其可利用性使其呈现出在医疗应用方面的巨大潜力。聚合物材料因其重量轻、易于制造和价格低廉的特点，在各种医疗环境中得到广泛应用，例如用于制作种植体、修复体和正畸装置等。任何应用于医疗的聚合物材料，尤其是口腔内应用的聚合物材料，必须具备生物相容性，以确保不会引起不良反应[1-2]。聚合物的使用限制和选择标准取决于其应用类型。

在正畸应用领域，聚合物暴露于存在水、电解质、酶、细菌以及其他成分的口腔环境中[3]。此外，摄入不同的食物和饮料会改变口腔环境的酸度和离子浓度，并可能短暂地将有机溶剂（如乙醇）引入聚合物所处的环境。这意味着聚合物必须要能够抵抗化学侵蚀。大部分的侵蚀会导致颗粒释放，从而可能影响聚合物的机械性能，这种影响取决于释放颗粒的大小与组成。

聚合物的热学性能同样重要。虽然口腔内温度保持相对恒定（接近37℃），但聚合物在口腔内的应用过程中，可能会受到温度变化的影响。这是因为口腔内温度可能从0℃以下（如吃冰激凌时）变化到高达60℃（如喝茶时）。这种温度的变化导致材料膨胀或收缩，可能会影响聚合物与牙齿之间的相互作用。因此，聚合物必须要能够耐受温度变化，不产生明显的体积和力学性能变化。

聚合物的机械稳定性也在正畸应用中发挥重要作用。例如，用于制作透明矫治器的聚合物必须能够承受大的咬合力，否则可能会发生断裂或变形[4]。在口腔内应用时，聚合物力学性能的改变也会导致作用在牙齿上的机械载荷出现不期望的变化。即使对于化学性能稳定的聚合物（即不会被侵蚀的材料），其机械性能仍然会由于老化和蠕变而随时间发生变化[5-7]。老化有两种类型：物理老化和化学老化[5-6]。物理老化和化学老化都会使聚合物变脆、变硬，导致聚合物在应用过程中可能会产生较低的应变。

本章将集中讨论用于透明矫治器的聚合物的基本特性，还包括对这些聚合物的分子结构和热学性能的阐述。由于牙科用聚合物的有效性取决于其热稳定性、化学稳定性和力学稳定性，这些特性也将进行简要讨论。最后，本章将展望用于透明矫治器的聚合物的未来前景。

聚合物的分子结构与热学性能

聚合物是互相纠缠的长链分子，具有非常规的热学与力学表现。本节将介绍聚合物的结构与热学性能，包括对玻璃化转变、老化以及聚合物在口腔环境中稳定性的详述。

什么是聚合物

聚合物（polymer）一词源于希腊语“poly（多）”和“méros（单位）”。这表明聚合物是由许多重复单元通过化学键相互连接而组成的。通常情况下，如果一种物质只包含几个分子，添加或移除几个原子就会显著改变其材料属性。例如，将CH_2添加到庚烷（C_7H_{16}）后，生成的分子（C_8H_{18}）的沸点将增加27℃。相比之下，对于聚合物，重复单元的数量改变一个或多个，其性能不会有任何明显的变化。

通常，聚合物链由数千个长度为几微米、直径约为1nm的重复单元组成。聚合物链通常是柔韧、扭曲且相互缠绕的。聚合物的分子量和化学结构决定了它的大部分性能。与具有特定大小和分子量的小分子（以g/mol或kg/mol表示）相比，聚合物主体包含许多不同大小和分子量的聚合物链。因此，聚合物的分子量反映了这些不同的聚合物链的平均分子量。

根据聚合物的热学行为，存在3种不同类型的聚合物：热塑性、弹性体和热固性聚合物[8]。透明矫治

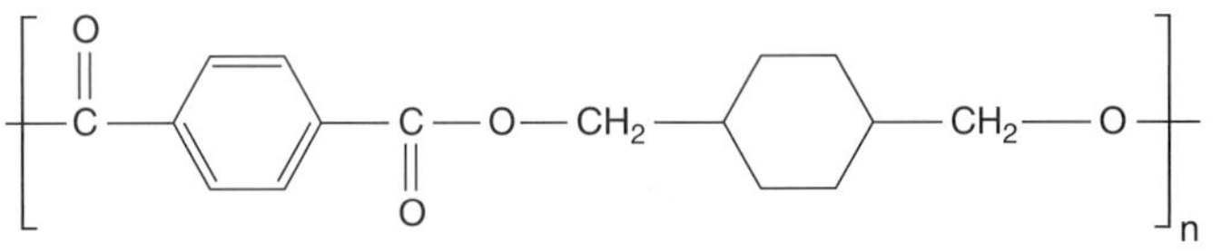

图3.1 聚对苯二甲酸乙二醇酯-1,4-环己烷二甲醇酯（polyethylene terephthalate glycol，PET-G）材料的化学结构。

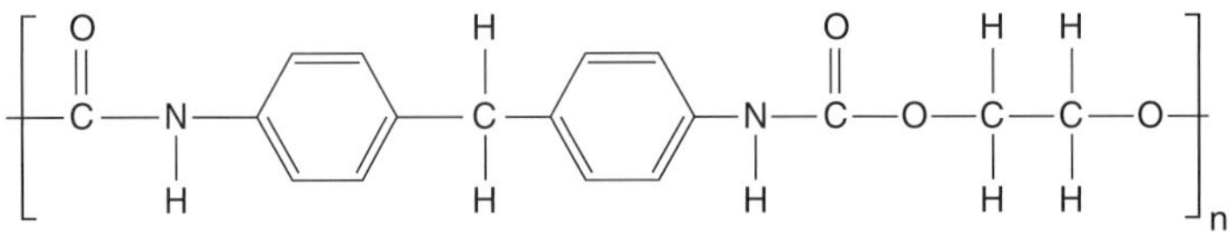

图3.2 聚氨酯（polyurethane，PU）材料的化学结构。

器属于热塑性聚合物。热塑性聚合物在加热到一定温度以上时会熔化和流动。聚对苯二甲酸乙二醇酯-1,4-环己烷二甲醇酯（polyethylene terephthalate glycol，PET-G）和热塑性聚氨酯（thermoplastic polyurethane，TPU）是两种广泛用于制作透明矫治器的聚合物[9-11]。后者是一种特殊的热塑性聚氨酯，通过加热熔化可以促进其热成型。这两种热塑性材料在可见光光谱中都是透明的、耐冲击的，并且具有很好的延展性。正是这些特性使它们特别适合作为用于制作透明矫治器的材料。

PET-G是由两个重复单元组成的共聚物（图3.1）：聚对苯二甲酸乙二醇酯与环己烷二甲醇。环己烷二甲醇的加入可以防止聚对苯二甲酸乙二醇酯在加热时结晶，这使PET-G脆性降低，更能抵抗机械应力。PET-G是一种用途广泛的聚合物，应用于许多方面，例如保护壳（如智能卡）、电子设备、食品容器和医疗器械。PET-G易于进行热成型、打印、钻孔、弯曲、抛光和切割等处理，且上述处理不会对其稳定性和物理性能造成明显的影响。由于PET-G容易进行热成型，也能够被回收，也可用于3D打印。

聚氨酯（polyurethane，PU）的组成是氨基甲酸乙酯（图3.2）。PU有软与硬两种形式，这使其成为汽车内饰、包装、涂料、柔性泡沫和建筑材料的理想选择。PU耐冲击，是良好的电绝缘体，与其他材料结合良好，在有水或者油的情况下化学性质稳定。聚氨酯的多功能性是因为人们可以使用不同的化学物质在不同的结构中连接氨基甲酸酯分子，从而可以根据特定的应用来调整PU的硬度。通常来说，聚氨酯具有良好的生物相容性，但为了使其适用于制作透明矫治器，聚氨酯通常要与其他材料结合。

玻璃化转变——黏弹性的高分子基础

根据温度的不同，大多数材料以固态、液态或气态存在。每一种状态都可以用热力学定律精确地描述。然而，对聚合物的研究表明，大多数聚合物不遵循这些基本的材料状态。相反，它们表现出流体或固体状，存在时间依赖性特征[12]。

更具体地说，如果在短时间内观察聚合物，它表现的像固体材料。然而，如果实验进行的时间较长，聚合物可能会出现流动并表现出类似液体的行为。

这种现象可以用正常情况下会结晶的简单液体（乙醇）的行为来说明。假设将液体冷却到熔点以下，图3.3呈现了材料的比体积随温度的变化。比体积的定义为体积除以质量，是密度的反比。在冷却过程中，只要液体仍处于液相状态，其比体积就会不断减小。然而，存在一个点（冰点），在这个点上，比体积会急剧减小，并形成结晶固体。这种体积变化的不连续性与结晶引起的比体积减小有关。在冰点以

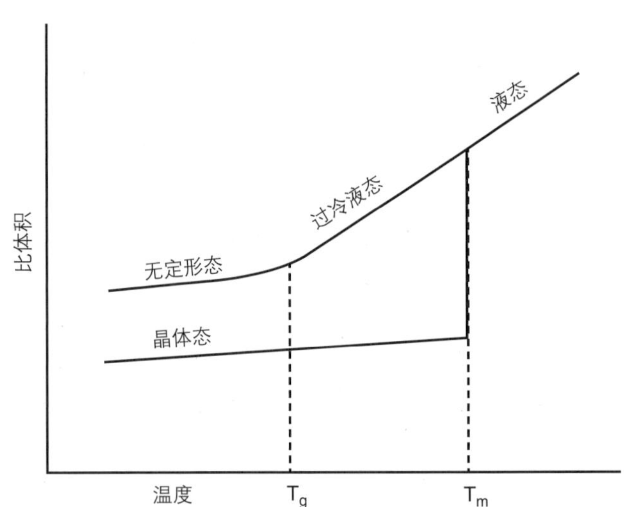

图3.3 材料的比体积随温度的变化。T_m点代表融化温度，T_g点代表玻璃转变温度。

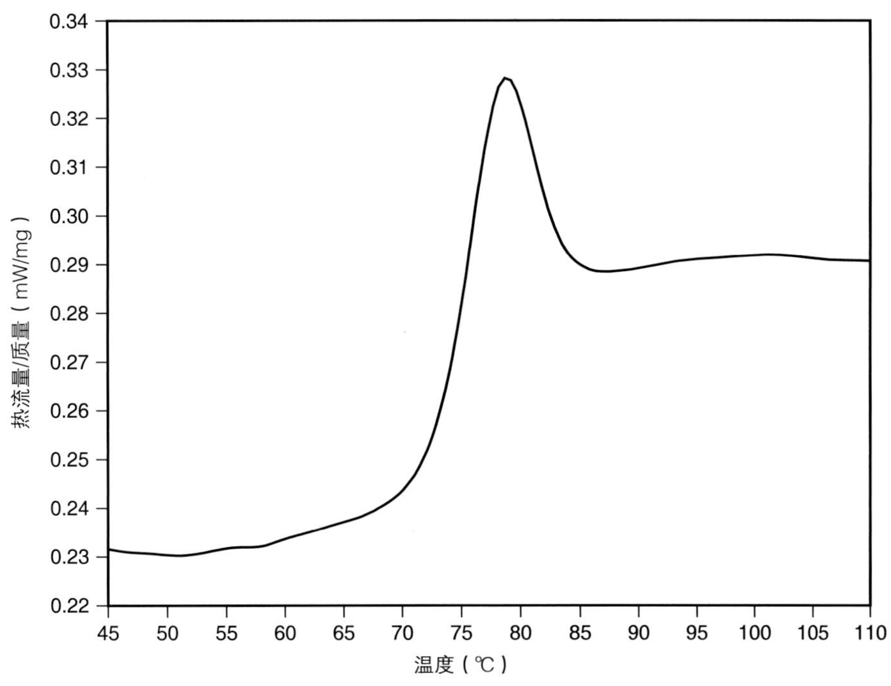

图3.4　聚对苯二甲酸乙二醇酯-1,4-环己烷二甲醇酯（polyethylene terephthalate glycol material，PET-G）的差示扫描量热法分析。

下，即使冷却过程仍在继续，比体积几乎保持不变。冰点或熔点是一种材料属性，不依赖于冷却速度或测量方法。它也有一个明确的热力学定义，这是毋庸置疑的。

然而，在特定条件下，小分子和许多类型的聚合物并不遵循上述规律，而是表现出另一种行为。这甚至适用于简单的液体，如乙醇（小分子）。如果将高纯度的乙醇储存在无角的碗中，放置于没有震动的冰箱中，可以在不冻结的情况下将其冷却到冰点以下。因此，存在一个低于熔点的温度范围（称为过冷区），在这个温度范围内，物质仍然是液态[13]。如果继续冷却，将达到另一个温度范围，在这个温度范围内，过冷液体转变为玻璃态，称为玻璃转变温度（glass transition temperature，T_g）。在这种固体样形态下的物质与其在晶体状态下的性质非常不同。玻璃态材料是一种无定形材料，它不存在长程有序排列。因此，玻璃态物质的结构更类似于液体而不是晶体结构。除一些特例外，固体高分子材料主要以这种无定形状态存在，这主要与聚合物的长链同其他链缠结的现象有关。因此，聚合物链通常很难定向排列并形成有序的晶体结构。

值得注意的是，如果冷却速度足够慢，使聚合物链能够找到它们的最小能量状态（即它们的平衡态），简单的聚合物实际上仍可能形成结晶。然而，对于许多有纠缠链的聚合物而言，聚合物链的运动受到了太多的阻碍，使其在物理上不可能到达晶体状态[14]。通常，聚合物的状态是一种无定形结构的固体样状态。然而，聚合物链保留了其定向排列和实现平衡状态的趋势。这种趋势是（无定形）聚合物的特殊表现的来源，即表现为塑料样状态和弹性状态，而且可能会随着时间的推移而在这些状态之间转换。

上述内容解释了为什么玻璃转变温度在决定聚合物的性能中起着重要的作用，但是需要注意的是，玻璃转变温度是一个不明确的过渡。这意味着不同的测量技术可能会得出不同的T_g值。差示扫描量热法（differential scanning calorimetry，DSC）是一种被广泛接受的T_g值测定技术。图3.4展示了PET-G的DSC测量结果。通常把这个范围的中间值（如对PET-G而言是75℃）作为确切的T_g值。

从应用导向的角度来看，任何热成型都必须发生在T_g温度之上。示例中的DSC曲线进一步表明，如果将PET-G加热至60℃以上，它的力学性能会发生巨大的变化。更具体地说，在60℃左右，PET-G会开始变软，更容易变形。而口腔内通常不会长时间地超过这一温度，因此PET-G在牙科应用中能够保持力学性能的稳定。

透明矫治器的物理老化与化学老化

在制造过程中，透明矫治器需要经过热成型。在随后的临床使用过程中，它们会与唾液、食物、饮料以及其他化学物质接触。由于正畸医生需要一种可靠的矫治器，材料需要在不同的条件下具有足够的稳定性。透明矫治器的稳定性通过老化进行评估（即性能随时间的变化）。聚合物老化有多种来源，而对于聚合物的口内应用，应特别考虑两个方面的老化：物理老化和化学老化[5–6]。

聚合物的物理老化

如前所述，聚合物的物理老化主要以无定形（即非平衡）状态发生。每个非平衡态的系统都趋向于降低能量从而接近其平衡态。如果获得足够的移动性，聚合物链可以重新排列到它们的最低能量状态，这个过程可以类比为结晶。这反过来又会导致比体积的减小、焓的降低、硬度和脆性的增加以及其他性质的变化[15]。这种效应尤其会改变聚合物的力学性能。因此，物理老化可以定义为聚合物向更稳定的能量状态的弛豫。如果聚合物的使用温度远远低于其T_g温度，聚合物链将没有足够的动能来移动和重新排列。因此，通过选择T_g值远高于口腔内温度的透明矫治器，可以在很大程度上避免物理老化。值得注意的是，在这种情况下，聚合物的T_g值也可能受环境影响而改变。

聚合物的物理老化会因暴露于水和口腔内介质中的许多其他种类的分子而受到影响。如前所述，与结晶聚合物相比，无定形态聚合物的比体积更大。这意味着在T_g温度以下的无定形聚合物中存在大量的间隙体积。因此，当聚合物长时间与水接触时，水分子会与其他分子一起扩散到材料中。后者是导致透明矫治器变色的原因之一[16]。值得注意的是，对这些分子的吸收也可能改变聚合物的性质。一种典型的变化称为塑化效应。这种效应可以用意大利面为例进行解释，如果碗里装的是不加酱的意大利面，面条就不会那么容易移动，因为它们会粘在一起；然而，在碗里加入酱汁，意大利面就会分离，这样它们就能互相滑动。在聚合物中，塑化效应遵循几乎相同的逻辑：嵌入的小分子位于聚合物链之间，增加了链的流动性。塑化效应会减少玻璃化转变，使得聚合物会更容易受到物理老化的影响。

从临床角度来看，物理老化会在两个方面影响到透明矫治器。最初，聚合物会因为塑化效应而变得柔软，从而导致施加在单颗牙齿上的力减小。然而，长远来看，由于经典物理老化的作用，透明矫治器会变得更硬（导致矫治力变大）和更脆（增加断裂的风险）。

聚合物的化学老化

如前所述，透明矫治器也可能受到化学老化的影响，这是聚合物和其介质之间化学层面的相互作用结果。目前，没有一种可用的透明矫治器材料是惰性的，这意味着这些材料都会与唾液、饮料或食物中的某些化学物质发生反应。化学老化可以通过不同的机制影响聚合物。例如，水分子可以打破聚合物链并使其缩短（水解），或者由于氧气与聚合物的相互作用（氧化）而发生类似的反应。遭受化学老化的聚合物更有可能产生裂纹和引起刻痕效应。

还需要注意的是，透明矫治器力学性能的时间依赖性可能与蠕变有关（这将在下一章中进行解释）。蠕变是一种不同于老化的现象。蠕变的发生是由于对材料施加了机械应力，而老化是聚合物处于非平衡状态，或与周围介质相互作用的结果，是在没有施展任何外部应力的情况下发生的。这两种现象彼此相似，但二者的发生机制完全不同，因此不应混淆。

结论与展望

两种主要用于制作透明矫治器的材料（即TPU和PET–G）具有不同的化学结构，导致它们对热成型、暴露于口腔环境和机械应力的反应不同。因此，不将透明矫治器材料（即使是同一品牌）的特性一概而论非常重要。材料试验的方法学条件必须尽可能符合实际。例如，透明矫治器材料在热成型前后的力学性能差异很大。因此，对热成型后的材料样品或透明矫治器进行测试更符合实际情况。此外，应力测量应该在模拟口腔介质中进行。同时，生产过程（成型、冷却的方法等）会影响聚合物结构，这可能会改变透明矫治器的性能。为了使被检测的材料得到有效的比较，并实现可靠的治疗结果，应规范检测程序和临床应用方案。只有规范操作才能充分发挥透明矫治器的治疗潜力。透明矫治器制造商或牙科供应商应告知使用者（即正畸医生）相关材料的化学成分和生产过程的任何变化。然而，这种信息的获得往往相当困难。

（颜家榕，赵婷婷，花放，贺红）

参考文献

[1] Williams DF. On the mechanisms of biocompatibility. Biomaterials. 2008;29:2941-2953.

[2] Pires F, Ferreira Q, Rodrigues CAV, et al. Neural stem cell differentiation by electrical stimulation using a cross-linked PEDOT substrate: expanding the use of biocompatible conjugated conductive polymers for neural tissue engineering. Biochim Biophys Acta. 2015;1850:1158–1168.

[3] Humphrey SP, Williamson RT. A review of saliva: normal composition, flow, and function. J Prosthet Dent. 2001;85:162–169.

[4] Hidaka O, Iwasaki M, Saito M, et al. Influence of clenching intensity on bite force balance, occlusal contact area, and average bite pressure. J Dent Res. 1999;78:1336-1344.

[5] Hodge IM. Physical aging in polymer glasses. Science. 1995;267: 1945–1947.

[6] Crissman JM, McKenna GB. Physical and chemical aging in PMMA and their effects on creep and creep rupture behavior. J Polym Sci B Polym Phys. 1990;28:1463-1473.

[7] Riggleman RA, Schweizer KS, Pablo JJd. Nonlinear creep in a polymer glass. Macromolecules. 2008;41:4969-4677.

[8] 8.Bower DI. An Introduction to Polymer Physics. Cambridge: Cambridge University Press; 2002.

[9] Lombardo L, Martines E, Mazzanti V, et al. Stress relaxation properties of four orthodontic aligner materials: a 24-hour in vitro study. Angle Orthod. 2017;87:11-18.

[10] Mancini G, Carinci F, Zollino I, et al. Simplicity and reliability of Invisalign® system. Eur J Inflamm. 2011;9:13-52.

[11] Alexandropoulos A, Al Jabbari YS, Zinelis S, et al. Chemical and mechanical characteristics of contemporary thermoplastic orthodontic materials. Aust Orthod J. 2015;31:165-170.

[12] Aleksandrov AP, Lazurkin YS. A study of polymers. I. Highly elastic deformation of polymers. Rubber Chem Technol. 1940;13:886-898.

[13] Gedde UW. Polymer Physics. Dordrecht: Springer Netherlands; 1999.

[14] Doi M, Edwards SF. The Theory of Polymer Dynamics. Oxford: Clarendon Press; 1986.

[15] Struik LCE. Physical Aging in Amorphous Polymers and Other Materials. Elsevier Science; 1977.

[16] Amirkhani M, Gorini G, Leporini D. Second harmonic generation studies of intrinsic and extrinsic relaxation dynamics in poly(methy1 methacrylate). J Non Cryst Solids. 2009;355: 1707-1712.

第4章 口腔内因素对透明矫治器材料光学与力学性能的影响

Influence of Intraoral Factors on Optical and Mechanical Aligner Material Properties

FAYEZ ELKHOLY, SILVA SCHMIDT, MASOUD AMIRKHANI, BERND G. LAPATKI

前言

正畸治疗成功的三大要素包括患者的依从性、生物力学知识，对使用透明矫治器的治疗而言，还包括对所使用的热塑性材料的充分了解。第3章介绍了常用的透明矫治器材料的基本化学和力学性能。本章将重点讨论口腔内不同因素对透明矫治器材料力学和光学性能的影响。

为了实现高效的正畸牙齿移动，单副透明矫治器通常的戴用周期为7～10天，每天大约22小时[1]。在使用期间，透明矫治器长期暴露在影响其性能的不同因素中。这些因素可以被分为两大类。第一类，唾液酶、菌斑、食物和饮料色素等因素的存在可导致材料发生光学变化，如出现变色或不透明度增加[2-5]。第二类，在临床应用过程中周期性力的加载和释放，以及局部应力的不均匀分布可影响透明矫治器的力学性能。此外，过大的咬合力（如在不自主地紧咬牙与夜磨牙期间）和口腔内温度的波动可能会影响透明矫治器的性能[6-7]。然而，由于透明矫治器在摄入食物或液体时被摘下，并且戴用时间相对较短，过大咬合力与温度波动的临床相关性也许不必过分强调。

接下来将讨论口腔内相关因素影响透明矫治器光学和力学性能的机制及其临床意义。同时，将着重描述两种主要使用的透明矫治器材料［即热塑性聚氨酯（TPU）和聚对苯二甲酸乙二醇酯-1,4-环己烷二甲醇酯（PET-G）］的材料特异性特征。TPU被应用于Invisalign系统（Align Technology，Santa Clara，CA，USA）与F22 Aligner系统（Sweden & Martina，Due Carrare，Padova，Italy），而PET-G被应用于Clear Aligner系统（Duran，Scheu Dental GmbH，Iserlohn，Germany）与Essix系统（Essix A，Dentsply Raintree Essix，Sarasota，FL，USA）[8]。

吸水性

透明矫治器持续受到唾液的影响，唾液中99%都是水。因此，了解吸水性的机制、效果以及对材料力学性能的影响至关重要。如第3章所述，无定形聚合物（如TPU和PET-G）具有相对较低的分子密度，为吸收水分提供了空隙。已有研究比较这两种材料发现TPU具有较高的吸水率，表现为水储存1周后重量增加1.45%而PET-G仅增加0.84%[9]。除了这种重量效应，水分子对热塑性材料的渗透也会导致其内部结构的改变。如第3章所述，这种渗透将削弱甚至破坏聚合物链之间的连接，导致聚合物塑化，分子内聚力降低，分子流动性增加[10]。在临床使用后可观察到透明矫治器内部出现裂纹，这一现象或许与吸水性导致的矫治器材料弹性丧失有关[6]。在这一背景下，笔者团队对热塑性PET-G材料方形样本的三点弯曲实验表明，在不受任何机械载荷的情况下，单独水储存对材料的力学特性影响很小（图4.1）。而如果PET-G同时承受水和连续机械载荷的作用，其力学性能将受到明显的影响，表现为抗弯曲力的减少高达43%（图4.1）。

此外，水分的吸收还会引起透明矫治器体积的变化，称为吸湿膨胀。理论上，这一因素——除去其他因素，例如透明矫治器和排牙模型之间的初始作用[11-13]——可能会影响透明矫治器的贴合性，由此，也可能会导致施加在单颗牙齿上的力发生改变[9,14]。然而，一项关于热塑性材料吸水性的研究并没有发现吸水率与吸湿膨胀量之间显著而合理的相关性[9]。例如，尽管TPU表现出最高的吸水率，但仍呈现出较低的吸湿膨胀。

光学改变

透明矫治器受欢迎的主要原因之一在于其隐形性或（更好）的透光性[15-17]。这些特点应在整个治疗期间得到保持，因为透明矫治器发生变色或不透明度增

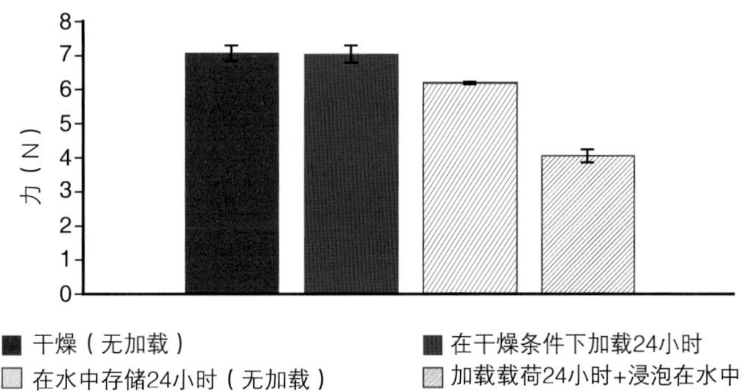

图4.1 弯曲力取决于干燥或潮湿的存储条件以及无加载或有加载的条件。通过三点弯曲测试对0.75mm厚的聚对苯二甲酸乙二醇酯-1，4-环己烷二甲醇酯（polyethylene terephthalate glycol material，PET-G）试样进行研究，跨度为8mm，挠度为0.1mm。这些试样分为4组：（1）只在热成型后进行一次短的力加载与挠曲；（2）在水中存储24小时而不进行加载；（3）连续加载24小时但不浸泡在水中；（4）连续加载24小时并浸泡在水中。误差条代表不同测量的标准差。

加（图4.2）可能会影响患者的积极性和依从性。

透明矫治器变色主要与食品和饮料中色素在矫治器表面的吸收或渗透有关。咖啡（最强的显色剂）、红茶和红酒扮演着重要的角色[2-3,18]。在这种情况下，值得注意的是，变色的速度和程度与材料有关[2]。TPU材料的透明矫治器可能比PET-G材料的透明矫治器呈现出更快的变色速度。造成这种差异的可能原因是TPU具有较高的吸水能力，有利于颜料的积累[9]。此外，表面粗糙度更高的TPU也可能促进颜料在聚合物膜表面的黏附[4]。

透明矫治器也可能由于内部微裂缝的形成、钙化被膜的形成或表面菌斑的积累而失去透光性[5-7,19]。显然，后两种变化对矫治的成功没有显著影响，因为每副透明矫治器的应用周期很短，最长为2周。此外，通过定期使用中性肥皂刷洗和使用含有碳酸氢钠或硫酸钠的牙科清洁泡腾片来维持透明矫治器的清洁，可以减少透光性的损失[5]。

透明矫治器的短期机械载荷

单次短期载荷

对于黏弹性材料而言，在非常短的加载周期内，弹性形变占主导地位。这一理论被笔者团队一项关于PET-G的（未发表）研究所证实，该研究由两个短载荷测量周期组成，持续时间只有约0.1秒，间隔2分钟。第一次测量与第二次测量的力值没有显著性差异（图4.3）。

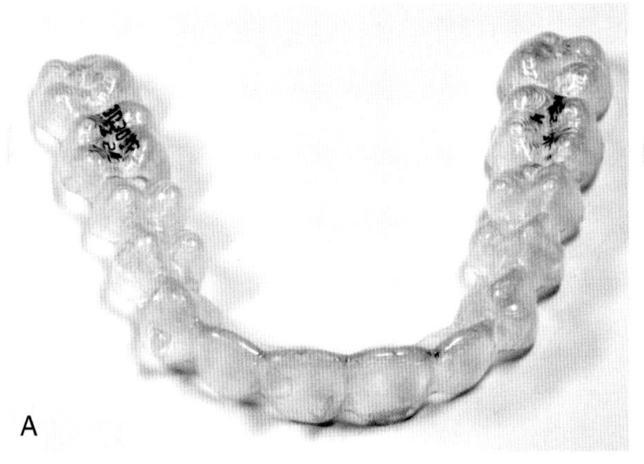

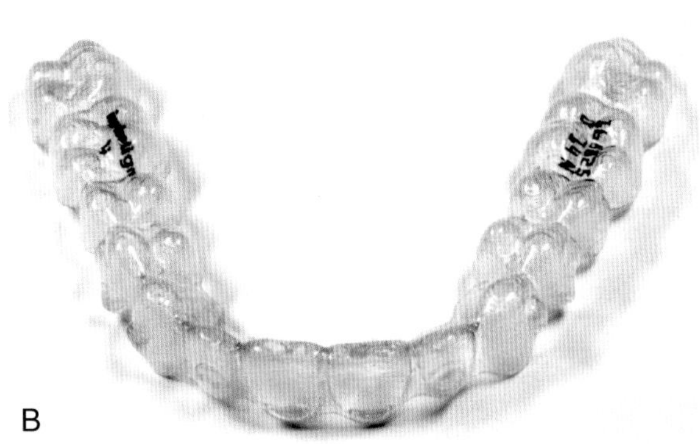

图4.2 Invisalign透明矫治器。（A）首次口内戴用前。（B）戴用1周后。

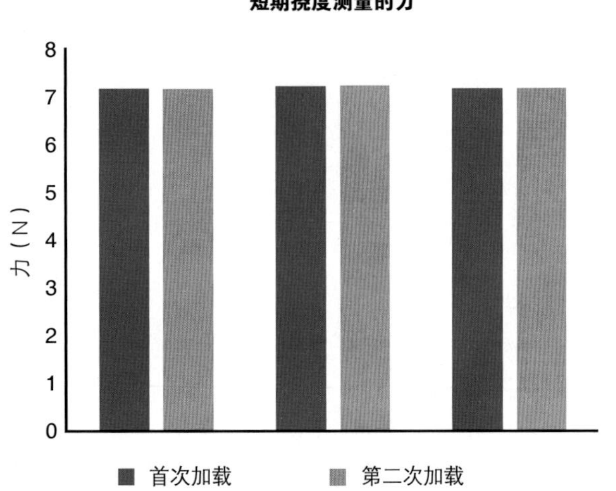

图4.3 在跨度为8mm的三点弯曲装置中，对0.75mm的聚对苯二甲酸乙二醇酯-1，4-环己烷二甲醇（polyethylene terephthalate glycol material，PET-G）试样进行力的测试。中央支持点的挠度为0.1mm。进行两个持续时间为0.1秒的短加载-测量周期，中间有2分钟的恢复间隔。

多次短期载荷

在临床应用期间，患者在摄入食物和液体以及常规口腔卫生维护时需摘下矫治器。为了模拟或举例说明这种情况，笔者团队进行了一项使用三点弯曲模具对0.75mm厚的PET-G试样进行循环加载的体外研究。12个实验周期中的每个周期都包括5分钟的加载阶段，随后是10分钟的几乎没有加载的间隔，在此期间，挠度被降低到剩余力刚刚超过0N的水平（以保持测力装置和被测物之间的接触）。如图4.4所示，PET-G试样在5分钟的加载期间表现出持续的应力减小现象，在12个加载-卸载循环中，平均约有2%的力下降。笔者团队还观察到，在10分钟的（准空载）期间，出现了平均约0.5%的挠度力的轻微增加，这种力的增加表明PET-G材料有轻微的恢复（图4.4）。在一些研究中，这种恢复被描述为“松弛”；然而，不应将“松弛”误认为“应力松弛”，后者描述的是一种完全相反的现象。

值得注意的是，在另一项体外研究中也发现了类似的材料行为，研究人员将PET-G透明矫治器反复地从研究模型上取下[20]。这项研究发现，在50次透明矫治器的就位-移除过程中，传递的力量明显减少。此外，力的减少与循环的次数几乎呈线性关系，50次循环后，力值下降到初始力值的50%（图4.5）[20]。除PET-G以外的其他材料在这方面的特征，需要进一步的工作来系统地研究。

咬合力

除了与口内重复就位和摘除有关的透明矫治器的特定负荷外，透明矫治器还可能在咬合接触过程中承受相对较高的机械载荷。这样的咬合力与存在紧咬牙或夜磨牙的患者尤其相关，他们的咬合力可能达到单颗磨牙35N[21]。

尽管TPU拥有比PET-G更高的耐磨性，但已有研究表明，这两种材料都会出现剥脱和磨损，以及维氏硬度的增加，特别是在牙弓的后部区域[6-7,14,19,22-23]。后者是在2周的戴用周期后观察到的，并可以追溯到聚合物在冷加工下结晶结构的变化[7]。然而，这些变化不会带来临床影响，原因有二：其一，那些主要由于材料性质改变而被影响的牙齿（即后牙）在透明矫治器治疗期间移动的范围较小；其二，透明矫治器的戴用周期为1～2周，该时长似乎不足以通过接触力导致矫治器的机械性破坏。

长期载荷

透明矫治器材料，如TPU和PET-G，显示出黏弹性的行为。因此，它们在承受载荷时呈现出弹性和黏性特征，导致出现随时间变化的形变。在非常短的加载周期内，弹性形变成分占主导地位。与之相反，时间依赖的黏性形变主要表现在长时间的加载过程中[24]。黏弹性行为可以在数学上描述为标准的线性固体模型（图4.6）。这类模型由弹簧和缓冲器组成，分别代表弹性和黏性的材料成分。

黏弹性材料机械行为的实验性描述可以通过两个变量实现：蠕变或应力松弛。区分这两个参数非常重要（图4.7）。蠕变描述了在持续施加应力或力的情况下，机械应变随时间增加的现象。由于机械负荷（应力）保持在一个恒定的水平，蠕变实验引起了连续的形变（应变）（图4.7A），直到达到最大应变。而应力松弛则描述了在恒定的应变和形变下，应力随时间逐渐减少的情况（图4.7B），力值因此不断下降，直到达到某种较低应力水平的平衡状态[25-26]。

为了确保更好地了解聚合物的黏弹性性能，选择具体的测试方法非常重要。蠕变通常通过拉伸测量或仪器压痕实验来测试[8,27-28]。拉伸测量实验通常是以一定的力对试样进行加载，并保持一定的时间。试样的伸长率代表了被测材料的蠕变率。仪器压痕实验更常见，通常通过计算恒定施力期间初始压痕深度和最终压痕深度之间的百分比差异来进行定量评估。仪器压痕实验定义为在指定时间内材料被渗透的深度[27]。

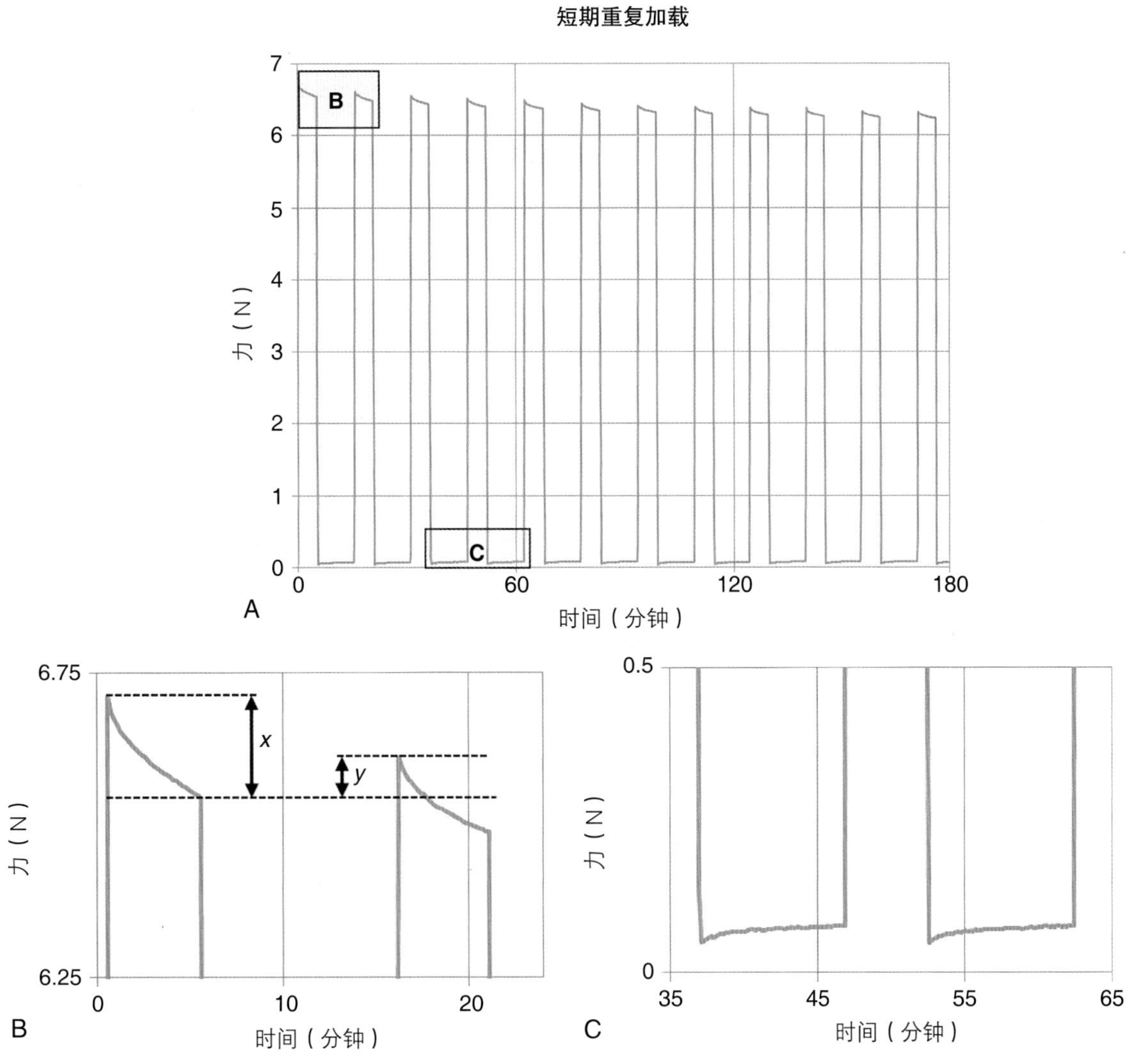

短期重复加载

图4.4　（A）在跨度为8mm，挠度为0.1mm的三点弯曲装置上对聚对苯二甲酸乙二醇酯-1，4-环己烷二甲醇酯（polyethylene terephthalate glycol material，PET-G）试样进行多次5分钟加载、10分钟间隔的力测量。（B）其中一个数据片段的放大图（见A图的顶部）表明在5分钟的加载期内，力逐渐减小。（C）其中一个数据片段的放大图（见图A的底部）表明在与挠曲相对应的10分钟最小加载期，出现了力的轻微增加。

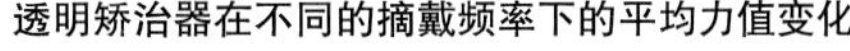

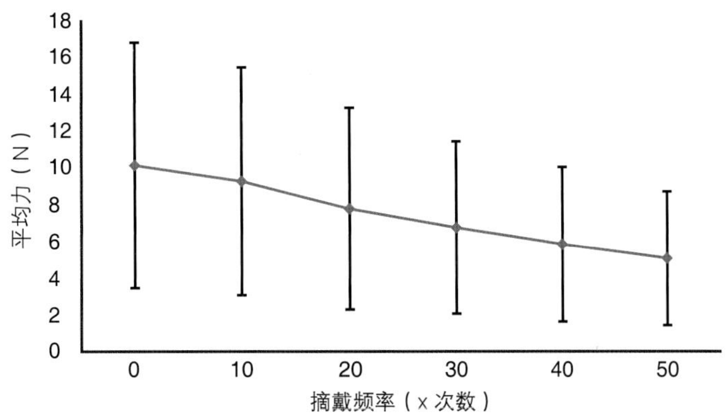

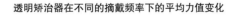

图4.5　根据Skaik等发表的数据，聚对苯二甲酸乙二醇酯-1，4-环己烷二甲醇酯（polyethylene terephthalate glycol material，PET-G）透明矫治器在50次就位-取下过程中的平均力减小情况[20]。误差条代表标准差。

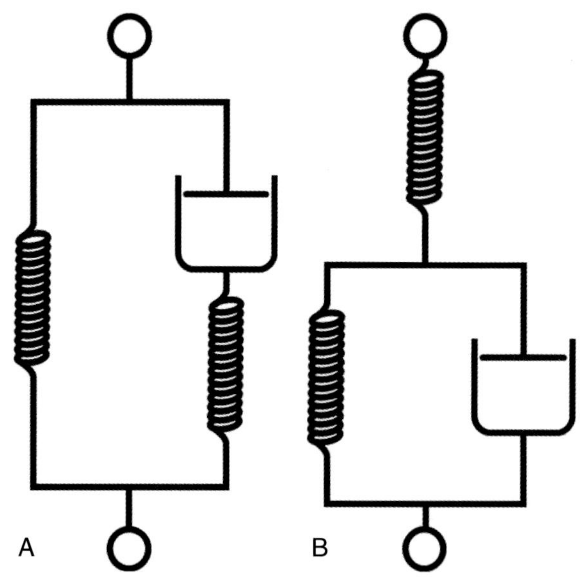

图4.6 使用标准线性固体模型对材料黏弹性行为进行建模的示意图。（A）标准线性固体模型的麦克斯韦表示法（Maxwell representation）。（B）标准线性固体模型的开尔文表示法（Kelvin representation）。这类模型以一定的排列方式结合了弹簧和阻尼器来描述系统在不同载荷条件下的整体行为。弹簧代表黏弹性材料的弹性成分，而阻尼器则代表黏性成分[30]。由于这些元素的组合，施加的应力随着时间依赖的应变变化而变化。

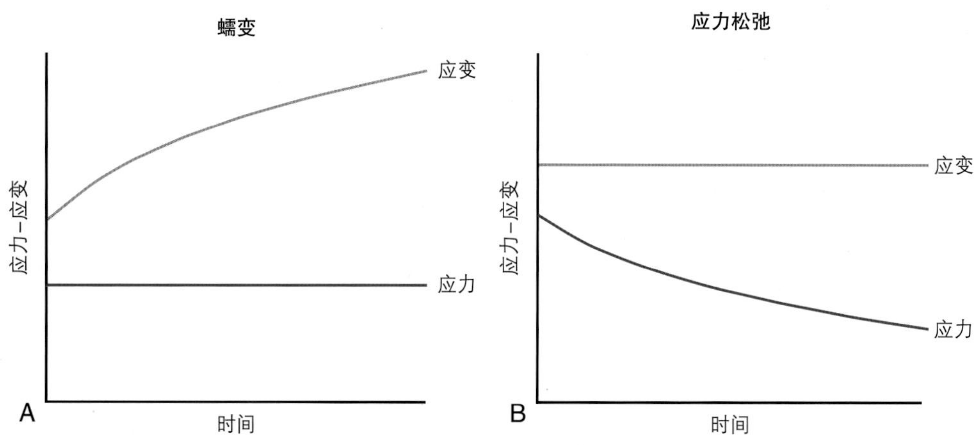

图4.7 两个从根本上不同的实验和参数，分别描述了黏弹性透明矫治器材料的时间依赖性行为。（A）蠕变现象在载荷（也就是应力）一段时间内保持不变的情况下被观察到。（B）应力松弛现象是在材料受到恒定的应变与挠曲的情况下的表征。

另外，应力松弛可以通过三点弯曲或拉伸实验进行测试[25,29]。这两种模型的一个共同特点是在规定的时间内使试样产生恒定的形变（应变），在此期间记录应力的时间依赖性。应力松弛率定义为初始值和残余值随时间变化的差值。

抗蠕变能力较低的透明矫治器材料在恒定的机械应力下往往会有较快的应变（形变）。在相对应的临床场景中，这种行为将减少施加在牙齿上的机械载荷，因为实际牙齿位置和它在透明矫治器中的位置之间的相对差异将减少。已有研究通过压痕蠕变实验研究了Invisalign（Align Technology，Santa Clara，CA，USA）、Clear Aligner（Scheu Dental GmbH，Iserlohn，Germany）和Essix A+（Dentsply Raintree Essix，Sarasota，FL，USA））系统中使用的不同热塑性材料的蠕变行为[8]。压痕蠕变行为被定义为：试样受到恒定压痕力的情况下，在2分钟的时间间隔内，压痕深度增加的百分比[8,27]。这项研究的结果显示，与PET-G的蠕变百分比（2.7%）相比，Invisalign透明矫治器的材料，即改性TPU的蠕变更为明显（3.7%）。另一项研究发现，TPU的蠕变在老化后更加明显，其压痕深度增加了4%[27]。

一项关于商用透明矫治器材料应力松弛行为的研究表明，大多数材料在加载的最初8小时内显示出相对较高的应力松弛率，随后是一个几乎稳定的平稳状态[25-26]。然而，上述应力衰减呈现出与材料有关的模式，PET-G的应力松弛程度最高，为初始应力值的44%，其次是TPU，应力松弛程度为40.5%[25]。在24小时的加载期之后，TPU和PET-G材料被观察到类似的材料依赖模式，其残余应力分别为初始值的45.5%和38%[25]。笔者团队对PET-G试样（Clear Aligner，Scheu Dental GmbH，Iserlohn，Germany）进行了研究，在浸水状态下试样的7天恒定形变期间发现了类似的应力松弛模式。结果还表明，第1天的时候出现了相对快速的应力松弛，随后是较慢的应力减少。在更长的1周加载期结束时，残余应力值只有初始应力的17%（图4.8）。

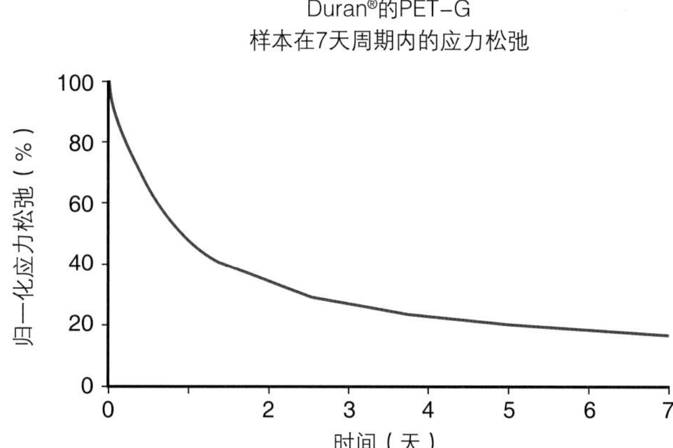

图4.8 通过三点弯曲装置对聚对苯二甲酸乙二醇酯-1，4-环己烷二甲醇（polyethylene terephthalate glycol material，PET-G）材料施加恒定的挠度以达到恒定的应变，7天内的归一化应力松弛。

透明矫治器材料的临床加载模式

如前所述，透明矫治器材料具有弹性特征，这对于在牙齿上保持一定的作用力水平至关重要。如果它们的负载-形变行为是纯弹性的，并且应变保持在弹性范围内，那么施加在牙齿上的力和力矩大小将直接与实际牙齿位置和透明矫治器中设计的牙齿位置之间的差异成正比。此外，透明矫治器材料的刚度被定义为这种相互关系的斜率。如前所述，如果负载保持较长的时间，这些材料也呈现出黏性行为，可以通过应力松弛实验等进行量化。值得注意的是，热塑性材料的变形量和变形率都取决于加载时间方案与应力大小，并且都受到温度和材料特定的吸水性能等附带因素的影响。热塑性透明矫治器材料的另一个重要特征能够在去除负荷的情况下被观察到。在这种情况下，热塑性塑料材料可能会显示出一定的回弹效果。显然，这种现象可能具有实际意义，因为在临床治疗过程中，透明矫治器通常会被定期摘下（如为了摄入食物）。

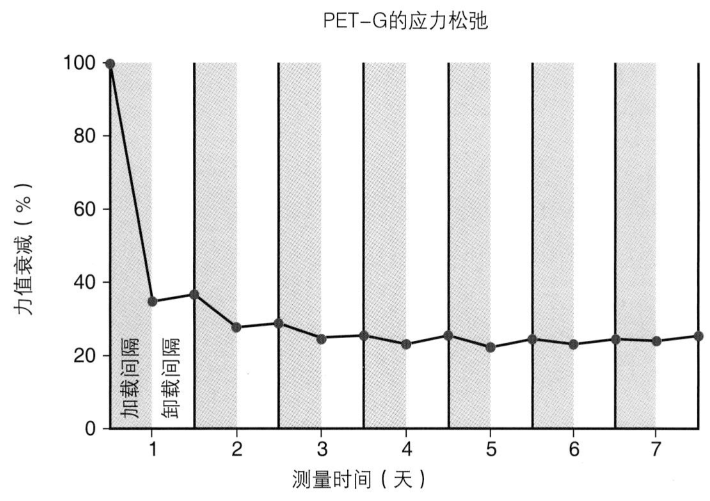

图4.9 7天的观察时间内，加载与卸载周期后测量的力值衰减。

为了研究这一特性，笔者团队最近的一项研究旨在检测重复18小时加载/6小时无加载循环对PET-G透明矫治器材料1周内力的影响。图4.9展示了一个测量曲线的实例。与恒定应变的实验结果相似，透明矫治器在最初的几个小时内，力的衰减程度相对较高，衰减至初始力的40%，呈现出明显的应力松弛。卸载6小时后，仅观察到少量的力值增加。即便是在第二个及随后的加载周期中，仍可以观察到应力松弛现象，但后者比第一个加载周期出现的程度要轻得多。基于这些发现，笔者团队得出的结论是PET-G的应力松弛现象与反复加载和卸载的间隔（与临床治疗中通常出现的时长相似）相关，并倾向于稳定在初始应力的20%～25%。

（颜家榕，赵婷婷，花放，贺红）

参考文献

[1] Boyd RL, Miller RJ, Vlaskalic V. The Invisalign system in adult orthodontics: mild crowding and space closure cases. J Clin Orthod. 2000;34:203-212.

[2] Liu CL, Sun WT, Liao W, et al. Colour stabilities of three types of orthodontic clear aligners exposed to staining agents. Int J Oral Sci. 2016;8:246-253.

[3] Zafeiriadis AA, Karamouzos A, Athanasiou AE, et al. In vitro spectrophotometric evaluation of Vivera clear thermoplastic retainer discolouration. Aust Orthod J. 2014;30:192-200.

[4] Fernandes ABN, Ruellas ACO, Ara√∫jo MVA, et al. Assessment of exogenous pigmentation in colourless elastic ligatures. J Orthod. 2014;41:147-151.

[5] Levrini L, Novara F, Margherini S, et al. Scanning electron microscopy analysis of the growth of dental plaque on the surfaces of removable orthodontic aligners after the use of different cleaning methods. Clin Cosmet Investig Dent. 2015;7:125-131.

[6] Eliades T, Bourauel C. Intraoral aging of orthodontic materials: the picture we miss and its clinical relevance. Am J Orthod Dentofacial Orthop. 2005;127:403-412.

[7] Schuster S, Eliades G, Zinelis S, et al. Structural conformation and leaching from in vitro aged and retrieved Invisalign appliances. Am J Orthod Dentofacial Orthop. 2004;126:725-728.

[8] Alexandropoulos A, Al Jabbari YS, Zinelis S, et al. Chemical and mechanical characteristics of contemporary thermoplastic orthodontic materials. Aust Orthod J. 2015;31:165-170.

[9] Ryokawa H, Miyazaki Y, Fujishima A, et al. The mechanical properties of dental thermoplastic materials in a simulated intraoral environment. Orthod Waves. 2006;65:64-72.

[10] Boubakri A, Elleuch K, Guermazi N, et al. Investigations on hygrothermal aging of thermoplastic polyurethane material. Mater Des. 2009;30:3958-3965.

[11] Elkholy F, Panchaphongsaphak T, Kilic F, et al. Forces and moments delivered by PET-G aligners to an upper central incisor for labial and palatal translation. J Orofac Orthop. 2015;76:460-475.

[12] Elkholy F, Schmidt F, Jäger R, et al. Forces and moments applied during derotation of a maxillary central incisor with thinner aligners: an in-vitro study. Am J Orthod Dentofacial Orthop. 2017;151:407-415.

[13] Elkholy F, Mikhaiel B, Schmidt F, et al. Mechanical load exerted by PET-G aligners during mesial and distal derotation of a mandibular canine an in vitro study. J Orofac Orthop. 2017;78:361-370.

[14] Zhang N, Bai Y, Ding X, et al. Preparation and characterization of thermoplastic materials for invisible orthodontics. Dent Mater J. 2011;30:954-959.

[15] Jeremiah HG, Bister D, Newton JT. Social perceptions of adults wearing orthodontic appliances: a cross-sectional study. Eur J Orthod. 2010;33:476-482.

[16] Rosvall MD, Fields HW, Ziuchkovski J, et al. Attractiveness, acceptability, and value of orthodontic appliances. Am J Orthod Dentofacial Orthop. 2009;135:276, e1-12; discussion 276-277.

[17] Shalish M, Cooper-Kazaz R, Ivgi I, et al. Adult patients' adjustability to orthodontic appliances. Part I: a comparison between Labial, Lingual, and Invisalign™. Eur J Orthod. 2012;34:724-730.

[18] Schott TC, Göz G. Color fading of the blue compliance indicator encapsulated in removable clear Invisalign Teen® aligners. Angle Orthod. 2011;81:185-191.

[19] Gracco A, Mazzoli A, Favoni O, et al. Short-term chemical and physical changes in invisalign appliances. Aust Orthod J. 2009;25:34-40.

[20] Skaik A, Wei XL, Abusamak I, et al. Effects of time and clear aligner removal frequency on the force delivered by different polyethylene terephthalate glycol-modified materials determined with thin-film pressure sensors. Am J Orthod Dentofacial Orthop. 2019;155:98-107.

[21] Hattori Y, Satoh C, Kunieda T, et al. Bite forces and their resultants during forceful intercuspal clenching in humans. J Biomech. 2009;42:1533-1538.

[22] Pejakovic´ V, Jisa R, Franek F. Abrasion resistance of selected commercially available polymer materials. Finn J Tribol. 2015;33:21-27.

[23] Poomali S, Suresha B, Lee JH. Mechanical and three-body abrasive wear behaviour of PMMA/TPU blends. Mat Sci Eng A-Struct. 2008;492:486-490.

[24] Rust W. Nichtlineare Finite-Elemente-Berechnungen: Kontakt, Geometrie, Material. 2nd ed. Wiesbaden: Vieweg1Teubner Verlag / Springer Fachmedien Wiesbaden GmbH Wiesbaden; 2011.

[25] Lombardo L, Martines E, Mazzanti V, et al. Stress relaxation properties of four orthodontic aligner materials: a 24-hour in vitro study. Angle Orthod. 2017;87:11-18.

[26] Li X, Ren C, Wang Z, et al. Changes in force associated with the amount of aligner activation and lingual bodily movement of the maxillary central incisor. Korean J Orthod. 2016;46:65-72.

[27] Bradley GT, Teske L, Eliades G, et al. Do the mechanical and chemical properties of Invisalign™ appliances change after use? A retrieval analysis. Eur J Orthod. 2016;38:27-31.

[28] Condo' R, Pazzini L, Cerroni L, et al. Mechanical properties of "two generations" of teeth aligners: change analysis during oral permanence. Dent Mater J. 2018;37:835-842.

[29] Fang D, Zhang N, Chen H, et al. Dynamic stress relaxation of orthodontic thermoplastic materials in a simulated oral environment. Dent Mater J. 2013;32:946-951.

[30] Roylance D. Engineering Viscoelasticity. Cambridge, MA: Massachusetts Institute of Technology; 2001:02139.

第5章 无托槽隐形矫治技术的理论和实践考量

Theoretical and Practical Considerations in Planning an Orthodontic Treatment with Clear Aligners

TOMMASO CASTROFLORIO, GABRIELE ROSSINI, SIMONE PARRINI

前言

继石器时代、铁器时代和青铜时代之后，我们是否正在进入有机高分子聚合物时代？基于过去半个世纪塑料材料产量的增长，提出这个问题是合理的。

在过去的几十年里，塑料已被广泛应用到工业技术中。塑料已经取代了过去使用的许多材料，它们使以前技术无法实现的工业和医疗应用成为可能。这些材料广泛应用的关键在于它们惊人的多功能性[1]。

此外，我们生活在个性化医疗时代。个性化医疗是医疗保健的自然演变。当医疗仅从临床实践指南中获得信息时，患者不会被视为个体，而是被视为群体中的一员。个性化医疗或精准医学可以通过描绘个体独有的生物学特征，针对不同的患者定制专门的诊断和治疗方法。个性化医疗将患者视为个体，了解并使用患者的个人信息[2]。

正畸医生一直在学习收集和分析患者的个人特征，以便进行诊断和制订个性化治疗计划。从这个角度来看，正畸学将成为牙科个性化医疗进程中的先驱。目前尚缺少能整合到诊断过程和治疗计划中的生物标志物，研究人员正在填补这一空白[3-5]。

20世纪，正畸的主要问题在于金属的选择和矫治设计。过去的几十年，随着无托槽隐形矫治技术的引入，正畸相关从业人员将关注点转移到了热塑性材料及其应用和个性化治疗上。在无托槽隐形矫治（Clear Aligner Therapy，CAT）中，每副矫治器都是针对患者正畸牙移动（Orthodontic Tooth Movement，OTM）的不同阶段而设计的。与颊侧固定矫治器相比，透明矫治器更舒适、不显眼、更美观；方便患者在饮食和口腔卫生护理过程中将它们取下，减少紧急情况的发生。在这个关注美貌的社会中，以上优势使得越来越多的患者要求使用透明矫治器，但其在控制牙齿移动的效率问题上始终存在着较大的争议。例如，有人提出疑问，透明矫治器能在多大程度上实现压低、扭转、整体移动和转矩控制。

Proffit在2013年提出，有效性、效率和可预测性是正畸医生在进行矫治时需要了解的三件事[6]。最近的一篇综述[7]指出，无托槽隐形矫治技术可以控制复杂的牙齿移动，如上颌磨牙整体后移和关闭拔牙间隙，在轻中度错殆畸形中，切牙的转矩也得到了很好的控制。此外，在最近的一篇研究论文中，Grünheid等[8]分析了预期的和实际中的牙齿位置的差异，发现除了上颌侧切牙、尖牙和第一前磨牙外，其他的牙齿都有统计学上的显著差异。总的来说，前牙的实际位置比预测的更偏殆方、圆形的牙齿扭转不完全、后牙在所有维度上的运动都没有完全实现。然而，除了“治疗后的上颌第二磨牙牙冠过度颊倾”具有临床意义外，其他的差异不足以产生临床相关性。

因此，几年前的建议是透明矫治器仅用于治疗简单的错殆畸形，而随着对OTM控制的认识不断增加，即使在更复杂的情况下也可以使用这种技术，与固定矫治相比，也取得了良好的效果。这些结果之所以成为可能，要归功于正畸医生，他们通过模拟排牙，不仅使牙齿移动可视化，也使之作为设计适当生物力的工具，这使该领域过去的观念开始转变。

正如Burstone[9]在JCO采访中所说：

> 科学的生物力学的美妙之处在于它不依赖于任何矫治器或技术。无论你使用什么矫治器，它都可以让你更好地运用并获得更多可预测的结果。今天，正畸方面存在着过多的商业化；适当地了解矫治器及其工作原理是很好的解药。许多被推荐的新矫治器只不过是对旧矫治器的改造。

CAT中的理论和实践考虑

基于这些假设以及临床和实验室研究[10-13]，无托槽隐形矫治（CAT）技术的生物力学可以描述为先倾斜牙冠，再直立牙根的过程。由于透明矫治器包绕了整个牙冠，所以首先发生移动的部位是在牙齿的咬合部分，而矫治器和附件之间的相互作用决定了牙根的运动。因此，在制订模拟治疗方案时，我们必须始终记住哪个是透明矫治器和牙齿之间的相互作用面，哪个是施加在牙冠上的力的作用效果，哪个是为避免不必要移动所设计的支抗单元。

使用专业软件分析模拟的治疗方案应基于以下步骤：

（1）终末位置分析。

（2）每颗牙齿在每个阶段发生的移动分析。

终末位置分析

根据Sarver等[14–15]的说法，用相同的美学标准评价不同的人可能是不合适的，而且仅基于硬组织关系来进行评价可能会存在更大的问题，因为软组织对硬组织变化做出的反应通常难以准确预测。美学考量在制订合适的治疗计划时至关重要，但不能机械化的将美学标准应用于这一过程。由于正畸医生难以定义最佳美学标准，因此我们很难制订出符合最佳美学标准的治疗计划。尽管如此，患者能够清楚地识别影响微笑美学的因素。因此，临床医生可以期望他们的患者帮助制订美学标准[16]。

近期一篇综述定义了被大众认可的美学标准[17]。图5.1中的指标代表了患者可接受的微笑美学阈值，在分析前牙的终末位置时应该考虑这一点。

关于上颌磨牙的最终位置，推荐参考Ricketts在1974年提出的位置，即在治疗结束时，上颌第一磨牙的远中颊尖和近中舌尖的连线通过对侧尖牙的牙尖[18]。这个最终位置基于精确的解剖标志，可以防止临床医生和技术人员在制订模拟治疗计划时产生沟通上的误解。

此外，在确定最终位置时，临床医生应始终考虑牙弓的颊侧和前侧界限，考虑骨和牙周支持组织以及头影测量的信息。这些信息对于避免过度扩弓和/或倾斜移动非常重要，否则将可能导致严重的医源性牙周损伤[19–20]。

牙齿各阶段的移动分析

对每个阶段发生的牙齿移动的分析应考虑以下3个方面：

（1）透明矫治器辅助措施。

（2）支抗控制和序列移动。

（3）正畸牙齿移动分步。

透明矫治器辅助措施

自2000年引入正畸透明矫治器以来，生产厂家和临床医生已采用多种辅助措施防止支抗丢失，并最大限度地提高治疗效率。

最常用的辅助措施可分为以下几类：

- 附件和压力区（Attachments and pressure areas）。
- 口内弹性牵引（Intraoral elastics）。
- 邻面去釉（Interproximal enamel reduction，IPR）。
- 临时支抗装置（Temporary anchorage devices，TADs）。

附件和压力区

使用不带附件的透明牙套类似于正畸，但不是正畸。附件可用于引导牙齿向确定的方向移动，也可用于提供支抗，这取决于设计的牙齿移动类型。附件的使用对于实现有效的矫治至关重要。Ravera等[21]和

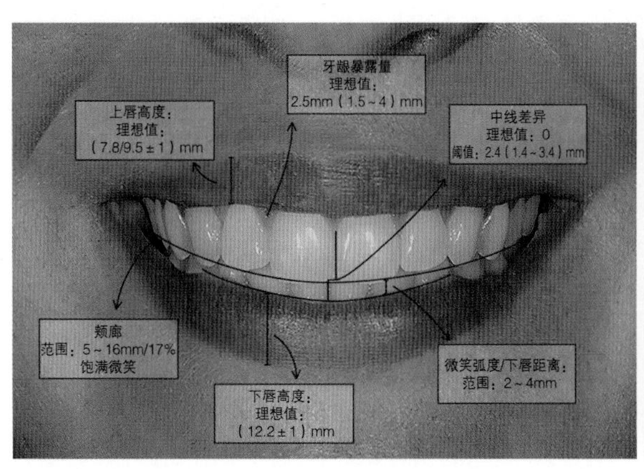

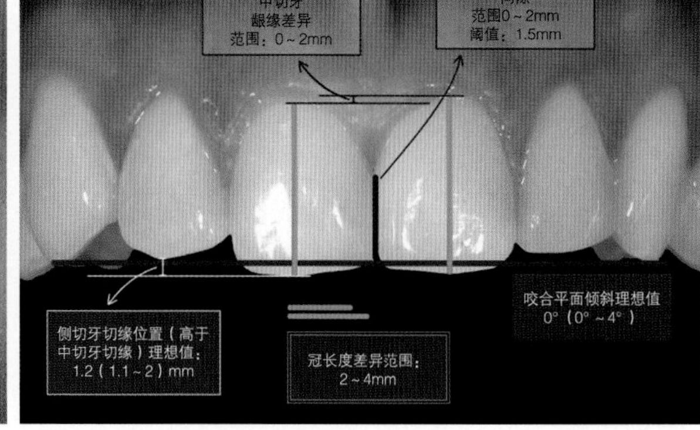

图5.1 非口腔专业人士可接受的微笑美学阈值。

Garino等[22]研究表明在Ⅱ类治疗中，使用附件对于磨牙远移过程中提高牙根控制具有重要意义。在一项体外研究中，Simon等发现在不使用附件的情况下，透明矫治器施加到牙齿上的负荷有限[11]。

附件可分为两类：

（1）传统附件（矩形、楔形或椭圆形）。

（2）优化附件。

传统附件（图5.2～图5.4）可以由临床医生安置在每颗牙齿上（与牙齿尺寸相匹配），并且可以任意改变方向。通常放置矩形附件以增加后牙的支抗或加强对矫治器的固位。

优化附件（图5.5）由技术人员设置，正畸医生无法修改其位置、尺寸和方向。引入这种附件是为了在纠正扭转过程中产生一对力偶，尤其是在尖牙和前磨牙中。

透明矫治器与牙齿和附件之间的“余隙”是获得理想治疗结果的另一关键因素，这与附件的应用密切相关。Dasy等[23]的一项体外研究表明，附件形状会影响固位：矩形附件比椭圆形附件的固位力更强。两项体外研究表明，不同公司生产的透明牙套（Invisalign，Align Technology，San José，CA，USA；

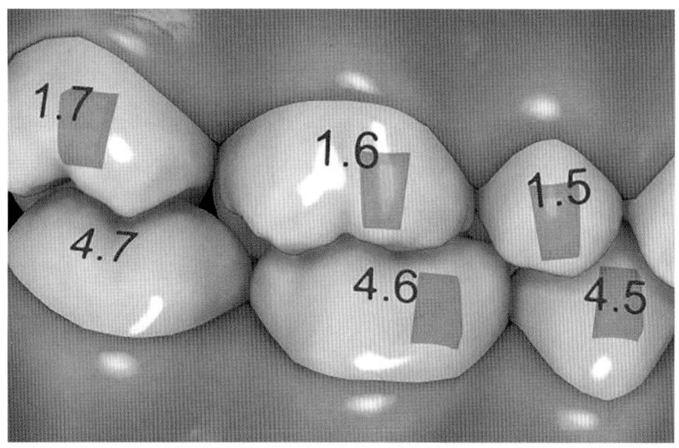

图5.4　Align Technology ClinCheck软件中后牙上的矩形附件。

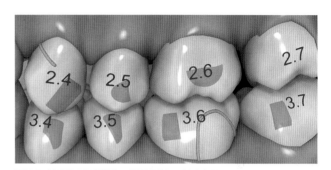

图5.5　Align Technology ClinCheck软件中的优化和传统附件。

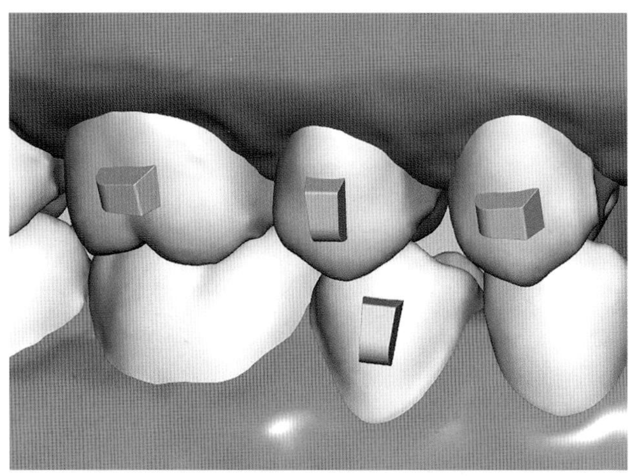
图5.2　CA数字化软件中后牙上的矩形附件。

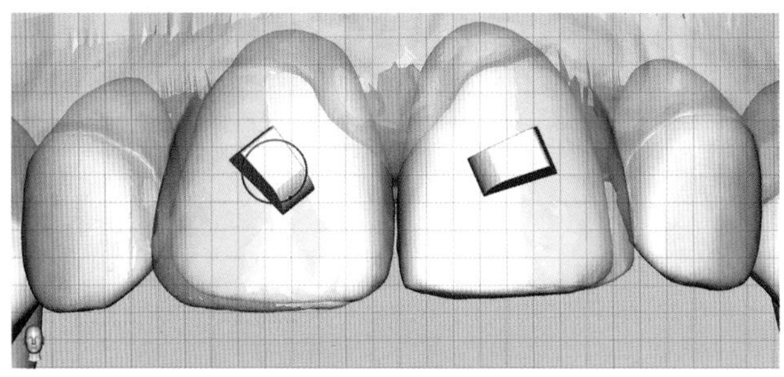
图5.3　CA数字化软件中前牙上的矩形附件。

CA Clear Aligner，Scheu Dental，Iserlohn，Germany；F22 Aligner，Sweden & Martina，Due Carrare，Italy）与牙和附件都有良好的贴合度[24-25]。F22矫治器似乎在附件的贴合方面具有最佳值（1～178μm）。Invisalign为5～212μm。CA Clear Aligner的测量值为7～298μm。Dasy等证明无边缘透明矫治器所产生的力明显低于边缘较宽者。作用力增加的可能原因是材料形状引起的刚度增强，而刚度的增强可能会降低透明矫治器在附件上的贴合程度。这可能是CA透明矫治器在贴合方面表现最差的原因。然而，尽管测出的差异具有统计学意义，但这可能不具有临床相关性。因此，矫治器与牙齿和附件之间的余隙很小，这可以将热塑性材料的机械性能精确地转移到牙齿上。

从生物力学的角度来看，现有文献中只有少数研究分析了透明矫治器和附件之间的相互作用。研究透明矫治器力学的一种有效方法是有限元分析（finite element method，FEM）。FEM在透明矫治器研究中的应用将在本章的下一部分内容中介绍。除Yokoi等的研究外[26]，有限元分析的结果都将矫治器戴用时的初始状态作为参考；因此，这些结果应当基于初始力值系统和初始位移来考虑，不必考虑由透明矫治器引起的牙齿移动量精确测量值。

Gomez等使用有限元方法，研究了带有和不带有组合优化附件的上颌尖牙移动0.15mm的情况[27]，受到Align Technology使用的“优化附件”的启发，分析中使用的组合优化附件增加了尖牙远移过程中对牙根的控制。研究人员观察到在没有附件的情况下，远移的牙冠会出现失控性的倾斜移动；而当有附件的情况下，牙齿接近于整体移动。因此，学者强调在隐形矫治技术中，仅使用矫治器对牙齿移动实现控制是有难度的，建议采用组合优化附件来增强对牙根的控制。

附件在控制牙齿移动方面的生物力学可与托槽在固定矫治中的作用相类比。在固定矫治中，托槽上的力矩是通过与弓丝作用产生的，而在隐形矫治技术中，力矩是矫治器和辅助措施的相互作用产生的[28]。没有附件的透明矫治器往往会从牙齿的龈缘开始脱套。在这种情况下，所有的力都只集中在咬合部分，不可能产生力偶。当粘有附件时，设置在透明矫治器的位移和附件之间的相互作用能产生足够的力和力矩，以便更好地控制牙齿移动。

Yokoi等在2019年发表的一篇论文中说明了这些概念，学者使用有限元分析比较了没有附件和使用优化附件时上切牙间隙的关闭情况。文中指出，在两种模拟状态下，初始位移均是不受控制的牙齿倾斜移动。然而，在数百次模拟骨组织改建的过程后，没有附件会导致牙齿发生失控性的倾斜移动，而有优化附件可观察到牙齿的整体移动[26]。

压力区采用何种移动方式取决于透明矫治器制造商。通常应用压力区域来提高矫治器对牙冠倾斜移动、扭转和根部转矩控制的效率。Barone等在他们2016年发表的有限元分析研究中指出，压力区是控制下切牙倾斜移动中最有效的辅助措施，甚至超过矩形附件[12]。

Castroflorio等的一项关于控制牙根移动的研究表明，压力区可以提高控根移动的效果[29]。透明矫治器产生的控根力偶是由靠近龈缘的力和牙齿移动时切缘与矫治器内侧面产生的对抗力组成[30]。由于矫治器在龈缘具有弹性，因此矫治器在没有产生形变的情况下难以控制施加在这个区域的力[27]。

口内弹性牵引

关于口内弹性牵引，3个主要变量可能会影响治疗计划的正确选择：

（1）力值/长度。

（2）施力点。

（3）施力面。

图5.6～图5.11是上颌磨牙远移，这将在后面的章节中进行深入分析，这些图也展示了在改变施力点时弹性牵引对牙齿和透明矫治器的影响。研究采用相同的弹性力量（0.25英寸，8盎司），以保证力/长度变量不会影响分析。可以观察到在上颌第二磨牙远移过程中透明矫治器形变和牙齿初始位移间的差值。

在先前引用的研究中，Gomez等观察到，在远移过程中，透明矫治器的意外变形对尖牙产生了压入的作用[26]。矫治器和牙齿之间的不贴合会导致与优化附件的龈端接触不充分，因此无法产生正确的力偶。这种情况可以通过采用Ⅱ类弹性牵引避免，因为Ⅱ类牵引具有矢状向的分力，可在远移过程中辅助提供磨牙支抗，其垂直向分力可以抵抗压低作用。

邻面去釉

自Ballard于1944年首次提出以来，IPR一直是一种专门用于轻至中度拥挤病例的方法[31]。然而在过去几年中，治疗计划的数字化制订方式促进了IPR的应用，有助于在正畸治疗中获得间隙，同时数字化的使用也提高了IPR的准确性和精确度。在无托槽隐形

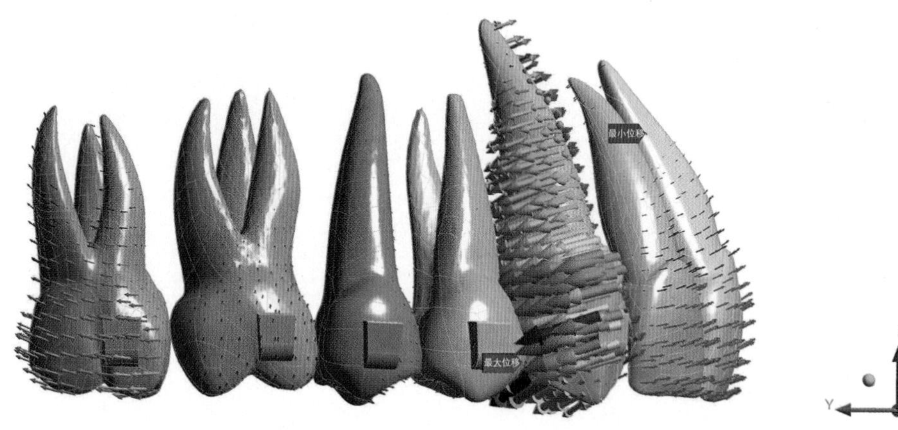

图5.6 第二磨牙远移时直接在上颌尖牙上应用Ⅱ类弹性牵引的牙齿初始位移（矢状向）。

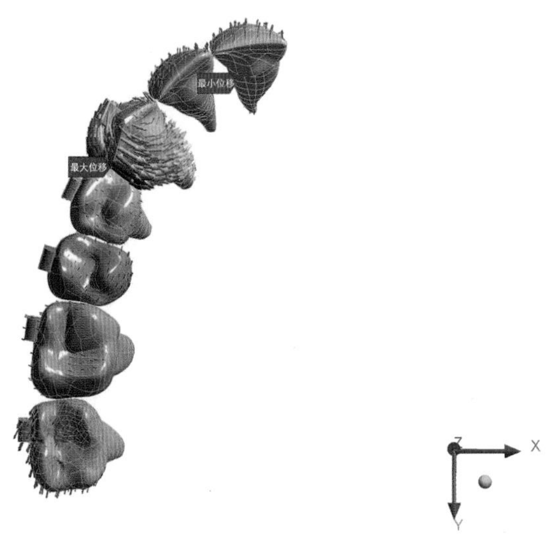

图5.7 第二磨牙远移时直接在上颌尖牙上应用Ⅱ类弹性牵引的牙齿初始位移（𬌗面）。

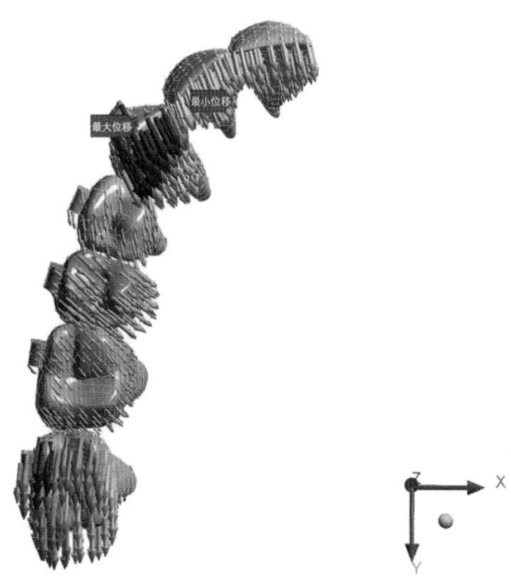

图5.9 第二磨牙远移时于上颌尖牙处的矫治器上进行Ⅱ类弹性牵引的牙齿初始位移（𬌗面）。

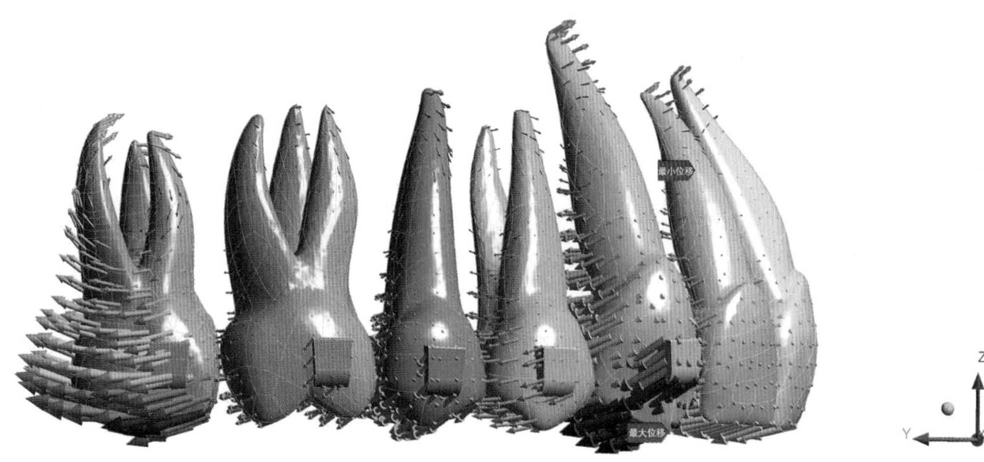

图5.8 第二磨牙远移时于上颌尖牙处的矫治器上进行Ⅱ类弹性牵引的牙齿初始位移（矢状向）。

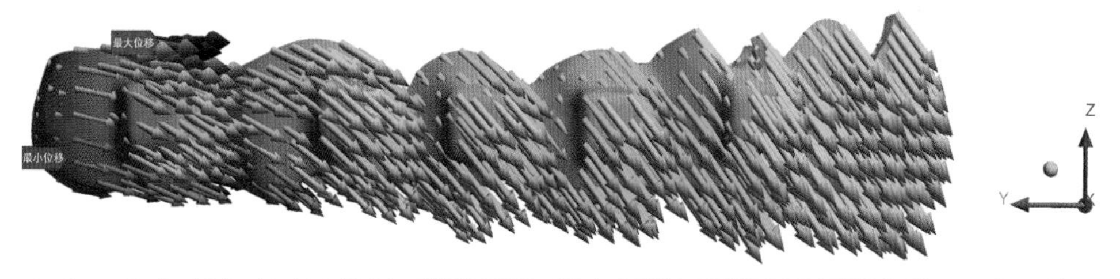

图5.10 第二磨牙远移时直接在上颌尖牙上应用Ⅱ类弹性牵引的透明矫治器初始位移。

矫治技术数字化方案制订中，IPR的量是基于数字化的牙科指数评分（Bolton指数、Little指数、拥挤度分析等）计算的，并且可以设定IPR的时机，以获得最佳的操作角度、避免过早的牙面接触。有学者证明，IPR对于牙齿健康来说是安全的，不会增加邻面龋和牙齿脱矿的风险[32-33]。关于IPR最大量，2015年Sarig等分析了从上颌和下颌中拔除的109颗完整的前牙和后牙[34]，证实了现有指南提出的值即前牙区每个邻间隙IPR的最大量是0.5mm，不过在后牙区IPR最大量可增加至1mm。

支抗控制和序列移动

支抗控制是正畸矫治成功的关键。正畸固定矫治的工作阶段，经常需要使用laceback、tieback和弹性牵

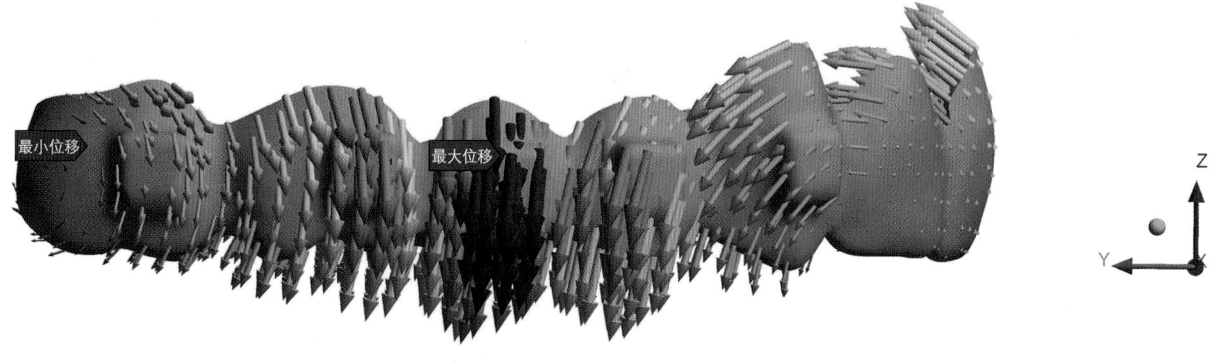

图5.11　第二磨牙远移时于上颌尖牙处的矫治器上进行Ⅱ类弹性牵引的透明矫治器初始位移。

引等辅助措施来加强支抗。尽管无托槽隐形矫治应用广泛，但迄今为止还没有生物力学研究来验证单独使用透明矫治器在支抗控制方面的效率。

在隐形矫治以及传统正畸矫治中，支抗丧失可能导致原先设计的牙齿移动量不够，或是支抗牙发生了不希望的移动。Cortona等的论文报告了在没有附件的情况下，下颌前磨牙旋转过程中的支抗丧失对对侧前磨牙的影响[35]。

隐形矫治中的支抗取决于两个关键因素：序列移动和矫治器形变。

隐形矫治中的序列移动是指治疗期间牙齿的移动顺序。序列移动有助于适当的支抗控制，减少不希望的牙移动。应避免同时进行多种移动，除非是在几颗牙齿上的少量运动，例如排齐整平轻度Ⅰ类错殆畸形的牙列。应避免多种复杂的牙齿移动，诸如在进行上切牙根舌向转矩的同时进行扭转、伸长和压低。如果在某颗牙齿上设计了多种移动，最好的选择是根据其复杂程度进行分阶段移动。因此，转矩控制应在第二阶段进行，至少应在扭转和倾斜移动之后进行。更详细的序列移动方案将在专门的章节中进行分析。在序列移动中还存在“差动力和差动力矩”的概念。这个概念源自力系统生物力学，是指相等的力和力矩分布在牙周膜面积显著不同的区域，可以制造一个有差异的反应[36]。多项研究证明了这种方法在拔除前磨牙关闭拔牙间隙阶段，能有效地维持支抗和控制前牙转矩[37-38]。在隐形矫治中，这些概念已由Align Technology引入，就是所谓的用于第一前磨牙拔除的G6方案[39]。差动力矩是通过优化附件和透明矫治器相互作用产生的；然而，详细的力学系统并没有公开，迄今为止，也没有试验对该临床方案的结果进行测量。

透明矫治器形变是指矫治器戴入牙齿时，其对应力的反应。在矫治器戴用期间，推力和拉力系统不仅包括设计移动的牙齿，还包括了相邻的牙齿和矫治器本身。图5.12显示了在力的作用下，上颌第二磨牙远移过程中的牙齿位移；请注意，虽然在17上设计了0.2mm的移动，但只有0.1mm有效地应用到牙齿上，其他的量会导致矫治器的近中移位。图5.13报告了由于矫治器变形导致支抗丢失的另一个例子，在前磨牙远中移动时，出现了磨牙的近中移位。在该模拟中，第一磨牙和第二磨牙被设置为支抗单元。然而，如果没有适当的辅助措施来增强支抗、控制透明牙套变形，即使是设计很好的序列移动也是不够的。

正畸牙移动的分步

在无托槽隐形矫治中，分步是指每副矫治器中每颗牙齿设计的移动量。步距是由各个矫治器厂家根据内部研究确定的，因此不同矫治器默认的分步设置可能不同。科学文献中关于分步的循证数据很少。Simon等在2014年的体外研究中测试了前磨牙去扭转的不同步距[10]。当每副矫治器设计去扭转 > 1.5° 时，运动的准确性减半（ < 1.5° ：41.8+/−0.3%； > 1.5° ：23.2+/−0.2%）。Cortona等在论文中强调了分步对扭转牙齿的重要性[36]。用不同的分步方法和附件对理想牙弓中近中扭转30° 的45进行矫正，比较了每步分别去扭转1.2° 和3° 时的差异，并报告了当在44–46上放置矩形附件时，不同步距的矫治器对45牙周膜压力的差异。每步设计去扭转1.2° 的矫治器在牙周膜上产生22.5mmHg的压力，而每步设计去扭转3° 的矫治器对牙周膜有412.53mmHg的压力。因此，在44–46上放置附件且每步去扭转1.2° 是纠正下前磨牙扭转最可靠和有效的设计。

关于其他移动步距的循证数据可能可以从体外和临床研究中获得，但目前缺乏有针对性的临床试验。

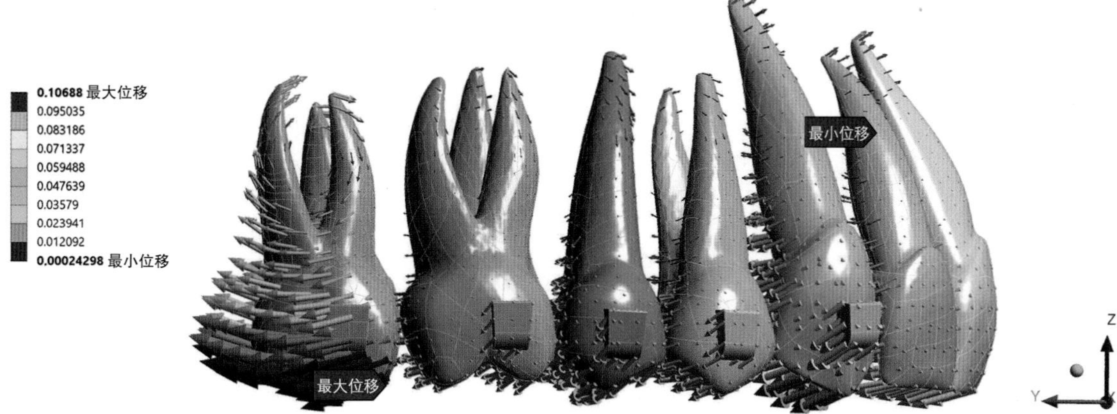

图5.12　第二磨牙远移时在第一前磨牙处的矫治器上应用Ⅱ类牵引的牙齿初始位移。初始位移量显示在随附的文字说明中。

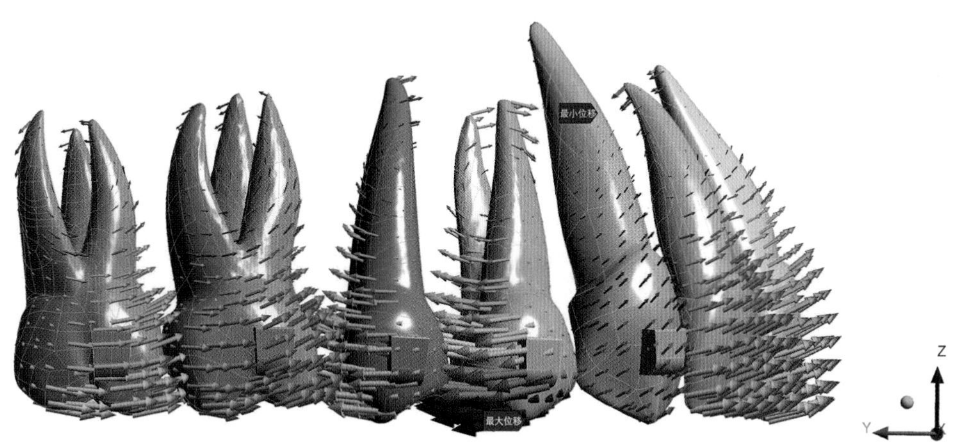

图5.13　第一磨牙和第二前磨牙远移无Ⅱ类牵引时的牙齿初始位移。后牙的近中移位具有临床相关性。

基于文献和笔者的临床专业知识，表5.1列举了每副透明矫治器的建议移动量。

隐形矫治的生物学考量

如本章开头所述，正畸的个性化医疗不仅基于生物力学，还基于每位患者的生物学反应。

表5.1　每副透明矫治器的建议移动量

扭转[10-11,36]	<1.5°
压低/伸长[40]	0.2mm
线性移动[10-11,21-22]	0.2mm
根转矩[10-11,30]	1°

正畸力引起的组织反应来自正畸矫治器产生的力以及牙槽骨的改建[41]。Kuncio等的研究表明透明矫治器形成的牙齿移动没有经历Krishnan和Davidovitch所描述的典型牙齿移动各阶段，这是因为透明矫治器施加的是间歇力[42]。由于透明矫治器具有黏弹性，其所产生的轻而连续的力似乎被牙周组织视为间歇力，而正畸间歇力可以在牙周组织细胞损害更小的情况下使正畸牙发生移动[43]。Castroflorio等在一项研究中，分析了应用透明矫治器远移一颗上颌磨牙时的生物学反应，发现力的传递会增加压力区［白细胞介素1β（IL-1β）、核因子kappa-B配体（RANKL）的受体激活剂］以及张力区［转化生长β（TGFβ）、骨桥蛋白（OPN）］骨改建调控因子的表达量。换句话说，至少在正畸治疗的早期阶段，透明矫治器能够引起与其他矫治器相同的生物学反应[44]。

患者依从性

尽管有生物学和生物力学方面的因素，但正畸治疗能否成功主要取决于患者的依从性。作为可摘式正畸矫治器，依从性对于CAT的短期、长期效率和疗效至关重要。

一篇发表于2017年的基于先前初步研究的系统评价证实，对于各种可摘式正畸矫治装置来说，依从性欠佳会使每天实际戴用时间比建议的少5.7小时[45]。

良好的治疗效果有助于激发患者的依从性，有学者可能持反对意见，认为依从性更好的患者，其面部和咬合关系的改善也会更好。尽管如此，研究表明显著的治疗变化是透明矫治器戴用的促进因素。因此，临床医生和家庭成员鼓励和积极强化戴用透明矫治器的重要性是显而易见的[46]。

多篇研究表明，对患者进行监测可提高患者的依从性[47-48]。在使用固定矫治器的人群中，使用应用程序可有效提高患者的依从性[49]。基于远程正畸技术，定制提醒可能有助于提高患者对戴用透明矫治器的依从性。远程正畸是一个广义的术语，包括通过信息技术媒介远程提供正畸护理、建议或治疗。使用人工智能监测患者遵守规定戴用时间的远程正畸平台（如Dental Monitor，Paris，France）是可行的，并且已被证明可有效提高患者的依从性[50]。

CAT要点重述

综合考虑所有前提条件，无托槽隐形矫治技术是一种成熟的正畸技术，它需要正畸医生合理地管理。矫治系统的局限性仍然存在，但并不意味着治疗结果不令人满意。诊断和治疗计划仍然是临床医生的职责，这是人工智能尚无法克服的。

显然，治疗过程并不像计算机动画所显示的那样容易和可预测。因此，优先考虑技术而不是正畸是危险行为。生物力学知识对于妥善进行隐形矫治至关重要。此外，与其他正畸技术一样，辅助措施是有效且可预测的隐形矫治所必不可少的。

（李梦莹，赵婷婷，花放，贺红）

参考文献

[1] Seymour RB. Polymers are everywhere. J Chem Educ. 1988;65(4):327.

[2] Ziegelstein RC. Personomics: the missing link in the evolution from precision medicine to personalized medicine. J Pers Med. 2017;7(4):11. doi:10.3390/jpm7040011.

[3] Han Y, Jia L, Zheng Y, et al. Salivary exosomes: emerging roles in systemic disease. Int J Biol Sci. 2018;14(6):633-643. doi:10.7150/ijbs.25018.

[4] de Aguiar MC, Perinetti G, Capelli Jr J. The gingival crevicular fluid as a source of biomarkers to enhance efficiency of orthodontic and functional treatment of growing patients. Biomed Res Int. 2017;2017:3257235.

[5] Yashin D, Dalci O, Almuzian M, et al. Markers in blood and saliva for prediction of orthodontically induced inflammatory root resorption: a retrospective case controlled-study. Prog Orthod. 2017;18(1):27.

[6] Proffit W, Fields H. Contemporary Orthodontics. 5th ed. St. Louis: Mosby; 2013.

[7] Rossini G, Parrini S, Deregibus A, et al. Controlling orthodontic tooth movement with clear aligners: an updated systematic review regarding efficacy and efficiency. J Aligner Orthod. 2017;1(1):7-20.

[8] Grünheid T, Loh C, Larson BE. How accurate is Invisalign in nonextraction cases? Are predicted tooth positions achieved? Angle Orthod. 2017;87(6):809-815.

[9] Burstone CJ. Charles J. Burstone, MS. Part 2: biomechanics. Interview by Dr. Nanda. J Clin Orthod. 2007;41(3):139-147.

[10] Simon M, Keilig L, Schwarze J, et al. Treatment outcome and efficacy of an aligner technique—regarding incisor torque, premolar derotation and molar distalization. BMC Oral Health. 2014;14:68. doi:10.1186/1472-6831-14-68.

[11] Simon M, Keilig L, Schwarze J, et al. Forces and moments generated by removable thermoplastic aligners: incisor torque, premolar derotation, and molar distalization. Am J Orthod Dentofacial Orthop. 2014;145(6):728-736.

[12] Barone S, Paoli A, Razionale AV, et al. Computational design and engineering of polymeric orthodontic aligners. Int J Numer Method Biomed Eng. 2017;33(8):e2839.

[13] Hennessy J, Garvey T, Al-Awadhi EA. A randomized clinical trial comparing mandibular incisor proclination produced by fixed labial appliances and clear aligners. Angle Orthod. 2016;86(5):706-712.

[14] Hayes RJ, Sarver DM, Jacobson A. The quantification of soft tissue cervicomental changes after mandibular advancement surgery. Am J Orthod Dentofacial Orthop. 1994;105(4):383-391.

[15] Sarver DM, Ackerman JL. Orthodontics about face: the re-emergence of the esthetic paradigm. Am J Orthod Dentofacial Orthop. 2000;117(5):575-576.

[16] Flores-Mir C, Silva E, Barriga MI, et al. Lay person's perception of smile aesthetics in dental and facial views. J Orthod. 2004;31(3):204-209.

[17] Parrini S, Rossini G, Castroflorio T, et al. Laypeople's perceptions of frontal smile esthetics: a systematic review. Am J Orthod Dentofacial Orthop. 2016;150(5):740-750.

[18] McNamara Jr JA, Brudon WL. Orthodontic and Orthopedic Treatment in the Mixed Dentition. Ann Arbor: Needham Press; 1993.

[19] Rafiuddin S, Yg PK, Biswas S, et al. Iatrogenic damage to the periodontium caused by orthodontic treatment procedures: an overview. Open Dent J. 2015;9:228-234.

[20] Jati AS, Furquim LZ, Consolaro A. Gingival recession: its causes and types, and the importance of orthodontic treatment. Dental Press J Orthod. 2016;21(3):18-29.

[21] Ravera S, Castroflorio T, Garino F, et al. Maxillary molar distalization with aligners in adult patients: a multicenter retrospective study. Prog Orthod. 2016;17:12. doi:10.1186/s40510-016-0126-0.

[22] Garino F, Castroflorio T, Daher S, et al. Effectiveness of composite attachments in controlling upper-molar movement with aligners. J Clin Orthod. 2016;50(6):341-347.

[23] Dasy H, Dasy A, Asatrian G, et al. Effects of variable attachment shapes and aligner material on aligner retention. Angle Orthod. 2015;85(6):934-940. doi:10.2319/091014-637.1.

[24] Mantovani E, Castroflorio E, Rossini G, et al. Scanning electron microscopy evaluation of aligner fit on teeth. Angle Orthod. 2018;88(5):596-601. doi:10.2319/120417-827.1.

[25] Mantovani E, Castroflorio E, Rossini G, et al. Scanning electron microscopy analysis of aligner fitting on anchorage attachments. J

Orofac Orthop. 2019;80(2):79-87. doi:10.1007/s00056-018-00167-1.
[26] Yokoi Y, Arai A, Kawamura J, et al. Effects of attachment of plastic aligner in closing of diastema of maxillary dentition by finite element method. J Healthc Eng. 2019;2019:1075097.
[27] Gomez JP1, Peña FM, Martínez V, et al. Initial force systems during bodily tooth movement with plastic aligners and composite attachments: a three-dimensional finite element analysis. Angle Orthod. 2015;85(3):454-460.
[28] Brezniak N. The clear plastic appliance: a biomechanical point of view. Angle Orthod. 2008;78(2):381-382.
[29] Castroflorio T, Garino F, Lazzaro A, et al. Upper-incisor root control with Invisalign appliances. J Clin Orthod. 2013;47:346-351.
[30] Grünheid T, Gaalaas S, Hamdan H, et al. Effect of clear aligner therapy on the buccolingual inclination of mandibular canines and the intercanine distance. Angle Orthod. 2016;86(1):10-16.
[31] Ballard ML. Asymmetry in tooth size, a factor in the etiology, diagnosis, and treatment of malocclusion. Angle Orthod. 1944;14:67-69.
[32] Koretsi V, Chatzigianni A, Sidiropoulou S. Enamel roughness and incidence of caries after interproximal enamel reduction: a systematic review. Orthod Craniofac Res. 2014;17:1-13.
[33] Zachrisson BU, Nyøygaard L, Mobarakc K. Dental health assessed more than 10 years after interproximal enamel reduction of mandibular anterior teeth. Am J Orthod Dentofacial Orthop. 2007;131:162-169.
[34] Sarig R, Vardimon AD, Sussan C, et al. Pattern of maxillary and mandibular proximal enamel thickness at the contact area of the permanent dentition from first molar to first molar. Am J Orthod Dentofacial Orthop. 2015;147:435-444
[35] Cortona A, Rossini G, Parrini S, et al. Clear aligner orthodontic therapy of rotated mandibular conical teeth: a finite element study. Angle Orthod. 2019 Submitted for publication (minor revision).
[36] Nanda R. Dr. Ravindra Nanda on orthodontic mechanics. Interview by Robert G Keim. J Clin Orthod. 2010;44(5):293-302.
[37] Kuhlberg AJ, Priebe D. Testing force systems and biomechanics—measured tooth movements from differential moment closing loops. Angle Orthod. 2003;73:270-280.
[38] Davoody AR, Posada L, Utreja A, et al. A prospective comparative study between differential moments and miniscrews in anchorage control. Eur J Orthod. 2013;35(5):568-576.
[39] Jie RKPLK. Treating bimaxillary protrusion and crowding with the invisalign G6 first premolar extraction solution and invisalign aligners. APOS Trends Orthod. 2018;8:219-224.
[40] Liu Y, Hu W. Force changes associated with different intrusion strategies for deep-bite correction by clear aligners. Angle Orthod. 2018;88(6):771-778.
[41] Krishnan V, Davidovitch Z. Biological Mechanisms of Tooth Movement. 2nd ed. Hoboken, NJ: Wiley-Blackwell; 2015.
[42] Kuncio D, Maganzini A, Shelton C, et al. Invisalign and traditional orthodontic treatment postretention outcomes compared using the American Board of Orthodontics objective grading system. Angle Orthod. 2007;77(5):864-869.
[43] Cattaneo PM, Dalstra M, Melsen B. Strains in periodontal ligament and alveolar bone associated with orthodontic tooth movement analyzed by finite element. Orthod Craniofac Res. 2009;12(2): 120-128.
[44] Castroflorio T, Gamerro EF, Caviglia GP, et al. Biochemical markers of bone metabolism during early orthodontic tooth movement with aligners. Angle Orthod. 2017;87(1):74-81.
[45] Al-Moghrabi D, Salazar FC, Pandis N, et al. Compliance with removable orthodontic appliances and adjuncts: a systematic review and meta-analysis. Am J Orthod Dentofacial Orthop. 2017;152(1):17-32.
[46] El-Huni A, Colonio Salazar FB, Sharma PK, et al. Understanding factors influencing compliance with removable functional appliances: a qualitative study. Am J Orthod Dentofacial Orthop. 2019;155(2):173-181.
[47] Pauls A, Nienkemper M, Panayotidis A, et al. Effects of wear time recording on the patient's compliance. Angle Orthod. 2013;83(6):1002-1008.
[48] Arreghini A, Trigila S, Lombardo L, et al. Objective assessment of compliance with intra- and extraoral removable appliances. Angle Orthod. 2017;87(1):88-95.
[49] Li X, Xu ZR, Tang N, et al. Effect of intervention using a messaging app on compliance and duration of treatment in orthodontic patients. Clin Oral Investig. 2016;20(8):1849-1859.
[50] Hansa I, Semaan JS, Vaid NR, et al. Remote monitoring and "tele-orthodontics": concept, scope and applications. Semin Orthod. 2018;24(4):470-481.

第6章 Ⅰ类错殆畸形

Class I Malocclusion

MARIO GRECO

前言

Ⅰ类错殆畸形是日常临床实践中最常见的情况之一，也是最适合使用透明矫治器治疗的情况之一，因为患者的主要问题通常是前牙拥挤，尤其是下颌牙弓[1]。

对习惯使用固定矫治器的正畸医生来说，使用透明矫治器是个挑战。使用透明矫治器意味着需要提前计划好一切，而不是每月一计划，从一开始就要确定最终的牙齿位置，并在制订治疗计划和设计矫治器分步上花费比椅旁更多的时间[2-3]。

诊断参考

在处理Ⅰ类错殆畸形时，首先要考虑的是牙弓生物学界限的定义。我们应该确定矢状向、横向和垂直向界限。所有界限都与骨骼和牙齿移动的形态学的限制（前后向转矩）有关，这些界限也可用于定义美学标准，以便准确确定与嘴唇和面部相关的理想的牙齿位置。

更具体地说，在对Ⅰ类错殆畸形制订治疗计划时，有个非常简明的方法，应注意观察以下要点：

- 美学要点：面部中线、微笑弧度、弓内对称。
- 咬合关键点：Bolton指数分析、覆盖、切牙唇倾度。

实质上，美学指标代表了牙齿在水平平面（牙弓对称，面部中线）和垂直平面（微笑弧度）上移动的限度；咬合指标有助于根据牙齿大小和牙列前界确定合适的覆盖，以确保前牙间隙和避免前牙早接触（导致后牙开殆）。

矫治计划

Ⅰ类错殆畸形合理的治疗计划制订应从确定正确的移动分步开始，以便建立可靠的数字化模型，实现牙齿真实移动和数字模型之间的高度吻合，从而获得可预测的结果[4]。治疗阶段理想的矫治方案应基于Spee曲线整平、切牙控制、牙弓成型、扭转控制、附件选择和邻面去釉（interproximal reduction，IPR）。

Spee曲线整平

为了避免前牙早接触，使尖牙和磨牙适当的建立咬合、平整下切牙、建立引导功能相关的前牙关系，需要整平Spee曲线。此外，估算整平量可为整平Spee曲线所需的间隙量提供参考[5]。

切牙控制

借助头影测量参考值获得下切牙倾斜度，使用重叠工具（和/或移动量表工具）以及数字化软件的网格工具，可以确定将下切牙放到矢状向合适位置时所需的唇倾或舌倾量[6]。

牙弓成型

扩弓是治疗拥挤和上颌横向发育不足的一种非常常见的方法。使用透明矫治器进行扩弓时，牙齿的颊倾比整体移动更容易发生。在根据牙周状况确定尖牙、前磨牙和磨牙的颊舌向倾斜度时，应牢记这一点[7]。

扭转控制

形态较小的牙齿或圆形牙齿（如前磨牙）的扭转是难以实现移动的，这是因为可供力施加的牙齿表面积较小。复杂的扭转应首先获得扭转牙齿所需的近中间隙和远中间隙，然后选择适当的附件来矫正[8]。

附件选择

附件是一种有用的工具，可以增加正畸力施加的表面积（图6.1）。有关详细信息，请参阅前面的章节[9]。

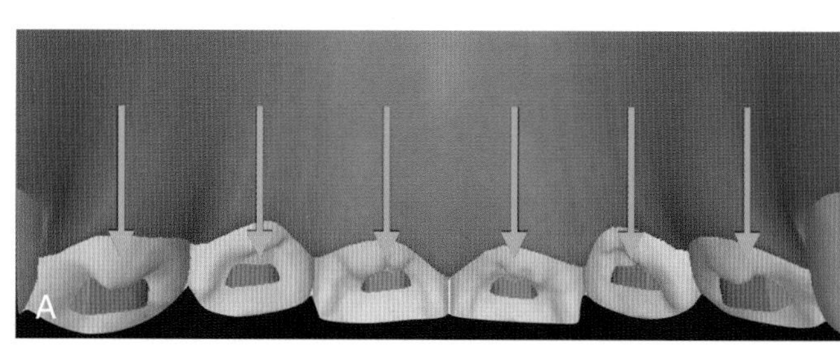

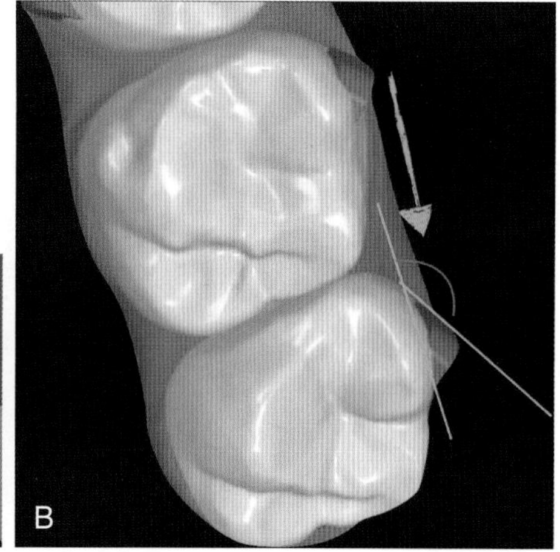

图6.1 用于伸长（A）和远中扭转（B）的传统附件的生物力学设计。

邻面去釉

IPR是无托槽隐形矫治技术中的一种常见手段，理想情况下应将其限制在每个邻接点0.3mm，以免造成过多的牙釉质磨除。IPR不仅可以解决拥挤问题，创造更多间隙，而且也能用于控制切牙转矩（即通过IPR提供间隙内收上切牙或下切牙），还能通过调磨过宽的牙齿来改善Bolton指数不调，使左右两侧牙弓对称[10]。

Ⅰ类错殆畸形的不同表现

根据影响的空间维度（横向或垂直向），或已发生的牙量骨量不调，Ⅰ类错殆畸形可分为不同的类型。因此，本章将它们分开进行讨论。

牙量、骨量不调

这是最常见的一种情况，主要表现为上牙弓拥挤、下牙弓拥挤或两者都有拥挤。当采用适当的处理方式（如扩弓、稍唇倾、IPR和控制转矩）时，无托槽隐形矫治技术解决牙弓拥挤是高度可预测的。通常，不拔牙矫治意味着可以通过扩弓（每个象限2mm）和IPR（每个邻间隙最大0.3mm）解决问题。拥挤的严重程度，特别是下颌的拥挤度，对是否拔牙的影响是显著的。以下情况采取不拔牙矫治是合理的：

- 轻度拥挤，正常IPR量（0.1/0.2mm）。
- 轻度至中度拥挤，在不改变尖牙间宽度条件下进行扩弓，结合使用IPR，每个邻间隙的最大量为0.3mm。
- 中度严重拥挤，每个邻间隙0.3mm IPR，结合增加下颌前磨牙的正向转矩，最大可达到-3°的冠转矩。

这意味着当每个象限的拥挤度低于4mm时，可以将扩弓和IPR结合使用，作为一种可靠的解决方案进行排齐，但在制订数字化矫治方案时，需要控制一些因素以避免产生间接影响，如下所示：

- 通过使用软件的叠加工具、网格工具和横向扩弓，避免下切牙过度倾斜，从而使下切牙处于更直立的位置（图6.2）。
- 将下颌前磨牙置于冠转矩接近于零的位置，可以在不改变尖牙间宽度的情况下创造间隙（当在下颌咬合面视图上观察到下颌前磨牙的唇面时，可以进行对转矩的控制）（图6.3）。
- 结合Ⅲ类弹性牵引以建立合适的覆盖（1.2mm），这在咬合关系不是Ⅲ类的情况下有利于矫正拥挤（图6.4）。
- 建立上下颌牙弓理想形状，避免出现黑三角和黑色颊廊（图6.5）。
- 使用特殊的附件（见第2章）（图6.6）。

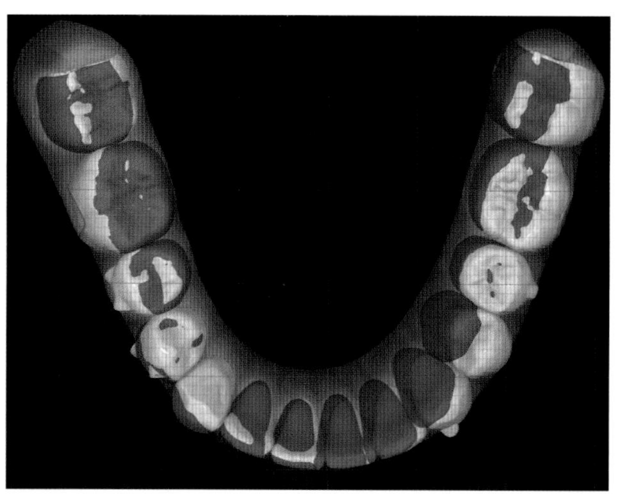

图6.2 ClinCheck工具检查下颌切牙倾斜度。

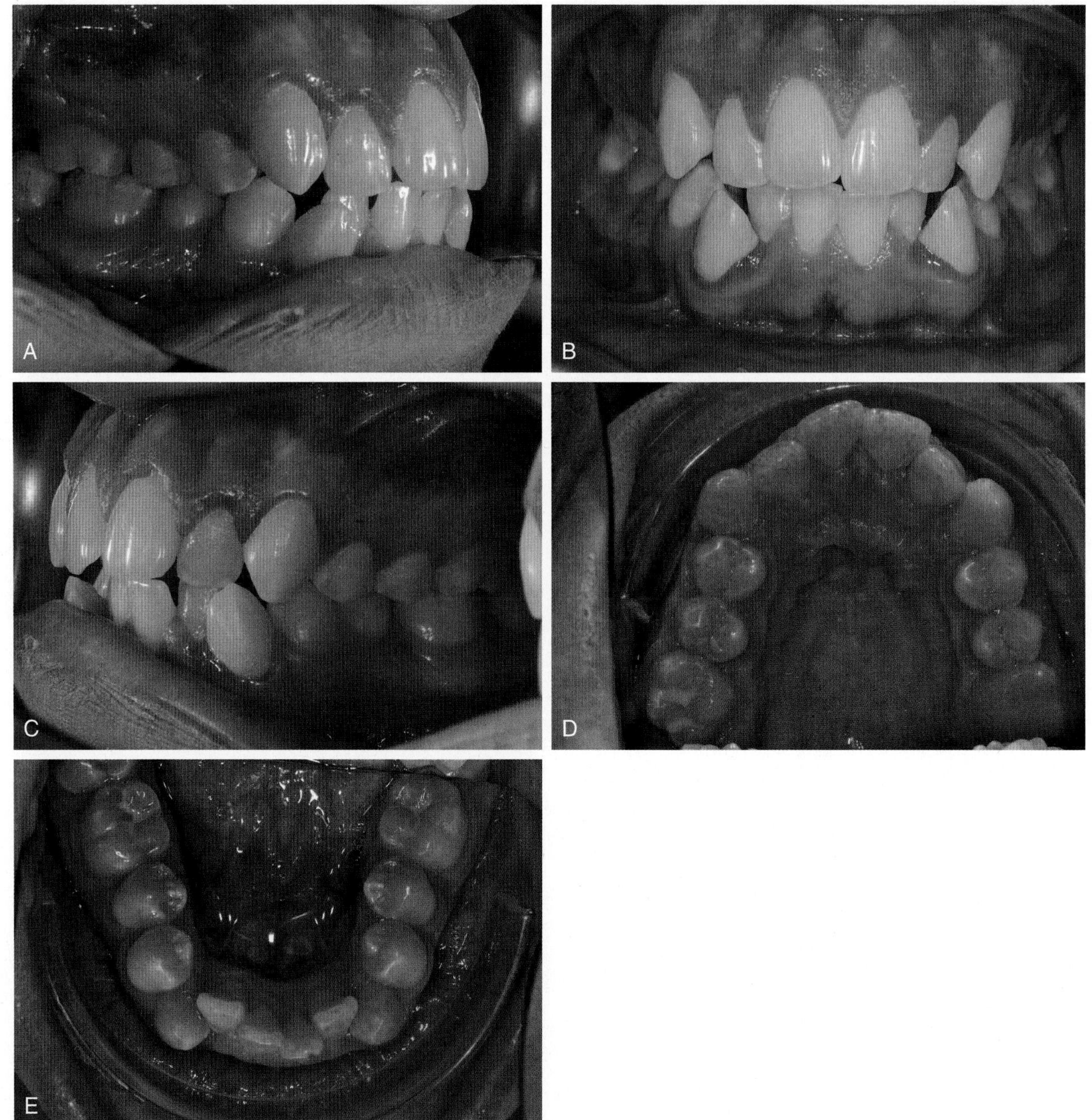

图6.3 治疗前记录：年轻成年患者伴有严重拥挤和前磨牙负转矩（A～E口内像）。

牙量不调

Bolton指数分析很重要，因为它能直观显示牙弓间和牙弓内的不调。这些不调会影响最终的覆盖。在矫治计划中，不考虑Bolton指数分析可能会导致几个不利的后果：前牙早接触伴有后牙开𬌗且双侧没有达到Ⅰ类关系、切牙过度唇倾、上颌间隙不正常关闭。因此，牙量不调分析在设计正畸矫治方案时至关重要。Othman和Harradine建议将2mm的差异设为有临床意义的、需要修复干预的阈值（图6.7和图6.8）[11-12]。

牙量不调的另一种常见情况是牙齿数量异常（双侧或单侧先天缺失）和牙齿形态异常（过小牙，锥形侧切牙）。在前牙区单侧先天缺牙（上侧切牙缺失）的情况下，Bolton指数分析可以提供对侧切牙的精确尺寸，帮助临床医生确定需要为最终修复保留的正确间隙量。如果对侧切牙是锥形牙，根据Bolton指数分析，可算出有关前牙6颗牙齿之间的黄金比例，有助于临床医生确定需要预留多少间隙用于修复。在双侧先天缺牙的情况下，需要通过尖牙、前磨牙和磨牙的

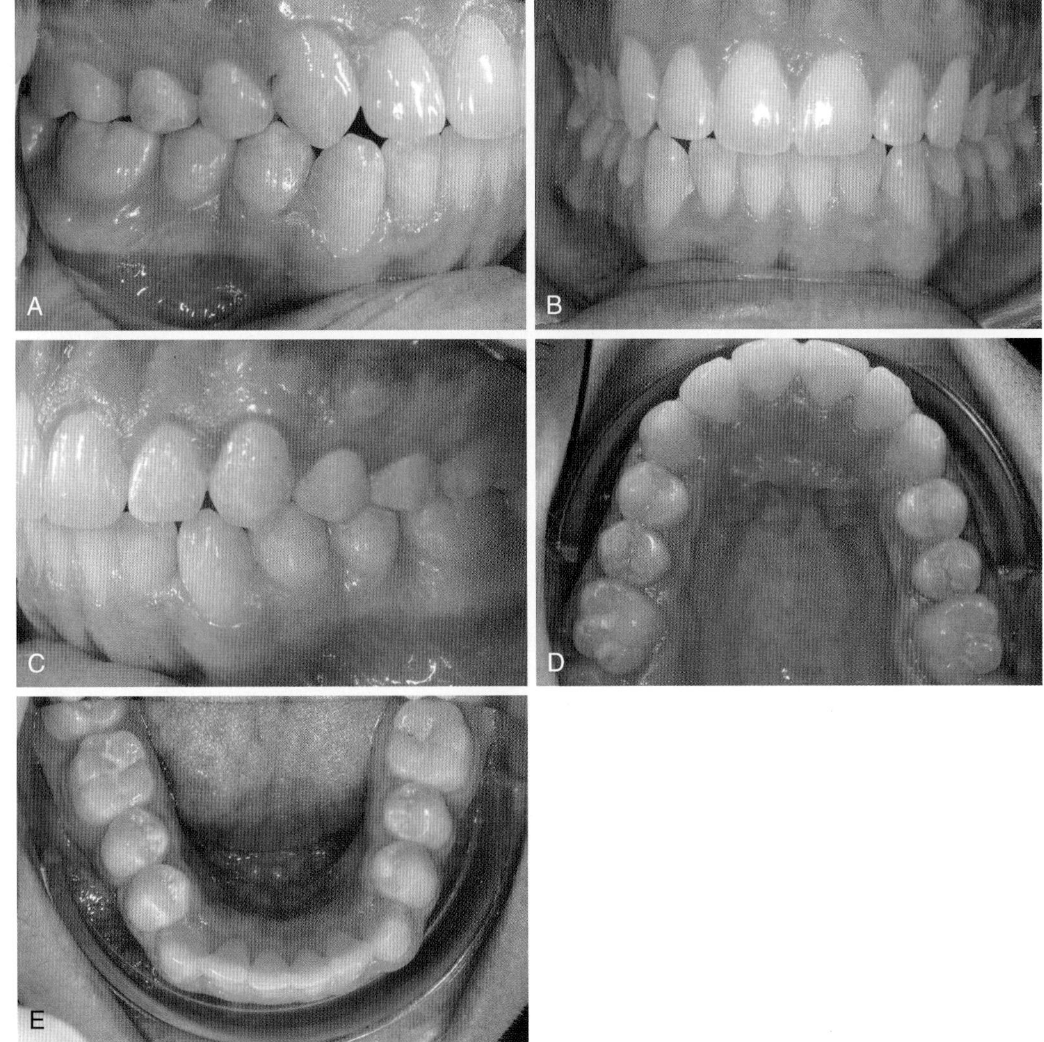

图6.4 治疗后记录：严重拥挤和前磨牙负转矩的年轻成年患者，通过控制前磨牙转矩和IPR治疗后（A~E口内像）。

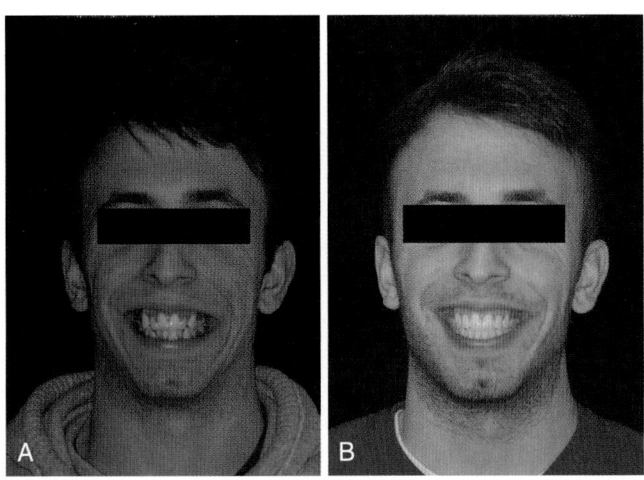

图6.5 （A）治疗前记录：年轻成年患者伴有上牙弓狭窄和微笑有黑色颊廊。（B）治疗后记录：该患者进行了上颌扩弓和下颌转矩控制。

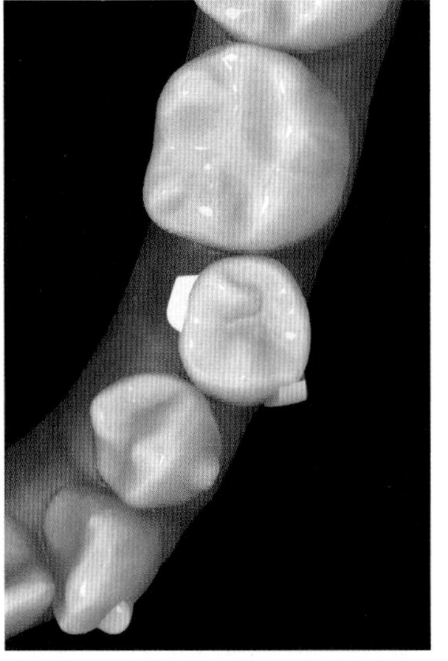

图6.6 在严重扭转的情况下用双传统附件。

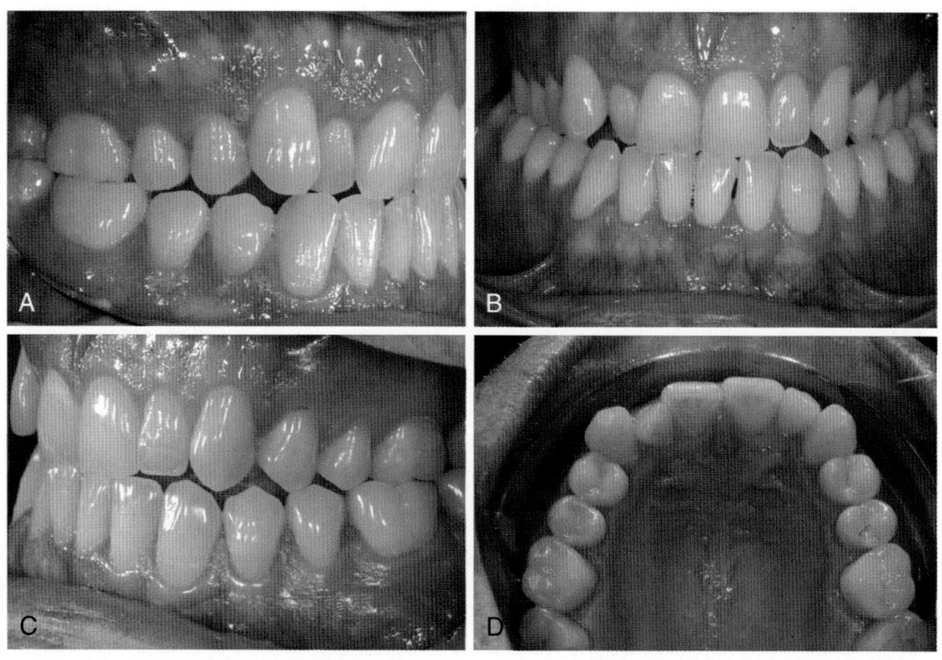

图6.7　治疗前：牙量不调（A～D口内像）。

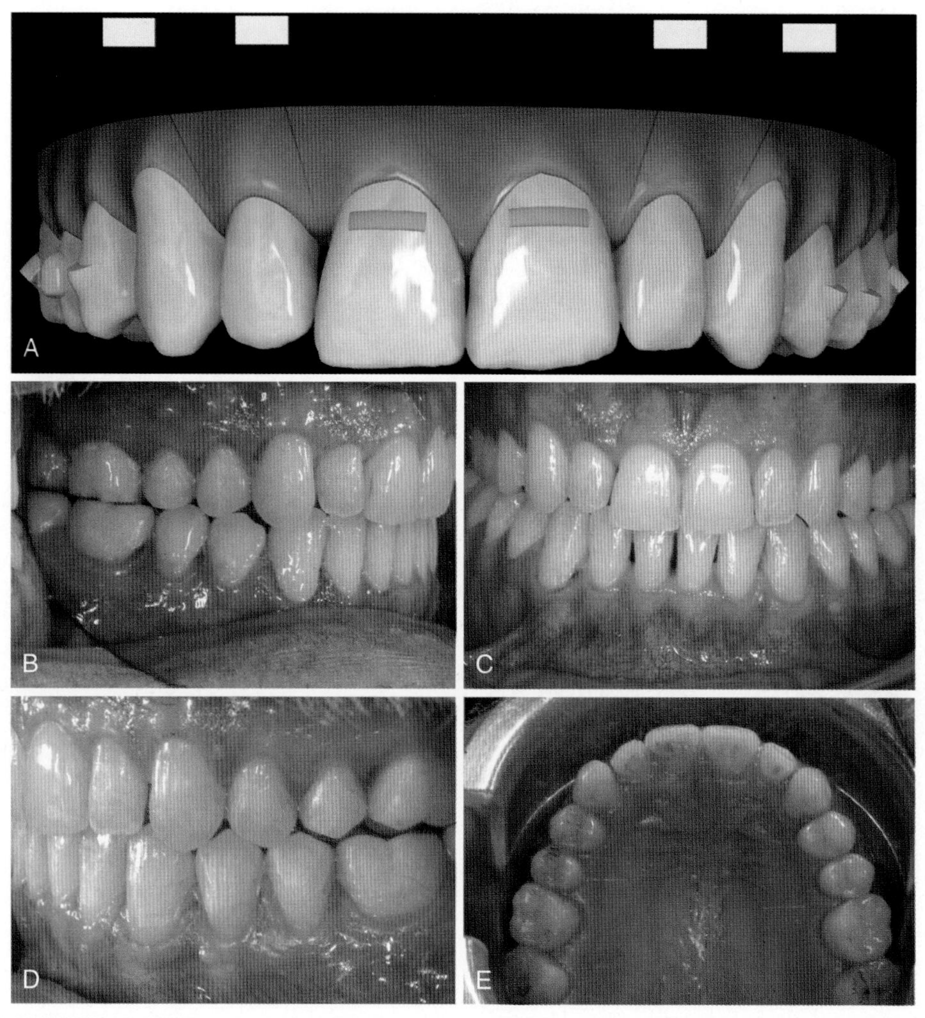

图6.8　治疗后：由于侧切牙过小，可以通过间隙扩展和邻面去釉矫正牙量不调（A数字化方案，B～E口内像）。

近中移动来关闭侧切牙的间隙，牙量不调分析对于将尖牙调磨成侧切牙或将前磨牙恢复成尖牙的大小至关重要[13-15]。

宽度不调

透明矫治器也可用于治疗宽度不调。其对前牙反殆和后牙反殆的治疗效果有所不同。尽管透明矫治器在前牙反殆的矫治中相对有效，但其在后牙反殆的治疗中不一定能成功，这取决于后牙反殆的严重程度以及辅助措施（交互牵引）的使用（图6.9）。

双侧或单侧的前牙反殆（中切牙、侧切牙或尖牙）非常适合使用透明矫治器，因为透明矫治器本身的厚度起到了殆垫的效应，有助于打开咬合，而在固定正畸矫治过程中，需要殆垫打开咬合。出于这个原因，单个象限的前牙反殆可通过Lite系列实现可预测性的矫治（Lite是Invisalign轻度套装系列的商业名称）。如果其他的错殆畸形条件允许，可以通过这种简化的方法来治疗。建议进行以下操作来增加结果的可预测性：

- 在矫治过程中，中切牙或侧切牙的唇向移动将产生切对切的接触；为了克服这种咬合创伤，应更快地更换透明矫治器以减少咬合创伤的时间（图6.10）。

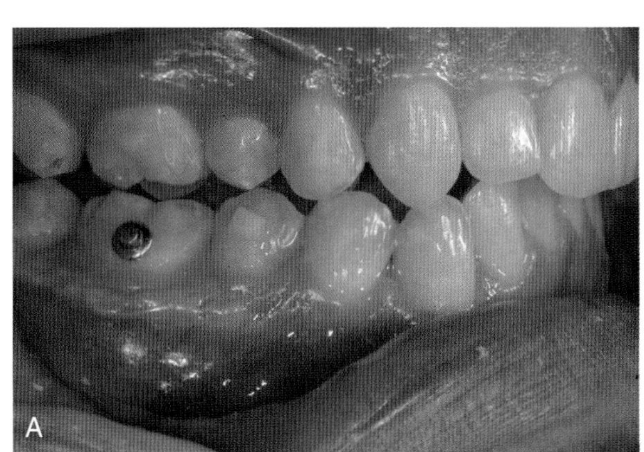

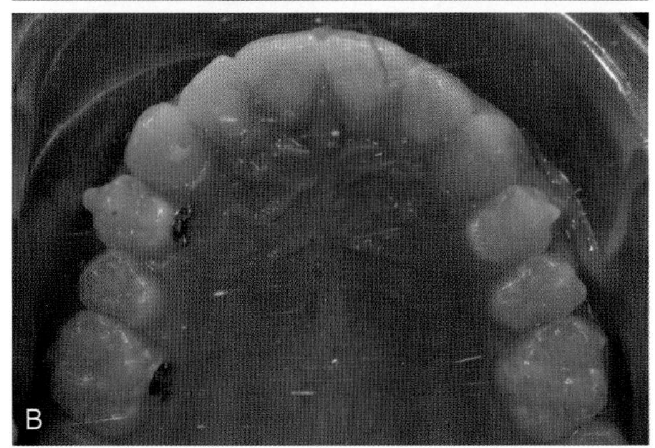

图6.9 交互牵引用于后牙扩弓（A，B口内像）。

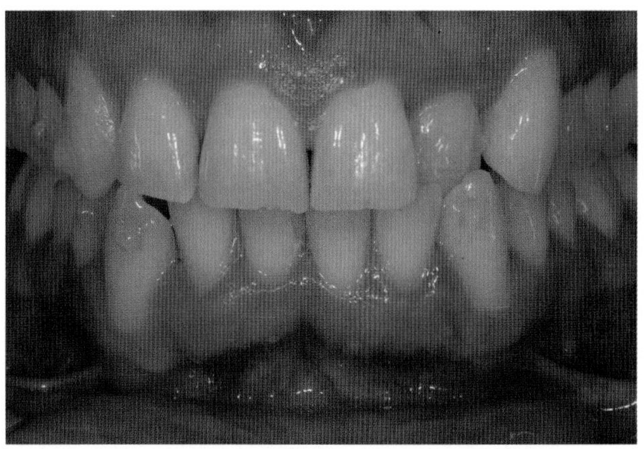

图6.10 在侧切牙唇向移动解除反殆过程中有前牙接触。

- 在唇向移动矫治反殆的同时，应该设计几毫米的压低移动来保证正常的覆殆。
- 一般来说，在前牙反殆的情况下，根尖比牙冠更靠近唇侧；因此，牙根不需要设计特别的移动（图6.11和图6.12）。

后牙反殆的矫正要根据反殆的严重程度灵活使用无托槽隐形矫治器进行矫正。单颗牙齿反殆单纯用透明矫治器很容易矫正，而对于严重上颌狭窄伴有的多颗牙反殆的矫治，强烈建议使用辅助措施。特别是，应按照以下建议进行可靠的矫正：

- 在单颗牙反殆的情况下，应设计更多的冠转矩而不是颊向扩展。
- 在多颗牙反殆的情况下，应设计交互牵引，通过在牙齿上直接粘接舌钮并配合12小时的弹性牵引（6盎司，4mm）来帮助矫正和稳定透明牙套的弹性形变。
- 为了简化矫正，在扩弓开始时需对邻面进行一些最小量的IPR，有助于消除初始干扰。
- 强烈建议在即使没有深覆殆的情况下也使用精密平导（bite ramps）。它可以通过打开咬合简化后牙移动，结合交互牵引，有利于产生颊向运动和垂直向压低力矩（图6.13和图6.14）。
- 根据错殆畸形的类型，应进一步使用弹性牵引控制矢状向（Ⅱ类或Ⅲ类）（图6.15）。
- 在上颌骨严重狭窄的情况下，应进行牙冠转矩评估，以了解仅通过牙性扩弓可能获得矫正量。

后牙反殆时一般每个象限最多设计扩大2.5mm/3mm。如果牙齿的冠转矩和牙周状况允许，那么配合使用咬合平导和交互牵引可以提高治疗效果。

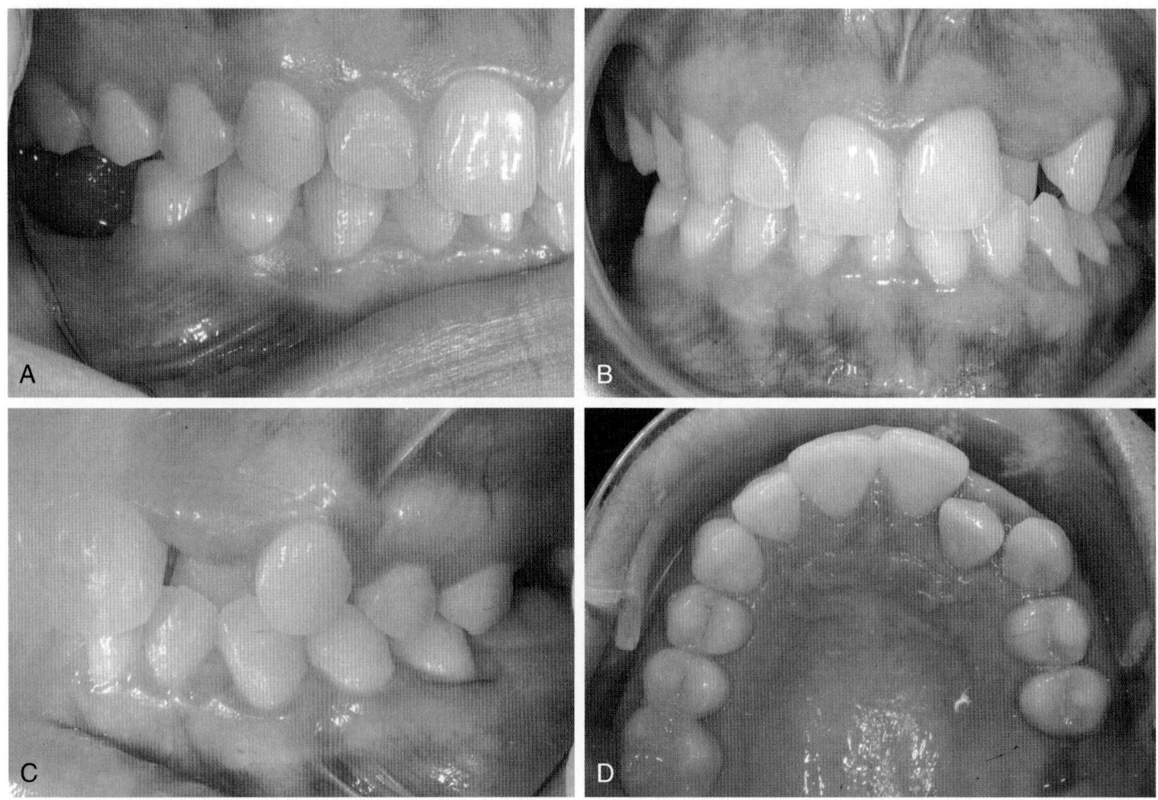

图6.11 治疗前记录：侧切牙反殆（A～D口内像）。

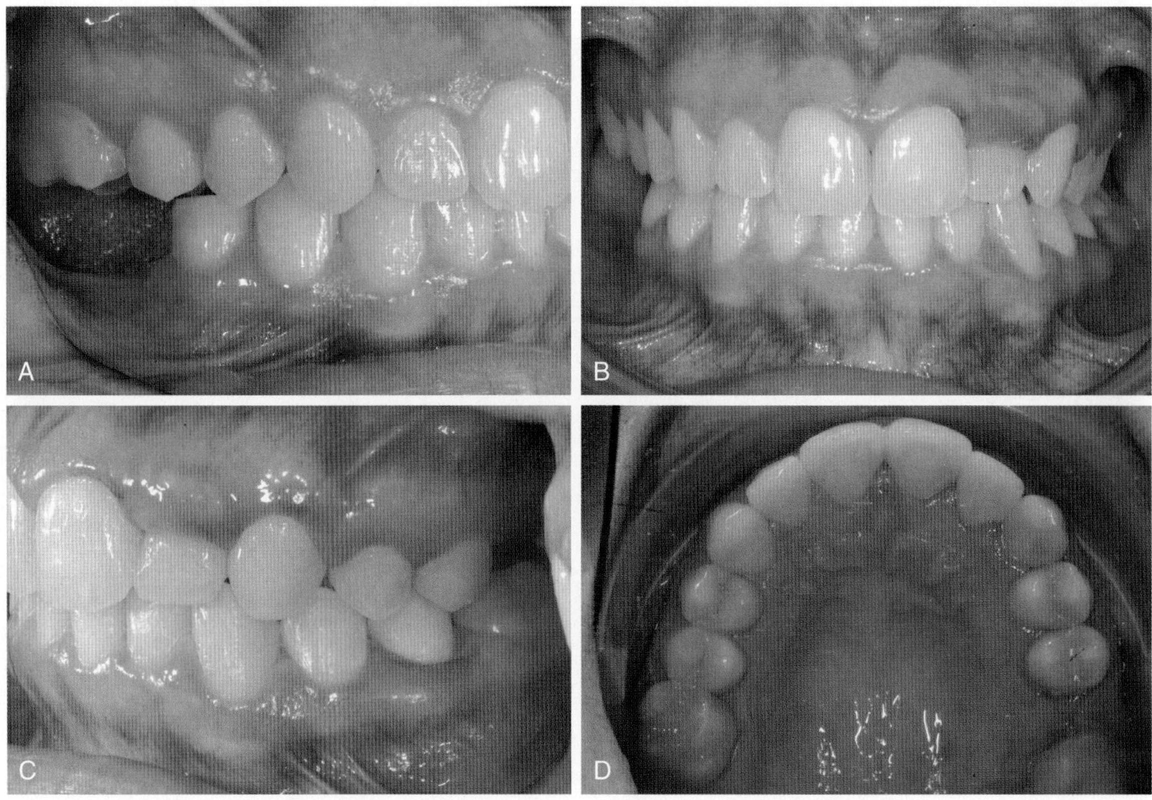

图6.12 治疗后记录：通过较少的矫治器数目完全矫正反殆（A～D口内像）。

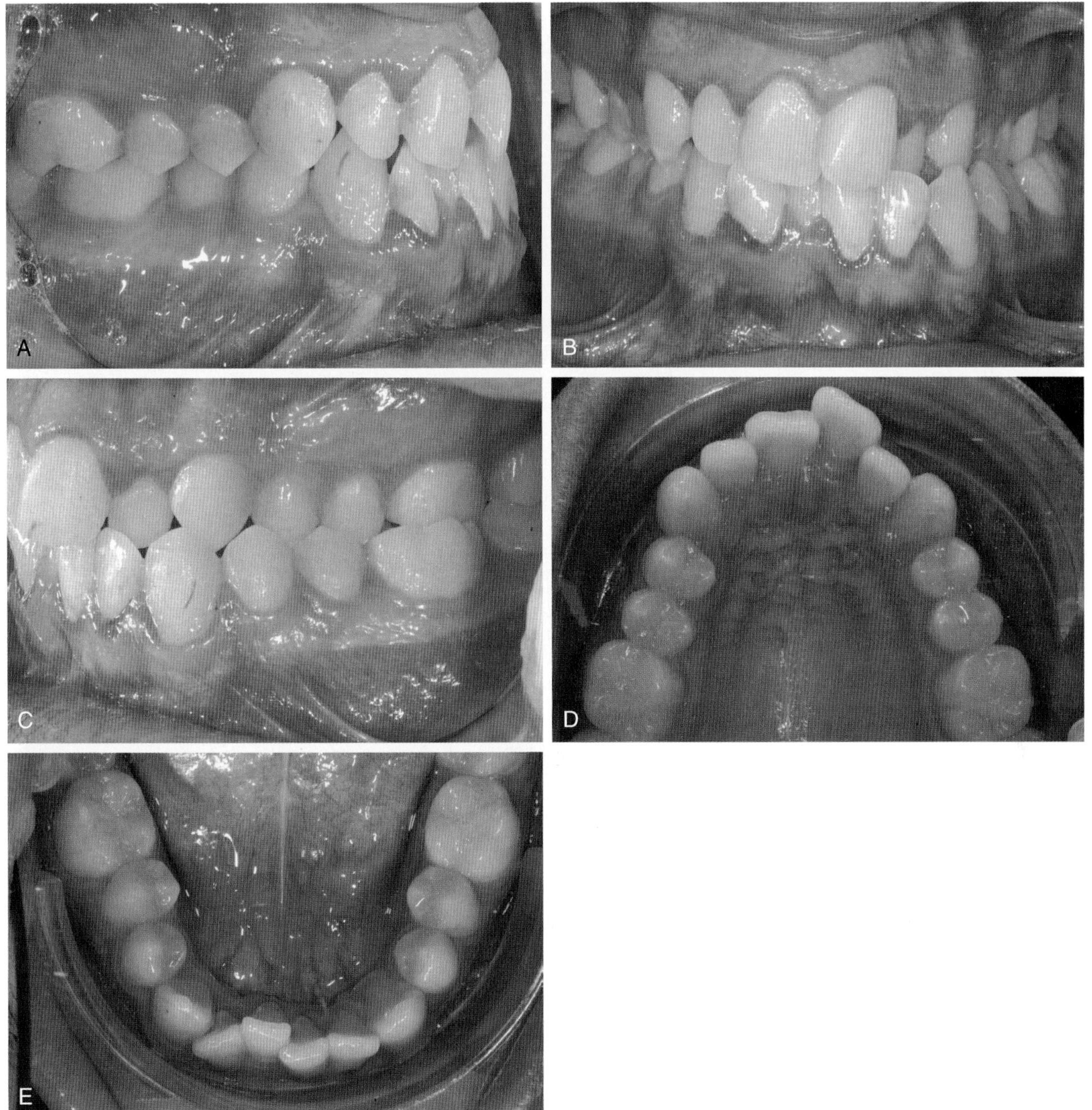

图6.13 治疗前记录：严重的后牙反𬌗伴有上颌狭窄（A～E口内像）。

形态异常

Ⅰ类错𬌗畸形中不太常见的情况是牙齿形态异常，例如单颗或多颗前牙先天发育不全或过小牙（锥形侧切牙），这些情况会因为选择的治疗方案不同而带来不同的正畸治疗效果。

所有形态异常都与Bolton指数不调密切相关，因此应参照后面所描述的方法来获得良好的咬合关系和正常的覆盖。此外，当牙齿呈现不同的形状时，应重点考虑微观美学和宏观美学。

在单颗牙齿形态异常（锥形或发育不全）的情况下，需要留出适当的间隙以匹配对侧正常形态的牙齿尺寸。Bolton指数按钮可以提供有关牙齿大小的信息，在ClinCheck上可以在锥形牙的近中和远中设计间隙，以便后期修复（图6.16）。在单颗牙齿缺失的情况下，应该对牙根之间的间隙进行进一步的评估。由于最终修复体可能是种植体，因此必须测量根尖之间的距离，判断是否仅使用透明矫治器就能实现，还是需增加其他辅助装置。当根尖距离在5mm左右时，不

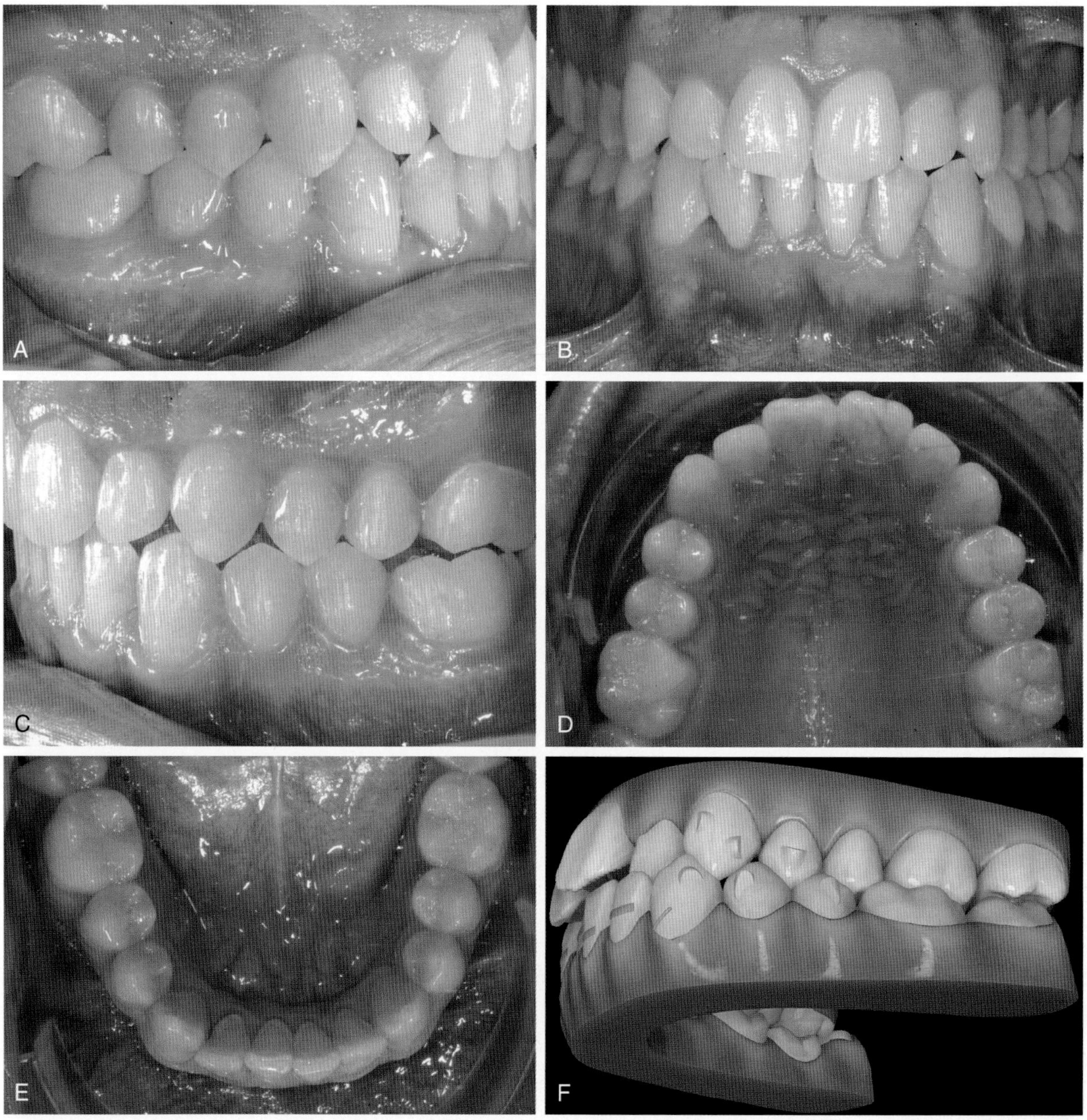

图6.14 治疗后记录：扩弓+转矩控制+邻面去釉+精密平导（bite ramps）治疗后（A~E口内像）。（F）数字化设计展示使后牙脱离接触的精密平导（bite ramps）。

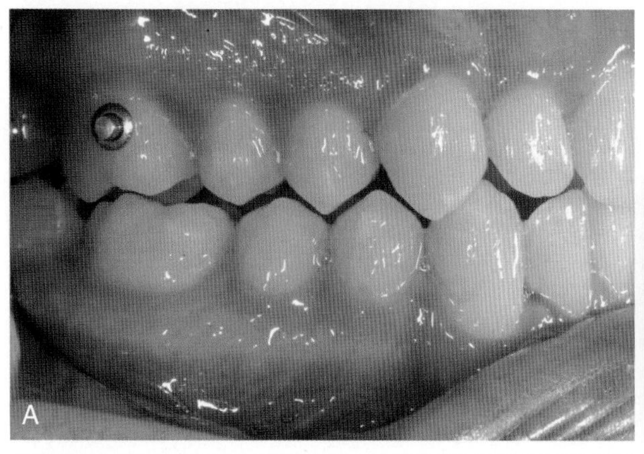

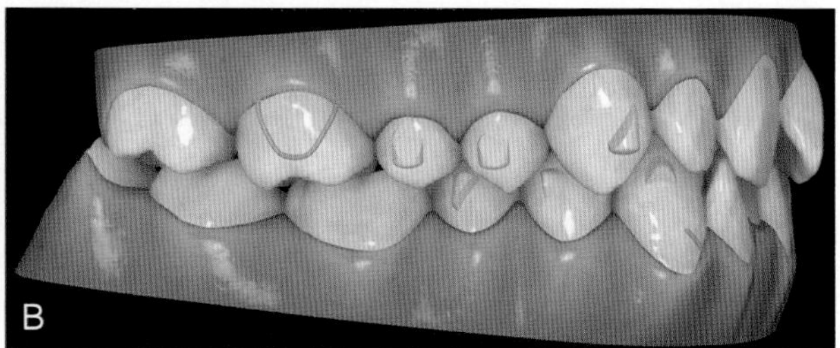

图6.15 Ⅲ类弹性牵引。（A）口内像。（B）数字化设计。

需要其他特殊的辅助措施，只需要扩展牙冠之间的间隙，而当根尖距离＜5mm时，需要一些辅助措施［舌侧片段弓或牵引臂（power arm）］来获得间隙，以便种植体植入（图6.17和图6.18）。

在双侧侧切牙先天缺失的情况下，是选择后牙向近中移动关闭间隙还是扩展间隙用于种植体植入早已在文献中讨论过[12-13]。实际上，对于年轻患者，理想的解决方案似乎是将尖牙改形（增加或减少釉质塑形）成侧切牙形态来关闭间隙，同时也将第一前磨牙改形为尖牙形态（增加釉质塑形）。使用透明矫治器的优点是可以获得牙齿大小的所有信息（Bolton指数测量工具），有助于我们决定是对尖牙进行IPR，还是对第一前磨牙进行修大，以在上下颌前牙之间建立理想的咬合关系，同时整平前牙龈缘以获得完美的微笑（图6.19和图6.20）。

修复前需求

Ⅰ类错殆畸形的最后一种常见情况是通过正畸治疗为修复体植入创造更有利的条件，从而为最终修复创造间隙。概括地说，成人缺牙患者有两种情况通常需要正畸辅助来实现理想的修复方案，即：

（1）缺牙间隙两侧牙齿倾斜。

（2）缺牙区对颌牙齿伸长。

磨牙近中倾斜，尤其是第一磨牙缺失导致的第二磨牙近中倾斜，代表了一种常见的情况，有时合并有前磨牙远中倾斜[16-17]。使用透明矫治器解决这个问题是可高度预测的，原因如下：

- 使第二磨牙直立的力会产生一个反作用力，该反作用力使前磨牙直立，并且这种反作用力可同时打开间隙（图6.21）。

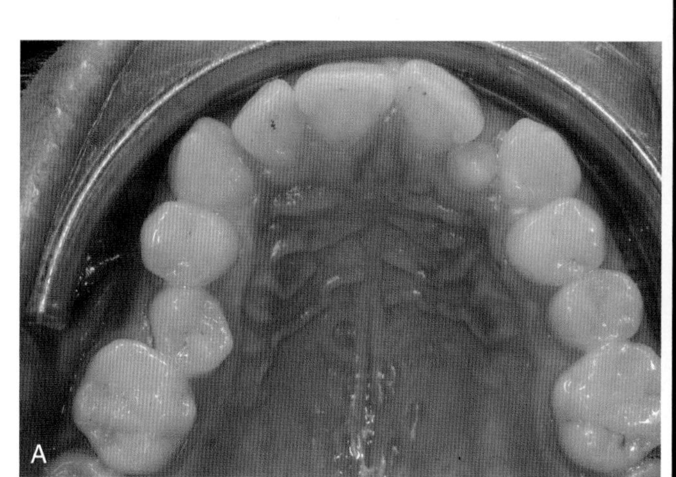

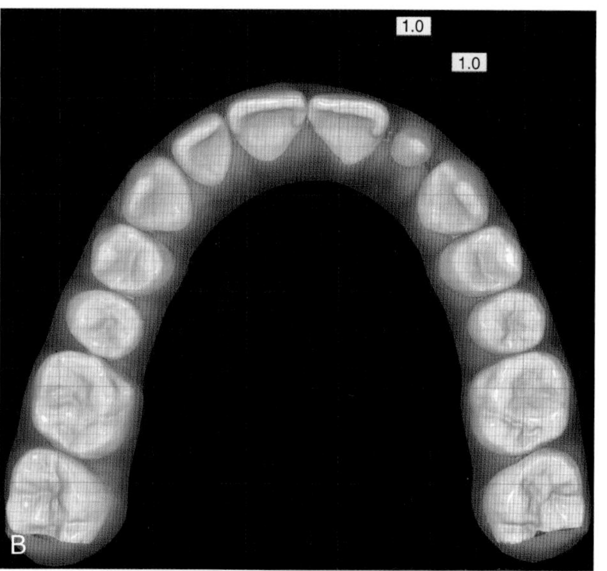

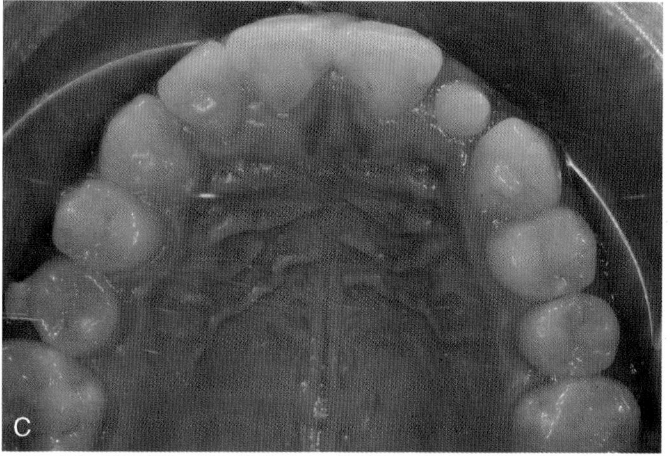

图6.16　间隙扩展以便锥形牙修复。（A）治疗前。（B）数字化方案。（C）治疗后。

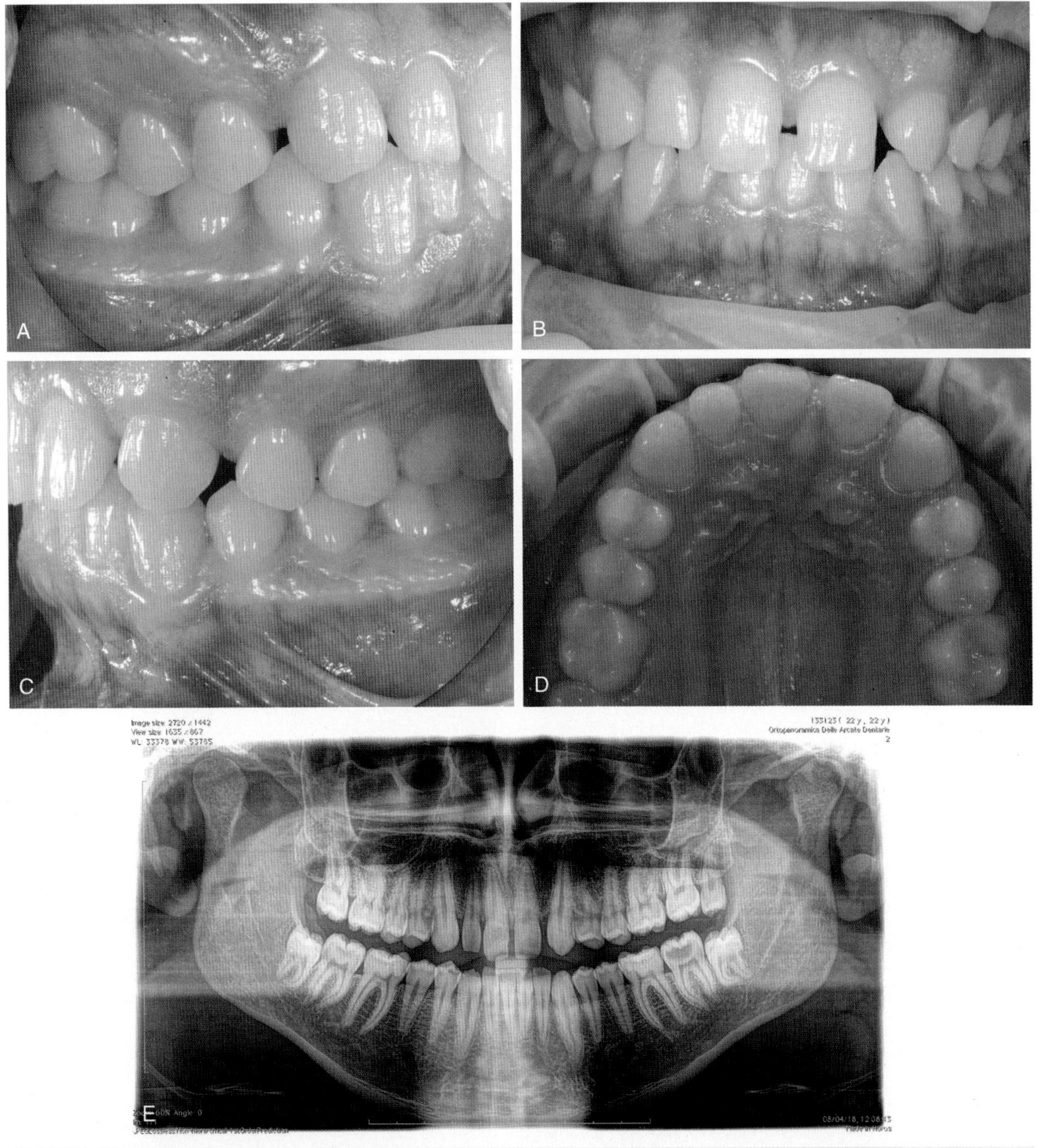

图6.17 治疗前记录：侧切牙缺失，且根尖距离＜5mm（A～D口内像）。（E）全景片。

- 间隙大小可根据对侧牙的尺寸在软件上预先确定。
- 为了提高效率，无须在缺牙区设计桥体（pontic），以使透明矫治器包绕更多的磨牙表面，提供更均匀的力进行竖直。
- 在ClinCheck矫治计划中，若同时进行牙冠的远中倾斜与牙齿的远中移动，则需要使旋转中心接近根尖。

出于同样的原因，当一颗或多颗牙齿缺失时，问题可能发生在缺牙区的另一个维度，即磨牙的垂直向运动（伸长）。

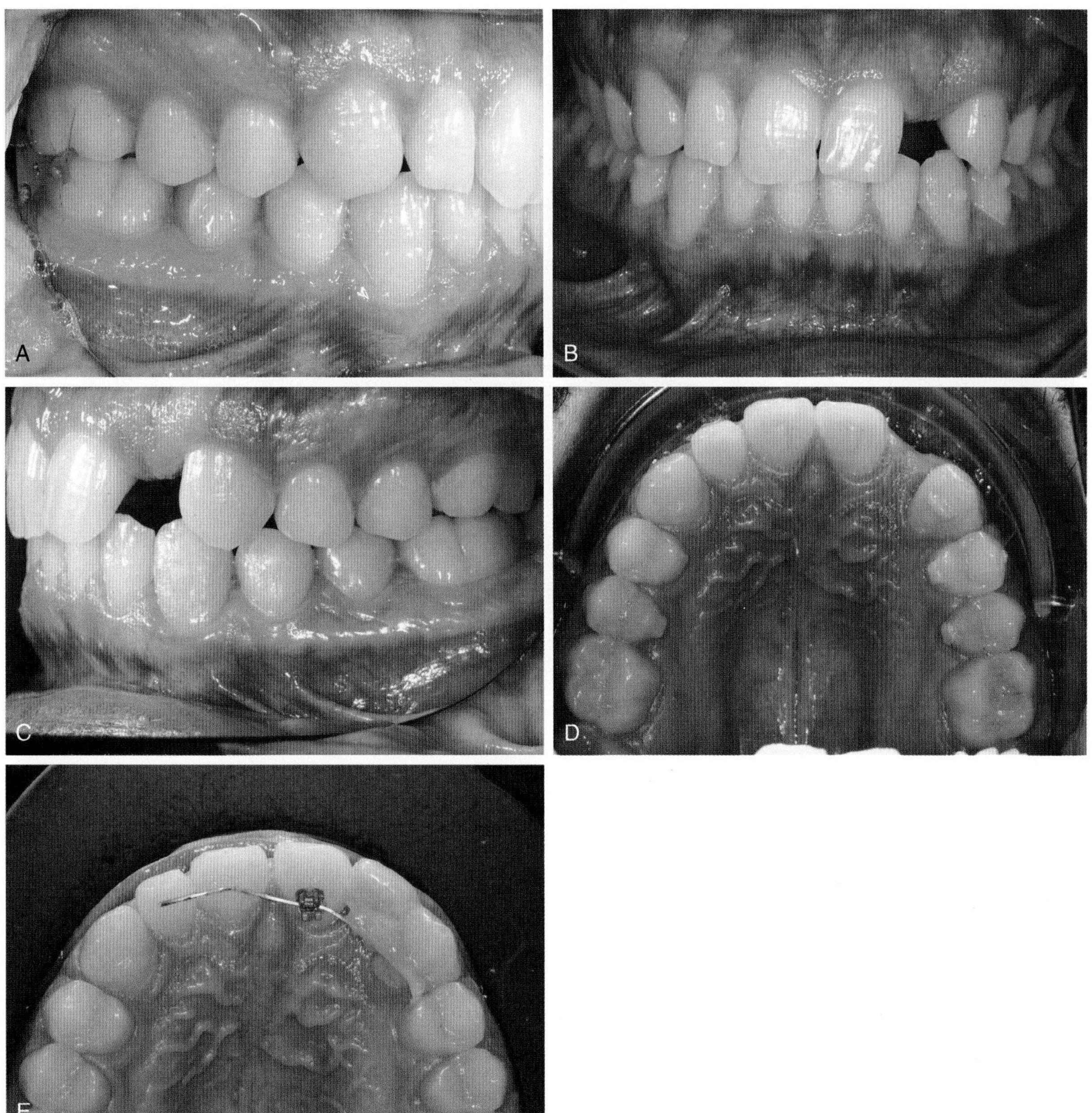

图6.18 治疗后记录：单侧侧切牙先天缺失，通过Invisalign和片段弓进行牙根控制（A～E口内像）。

用传统的正畸来解决这个问题，意味着非常需要一种辅助措施提供骨性支抗。传统方式压入磨牙的生物力学因缺乏支抗而非常复杂[18-19]。使用透明矫治器解决伸长问题简化了治疗，因为垂直压入力通过唇侧、舌侧、殆面和远中面（不仅在侧面）施加到牙齿上。它会产生一个反作用力，倾向于伸长邻牙，但咬合力量和透明矫治器自身的厚度会阻止邻牙的伸长。与传统矫治相比，这种生物力学系统更加平衡，如果不需要在其他平面上进行移动，则使用较少的矫治器即可完成（图6.22和图6.23）。

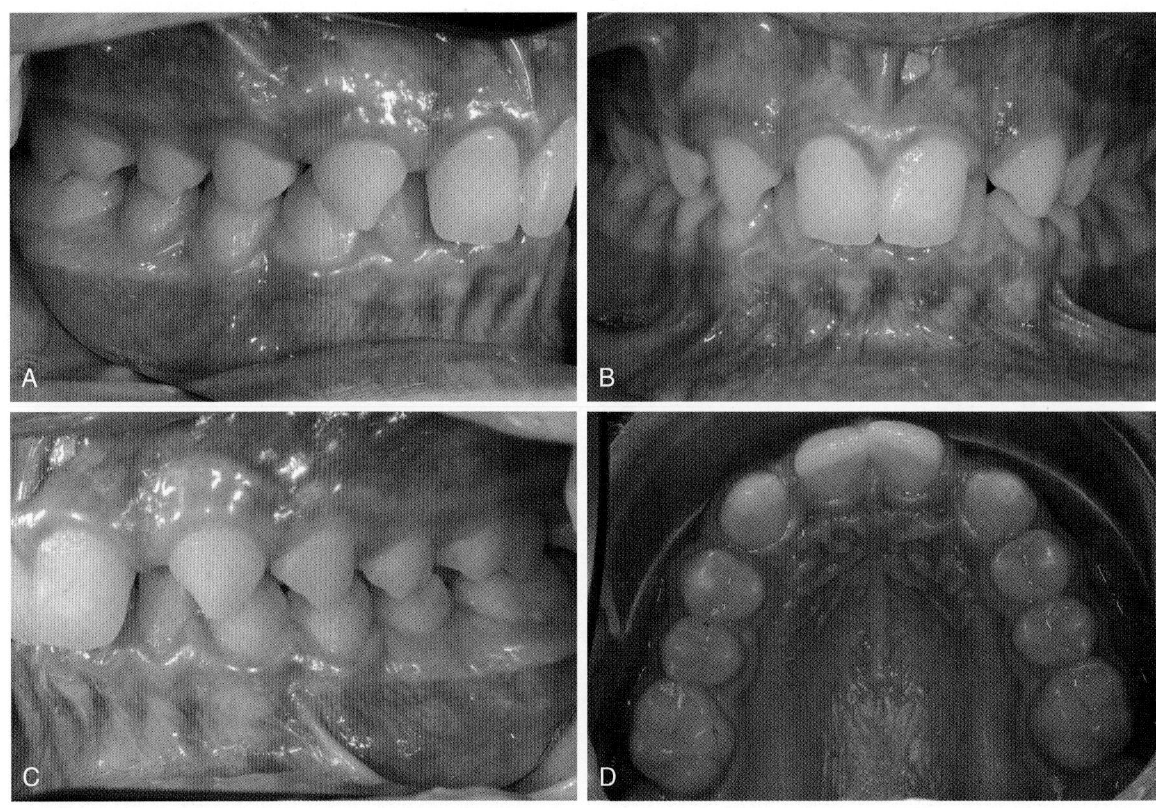

图6.19 治疗前记录：双侧侧切牙缺失（A～D口内像）。

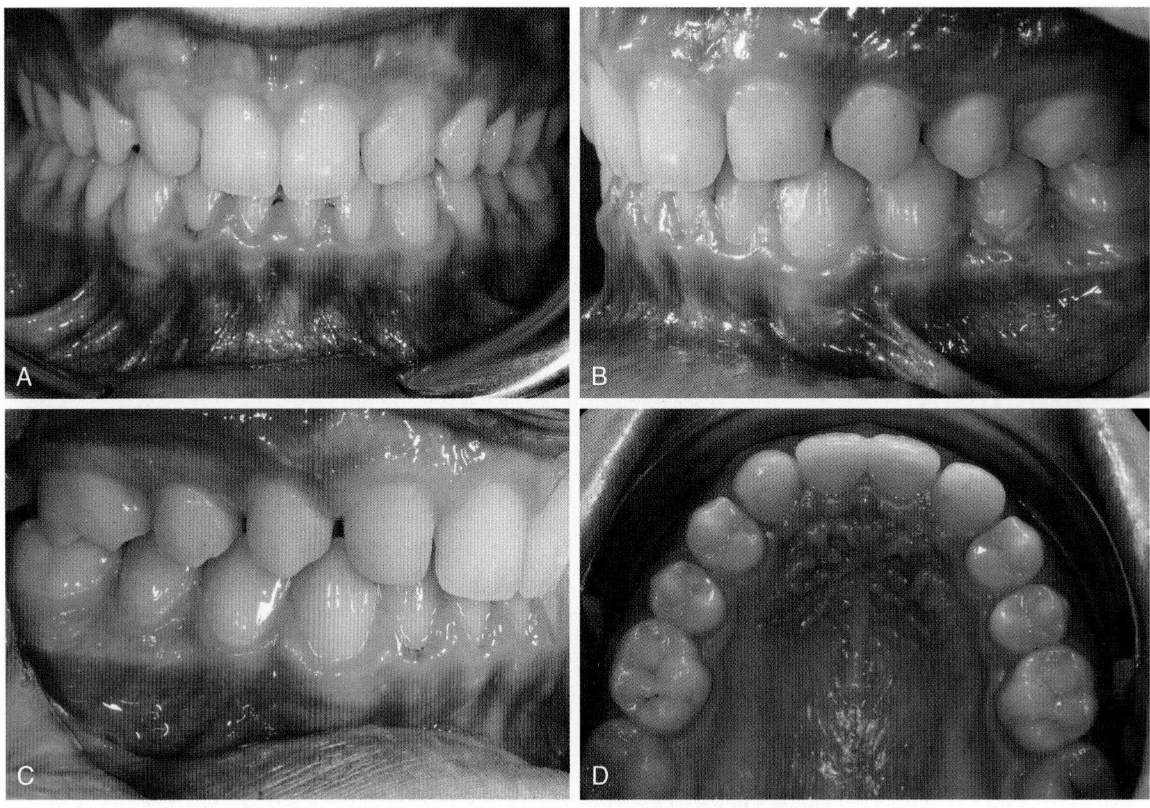

图6.20 治疗后记录：双侧侧切牙缺失，通过关闭间隙和牙齿改形治疗（A～D口内像）。

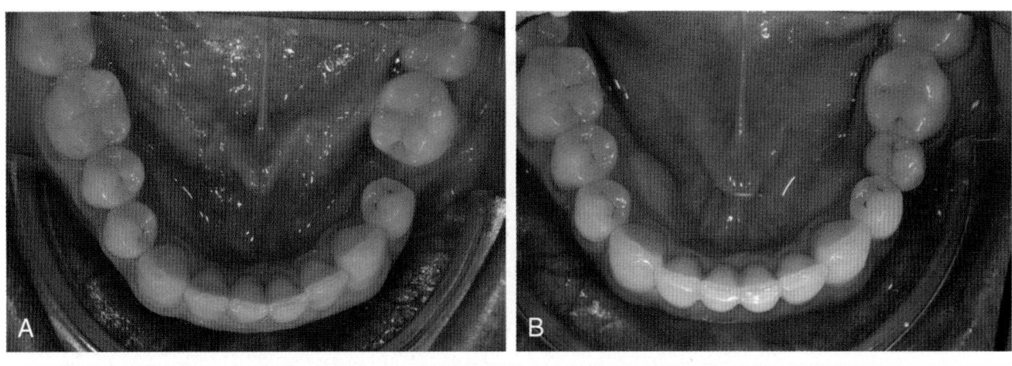

图6.21 通过磨牙远中竖直的方式打开间隙。（A）治疗前口内像。（B）种植体植入后的口内像。

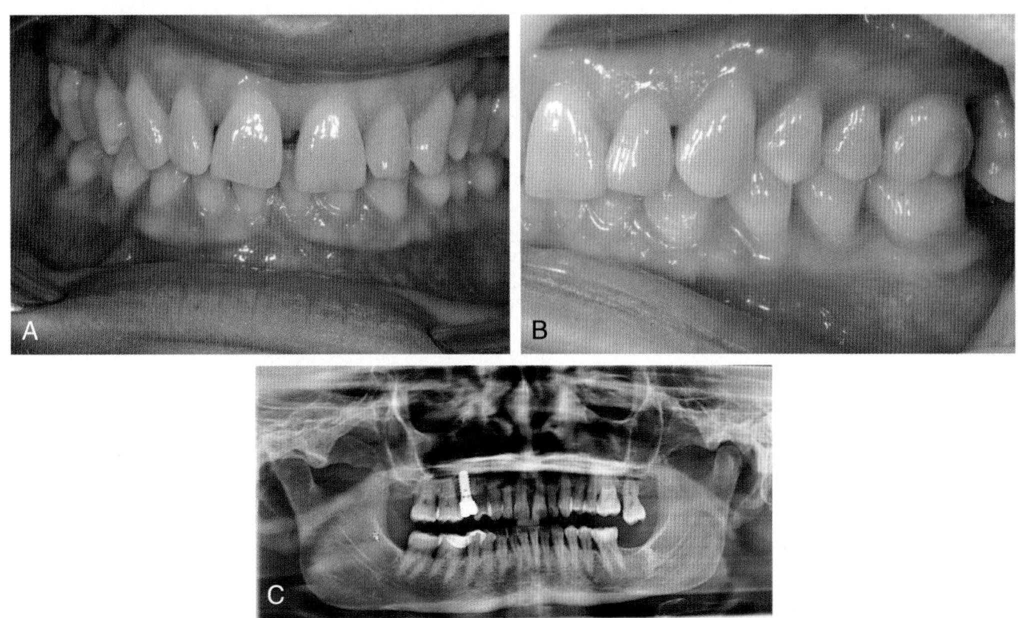

图6.22 治疗前记录：伸长的上颌第二磨牙（A，B）口内像。（C）全景片。

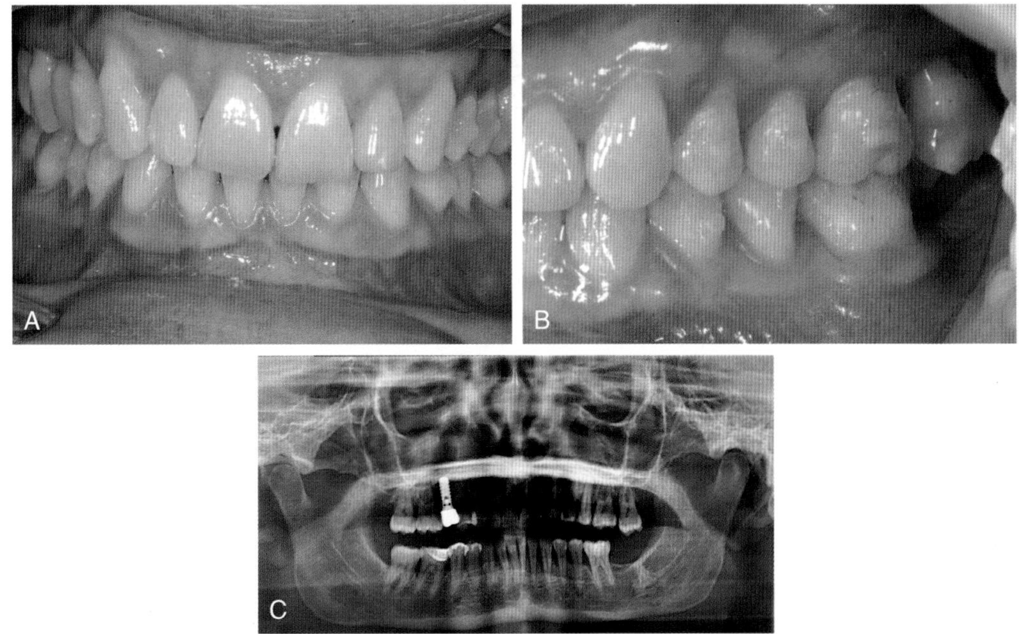

图6.23 治疗后记录：仅用透明矫治器治疗伸长的上颌第二磨牙（A，B）口内像。（C）全景片。

（李梦莹，赵婷婷，花放，贺红）

参考文献

[1] Rossini G, Parrini S, Castroflorio T, et al. Efficacy of clear aligners in controlling orthodontic tooth movement: a systematic review. Angle Orthod. 2015;85(5):881-889.

[2] Sachdeva R. Integrating digital and robot technologies: diagnosis, treatment planning, and therapeutics. In Graber ML, Vanarsdall RL, Vig, KWL, eds. Orthodontics Current Principles and Techniques. 5th ed. Elsevier; 2011.

[3] Scholz RP, Sachdeva RC. Interview with an innovator: SureSmile chief clinical officer Rohit C. L. Sachdeva. Am J Orthod Dentofacial Orthop. 2010;138(2):231-238.

[4] Simon M, Keilig L, Schwarze J, et al. Treatment outcome and efficacy of an aligner technique—regarding incisor torque, premolar derotation and molar distalization. BMC Oral Health. 2014;14:68.

[5] Veli I, Ozturk MA, Uysal T. Curve of Spee and its relationship to vertical eruption of teeth among different malocclusion groups. Am J Orthod Dentofacial Orthop. 2015;147(3):305-312.

[6] Tepedino M, Franchi L, Fabbro O, et al. Post-orthodontic lower incisor inclination and gingival recession—a systematic review. Prog Orthod. 2018;19(1):17.

[7] Papadimitriou A, Mousoulea S, Gkantidis N, et al. Clinical effectiveness of Invisalign® orthodontic treatment: a systematic review. Prog Orthod. 2018;19(1):37.

[8] Simon M, Keilig L, Schwarze J, et al. Forces and moments generated by removable thermoplastic aligners: incisor torque, premolar derotation, and molar distalization. Am J Orthod Dentofacial Orthop. 2014;145(6):728-736.

[9] Kravitz ND, Kusnoto B, Agran B, et al. Influence of attachments and interproximal reduction on the accuracy of canine rotation with Invisalign. A prospective clinical study. Angle Orthod. 2008;78(4): 682-687.

[10] Meredith L, Farella M, Lowrey S, et al. Atomic force microscopy analysis of enamel nanotopography after interproximal reduction. Am J Orthod Dentofacial Orthop. 2017;151(4):750-757.

[11] Othman SA, Harradine NW. Tooth-size discrepancy and Bolton's ratios: the reproducibility and speed of two methods of measurement. J Orthod. 2007;34(4):234-242.

[12] Cançado RH, Gonçalves Júnior W, Valarelli FP, et al. Association between Bolton discrepancy and angle malocclusions. Braz Oral Res. 2015;29:1-6.

[13] Rosa M, Zachrisson BU. Integrating space closure and esthetic dentistry in patients with missing maxillary lateral incisors. J Clin Orthod. 2007;41(9):563-573.

[14] Rosa M, Lucchi P, Ferrari S, et al. Congenitally missing maxillary lateral incisors: long-term periodontal and functional evaluation after orthodontic space closure with first premolar intrusion and canine extrusion. Am J Orthod Dentofacial Orthop. 2016;149(3):339-348.

[15] Jamilian A, Perillo L, Rosa M. Missing upper incisors: a retrospective study of orthodontic space closure versus implant. Prog Orthod. 2015;16:2.

[16] Giancotti A, Farina A. Treatment of collapsed arches using the Invisalign system. J Clin Orthod. 2010;44(7):416-425.

[17] Mampieri G, Giancotti A. Invisalign technique in the treatment of adults with pre-restorative concerns. Prog Orthod. 2013;14:40.

[18] Arslan A, Ozdemir DN, Gursoy-Mert H, et al. Intrusion of an overerupted mandibular molar using mini-screws and mini-implants: a case report. Aust Dent J. 2010;55(4):457-461.

[19] Tripathi T, Kalra S, Rai P, et al. True intrusion of maxillary first molars with zygomatic and palatal miniscrew anchorage: a case report. Aust Orthod J. 2016;32(2):233-240.

第7章 无托槽隐形矫治在Ⅱ类错殆畸形患者中的应用

Aligner Treatment in Class II Malocclusion Patients

TOMMASO CASTROFLORIO, WADDAH SABOUNI, SERENA RAVERA, FRANCESCO GARINO

前言

自从无托槽隐形矫治（clear aligner treatment，CAT）问世以来，关于无托槽隐形矫治技术能否常规完成中等难度和复杂正畸病例的争议一直存在[1]。在治疗Ⅱ类错殆畸形时，无托槽隐形矫治可以提供不同的治疗选择：

（1）磨牙远移。

（2）磨牙去扭转。

（3）通过牵引实现咬合跳跃。

（4）拔牙。

（5）下颌前移。

（6）正颌外科手术。

上颌磨牙远移

在一些非拔牙病例中，上颌磨牙远移是使青少年和成人患者上牙弓获得2～3mm间隙从而达到Ⅰ类咬合关系的方法之一[2]。

上颌磨牙的远移可通过施加口外力或口内力来实现[3]。使用头帽口外弓牵引治疗Ⅱ类错殆畸形已有悠久的历史，其最初的设计目的为远中移动上颌骨和上颌磨牙[4-5]。近年来，一些新技术的出现可以减少对患者依从性的依赖，例如一些结合或不结合骨性支抗的口内矫治器。然而，即便使用这些装置，在磨牙远移过程中，也可能产生上颌磨牙的不良倾斜和/或前牙支抗丢失[6-7]。要实现牙齿的整体移动意味着施加的力必须经过牙齿的阻力中心，或者需要在牙冠上施加一个复杂的等效力和力矩系统[8]。近期一篇系统评价评估了透明矫治器在排齐整平牙弓方面的效果，它在解决轻至中度拥挤方面比固定矫治器更有优势[9]。最近，与隐形矫治正畸牙移动（orthodontic tooth movement，OTM）相关的可用证据显著增加，A级证据中有3项随机对照试验，总体证据等级为中/高。相关证据表明，上颌磨牙远移2.5mm和关闭7mm的前磨牙拔牙间隙是无托槽隐形矫治技术中可控性和实现率最高的移动方式[10]。

2014年，Simon等[11]指出上颌磨牙远中移动是无托槽隐形矫治中实现率最高的牙齿移动方式（88%）。在牙齿远移阶段，选用正确的分步移动和采用合适的附件十分关键。因此，2012年Drake等[12]的研究中存在明显的偏倚因素，即每步矫治器移动牙齿距离为0.5mm，而非推荐的0.25mm。2016年，Ravera等[13]证实了Simon等[14]的研究结果，证明上颌第一磨牙和第二磨牙远移可有效实现的距离不超过2.5mm，此时矫治器对后牙的垂直控制最佳且没有前牙支抗的丢失。这些效果的实现需要通过结合使用分步移动、垂直矩形附件和Ⅱ类牵引（0.25～4.5盎司）来加强支抗[15]。已有临床专家对附件和牵引的使用进行过介绍[15]。树脂附件的使用有助于提高隐形矫治的生物力学效率。磨牙颊侧长的垂直附件能产生足够的力矩来对抗倾斜移动[16]。因此，长的垂直附件可以在磨牙移动时提供良好的轴倾度控制，从而在内收前牙时增加后牙的支抗。

2016年，Garino等[17]的一项随机对照试验证实不同附件组合的差异性，他们发现使用5个附件（第一磨牙、第二磨牙、第一前磨牙、第二前磨牙、尖牙）与使用3个附件（第一磨牙、第一前磨牙、第二前磨牙）在牙齿远移量的表达上具有显著差异，前者效率更高。在磨牙远移过程中，限制其倾斜移动往往很困难，因为在施力方向上矫治器与牙齿的接触面积有限。若第二磨牙上未设计长的矩形附件，第一磨牙远移过程中可能会产生支抗丢失，导致治疗结束时第二磨牙的远中移动量减少和第一磨牙明显的倾斜移动。此外，如果后牙段没有进行合适的支抗预备，可能会导致前牙内收时出现转矩丢失。在仅使用3个附件组中，中切牙出现了不受控制的倾斜移动。

最近，Gomez等[18]发现，当上颌尖牙在没有附件的情况下向远中移动时，会受到顺时针方向的力矩和产生远中倾斜的趋势。树脂附件的存在有助于抵消这种趋势，产生一个反向力矩，有助于尖牙的整体移动。在另一项有限元分析中，Comba等[19]发现使用附件可以抵消尖牙远移过程中不受控制的倾斜移动，产生一个反向力矩使牙根直立。这个力矩来源于一个复杂的力系统，通过激活附件表面而产生。在分析上颌尖牙颊面的一对附件（一个位于远中颈缘处，另一个位于近中切缘处）时，发现压力区位于颈缘附件近中面和切缘附件远中面。该结论证实了Gomez的研究结果。

在计划进行磨牙远移时，垂直向是一个重要的考虑点。我们的研究发现磨牙的远中移动与磨牙的压低相伴而行。透明矫治器的厚度和由此产生的咬合力可能有利于压低，由此解释了磨牙远移时前牙在垂直向上没有任何变化的原因。此外，Gomez等[18]报告在磨牙远移时，透明矫治器的颊侧和腭侧存在明显的“翘起”趋势。这一发现很有意思，因为它提示矫治器对牙齿可能有压低效应。

对患者和正畸医生来说，隐形矫治技术是一种个性化的正畸治疗方法。在市面上大多数可用的隐形矫治系统中，临床医生可以选择在远移过程中使用树脂附件控制上颌磨牙。

上颌磨牙扭转

约95%的安氏Ⅱ类1分类患者的上颌第一磨牙表现为近中腭向扭转，占所有错殆畸形患者的83%[15-16]。上颌第一磨牙的近中腭向扭转常导致牙弓间隙的丧失[17]。这种牙列拥挤通常发生在前磨牙和尖牙段，可能导致前磨牙和尖牙的近远中向错位。因此，上颌磨牙的远中颊向旋转可作为改善Ⅱ类咬合关系的一种有效方法。纠正磨牙扭转被认为是使用透明矫治器可预测的移动之一[20]。

牵引效应

牵引效应（elastic effect）可定义为使用颌间牵引机制来纠正Ⅱ类咬合关系。在虚拟排牙中，牵引效应通过模拟咬合关系从Ⅱ类跳跃移动到Ⅰ类来实现，使预期治疗目标更加可视化。需要设计个性化的牙齿移动排齐牙列，以实现Ⅱ类牵引的效果。

建议从治疗开始就使用弹性牵引，直至牙齿移动到理想的矢状向位置。

被模拟为治疗结束前最后一步的前后向移动，以确认牙弓最终的协调性和咬合关系。

磨牙远移的同时结合使用弹性牵引，所需的矫治器数量更少。然而，在虚拟排牙设计时，需要在准备阶段将所有可能的咬合干扰去除，创造足够的空间使Ⅱ类牵引发挥作用。

尽管在日常临床中大量使用Ⅱ类牵引，但对其效果的了解却很少。最近的一篇系统评价指出，目前的文献建议使用直径为3/16英寸的橡皮圈和0.016～0.022英寸的不锈钢方丝来获得轻力（平均2.6盎司）[21]。在无托槽隐形矫治中，根据临床专家的经验，建议使用直径为1/4英寸、4.5盎司的橡皮圈[13,15]。然而，正如第5章所示，有限元分析表明在无托槽隐形矫治中需要力量更大的Ⅱ类牵引。由于Ⅱ类牵引很大程度上依赖于患者的依从性，因此建议全天戴用。有研究表明仅用牵引矫正Ⅱ类错殆畸形平均需要8.5个月，改善通常主要来源于牙齿及牙槽效应。根据现有文献资料，这是矫正远中尖对尖的Ⅱ类错殆畸形所需的平均治疗时间[21]。

拔牙

关于拔牙的具体内容，请参考第8章。

下颌前移

关于下颌前移的具体内容，请参考第16章。

正颌外科手术

正颌外科手术包括对上颌骨和/或下颌骨进行的外科手术，用于治疗严重的骨性错殆畸形和改善侧貌。这对成人患者是有益的，因为最复杂的病例仅用矫形和正畸治疗是不能解决的。

关于正颌外科手术的具体内容，请参考第17章。

临床治疗方案

通过磨牙远移后内收上颌牙列，可以矫治轻度到中度的Ⅱ类错殆畸形（＜3mm）。对于上颌前突的Ⅱ类错殆畸形患者或正在接受掩饰性治疗的成人患者，应首选磨牙远移方案。

在磨牙远中移动过程中，必须使用Ⅱ类牵引或支抗钉，避免出现前牙支抗的丧失[13,22-23]。

根据错殆畸形在矢状向上的严重程度，我们可以采用不同的临床治疗方法：

- 当远移量不超过3mm时，我们可以放心地使用透明矫治器进行序列远移。

- 当远移量为3～5mm时，我们根据临床实际情况进行序列远移，必要时结合邻面去釉、磨牙去扭转或弹性牵引。
- 如果远移量超过5mm，我们应选择拔牙矫治或正颌手术，这取决于临床实际情况和患者的选择。

上颌磨牙远移的病例报告

病例摘要1

一位25岁的女性患者寻求美观同时便于取戴的正畸治疗，因为她是一位经常在欧洲旅行的化妆师。

她的咬合关系为Ⅱ类1分类，下颌牙弓轻度拥挤，上颌牙弓中度拥挤。前牙覆盖达到10mm。侧貌分析显示上下唇前突（图7.1）。

考虑到患者对美观的要求，并且她拒绝手术和拔牙，我们的治疗计划是通过Invisalign（Align Technology Inc.，San José，CA，USA）矫治系统使上颌牙序列远移从而最终达到尖牙和磨牙Ⅰ类关系，在所有需远移的牙齿上设计树脂附件，同时结合Ⅱ类牵引[13,17,20]（图7.2）。

要求患者每天戴用透明矫治器和进行Ⅱ类牵引的时间不少于21小时。此外，她在正畸治疗过程中每天都会使用AcceleDent装置20分钟。在上颌第二磨牙的远移完全到位前每2周更换一副透明矫治器，接着每10天更换一副直至上颌第一磨牙移动到目标位，然后每7天更换一副直至治疗结束。ClinCheck（Align Technology Inc.，San José，CA，USA）软件上显示，按设定的步骤、附件以及Ⅱ类牵引，需63副透明矫治器以获得预期的结果（远移3mm）。因此，矫治时间大致需要30个月。患者选择使用AcceleDent装置，在18个月后治疗结束，没有设计额外的矫治器（图7.3）。

治疗结束时效果非常不错，尖牙和磨牙为Ⅰ类关系，覆𬌗覆盖正常，前牙无功能性𬌗干扰。面下1/3的

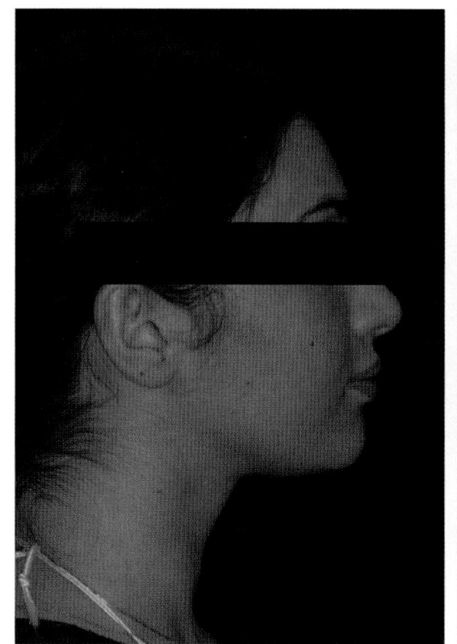
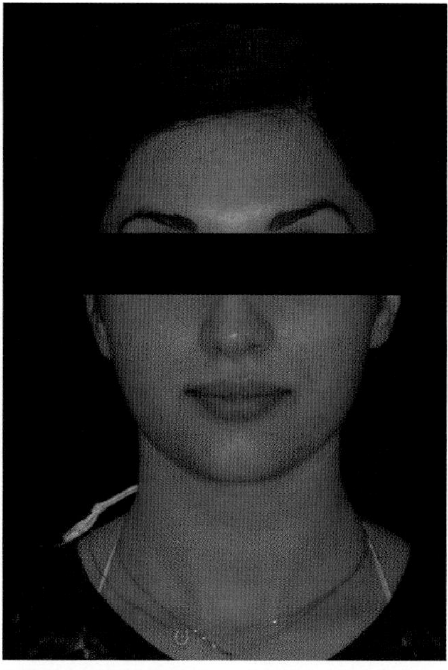
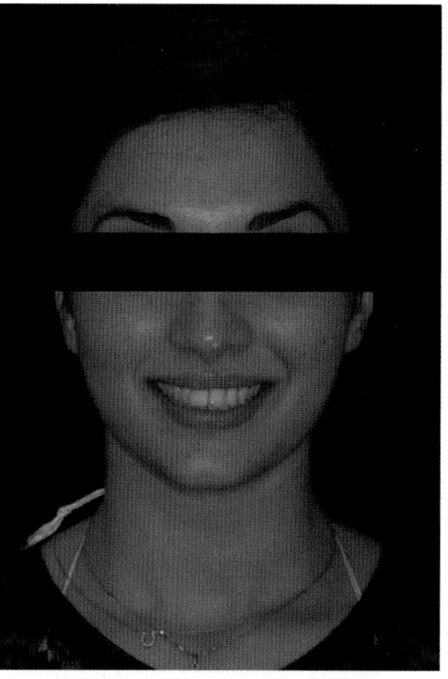
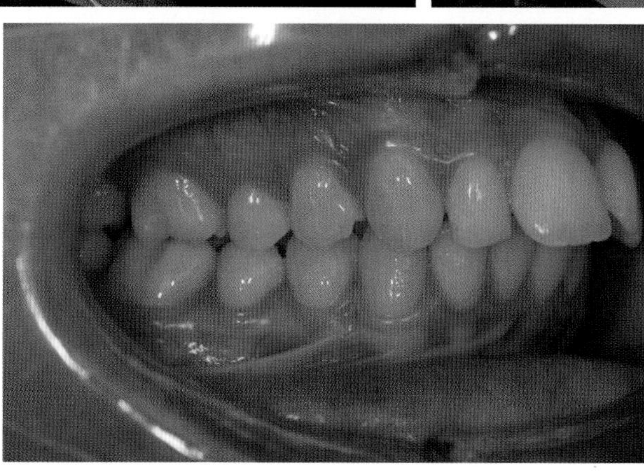
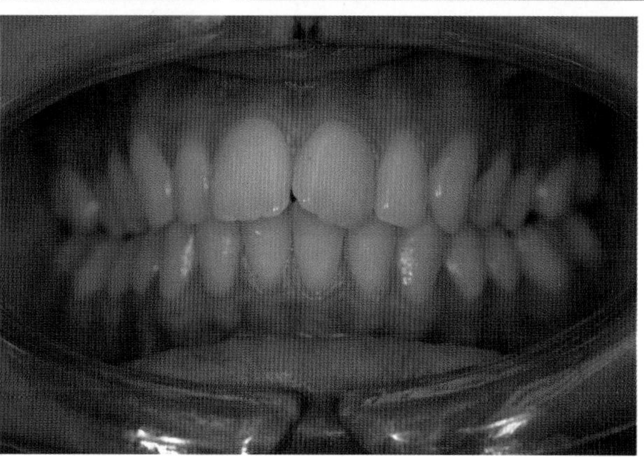

图7.1　病例1：治疗前的临床和影像学资料。

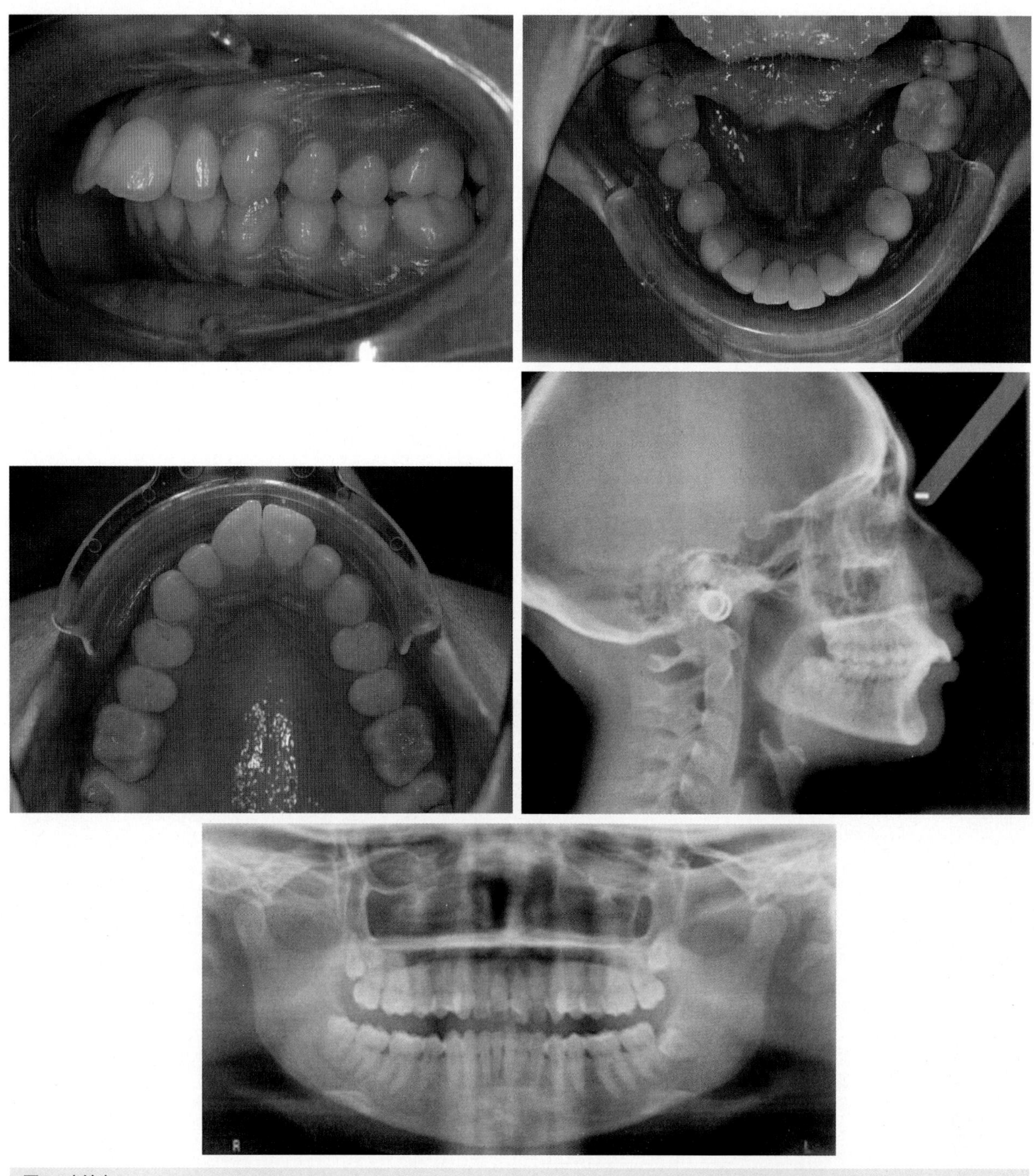

图7.1（续）

侧貌较治疗前有了显著改善（图7.4）。

治疗前后头影测量重叠图显示，上颌磨牙远移了大约6mm，且未出现明显倾斜移动，前牙的唇舌向转矩控制良好（图7.5）。

因结合使用Ⅱ类牵引，下颌前伸了约1.5mm。用Vivera（Align Technology Inc.，San José，CA，USA）保持器进行保持。

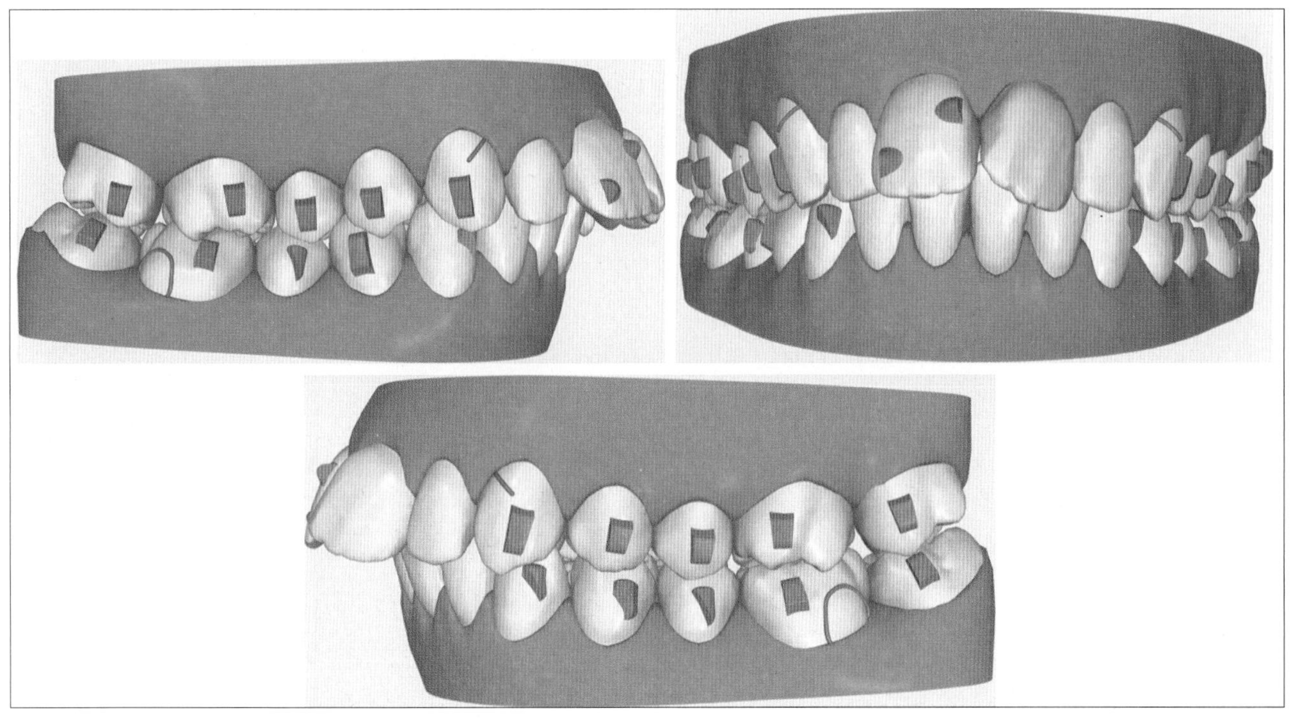

图7.2　病例1：治疗前ClinCheck上的正面观和侧面观。

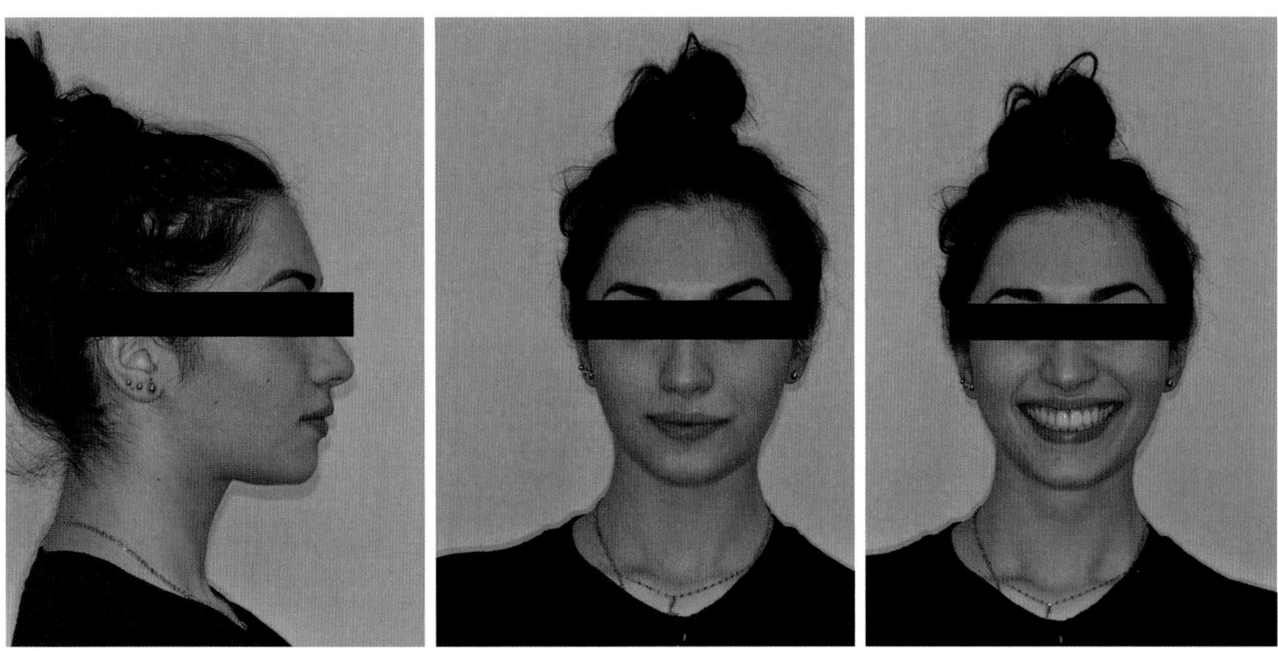

图7.3　病例1：治疗后的临床和影像学资料。

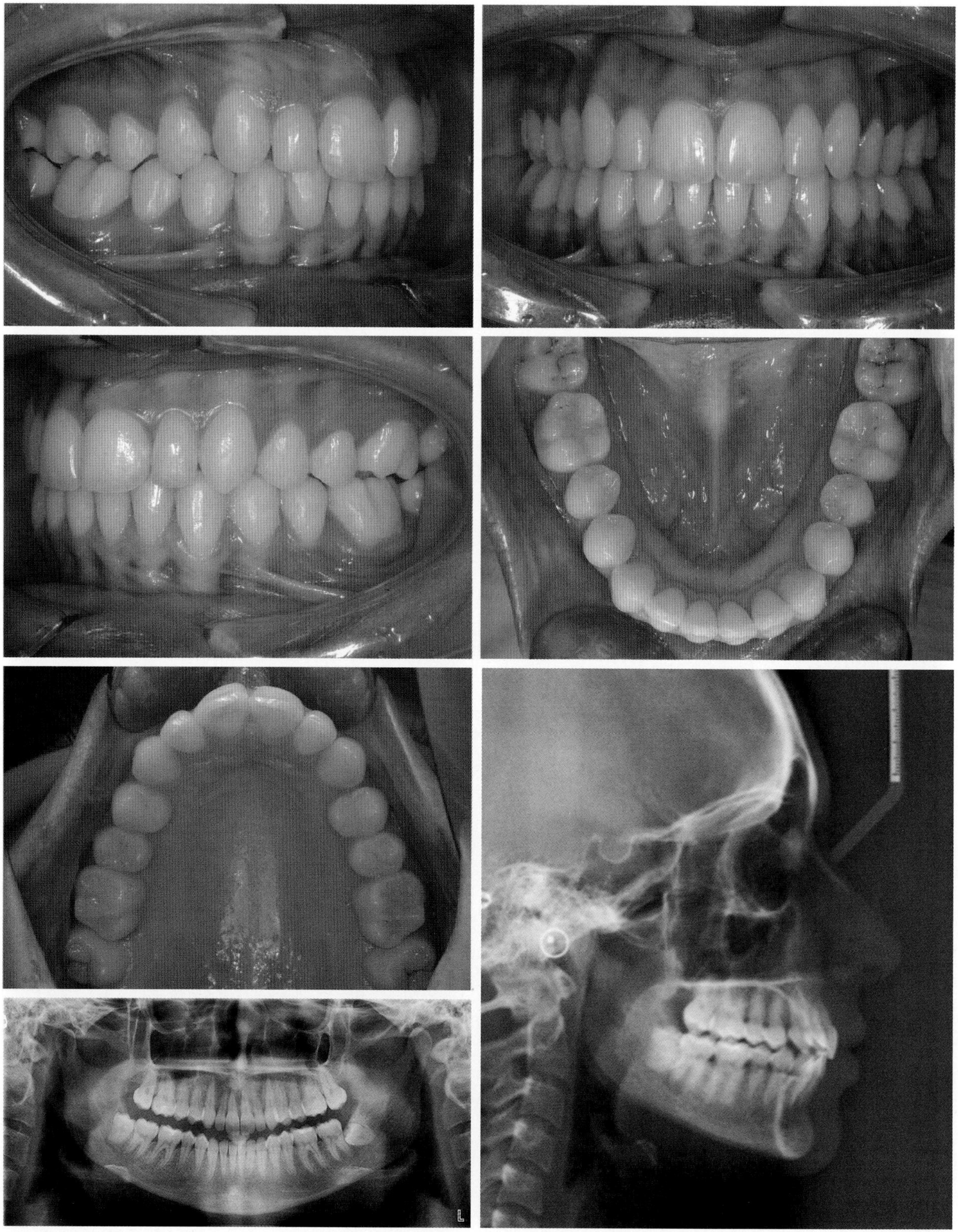

图7.3（续）

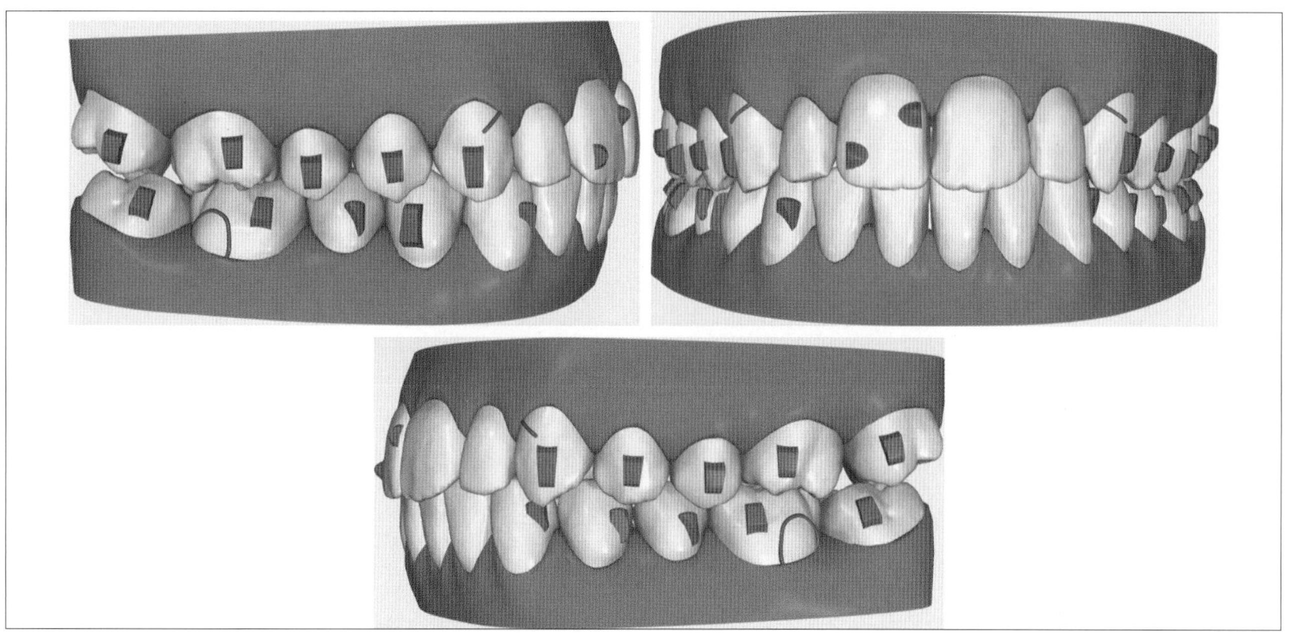

图7.4　病例1：治疗后ClinCheck软件上的正面观和侧面观。

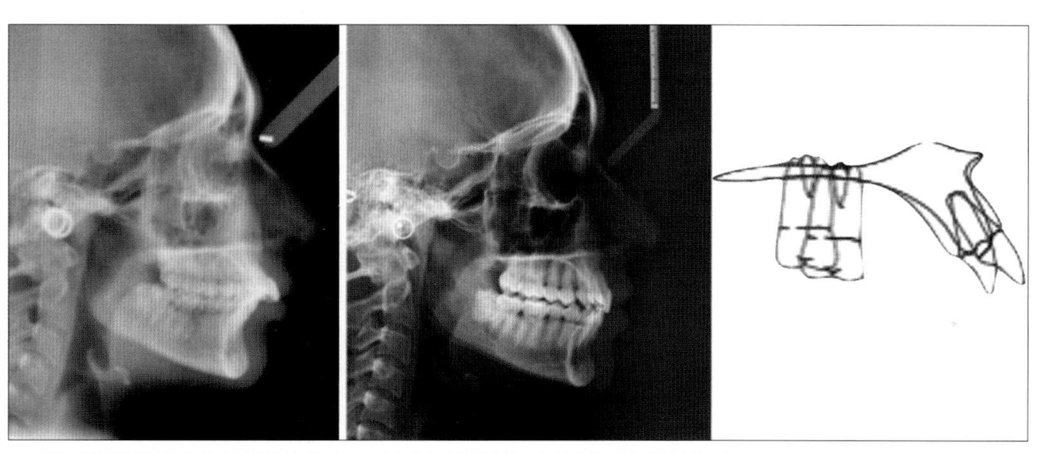

图7.5　病例1：治疗前后的X线头颅侧位片和上颌头影测量重叠图。

病例摘要2

一位30岁的女性患者，寻求美观同时便于取戴的正畸治疗。

她表现为安氏Ⅱ类2分类，上颌牙弓中度拥挤，下颌牙弓轻度拥挤。前牙覆盖为3mm。侧貌分析显示上下唇位置尚可（图7.6）。

考虑到患者对美观的要求以及她拒绝手术，我们的治疗计划为通过Invisalign（Align Technology Inc.，San José，CA，USA）矫治器序列远移上颌牙齿从而达到尖牙和磨牙Ⅰ类关系，在所有远移的牙齿上设计树脂附件，同时结合Ⅱ类牵引。预期的平均远移量为2.5mm（图7.7）。

要求患者每天戴用透明矫治器和进行Ⅱ类牵引的时间不少于21小时。在上颌第二磨牙的远移完全到位前每2周更换一副透明矫治器，接着每10天更换一副直至上颌第一磨牙移动到目标位，然后每7天更换一副持续到治疗结束。ClinCheck（Align Technology Inc.，San José，CA，USA）软件上显示，按设定的步骤、附件以及Ⅱ类牵引，需61副透明矫治器以达到预期结果。矫治时间大约需要28个月（图7.8）。

在治疗中间阶段，第一阶段的远移效果非常明显。如图7.8和图7.9所示，磨牙已经远移到Ⅰ类关系并与前磨牙之间产生了间隙。

治疗效果非常不错，尖牙和磨牙达到Ⅰ类咬合关系，覆𬌗覆盖正常。面下1/3的侧貌较治疗前有了轻微改善，因为患者治疗前的美学分析和头影测量指标都在可接受范围内（图7.10和图7.11）。

头影测量重叠图显示上颌磨牙远移距离约2.5mm，没有明显的倾斜移动，前牙的唇舌向转矩控制良好（图7.12）。

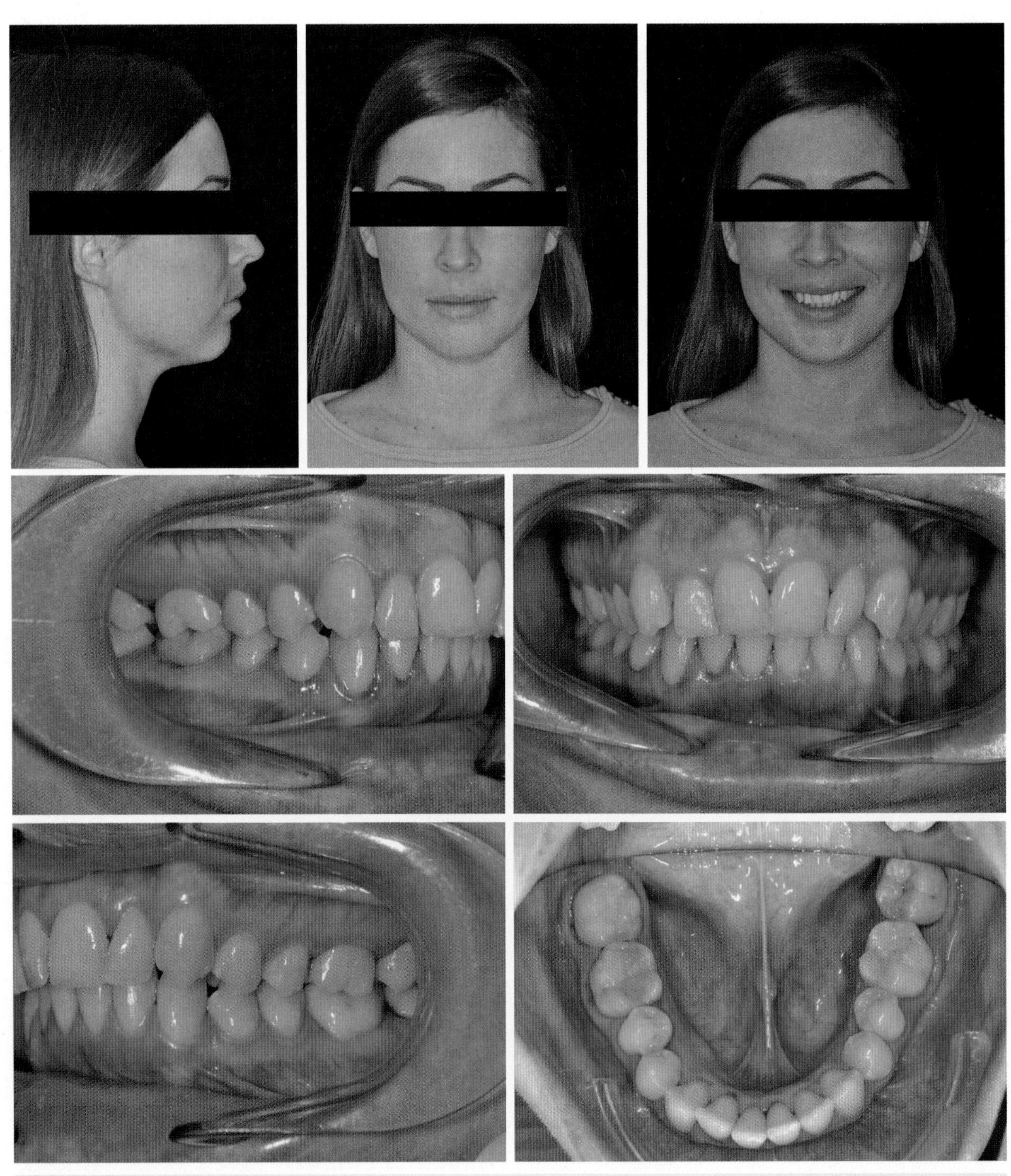

图7.6 病例2：治疗前的临床和影像学资料。

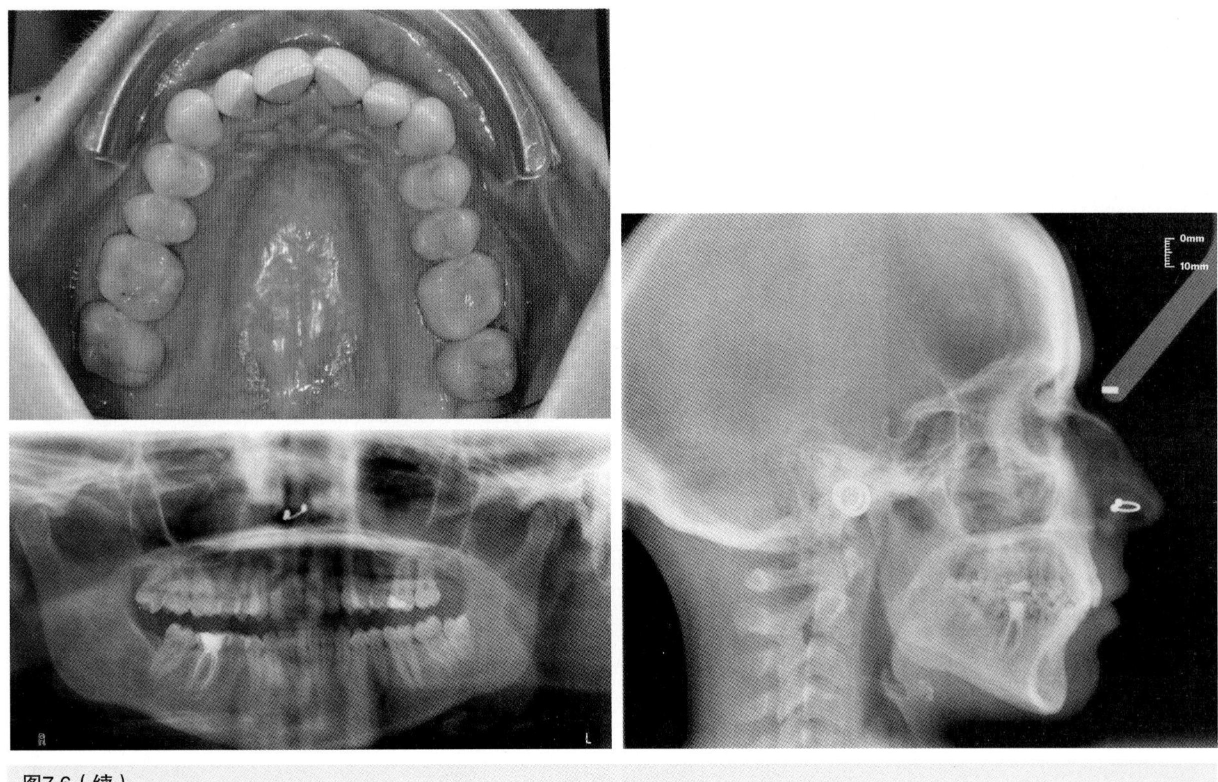

图7.6（续）

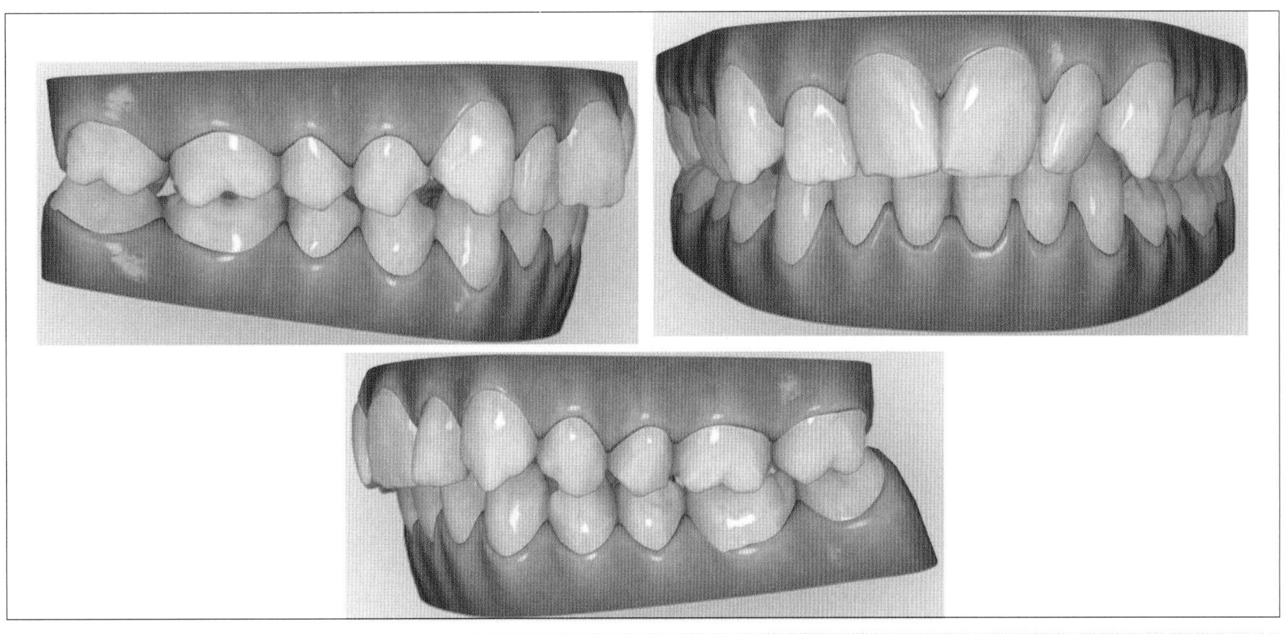

图7.7　病例2：治疗前ClinCheck上的正面观和侧面观。

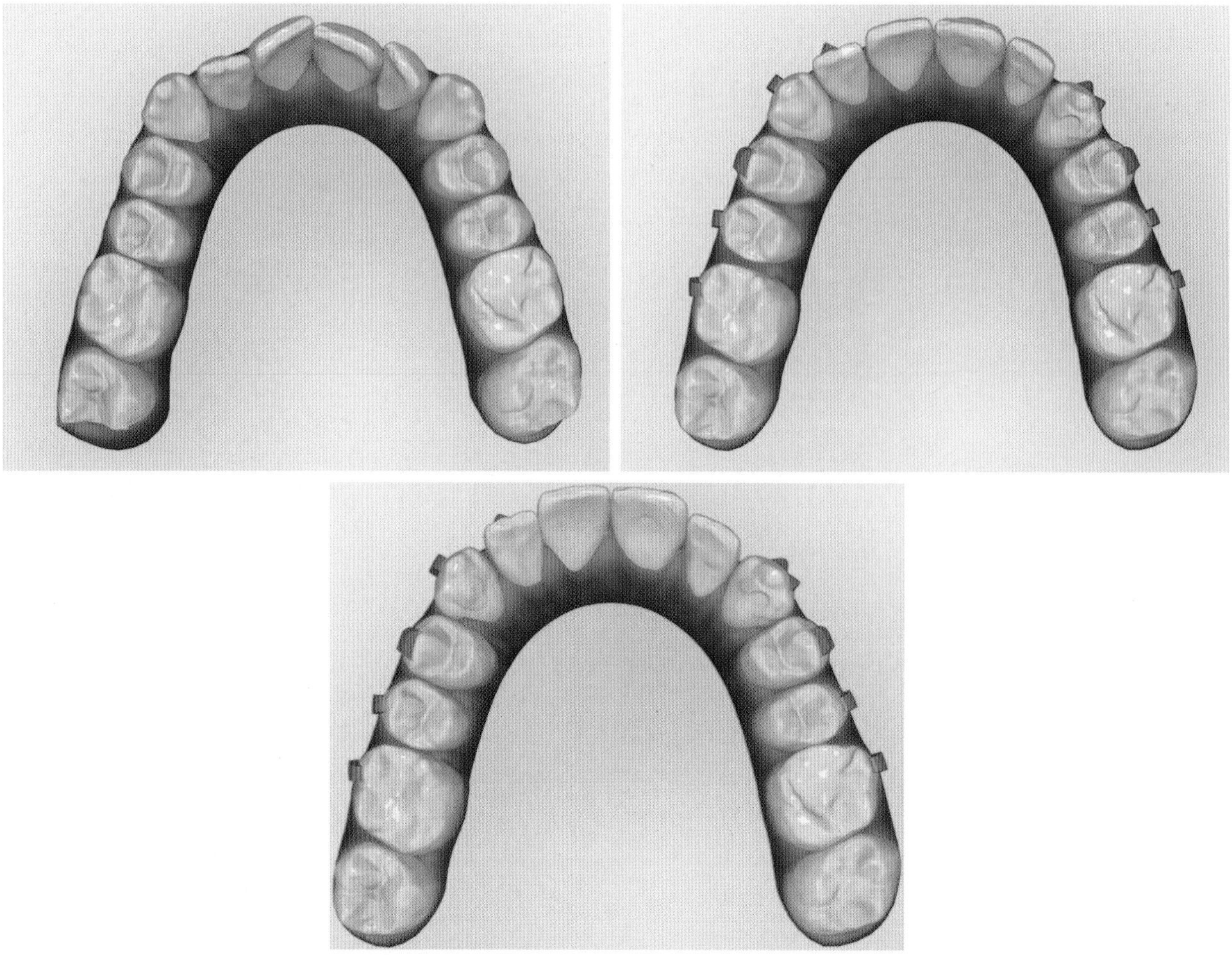

图7.8 病例2：治疗前、磨牙远移后以及治疗结束时的上牙弓殆面像。

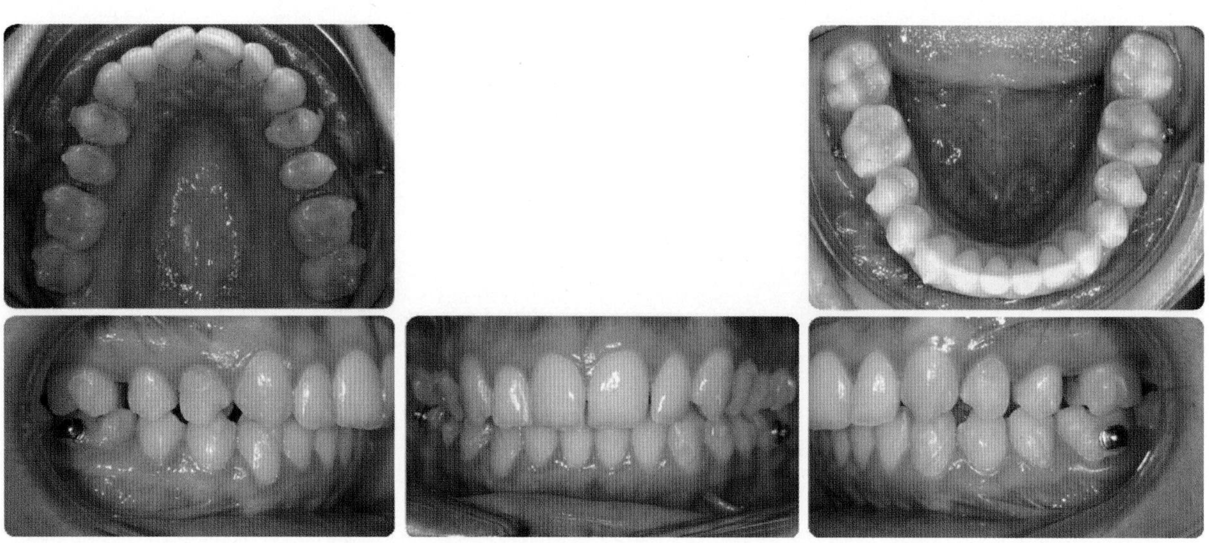

图7.9 病例2：远移完成后；口内殆面像、侧面像和正面像。

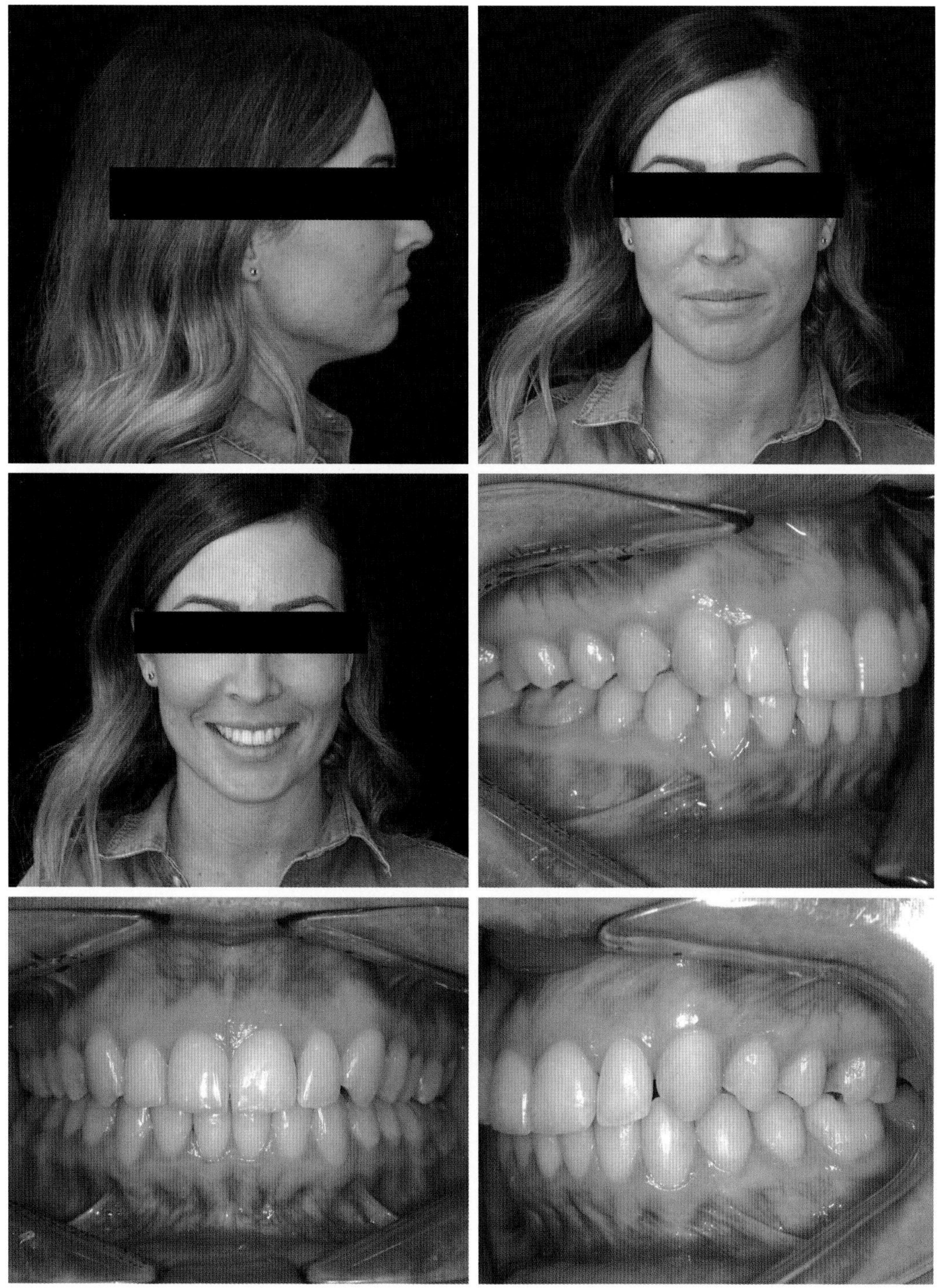

图7.10　病例2：治疗后的临床和影像学资料。

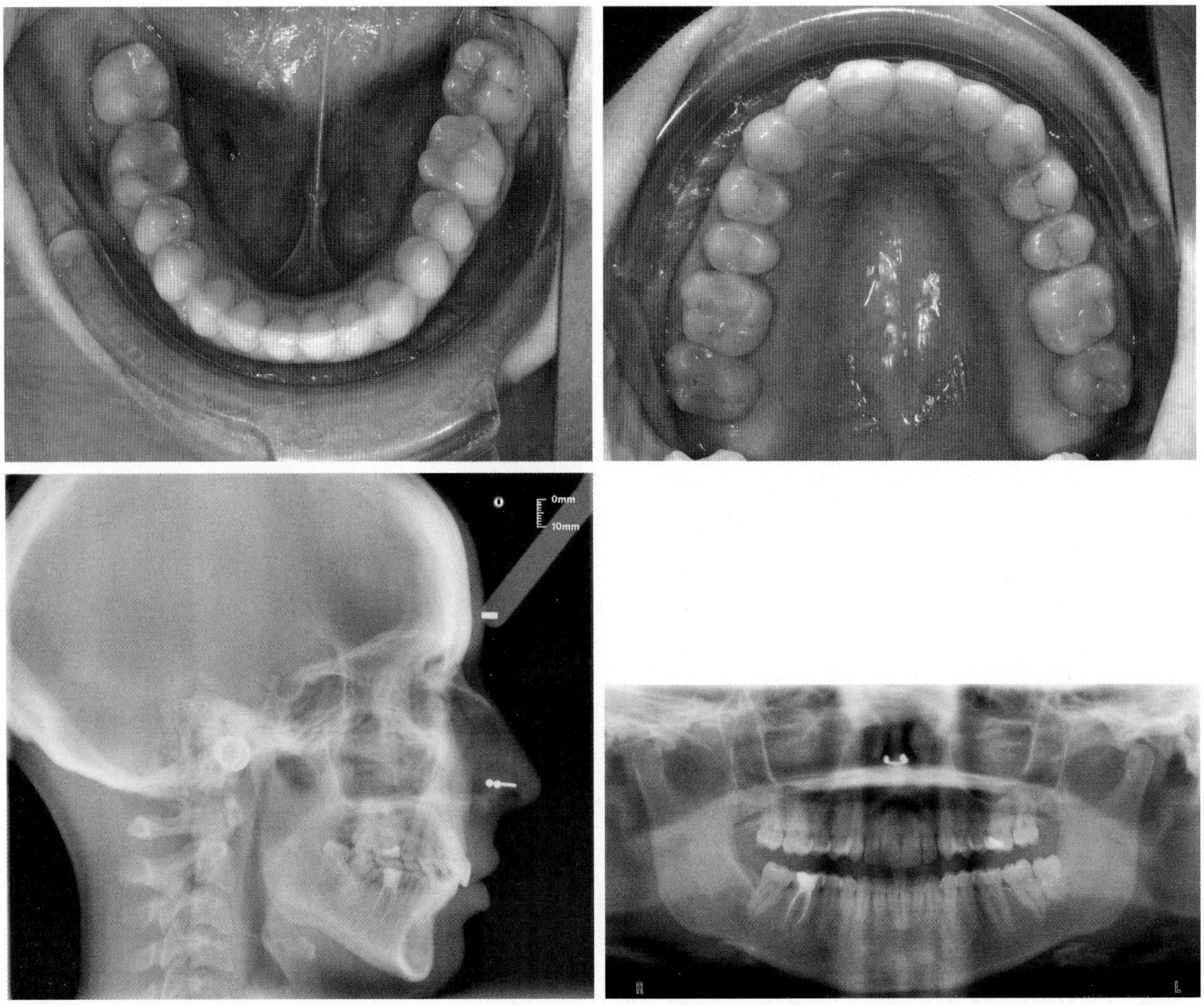

图7.10（续）

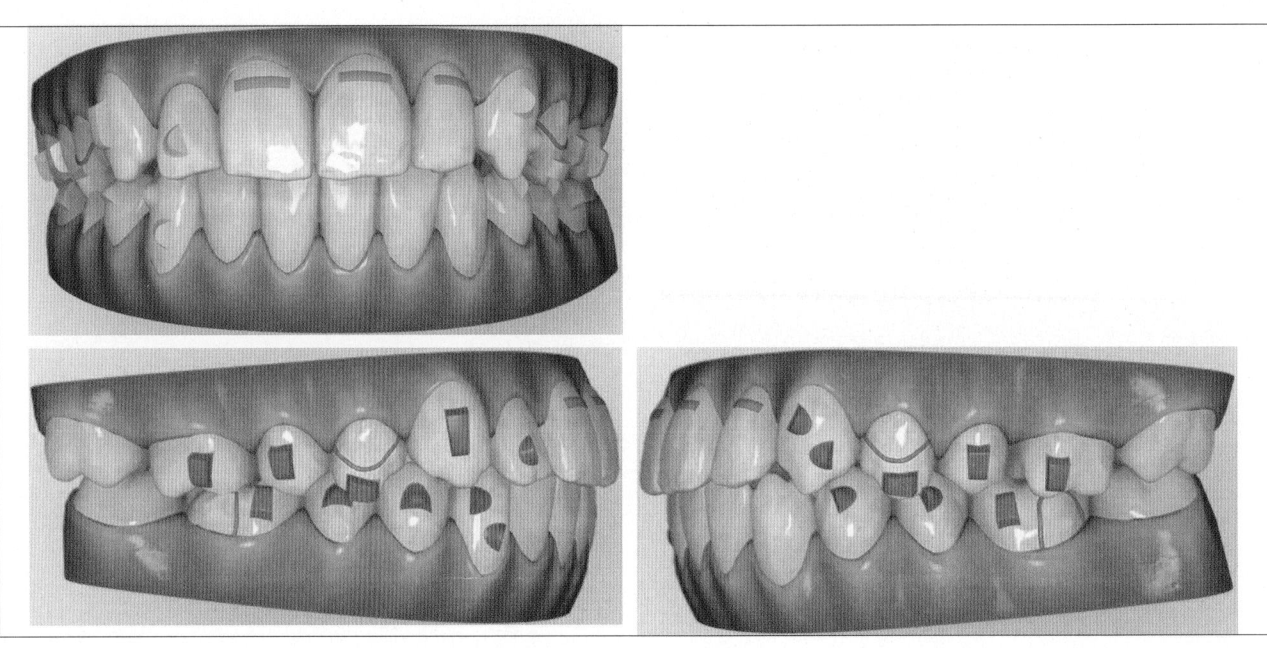

图7.11 病例2：治疗后ClinCheck软件上的正面观和侧面观。

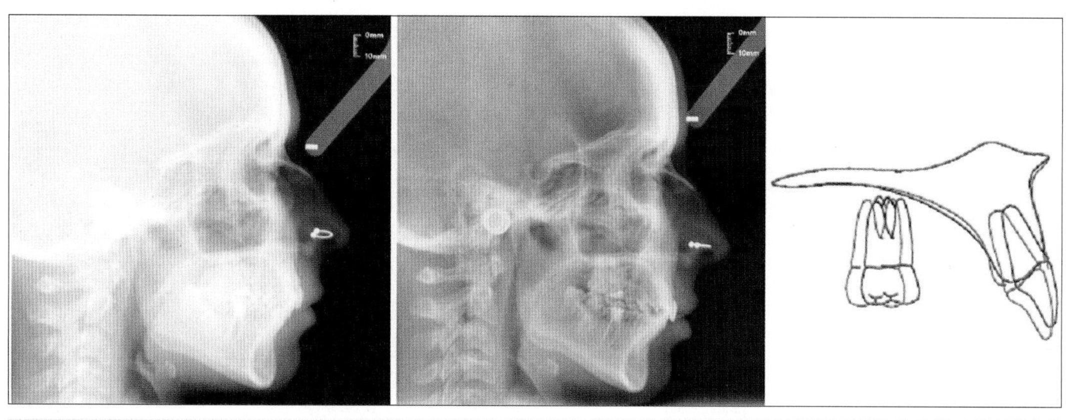

图7.12　病例2：治疗前后的X线头颅侧位片和上颌头影测量重叠图。

病例摘要3

一位15岁的女性患者，无正畸治疗史，双侧磨牙完全远中关系（5mm），上牙弓狭窄，上颌拥挤度5mm，前牙覆𬌗4mm，覆盖8mm。骨性Ⅱ类、低角，颈椎成熟度分期（cervical vertebrae maturation，CVM）为5期。从美学角度看，她颜面部正面观和侧面观都比较协调（图7.13）。

患者剩余的生长潜力不足，因此不考虑矫形治疗。考虑到患者对美观的要求，治疗计划为通过Invisalign（Align Technology Inc.，San José，CA，USA）矫治器实现磨牙去扭转、序列远移和咬合跳跃，从而矫正Ⅱ类错𬌗畸形和达到磨牙与尖牙Ⅰ类关系。在所有远移的牙齿上设计树脂附件，同时结合Ⅱ类牵引。预期的平均远移量为1.5mm。

要求患者每天戴用透明矫治器和进行Ⅱ类牵引的时间不少于21小时。在上颌第二磨牙的远移完全到位前每两周更换一副透明矫治器，接着每10天更换一副直至上颌第一磨牙移动到目标位，然后每7天更换一副持续到治疗结束。需要56副透明矫治器以达到预期结果（图7.14）。

治疗效果不错，最终尖牙和磨牙达到Ⅰ类咬合关系，覆𬌗覆盖正常。面下1/3的侧貌较治疗前有改善（图7.15）。

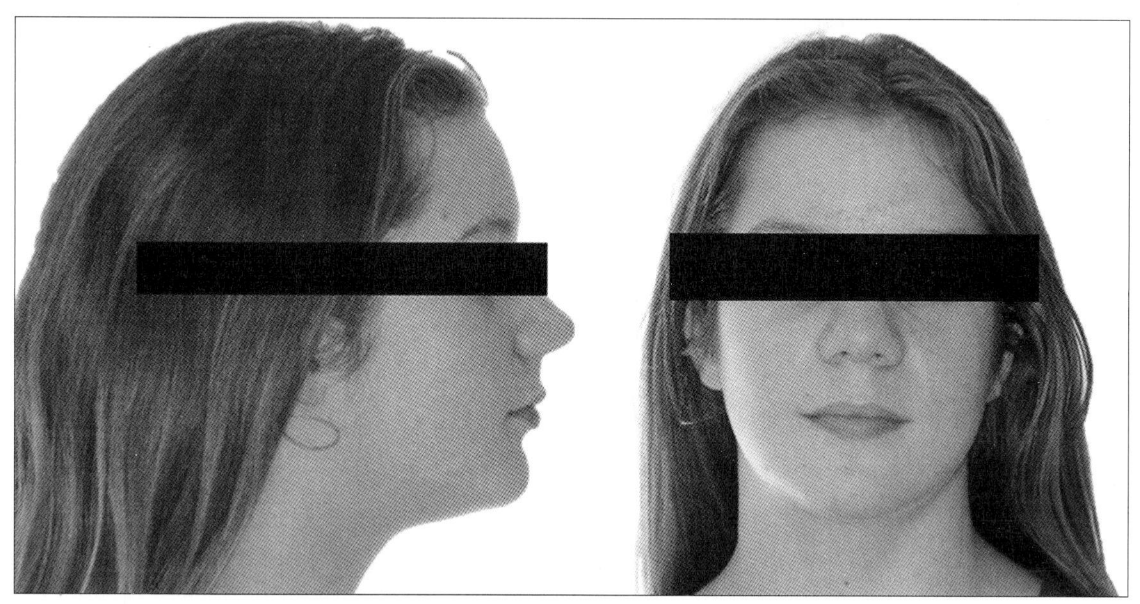

图7.13　病例3：治疗前的临床和影像学资料。

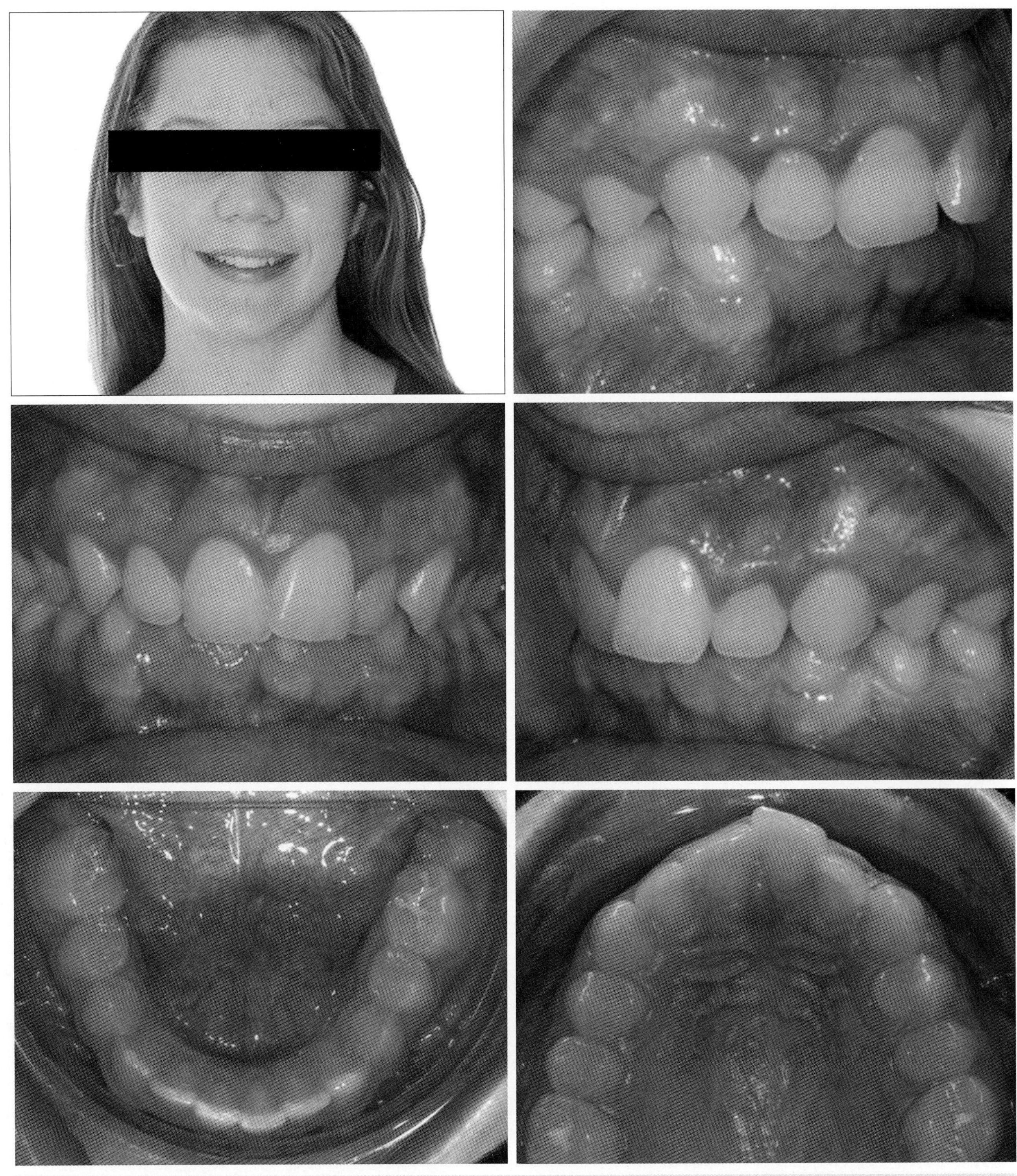

图7.13（续）

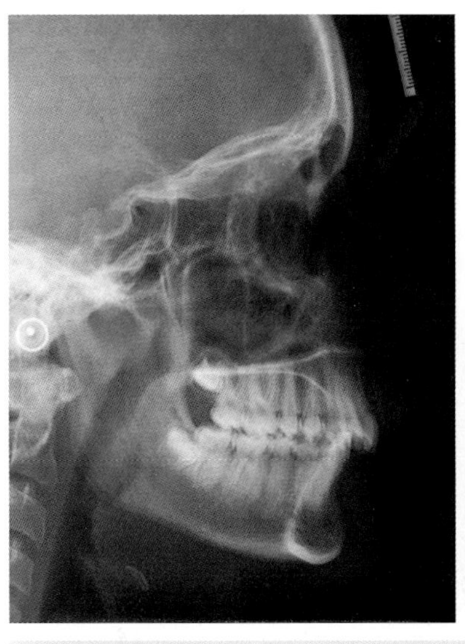
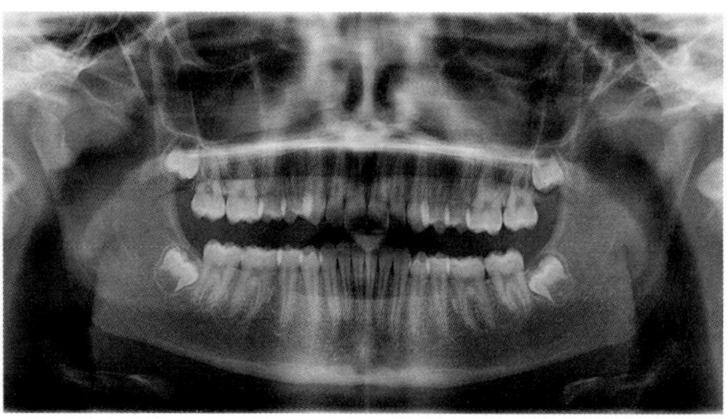

图7.13（续）

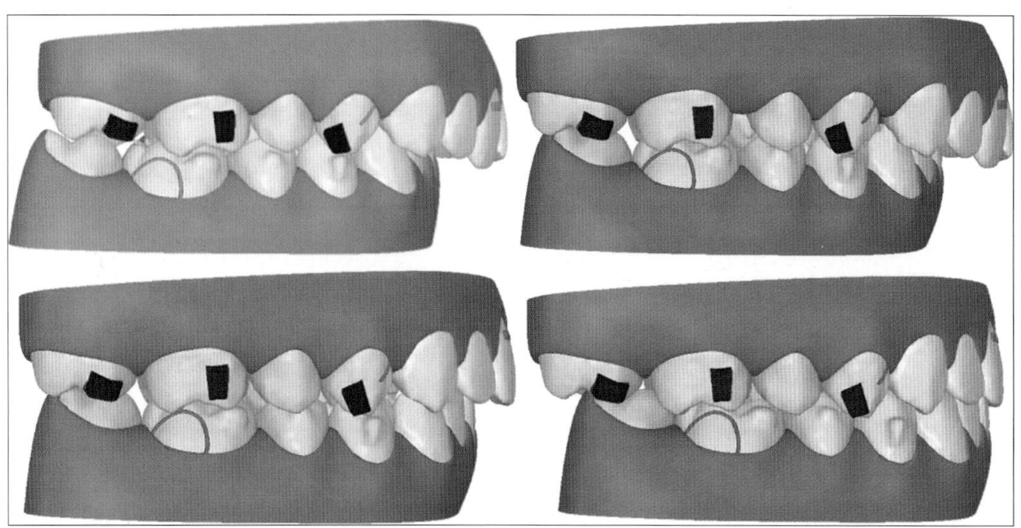

图7.14　病例3：治疗前、治疗中和咬合跳跃前后ClinCheck软件上的侧面观。

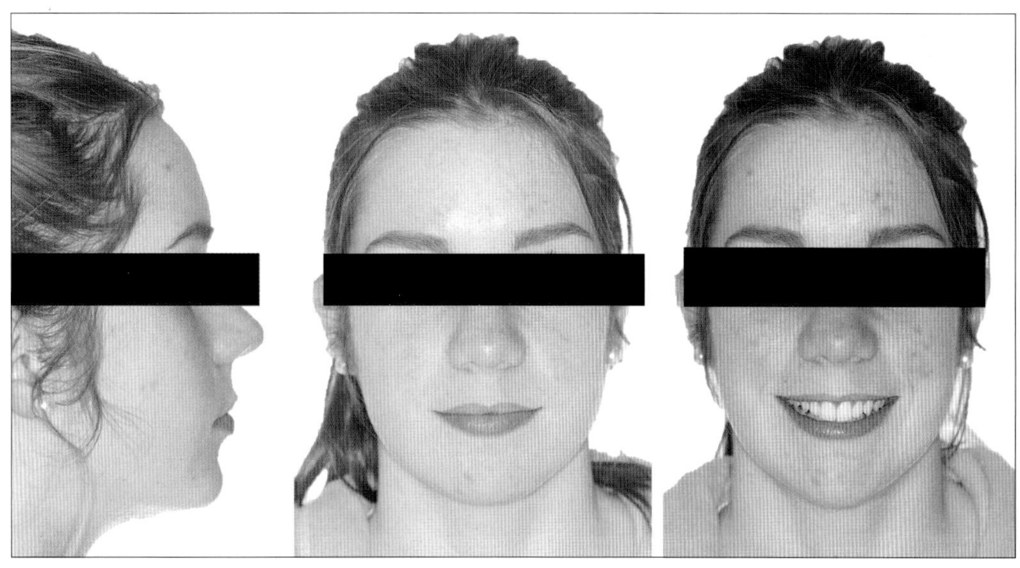

图7.15　病例3：治疗后的临床和影像学资料。

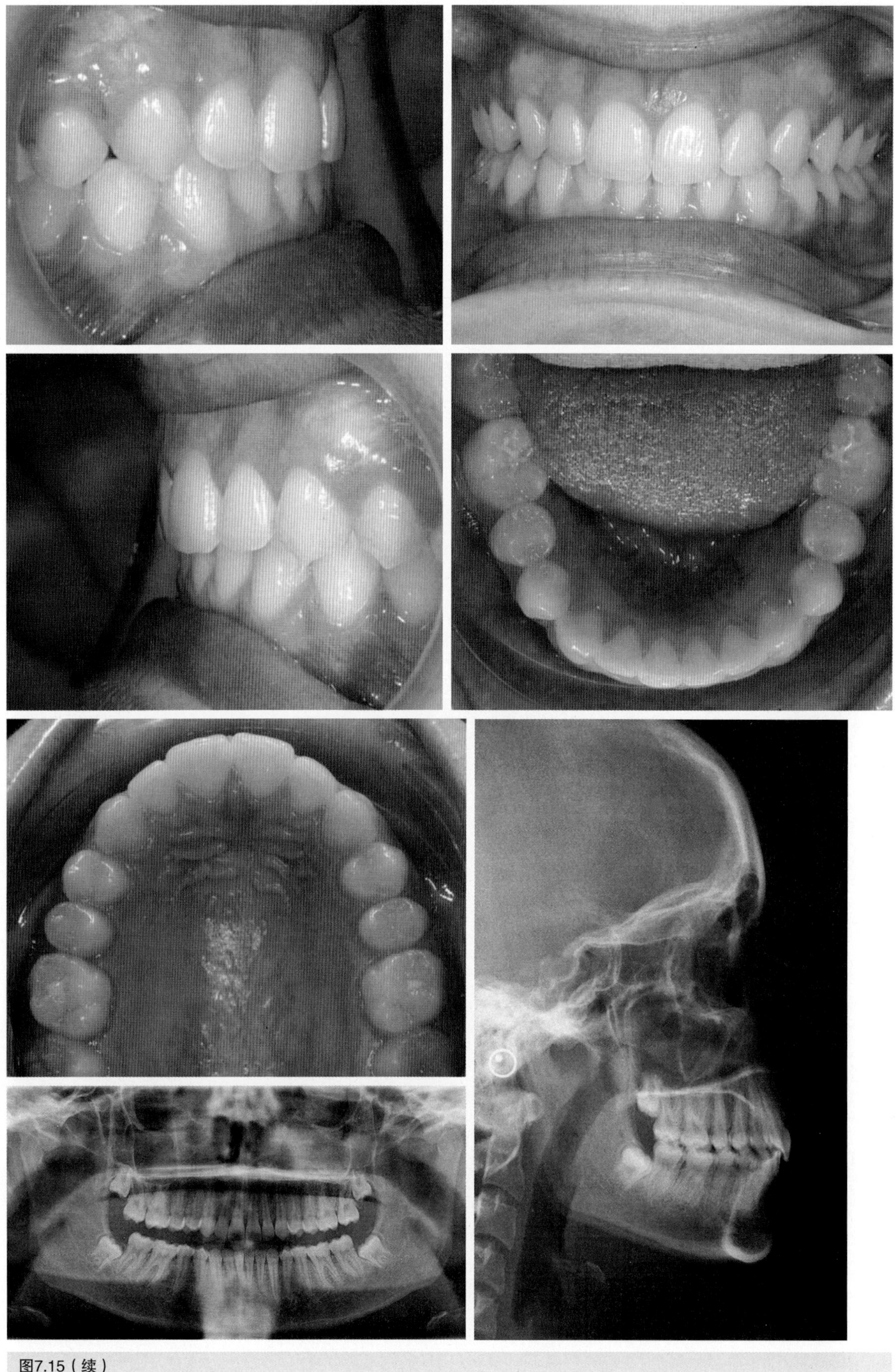

图7.15（续）

（吕晨星，赵婷婷，花放，贺红）

参考文献

[1] Boyd RL. Esthetic orthodontic treatment using the Invisalign appliance for moderate to complex malocclusions. J Dent Educ. 2008;72:948-967.

[2] Nanda RS, Tosun YS. Correction of Anteroposterior Discrepancies. Hanover Park: Quintessence Publishing Co; 2010:63-72.

[3] Grec RH, Janson G, Branco NC, et al. Intraoral distalizer effects with conventional and skeletal anchorage: a meta-analysis. Am J Orthod Dentofacial Orthop. 2013;143:602-615.

[4] Fontana M, Cozzani M, Caprioglio A. Non-compliance maxillary molar distalizing appliances: an overview of the last decade. Prog Orthod. 2012;13:173-184.

[5] Egolf RJ, BeGole EA, Upshaw HS. Factors associated with orthodontic patient compliance with intraoral elastic and headgear wear. Am J Orthod Dentofacial Orthop. 1990;97:336-348.

[6] Fuziy A, Rodrigues de Almeida R, Janson G, et al. Sagittal, vertical, and transverse changes consequent to maxillary molar distalization with the pendulum appliance. Am J Orthod Dentofacial Orthop. 2006;130:502-510.

[7] Fontana M, Cozzani M, Caprioglio A. Soft tissue, skeletal and dentoalveolar changes following conventional anchorage molar distalization therapy in class II non-growing subjects: a multicentric retrospective study. Prog Orthod. 2012;13:30-41.

[8] Kusy RP. Influence of force systems on archwire-bracket combinations. Am J Orthod Dentofacial Orthop. 2005;127:333-342.

[9] Rossini G, Parrini S, Castroflorio T, et al. Efficacy of clear aligners in controlling orthodontic tooth movement: a systematic review. Angle Orthod. 2015;85:881-889.

[10] Rossini G, Parrini S, Deregibus A, et al. Controlling orthodontic tooth movement with clear aligners. An updated systematic review regarding efficacy and efficiency. J Aligner Orthod. 2017;1:7-20.

[11] Simon M, Keilig L, Schwarze J, et al. Forces and moments generated by removable thermoplastic aligners: incisor torque, premolar derotation, and molar distalization. Am J Orthod Dentofacial Orthop. 2014;145:728-736.

[12] Drake CT, McGorray SP, Dolce C, et al. Orthodontic tooth movement with clear aligners. ISRN Dent. 2012;2012:657973.

[13] Ravera S, Castroflorio T, Garino F, et al. Maxillary molar distalization with aligners in adult patients: a multicenter retrospective study. Prog Orthod. 2016;17:12.

[14] Simon M, Keilig L, Schwarze J, et al. Treatment outcome and efficacy of an aligner technique—regarding incisor torque, premolar derotation and molar distalization. BMC Oral Health. 2014;14:68.

[15] Daher S. Dr. Sam Daher's Techniques for Class II Correction with Invisalign and Elastics. https://s3.amazonaws.com/learn-invisalign/docs/06840000000Fp2xAAC.pdf.

[16] Paquette DE. Extraction treatment with Invisalign. In Tuncay O, ed. The Invisalign System. New Malden: Quintessence Publishing Co; 2006:195-205.

[17] Garino F, Castroflorio T, Daher S, et al. Effectiveness of composite attachments in controlling upper-molar movement with aligners. J Clin Orthod. 2016;50:341-347.

[18] Gomez JP, Peña FM, Martínez V, et al. Initial force systems during bodily tooth movement with plastic aligners and composite attachments: a three-dimensional finite element analysis. Angle Orthod. 2015;85:454-460.

[19] Comba B, Parrini S, Rossini G, et al. Three-dimensional finite element analysis of upper-canine distalization with clear aligners, composite attachments, and class II elastics. J Clin Orthod. 2017;51:24-28.

[20] Solano-Mendoza B, Sonnemberg B, Solano-Reina E, et al. How effective is the Invisalign® system in expansion movement with Ex30' aligners? Clin Oral Investig. 2017;21:1475-1484.

[21] Janson G, Sathler R, Fernandes TM, et al. Correction of class II malocclusion with class II elastics: a systematic review. Am J Orthod Dentofacial Orthop. 2013;143:383-392.

[22] Mohamed RN, Basha S, Al-Thomali Y. Maxillary molar distalization with miniscrew-supported appliances in class II malocclusion: a systematic review. Angle Orthod. 2018;88:494-502.

[23] Yamada K, Kuroda S, Deguchi T, et al. Distal movement of maxillary molars using miniscrew anchorage in the buccal interradicular region. Angle Orthod. 2009;79:78-84.

第8章 无托槽隐形矫治在拔牙病例中的应用

Aligners in Extraction Cases

KENJI OJIMA, CHISATO DAN, RAVINDRA NANDA

前言

患者对隐形和舒适的正畸矫治器的需求逐年增加。Invisalign系统的出现标志着正畸学科向前迈出了重要的一步，因为它可兼顾正畸治疗过程中矫治器的隐形与舒适。然而，最初的Invisalign系统存在严重的不足：无法实现控根移动，而且也很难长距离地移动磨牙[1-10]。最近在材料的质量、附件的使用以及新的力学系统的引入等方面取得的进展，扩大了Invisalign系统的应用范围，从轻度拥挤病例扩展到难度更高的拔牙病例[11-16]。

和所有的正畸治疗一样，成人患者对无托槽隐形矫治最不满意的地方在于治疗时间过长。本篇病例报告介绍了一位前牙严重拥挤患者在拔除剩余的3颗前磨牙后使用Invisalign矫治器进行治疗的情况[17-20]。她的左侧下颌前磨牙在治疗前已经被拔除。使用了光生物调节装置来加速牙齿移动。

诊断和治疗计划

当这位25岁的女性来到我们的诊所时，她希望可以改善她上颌前牙区的拥挤以及微笑的美观性。患者的侧貌为直面型，双唇在E线的略后方（图8.1）。口内检查显示，磨牙Ⅱ类关系，前牙覆盖为2mm，前牙覆殆为3mm，上下中线一致。上颌牙列拥挤度为15mm，下颌为10mm。可以观察到双侧上颌尖牙唇侧低位，左侧上颌第二磨牙明显颊向移位（图8.2）。

头影测量分析表明患者为骨性Ⅱ类关系，下颌平面角陡峭（图8.3）。上颌中切牙轻微舌倾，下中切牙唇倾。全景片显示关节间隙正常，提示无下颌功能性异常。上颌尖牙的牙周组织有轻微的退缩，牙周袋的最大深度为5mm，无牙齿松动。

根据这些检查结果，患者被诊断为骨性Ⅱ类、高角伴上颌尖牙唇侧低位。治疗计划为内收上下切牙：上颌需要17.8mm间隙，下颌需要14.8mm间隙。首先拔除上颌两颗第一前磨牙和右侧下颌第二前磨牙。她的左侧下颌第二前磨牙在十几岁时被拔除。因此，为了允许近中移动，她的左侧上颌第二磨牙和右侧上颌第三磨牙也被拔除。由于患者担心长时间的固定矫治会影响美观，因此决定使用Invisalign系统结合光生物调节装置（OrthoPulse），希望加快治疗速度[21-32]。

ClinCheck软件用来分析牙齿的位置、角度以及尖牙是否需要改形以达到最终理想的咬合关系（图8.4）。在这个Ⅱ类错殆畸形病例中，切牙的充分内收需要上颌第一磨牙向远中移动2mm，下颌第一磨牙向近中移动2mm。即使在拔牙后，仅通过拔除前磨牙创造的间隙不足以内收上前牙，需要通过牙弓扩展来创造更多的间隙。在ClinCheck软件上模拟牙齿移动（图8.5），预估上下牙弓所需的扩弓量，规划牙齿预期位置，并决定所需附件的形状。

治疗过程

在治疗前拔除3颗第三磨牙（左侧上颌第三磨牙除外）。拔除上颌两颗前磨牙和右侧下颌第二前磨牙后，开始进行隐形矫治。我们利用上颌从左侧第一磨牙到右侧第一磨牙的所有牙齿作为支抗远移第二磨牙。在下颌，我们利用除了尖牙和第一前磨牙外的所有牙齿作为支抗远中移动尖牙。由于右侧下颌尖牙舌倾，我们只需倾斜移动该牙；左侧下颌尖牙则需控根整体移动。在12周时完成上颌第二磨牙的远移，之后的2周完成上颌第一磨牙的远移。在此期间，通过下颌第一磨牙的近中移动关闭下颌拔牙间隙。

经过5个月的治疗，上尖牙的内收已经完成，前牙的中线也得到纠正。此时，我们通过头侧片重新计算了上颌切牙的内收间隙。由于下颌拔牙间隙已经关闭，我们可以利用从左侧第一前磨牙到右侧第一前磨牙包括尖牙的所有牙齿，作为下颌第一磨牙近中移动的支抗。

修剪矫治器边缘约3mm，以便于上尖牙直接粘接

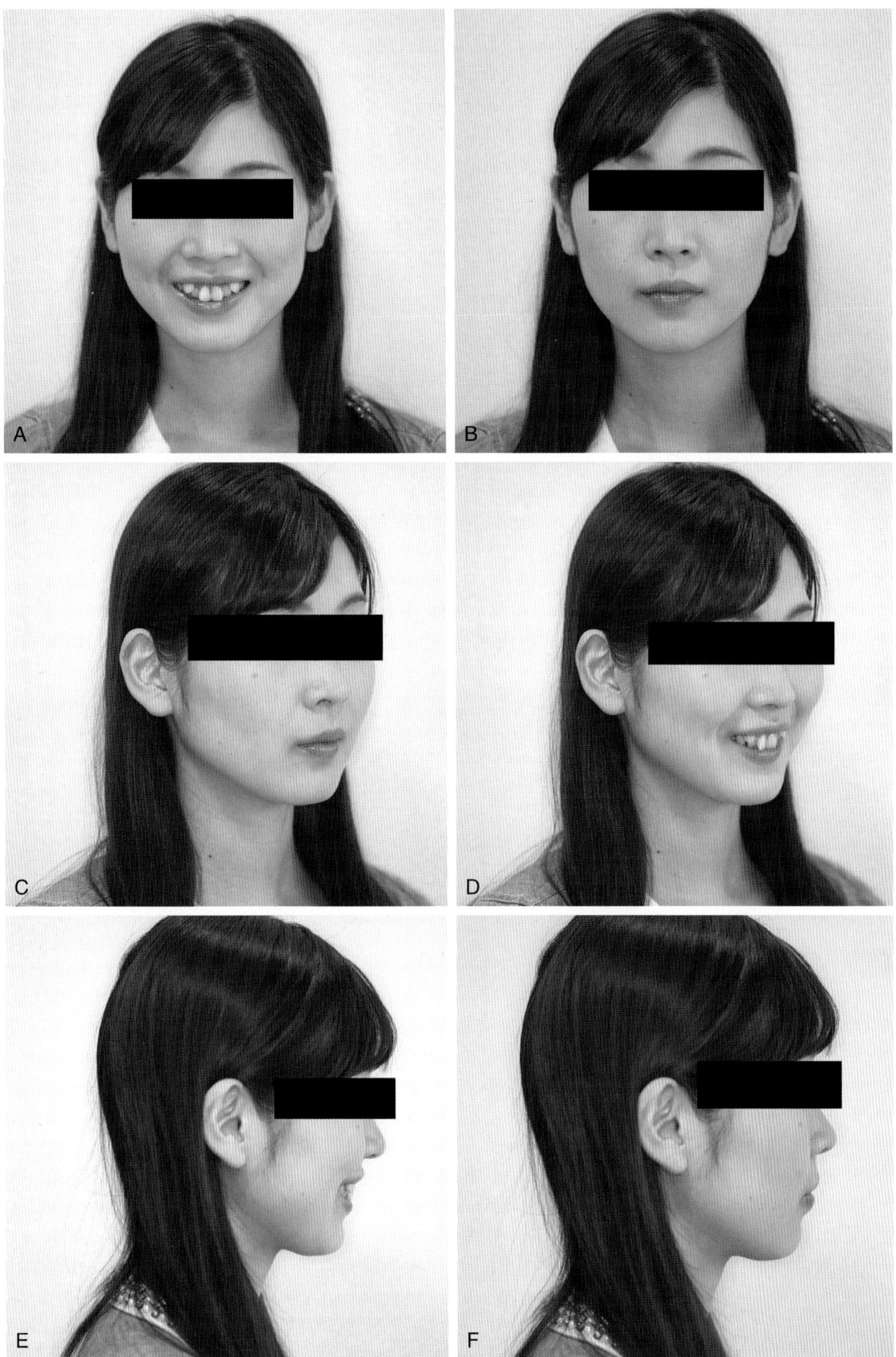

图8.1　（A）患者微笑像。（B）正面像。（C）45° 侧面像。（D）45° 侧面微笑像。（E）侧面微笑像。（F）侧面像。

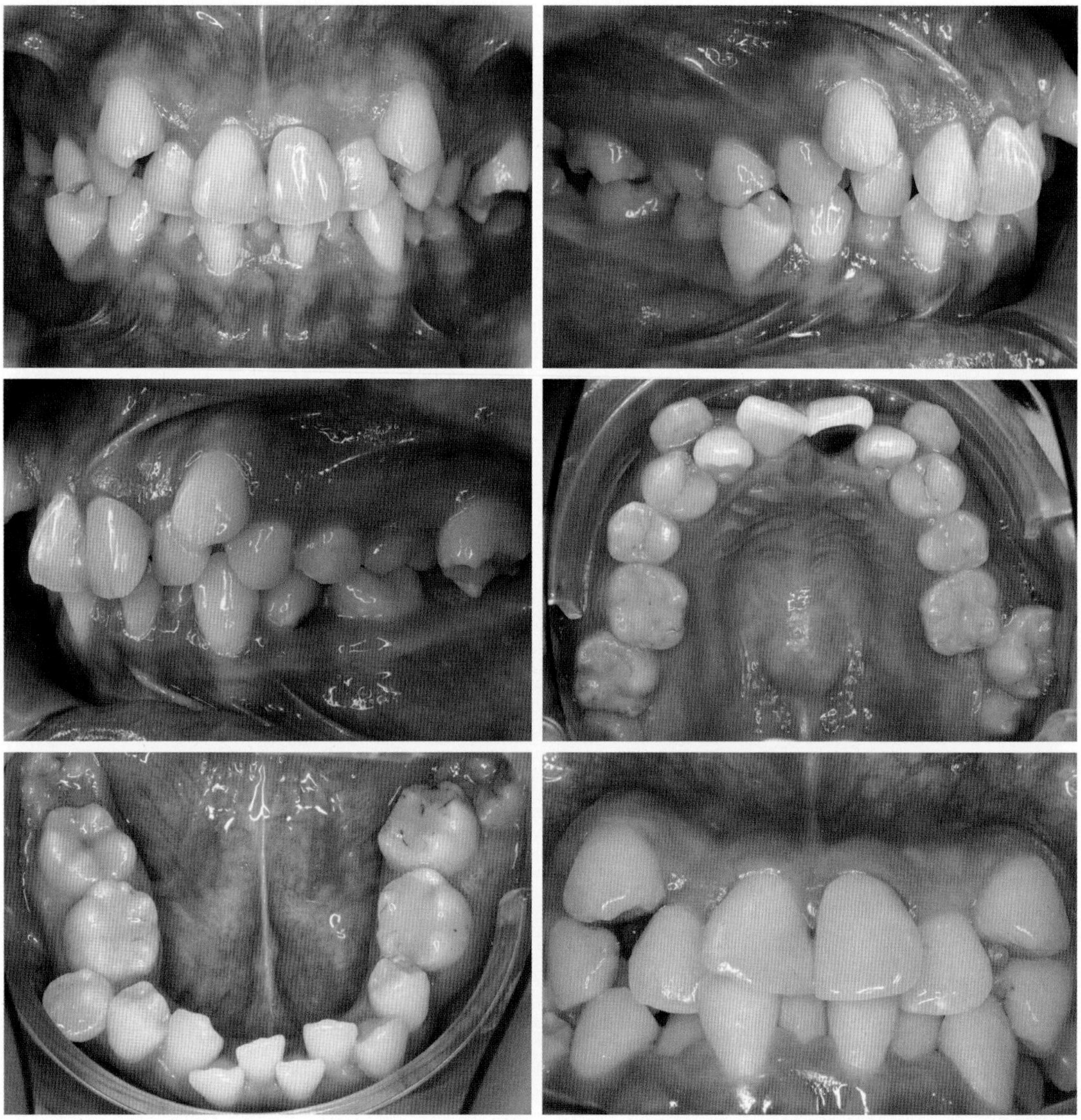

图8.2 治疗前口内像。

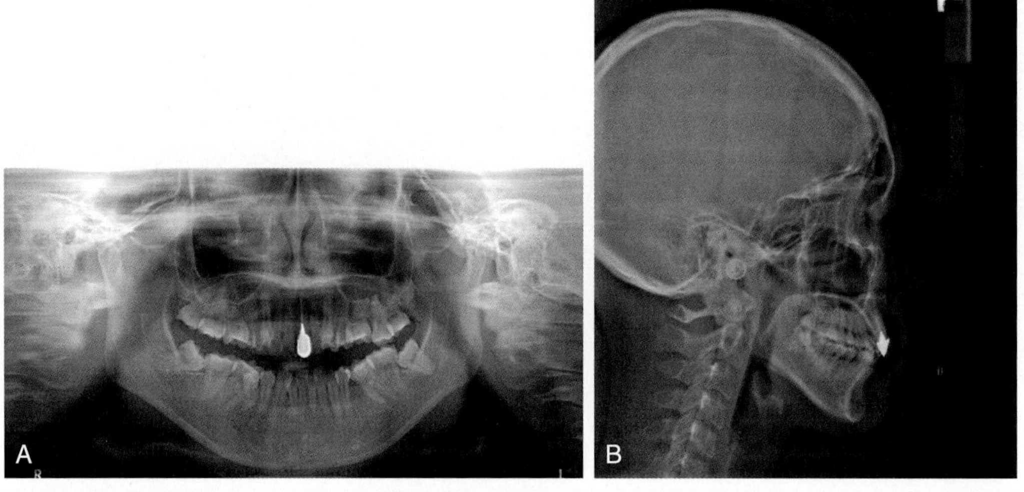

图8.3 （A）治疗前全景片。（B）治疗前X线头颅侧位片。

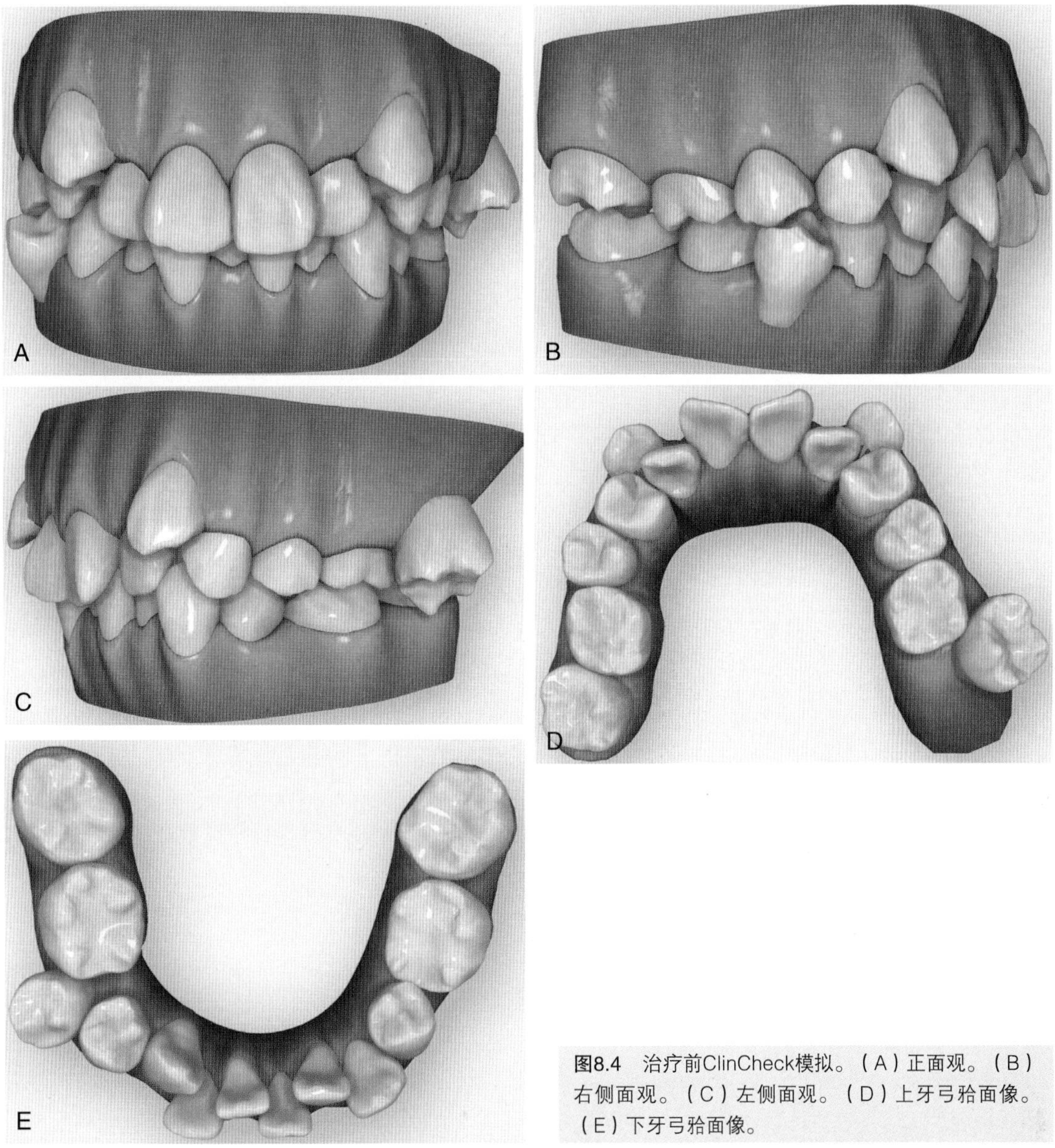

图8.4　治疗前ClinCheck模拟。（A）正面观。（B）右侧面观。（C）左侧面观。（D）上牙弓殆面像。（E）下牙弓殆面像。

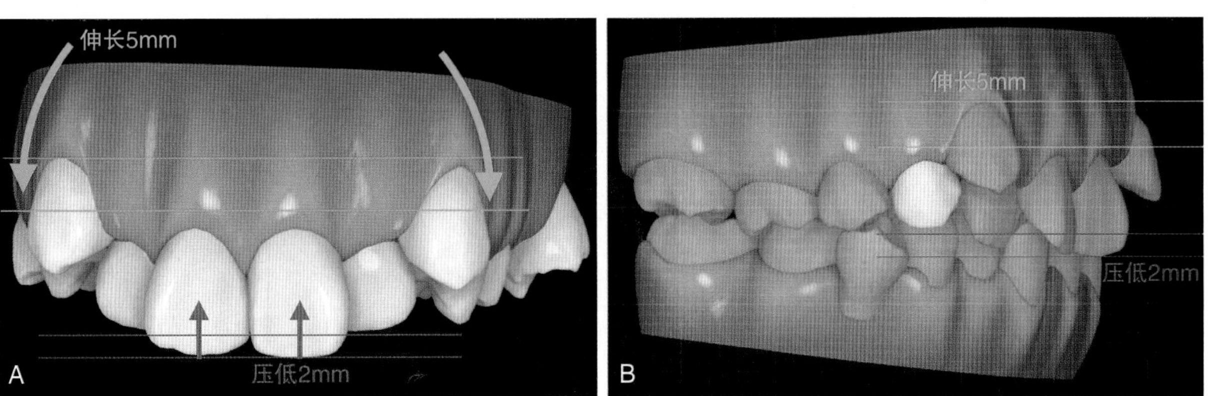

图8.5　（A）正畸牙齿垂直向移动设计示意图正面观。（B）上尖牙和中切牙的垂直移动量。

牵引钩。在下颌第一磨牙远中颊侧粘接舌钮，并要求患者每天戴用20小时的Ⅱ类牵引（0.25英寸，6盎司）。为了防止下颌第一磨牙近中倾斜，在其近中颊侧增加了垂直矩形附件（图8.6）。

使用Ⅱ类牵引后，矢状向关系得到了改善，颊侧可以观察到磨牙建立了Ⅰ类关系。下一阶段涉及上前牙的内收。经过8个月治疗后，ClinCheck第一阶段结束（图8.7和图8.8）。

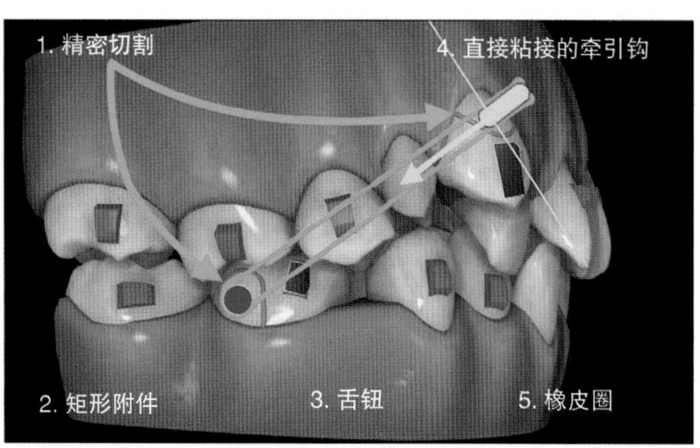

图8.6 拔牙病例中所需的附件和辅助装置的示意图。

上颌第一磨牙的远移已完成，在左侧上颌第一磨牙近中可以看到间隙。下颌第一前磨牙和尖牙的移动关闭了所有的下颌间隙。

在精调阶段，调整了附件的形状和位置。同时考虑牙冠和牙根的位置来实现最佳的咬合关系。治疗9个月后，矫治器的贴合度以及牙冠和牙根的位置都与计算机模拟一致（图8.9和图8.10）。

在精调的最后阶段，所有上下磨牙均获得了咬合接触和尖窝相对的咬合关系。覆殆和覆盖都为1mm。

经过总共10个月的治疗后，移除所有的舌钮、牵引钩和附件（图8.11）。要求患者晚上还需进行Ⅱ类牵引10个月。

治疗结果

患者的主诉——尖牙唇侧低位得到了解决，牙龈美学的改善使笑容更美观（图8.12～图8.14）。由于上颌切牙的内收，上唇也变得特别自然和放松，上下唇与E线的关系也很和谐。实现了Ⅰ类磨牙关系和牙弓的对称，所有间隙都被关闭（图8.15）。前牙覆殆和覆盖得到改善，牙弓中线和面中线一致。

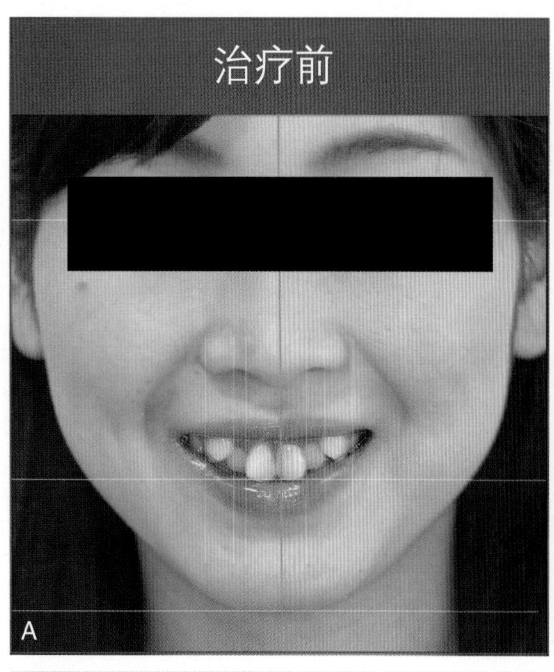

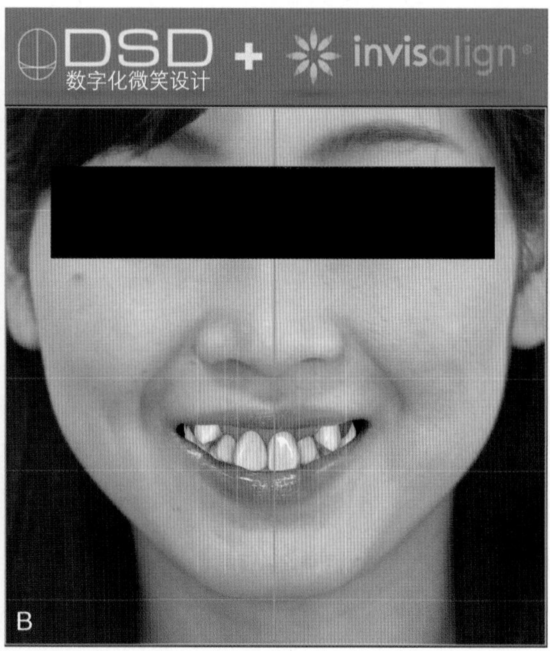

图8.7 （A）治疗前微笑美学分析。（B）ClinCheck软件模拟结合到数字化微笑设计软件中。

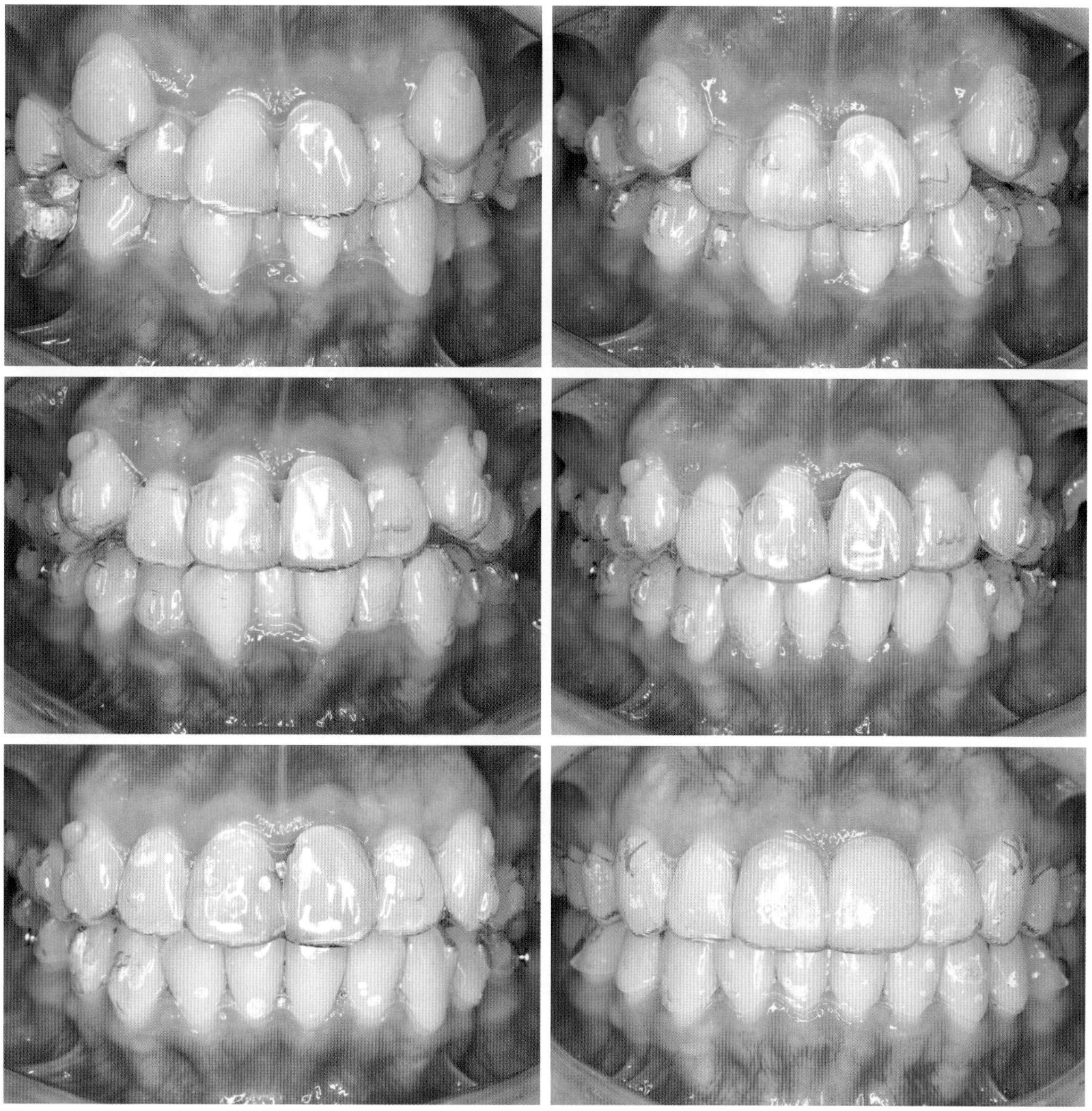

图8.8　治疗过程中口内正面像。

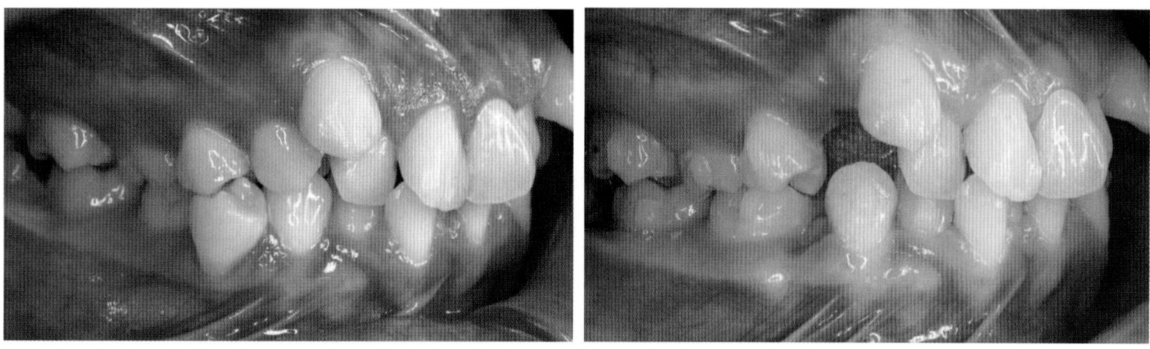

图8.9　治疗过程中口内右侧面像。

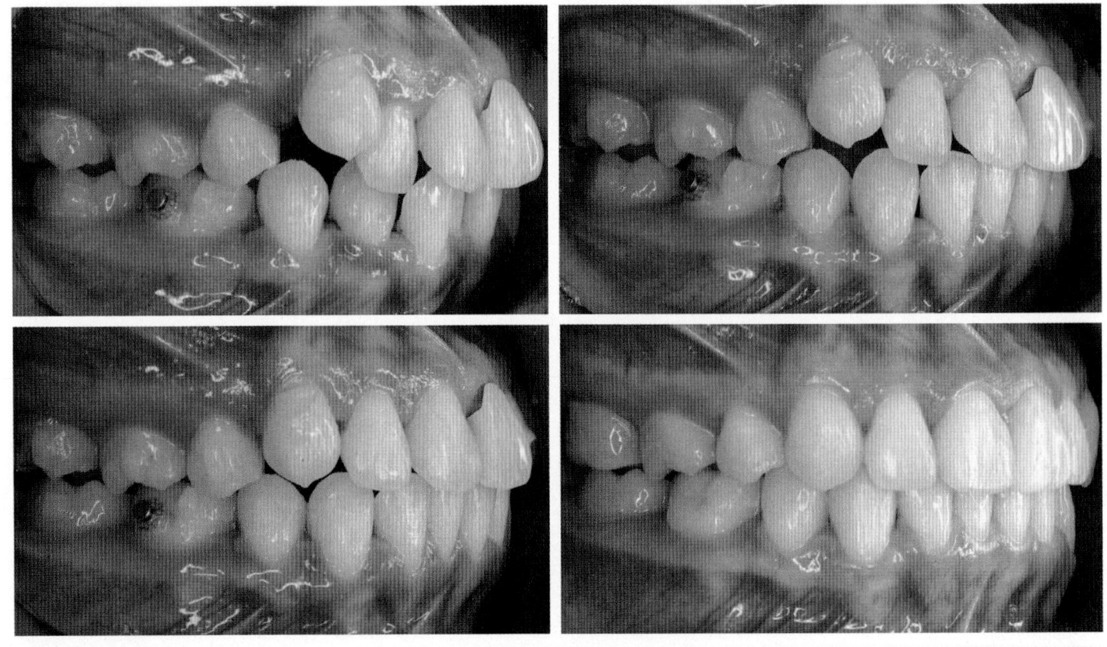

图8.9（续）

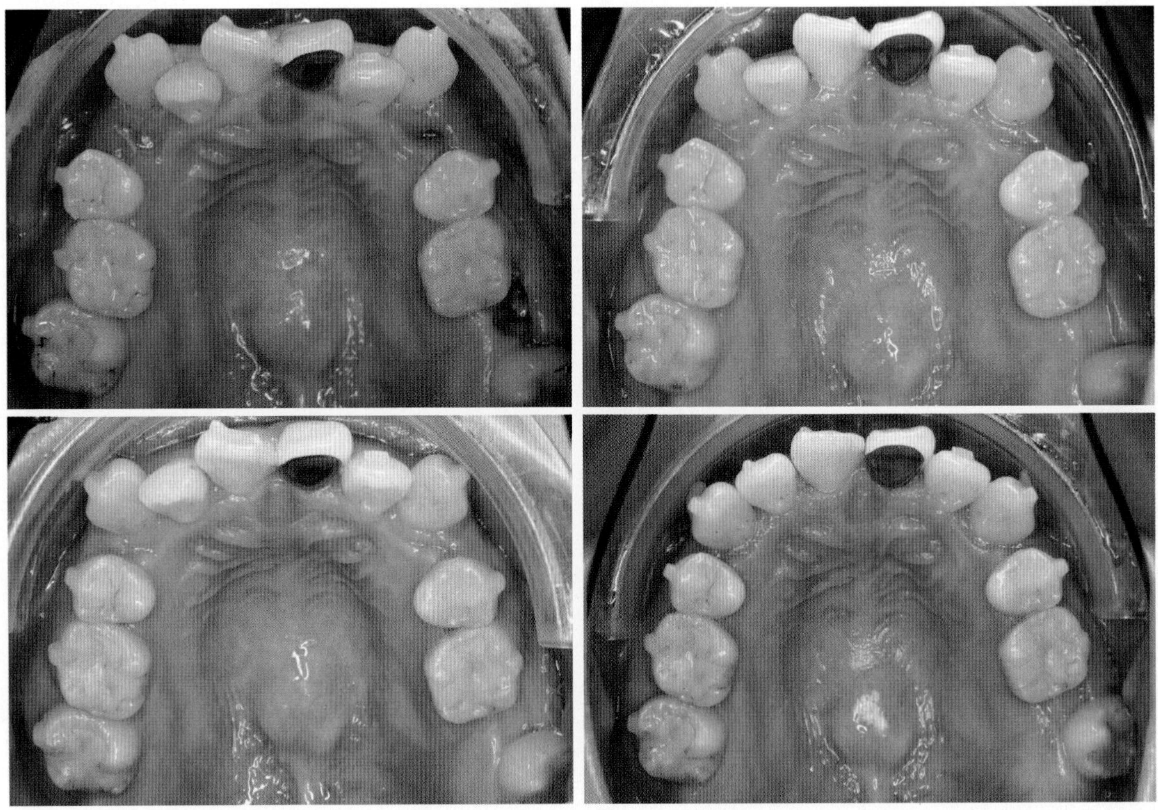

图8.10 治疗过程中上颌殆面像。

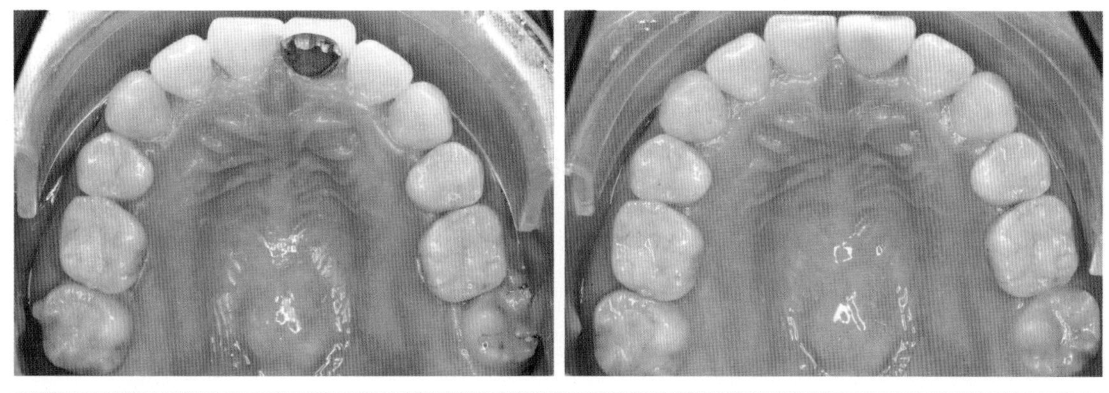

图8.10（续）

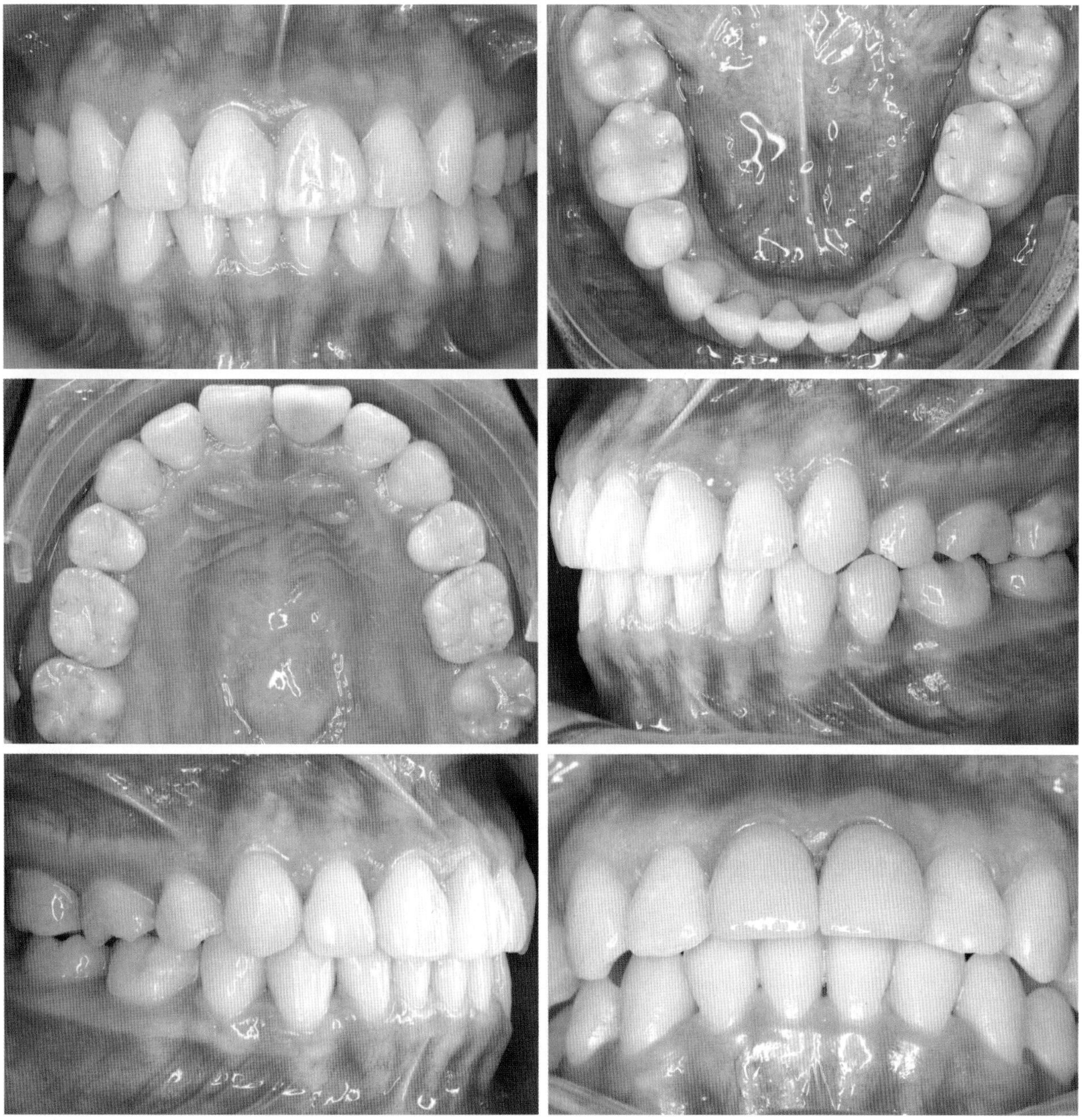

图8.11 治疗后口内像。

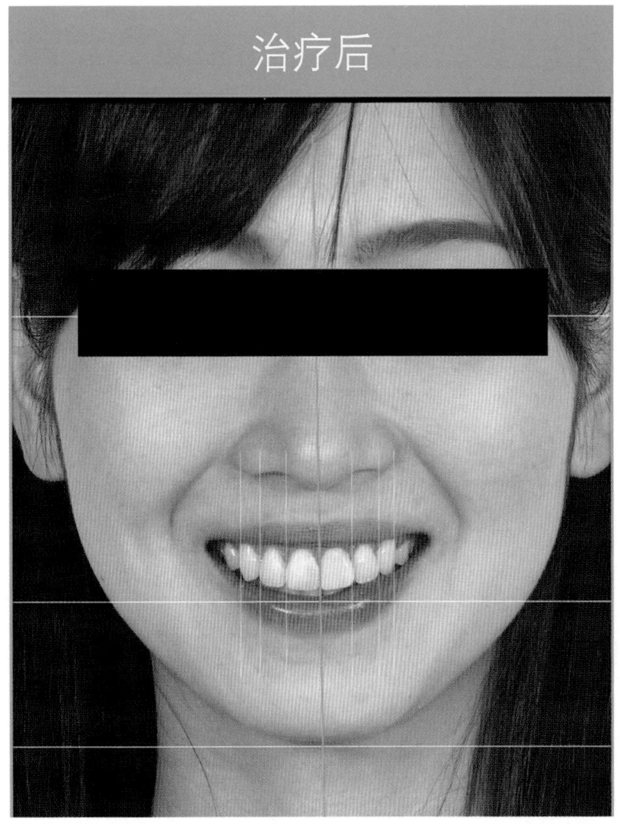

图8.12 治疗后微笑美学分析。

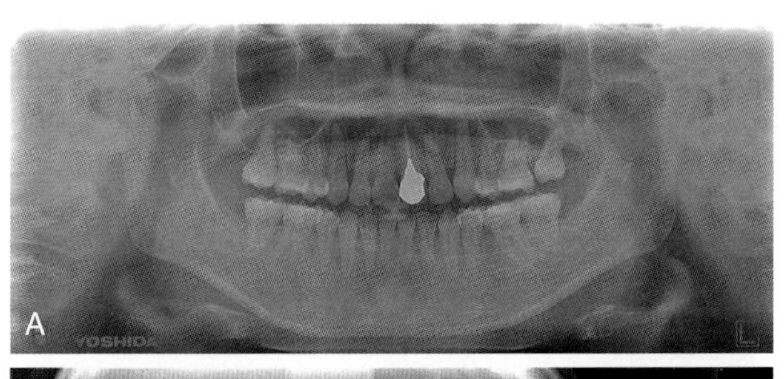

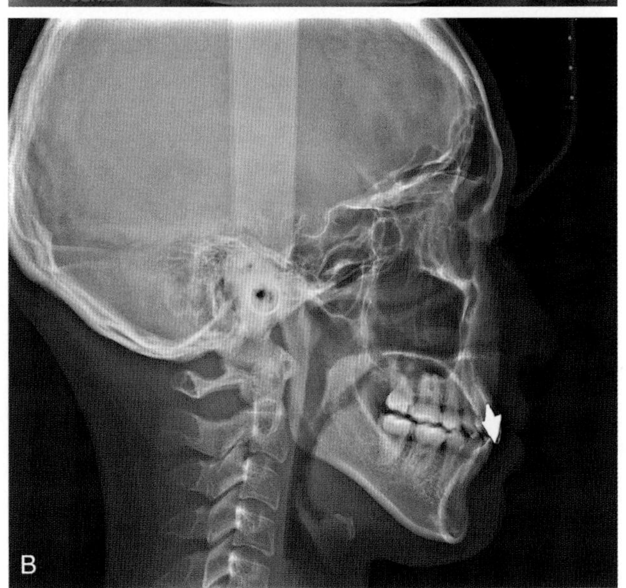

图8.13 （A）治疗后全景片。（B）治疗后X线头颅侧位片。

治疗后下颌的前伸和侧方运动无殆干扰。在初诊检查时，患者可能由于紧张而在正中咬合位时咬合力较大。全景片显示牙槽骨水平高度无明显改变，保持了稳定和健康的状态。未见牙根吸收的迹象。

头影测量分析显示下颌平面角略微减小。重叠图显示上下切牙内收的同时牙轴保持直立，唇倾度接近于正常值。

讨论

透明矫治器之所以能够吸引成人患者，是因为它具有良好的美观性，并且能够在治疗过程中以轻力使牙齿发生分步移动。以往的病例报告关注于不拔牙或非常规拔牙病例。这可能更多是因为在关闭间隙时容易发生牙冠倾斜，而不是因为难以移动牙齿。当用透明矫治器关闭拔牙间隙时，拔牙位点周围塑料材料的下陷往往会造成“过山车”效应。这种效应可以通过使用Ⅱ类牵引加强颌间支抗来预防。但是，如果橡皮圈直接作用于矫治器上，橡皮圈就会使矫治器脱离牙齿，从而难以保持对牙齿近远中移动的控制。在本章所示的病例中，当牵引钩直接粘接于上颌尖牙时，牙齿可在矫治器内发生近远中向旋转，切缘和矫治器之间应留有超过2mm的间隙。

我们没有将连接下牙弓（作为支抗）的橡皮圈直接连接到矫治器上，而是将它连接到第一磨牙颊侧的舌钮上。这使矫治器不至于从牙齿表面脱离。磨牙近中边缘的垂直矩形附件可防止磨牙近中倾斜，避免了牙齿向下颌拔牙间隙倾倒。

由于患者希望缩短治疗时长，因此将OrthoPulse装置[33–35]与矫治器结合使用，可能可以加快治疗进程。尽管缺乏关于该装置对除固定矫治器以外的其他矫治器有效性的研究，但我们还是要求患者每天晚上使用10分钟。将更换矫治器的间隔时间缩短到3天，从而使治疗时间显著减少到10个月。患者在使用OrthoPulse装置以及较快频率更换矫治器时，未出现任何不适感。治疗完成后，她的下颌前伸或侧方运动没有干扰，也不存在美学方面的问题。

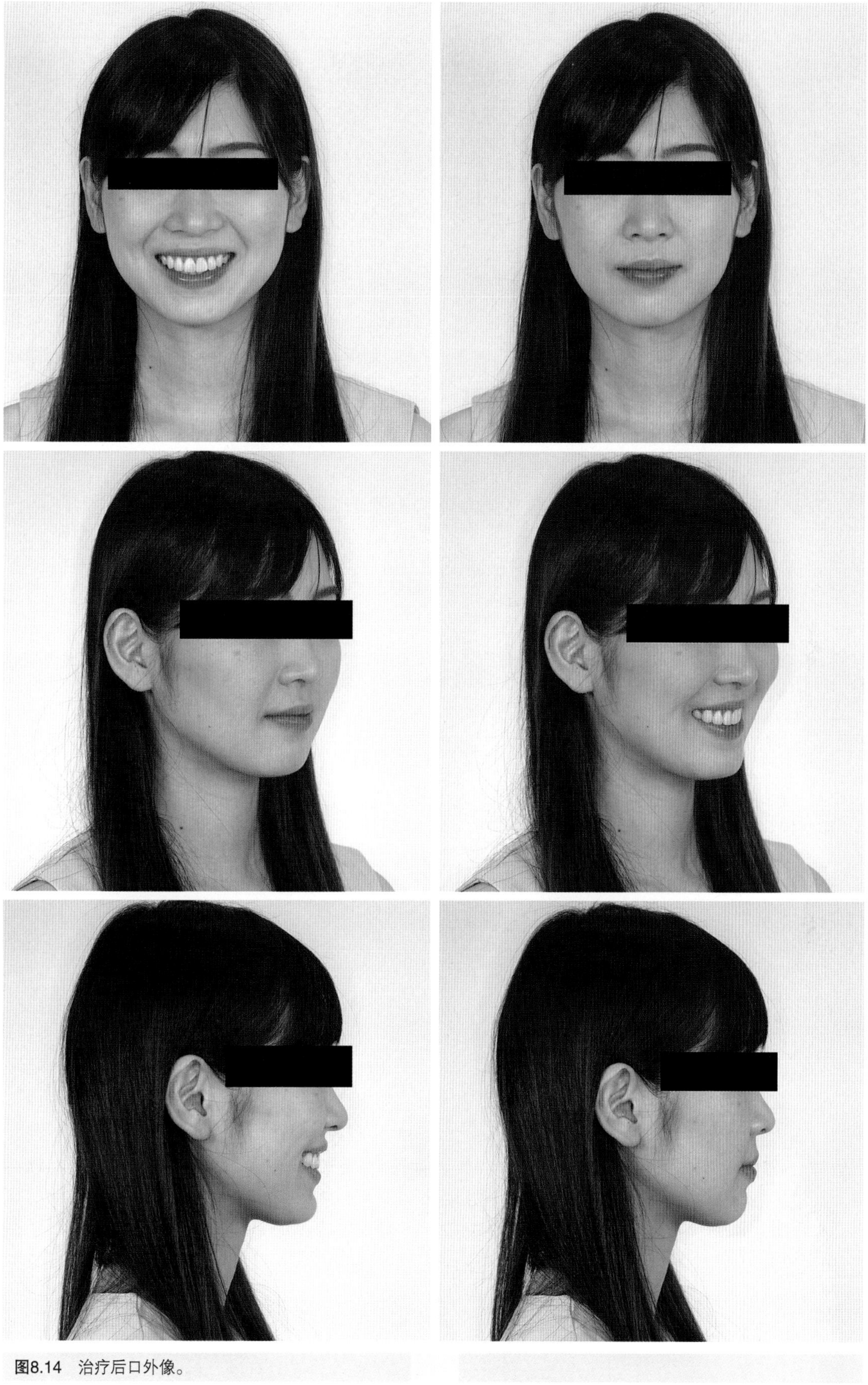

图8.14　治疗后口外像。

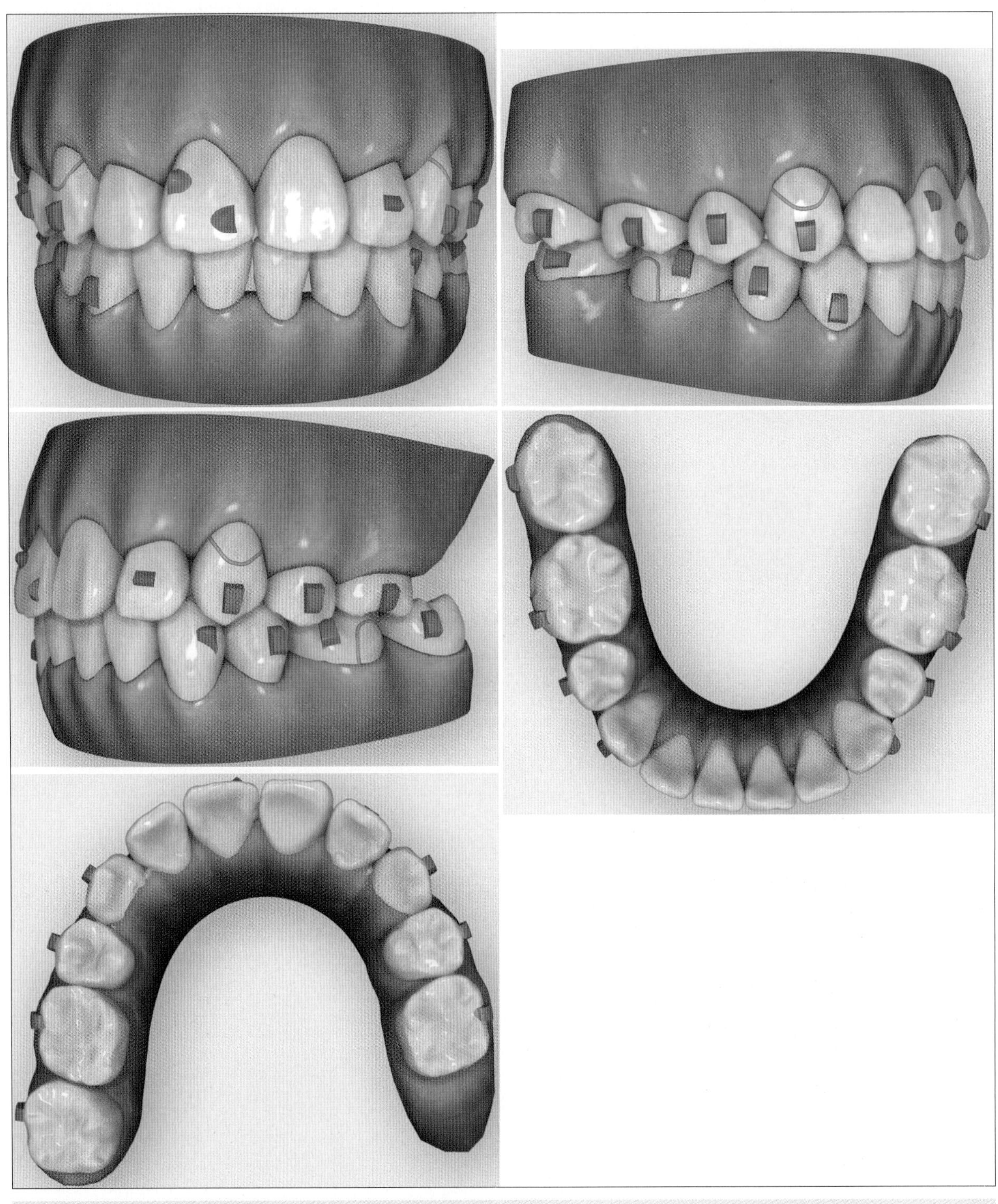

图8.15 ClinCheck精调结束阶段。

结论

对于成人患者，透明矫治器不仅在美观上具有优势，而且摘戴方便、非常安全。在未来，透明矫治器可能将被用于涉及扭转、深覆殆、开殆和非常规拔牙等更为复杂的病例。关于此类病例中加速牙齿移动的效果，需要进一步深入的临床研究来证实。

（吕晨星，赵婷婷，花放，贺红）

参考文献

[1] Vlaskalic V, Boyd, R. Orthodontic treatment of a mildly crowded malocclusion using the Invisalign system. Austral Orthod J. 2001;17:41-46.
[2] Boyd RL, Miller RJ, Vlaskalic V. The Invisalign system in adult orthodontics: mild crowding and space closure cases. J Clin Orthod. 2000;34:203-212.
[3] Giancotti A, Di Girolamo R. Treatment of severe maxillary crowding using Invisalign and fixed appliances. J Clin Orthod. 2009;43:583-589.
[4] Schupp W, Haubrich J, Hermens E. M. glichkeiten und grenzen der schienentherapie in der kieferorthop. die Zahnmed. 2013:171-184.
[5] Schupp W, Haubrich J, Neumann I. Treatment of anterior open bite with the Invisalign system. J Clin Orthod. 2010;44:501-507.
[6] Guarneri MP, Oliverio T, Silvestre I, et al. Open bite treatment using clear aligners. Angle Orthod. 2013;83:913-919.
[7] Krieger E, Seiferth J, Marinello I, et al. Invisalign treatment in the anterior region. J Orofac Orthop. 2012;73:365-376.
[8] Giancotti A, Farina A. Treatment of collapsed arches using the Invisalign system. J Clin Orthod. 2010;44:416-425.
[9] Sachan A, Chaturvedi TP. Orthodontic management of buccally erupted ectopic canine with two case reports. Contemp Clin Dent. 2012;3:123-128.
[10] Boyd RL. Esthetic orthodontic treatment using the Invisalign appliance for moderate to complex malocclusions. J Dent Educ. 2008;72:948-967.
[11] Castroflorio T, Garino F, Lazzaro A, et al. Upper-incisor root control with Invisalign appliances. J Clin Orthod. 2013;47:346-351.
[12] Hahn W, Zapf A, Dathe H, et al. Torquing an upper central incisor with aligners: acting forces and biomechanical principles. Eur J Orthod. 2010;32:607-613.
[13] Schupp W, Haubrich J, Neumann I. Invisalign treatment of patients with craniomandibular disorders. Int Orthod. 2010;8:253-267.
[14] Miller KB, McGorray SP, Womack R, et al. A comparison of treatment impacts between Invisalign aligner and fixed appliance therapy during the first week of treatment. Am J Orthod. 2007;131:302e1-9.
[15] Boyd RL. Complex orthodontic treatment using a new protocol for the Invisalign appliance. J Clin Orthod. 2007;41:525-547.
[16] Vlaskalic V, Boyd RL. Clinical evolution of the Invisalign appliance. J Calif Dent Assoc. 2002;30:769-776.
[17] Womack WR. Four-premolar extraction treatment with Invisalign. J Clin Orthod. 2006;40:493-500.
[18] Ojima K, Dan C, Nishiyama R, et al. Accelerated extraction treatment with Invisalign. J Clin Orthod. 2014;8:487-499.
[19] Bowman SJ, Celenza F, Sparaga J, et al. Creative adjuncts for clear aligners, part 3: extraction and interdisciplinary treatment. J Clin Orthod. 2015;49:249-262.
[20] Fiorillo G, Festa F, Grassi C. Upper canine extraction in adult cases with unusual malocclusions. J Clin Orthod. 2012;46:102-110.
[21] Domínguez A, Velásquez SA. Effect of low-level laser therapy on pain following activation of orthodontic final archwires: a randomized controlled clinical trial. Photomed Laser Surg. 2013;31:36-40.
[22] Kau CH, Kantarci A, Shaughnessy T, et al. Photobiomodulation accelerates orthodontic alignment in the early phase of treatment. Prog Orthod. 2013;14:30.
[23] Rojas JC, Gonzalez-Lima F. Low-level light therapy of the eye and brain. Eye Brain. 2011;3:49-67.
[24] Eells JT, Wong-Riley MT, VerHoeve J, et al. Mitochondrial signal transduction in accelerated wound and retinal healing by near-infrared light therapy. Mitochondrion. 2004;4:559-567.
[25] Watanabe H, Bohensky J, Freeman T, et al. Hypoxic induction of UCP3 in the growth plate: UCP3 suppresses chondrocyte autophagy. J Cell Physiol. 2008;216:419-425.
[26] Masha RT, Houreld NN, Abrahamse H. Low-intensity laser irradiation at 660 nm stimulates transcription of genes involved in the electron transport chain. Photomed Laser Surg. 2013;31:47-53.
[27] Wakabayashi H, Hamba M, Matsumoto K, et al. Effect of irradiation by semiconductor laser on responses evoked in trigeminal caudal neurons by tooth pulp stimulation. Laser Surg Med. 1993;13:605-610.
[28] Kawasaki K, Shimizu N. Effects of low-energy laser irradiation on bone remodeling during experimental tooth movement in rats. Laser Surg Med. 2000;26:282-291.
[29] Santiwong P., de la Fuente A, Skrenes D, et al. Photobiomodulation accelerates orthodontic alignment in the early phase of treatment. Prog Orthod. 2013;14:30.
[30] Shaughnessy T, Kantarci A, Kau CH, et al. Intraoral photobiomodulation-induced orthodontic tooth alignment: a preliminary study. BMC Oral Health. 2016;16:3.
[31] Nahas AZ, Samara SA, Rastegar-Lari TA. Decrowding of lower anterior segment with and without photobiomodulation: a single center, randomized clinical trial. Lasers Med Sci. 2017;32:129-135.
[32] Carvalho-Lobato P, Garcia VJ, Kasem K, et al. Tooth movement in orthodontic treatment with low-level laser therapy: a systematic review of human and animal studies. Photomed Laser Surg. 2014;32:302-309.
[33] Ojima K, Dan C, Kumagai Y, et al. Invisalign treatment accelerated by photobiomodulation. J Clin Orthod. 2016;50:309-317.
[34] Ojima K, Dan C, Kumagai Y, et al. Upper molar distalization with Invisalign treatment accelerated by photobiomodulation. J Clin Orthod. 2018;52(12):675-683.
[35] Ojima K, Dan C, Kumagai Y, et al. Accelerated extraction treatment with the Invisalign system and photobiomodulation. J Clin Orthod. 2020;54(3):151-158.

第9章 开𬌗的无托槽隐形矫治

Open-Bite Treatment with Aligners

ALDO GIANCOTTI, GIANLUCA MAMPIERI

近年来，无托槽隐形矫治已被证明是矫治开𬌗病例十分有效的工具。透明矫治器出色的治疗效果，使其成为治疗垂直向发育过度错𬌗畸形（如开𬌗）的金标准。开𬌗的病因众多且复发率高，治疗十分具有挑战性。

本章旨在介绍使用透明矫治器治疗前牙开𬌗的策略和方案。

前牙开𬌗的诊断

正确的诊断对于确定合适的矫治方案至关重要。开𬌗可以分为3种类型：

（1）牙性。

（2）骨性。

（3）混合性。

一般来说，骨性开𬌗需要正畸正颌联合治疗，而牙性和混合性开𬌗病例可以仅通过正畸治疗来解决[1-2]。

前牙开𬌗矫治的生物力学

前牙开𬌗的矫治可以通过伸长前牙或压低后牙来实现，也可以通过两者结合来实现。对于成人患者的非手术治疗，一些指南提出可以通过拔牙和前牙内收矫正牙性开𬌗[3]。然而，适合此种治疗方式的开𬌗病例数量十分有限。

牙性开𬌗病例主要有以下特征：

- 颅面生长型正常。
- 切牙唇倾。
- 前牙萌出量不足。
- 微笑时牙龈暴露量很少或没有牙龈暴露。
- 放松状态上颌切牙暴露量不超过3mm。

如果前牙开𬌗仅受牙齿位置的影响，称为相对开𬌗；其矫治的生物力学原理相对简单：

- 减少切牙唇倾度，产生相对伸长效果。
- 通过伸长附件，绝对伸长切牙。

从微笑美学的角度来看，在决定是否需要绝对伸长切牙之前，需要临床评估切牙和牙龈的暴露量。

当牙性和骨性因素对开𬌗的产生都有重要影响时，会导致混合性开𬌗，它通常是由上颌后部牙槽骨发育过度、下颌骨向后下旋转引起[4-10]。这些由遗传和/或后牙过度萌出引起的、有骨性成分的开𬌗，需要进行复杂的正畸治疗（包括磨牙主动压低），甚至需要进行大型正颌手术[3,11]。

混合性开𬌗病例，尤其是处于生长发育期的患者，需要设计特殊的装置（如高位牵引头帽、附树脂托的低位横腭杆、后牙𬌗垫）来压低后牙，或至少应预防磨牙过度萌出或伸长，以降低或控制前面高。临时支抗装置（temporary anchorage devices，TADs）的引入也允许我们在成人患者中能主动压低后牙，使下颌骨逆时针旋转，改善前牙开𬌗。

拔除后牙是矫治前牙开𬌗的另一种策略。如果符合适应证，拔除因龋病或牙周等原因需要拔除的磨牙可以非常有效地降低面高。末端磨牙的前移可以使下颌骨向上和向前旋转。据推测，磨牙垂直向压低每1mm，下颌骨逆时针旋转可以产生前牙覆𬌗减少2～3mm[12]。

在治疗混合性开𬌗病例时，临床医生应遵守生物力学原则。必须避免任何通过伸长后牙来增加面高的矫治方式。通常认为整平牙弓是不合适的，而维持原有的或建立新的Spee曲线更为合理。此外，当将磨牙纳入弓丝时，应避免粘接第二磨牙，以预防第二磨牙的任何伸长移动[13]。

上述情况可以通过使用透明矫治器轻松避免，它可以不伸长磨牙，因此在开𬌗治疗中具有很大优势。这就是为什么许多研究人员认为透明矫治器是治疗开𬌗的金标准[14]。

开殆的无托槽隐形矫治方案设计

ClinCheck软件设计

开殆病例的无托槽隐形矫治方式取决于需要矫正的错殆畸形的类型，必须通过选择ClinCheck软件程序处方表上相应的选项框请求特定的生物力学方案，以生成可预测的ClinCheck计划。

牙性开殆，即相对开殆，临床表现为前牙过度唇倾；仅通过减少切牙唇倾度，相对伸长前牙即可治疗。此类移动并不一定需要使用附件。

矫治的第一步是创造上下牙弓所需的间隙。间隙可以通过扩展牙弓和/或邻面去釉（interproximal reduction，IPR）获得。治疗方案取决于牙弓形状、牙齿大小、牙周组织结构与健康状况。透明矫治器可以很容易地调整牙弓形状，从而内收切牙并获得足够的相对伸长，以解决轻度开殆。

开殆矫正中的附件设计

在更严重的牙性开殆的情况下，伸长前牙可能是一种治疗策略。毫无疑问，伸长是无托槽隐形矫治中最难实现的移动方式。在这种情况下，附件在决定牙齿伸长方面起重要作用。当检测到0.5mm或更大的切牙绝对伸长量时，软件会自动在切牙上添加传统伸长附件和优化前牙伸长附件（图9.1和图9.2）。传统伸长附件为斜向龈方的矩形附件，能使透明矫治器产生最适压力，以实现合理的伸长移动（图9.3）。如果优先考虑美观因素，这些附件也可以放置在牙齿腭侧（图9.4）。我们的经验表明，使用斜向龈方的矩形附件，附件应尽可能大且靠近切缘，可以获得对切牙相对和绝对伸长的最佳控制。

根据需要移动牙齿的类型和/或数量，固位附件可以采用不同的形状和尺寸。

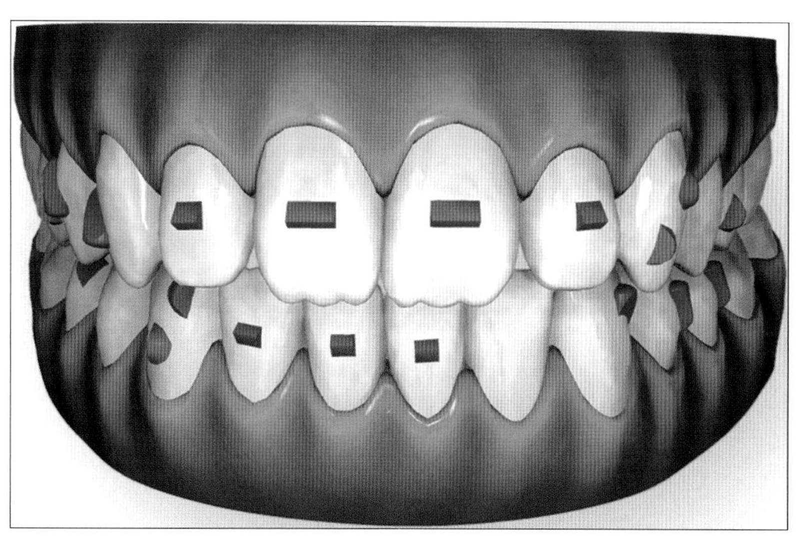

图9.1 Invisalign系统的优化伸长附件。

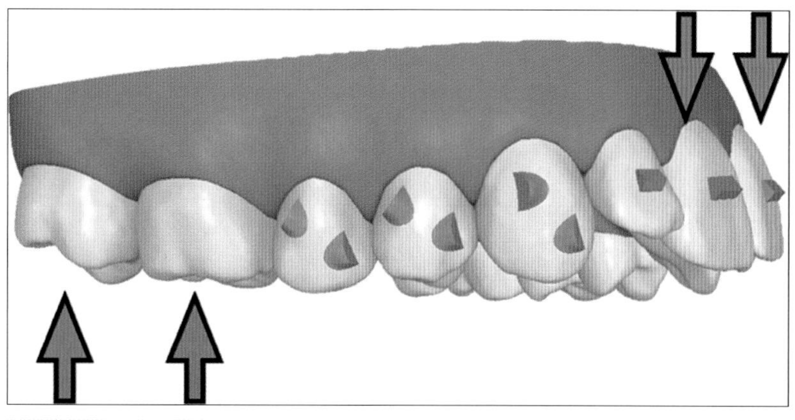

图9.2 伸长前牙的力和其产生的压低后牙的反作用力协同作用，矫正前牙开殆。

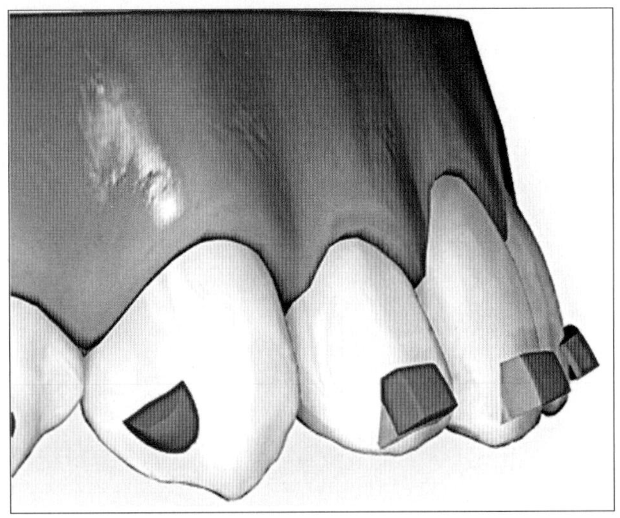

图9.3　斜向龈方的矩形附件。

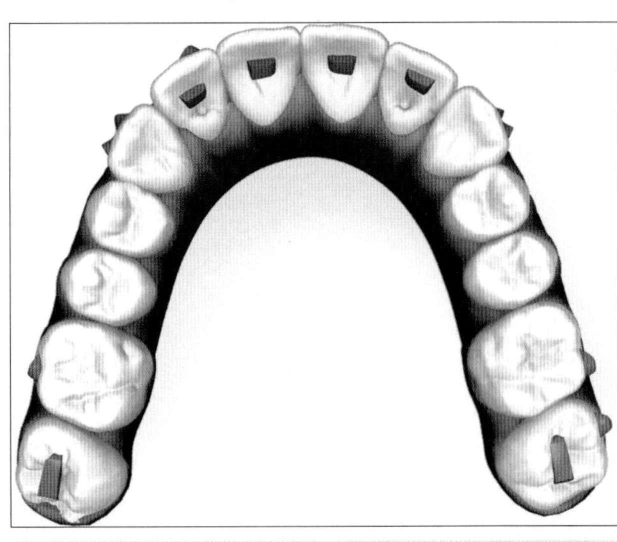

图9.4　腭侧附件和上颌磨牙的𬌗面附件。

混合性开𬌗的治疗遵循更复杂的矫治方案。事实上，在混合性开𬌗中，骨骼结构表现为后牙区牙槽骨垂直向发育过度，这是导致下前面高增加的原因。

因此，仅通过伸长前牙不足以矫正混合性开𬌗，临床医生还应通过压低后牙改善其垂直向发育过度。

治疗后的头影测量值可以证明，后牙压低引起的下颌骨逆时针旋转，是开𬌗得到矫正的主要原因。伸长前牙的力和其产生的压低后牙的反作用力发挥协同作用，矫正前牙开𬌗（图9.2）。

后牙压低量通常＜0.5mm，最多不超过1.0mm。如果超过了透明矫治器可预测的移动范围，可能有必要使用临时支抗装置。

我们可以通过隐形矫治设计进行磨牙的选择性压低。上颌第一磨牙和第二磨牙以及下颌第一磨牙和前磨牙都应纳入治疗计划。固位附件的放置方案通常是在磨牙上放置矩形附件，在前磨牙上放置优化附件。在Invisalign默认方案中，拟压低的牙齿通常不设置附件；一些经验丰富的临床医生更喜欢在磨牙𬌗面添加矩形附件，以增加压低量，从而提高疗效（图9.4）。

在更严重的开𬌗病例中，一些临床医生更倾向于按一定顺序进行后牙压低，以获得更可预测的临床结果：先压低上颌第二磨牙，然后压低第一磨牙，再压低第二前磨牙[15]。

设计过矫治是制订可预测的无托槽隐形矫治计划的一个重要方面。我们在ClinCheck中看到最终的虚拟咬合，前牙咬合接触必须是重咬合，且至少有2mm覆𬌗。

关于牙齿压低，我们的观点是无托槽隐形矫治在减少后牙垂直向发育过度方面最重要的效果是𬌗垫效应（bite-block effect），它由后牙之间存在的两层矫治器材料引起[14]。𬌗垫效应可以有效地压低后牙，从而使下颌骨能够自行逆时针旋转，降低前面高。

𬌗垫效应不能通过ClinCheck在虚拟排牙试验中预先量化设计或展示，但我们常可以在临床上观察到这种现象，尤其在下颌骨发育正常或过度的患者中。

最后，为了保证随着时间的推移，治疗效果能够得到保持，必须使用Vivera保持器（Align公司生产的隐形保持器），因为覆盖后牙𬌗面可以阻止后牙的重新萌出。

病例1

病例摘要

一位29岁女性患者，存在重度拥挤、微笑欠美观以及发音方面的问题。临床口外检查示：凸面型，下颌后缩，放松状态唇闭合不全，用力闭唇时颏肌和唇肌紧张。口内检查示：双侧尖牙Ⅱ类关系、磨牙Ⅰ类关系，前牙开𬌗，切牙过度唇倾，上下牙列拥挤（图9.5；表9.1）。

头影测量分析显示下颌平面角及下前面高增大（表9.3）。上颌后部牙槽骨发育过度（图9.6）。

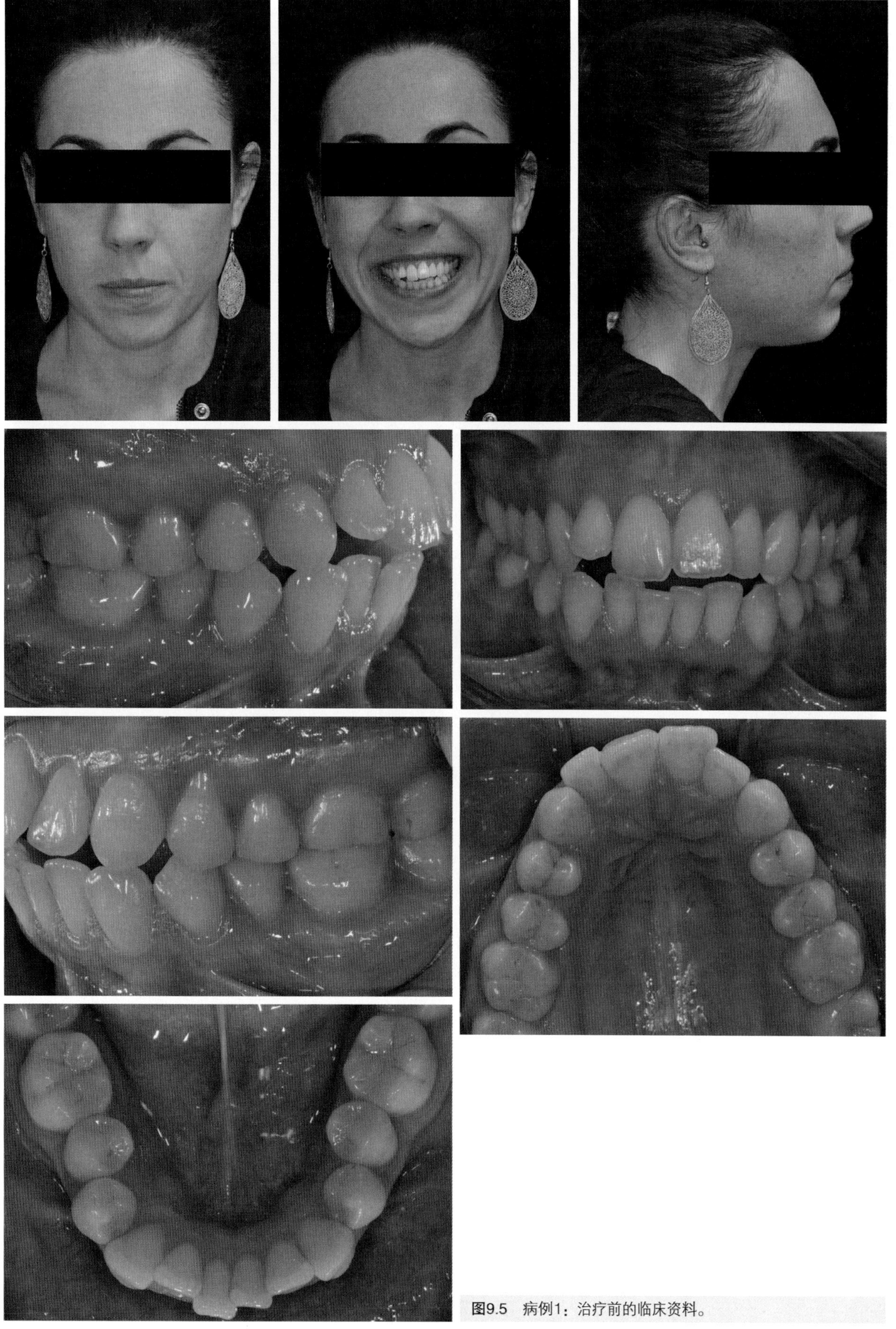

图9.5　病例1：治疗前的临床资料。

问题列表

表9.1 病例1：问题列表

三维方向	骨性	牙性	软组织
矢状向	▪骨面型为凸面型，下颌后缩 ▪骨性Ⅱ类	▪双侧尖牙Ⅱ类关系 ▪切牙过度唇倾	▪下唇及颏部后缩
垂直向	▪下前面高增大 ▪下颌平面角增大 ▪上颌后部牙槽骨高度增高	▪覆𬌗：–3mm	▪颏肌紧张 ▪唇闭合不全
横向		▪上下牙弓狭窄	

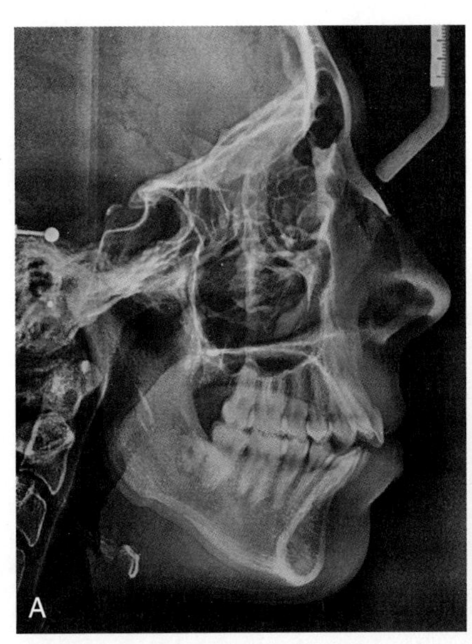

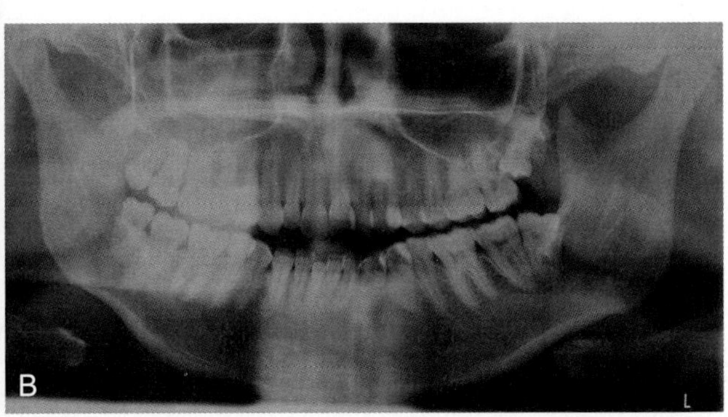

图9.6 病例1：治疗前的X线头颅侧位片（A）和全景片（B）。

治疗目标

主要治疗目标是矫正前牙开𬌗，达到尖牙Ⅰ类关系，矫正切牙过度唇倾，改善微笑弧度（表9.2）。

治疗计划

混合性开𬌗的治疗通过上颌切牙的内收、伸长以及上颌后牙的压低，实现下颌骨的自动逆时针旋转，来改善垂直向和矢状向关系，矫正前牙开𬌗。

次要治疗目标包括：排齐和整平，改善后牙咬合、达到尖牙Ⅰ类关系、理想的覆𬌗和覆盖，以改善侧貌，实现唇的自然闭合而无颏肌紧张。

治疗方案

治疗方案包括：

（1）正畸正颌联合治疗，LeFort Ⅰ型截骨术上抬上颌后牙段。

（2）常规治疗，使用临时支抗装置作为骨性支抗，压低上颌后牙。

（3）拔牙治疗，降低垂直向高度，同时改善前突和下颌拥挤。

治疗过程

通过扩展上牙弓4mm来排齐牙齿、内收上颌切牙。下颌磨牙和前磨牙的转矩也得到调整。上颌尖牙和第一前磨牙上设计了优化附件，将其作为减小上颌切牙唇倾

表9.2　病例1：治疗目标

三维方向	骨性	牙性	软组织
矢状向	▪通过下颌骨自动逆时针旋转减小骨性凸度	▪通过下颌骨自动逆时针旋转改善尖牙Ⅱ类关系	▪改善软组织侧貌
垂直向	▪通过压低上下颌后牙和下颌骨自动逆时针旋转，减小下前面高和下颌平面角	▪通过压低上颌后牙、维持前牙的垂直向位置，改善前牙开𬌗和微笑弧度	▪减小双唇之间的间隙 ▪通过上颌后部牙槽骨的压低，改善侧貌 ▪闭唇时无颏肌紧张
横向		▪扩展上下牙弓	

度所必需的支抗单位，内收的间隙则通过邻面去釉和扩弓获得。由透明矫治器产生的后牙压低有利于下颌骨逆时针旋转，从而有利于前牙开𬌗的矫正（图9.7）。矫治开𬌗的第一阶段使用了25副矫治器，精调阶段使用了12副矫治器。此外，扩弓以及尖牙和前磨牙轴倾度的恢复，可以协调上下牙弓和使下颌稍向近中移动，从而改善咬合关系，矫正尖牙Ⅱ类错𬌗畸形。

治疗结果

经过12个月的治疗，达到了正畸治疗前设定的矫治目标。前牙开𬌗已经完全关闭，达到正常的覆𬌗和覆盖，建立了尖牙Ⅰ类关系（图9.8）。

口外像显示患者的微笑明显改善。治疗前后的头影测量数据显示隐形矫治实现了上颌磨牙2mm的压低。上磨牙压低导致的下颌骨逆时针旋转，是矫正开𬌗以及治疗后头影测量评估中垂直向骨性测量值减小的主要原因。由于后牙之间有两层矫治器材料，临床医生认为磨牙压低是一种𬌗垫效应。磨牙压低不仅可以使下颌骨逆时针旋转矫正前牙开𬌗，还可以改变下颌骨的位置来改善Ⅱ类关系（图9.9；表9.3）。

24个月后的随访显示Vivera保持器可以保持治疗结果的稳定性。使用保持器进行保持，可提供与后牙

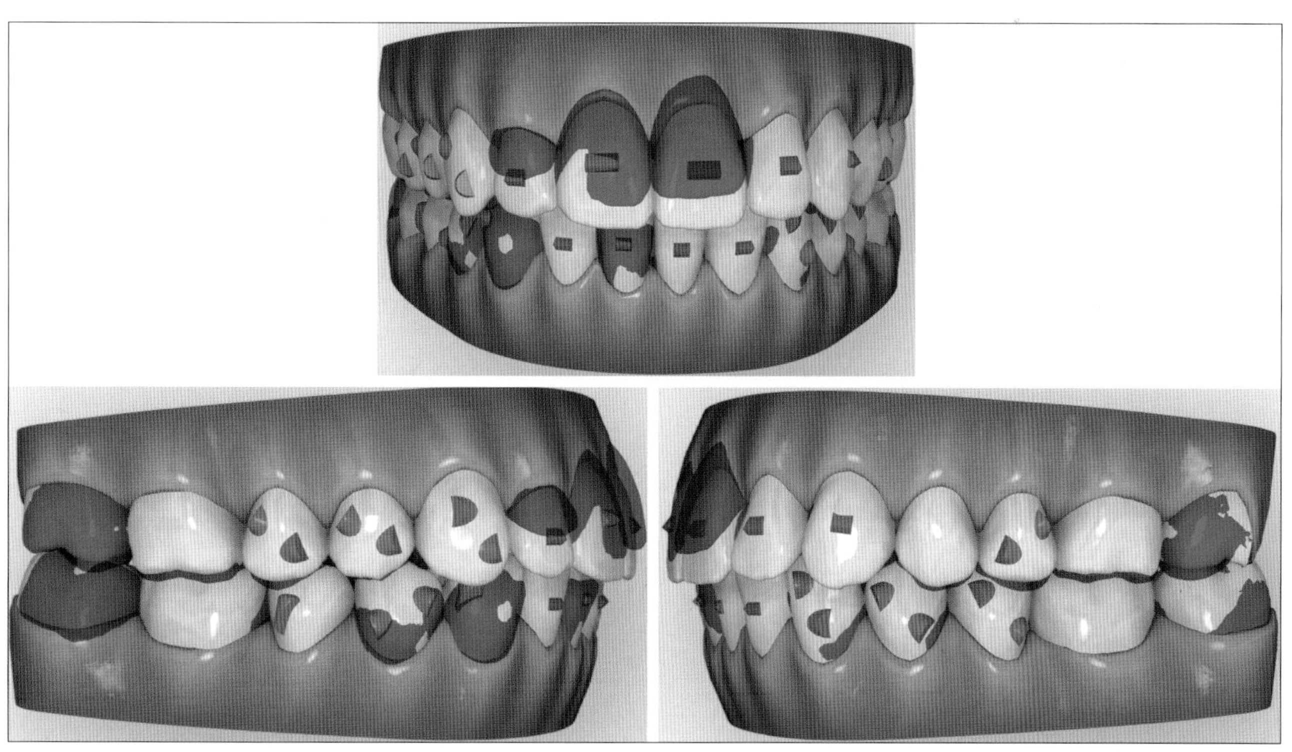

图9.7　病例1：治疗前和治疗后的ClinCheck叠加。

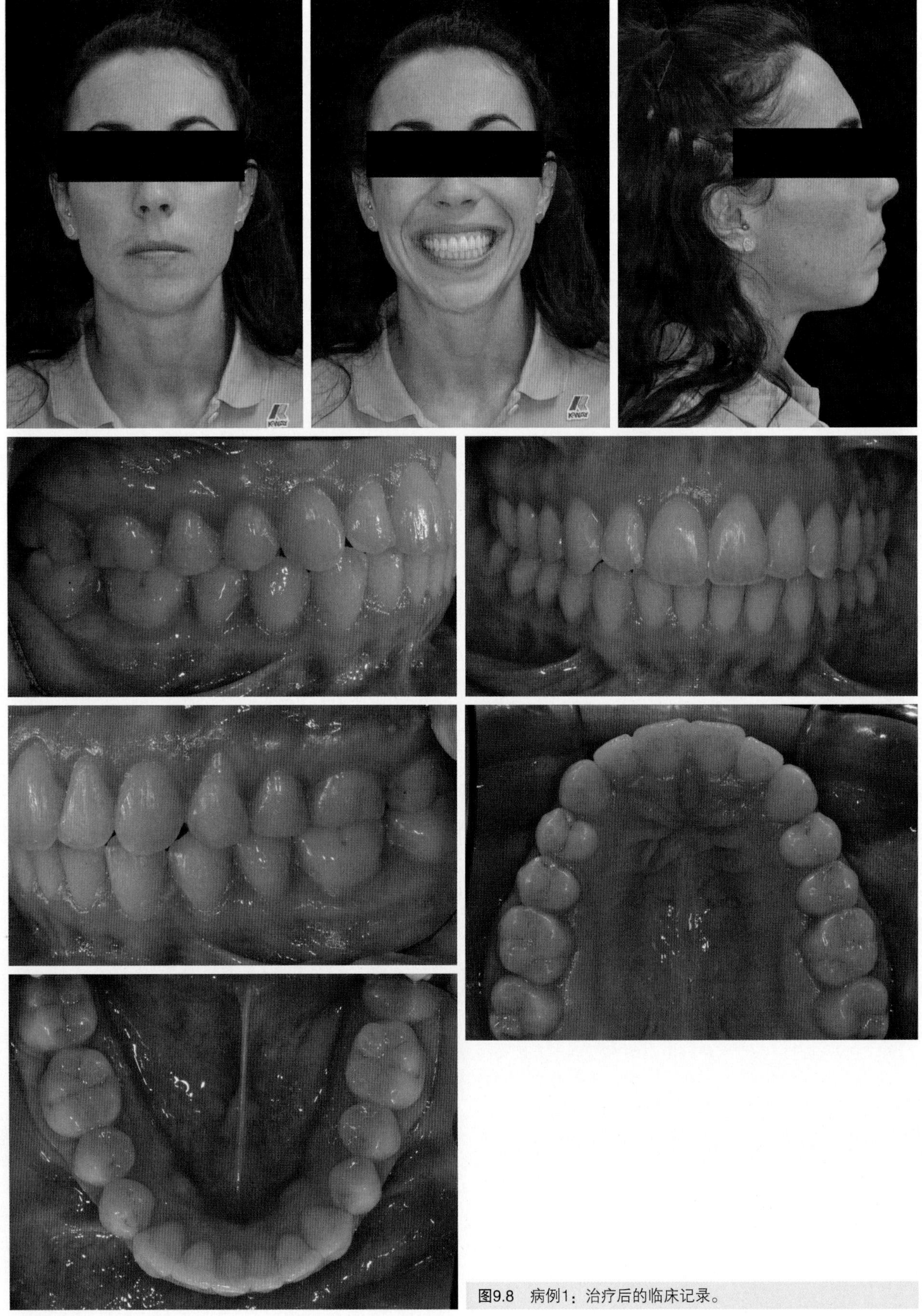

图9.8 病例1：治疗后的临床记录。

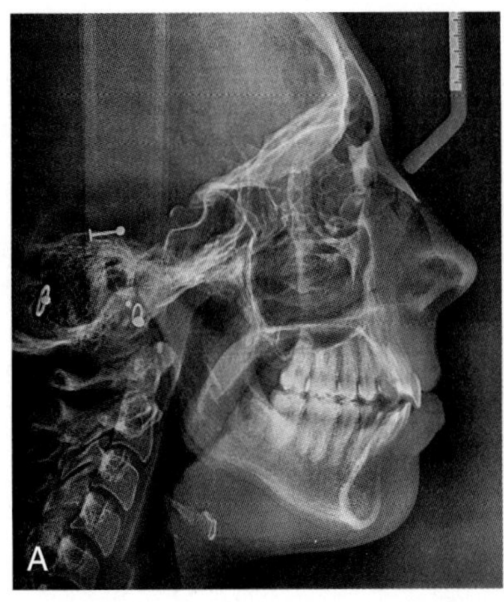

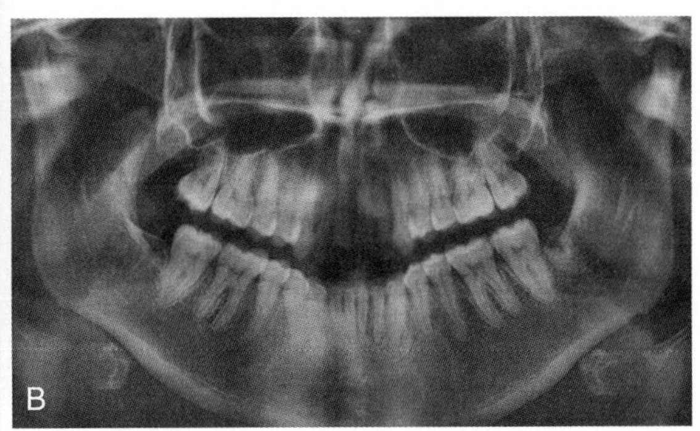

图9.9　病例1：治疗后的X线头颅侧位片（A）和全景片（B）。

表9.3　病例1：头影测量变化总结

头影测量形态学评估	均值±标准差	治疗前	治疗后
矢状向骨性关系			
上颌骨位置 SNA	82°±3.5°	72°	74°
下颌骨位置 SNB	80°±3.5°	66°	69°
颌骨矢状向关系 ANB	2°±2.5°	6°	5°
垂直向骨性关系			
上颌骨倾斜度 S-N/ANS-PNS	8°±3.0°	14°	14°
下颌骨倾斜度 S-N/Go-Gn	33°±2.5°	46°	42°
颌骨垂直向关系 ANS-PNS/Go-Gn	25°±6.0°	30°	29°
牙与基骨关系			
上颌中切牙倾斜度 $\underline{1}$/ANS-PNS	110°±6.0°	119°	106°
下颌中切牙倾斜度 $\overline{1}$/Go-Gn	90°±5.0°	97°	96°
下颌中切牙代偿 $\overline{1}$/A-Po（mm）	2±2.0	4	4
牙性关系			
覆盖（mm）	3.5±2.5	4	2
覆殆（mm）	2±2.5	-3	2
上下颌中切牙夹角 $\underline{1}/\overline{1}$	132°±6.0°	97°	120°

殆垫相似的长期的后牙压低力，推荐用于前牙开殆治疗后的垂直向控制[1]。

病例2

病例摘要

一位21岁女性患者，轻度骨性Ⅱ类1分类错殆畸形，下颌中度拥挤、上颌轻度拥挤，前牙中度开殆，严重高角骨面型，横向关系不协调。临床检查显示下前面高增大伴有露龈笑，为典型的长面型（图9.10；表9.4）。患者前牙开殆3mm，后牙区仅第二磨牙有咬合接触。X线检查同样表现为面下份垂直向发育过度（图9.11）。向患者提出了两种治疗方案：手术治疗，或使用临时支抗装置进行隐形矫治。

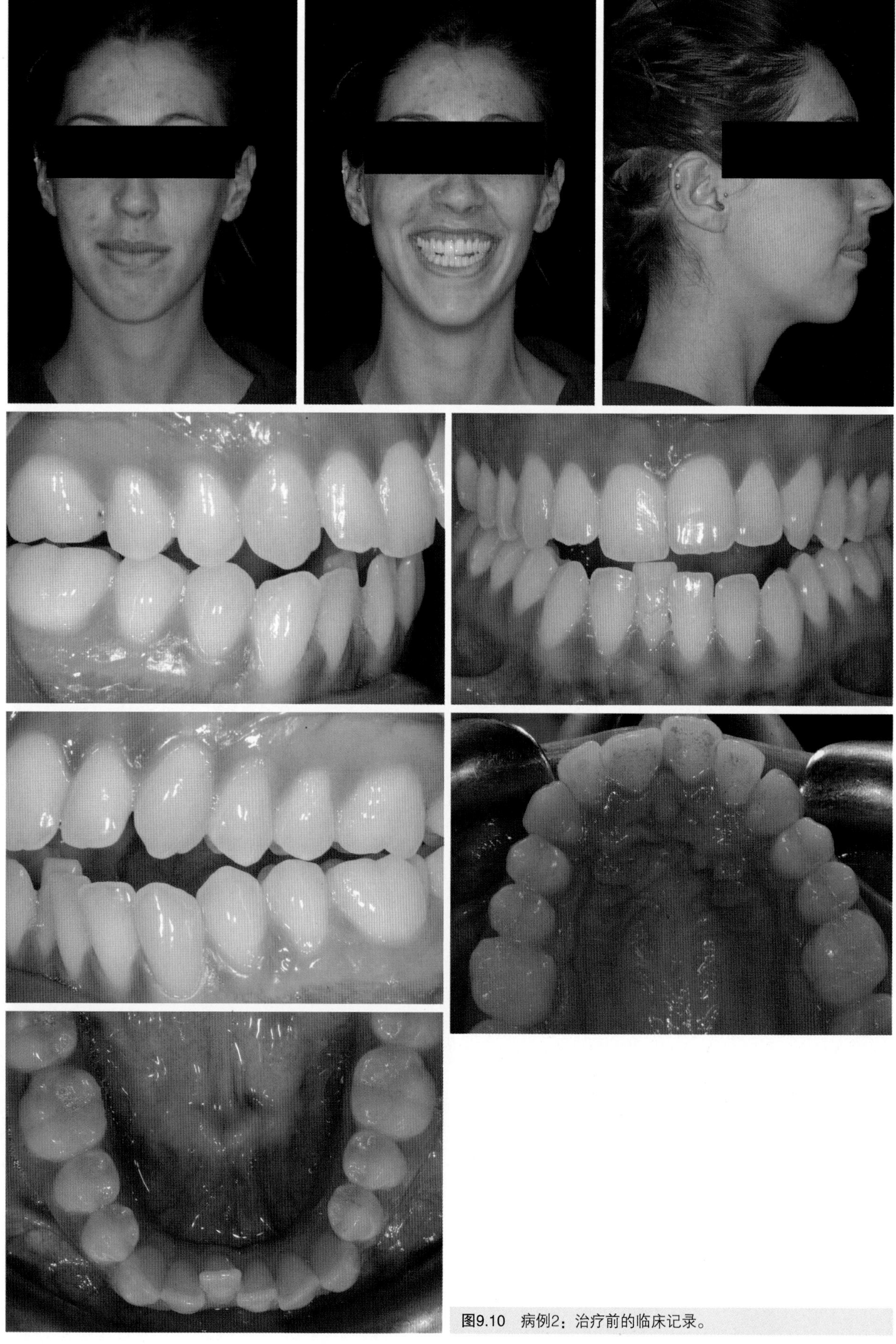

图9.10 病例2：治疗前的临床记录。

问题列表

表9.4　病例2：问题列表

三维方向	骨性	牙性	软组织
矢状向	▪骨性Ⅱ类1分类错殆畸形	▪仅第二磨牙有咬合接触 ▪切牙过度唇倾	▪下唇及颏部后缩
垂直向	▪下前面高增大 ▪上颌后牙萌出过度 ▪严重高角	▪前牙中度开殆（3mm）	▪长面型 ▪露龈笑 ▪颏肌紧张
横向	▪骨性横向发育不足	▪下颌中度拥挤，上颌轻度拥挤 ▪咬合关系不佳	

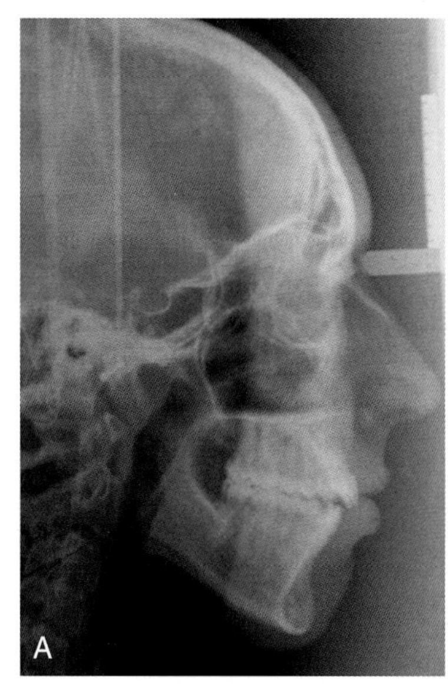

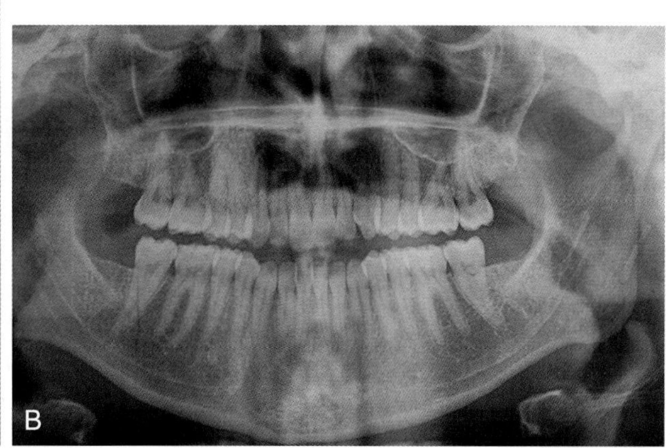

图9.11　病例2：治疗前的X线头颅侧位片（A）和全景片（B）。

治疗目标

治疗目标是矫正前牙开殆和面部垂直向高度过大，形成良好的咬合接触和达到磨牙Ⅰ类关系，改善患者的微笑（表9.5）。

治疗目标还包括实现磨牙Ⅰ类关系、牙齿排齐和整平、改善后牙横向咬合关系、达到理想的覆殆和覆盖，以改善侧貌和微笑弧度。治疗前和治疗后的模拟效果如图9.12所示。

治疗计划

矫正骨性Ⅱ类错殆畸形和前牙开殆，需要通过压低上颌磨牙，使下颌骨逆时针旋转且不改变前牙的垂直向位置来实现。在牙齿转矩和轴倾度合适的情况下，下颌骨向上和向前旋转可以减小面高，改善垂直向和矢状向关系。

治疗方案

治疗方案包括：

（1）Invisalign治疗，使用临时支抗装置作为骨性支抗，压低上下颌后牙。

（2）正畸正颌联合治疗，包括LeFort Ⅰ型截骨术上抬上颌后牙段。

表9.5 病例2：治疗目标

三维方向	骨性	牙性	软组织
矢状向	▪通过磨牙压低引起的下颌骨逆时针旋转，改善Ⅱ类关系	▪通过磨牙压低引起的下颌骨逆时针旋转，改善磨牙Ⅱ类关系和切牙唇倾度	▪改善软组织侧貌
垂直向	▪通过压低上颌后牙和下颌骨自动逆时针旋转，减小下前面高、上颌骨向下的顺时针旋转，改善高角面型	▪通过压低上颌后牙、维持前牙的垂直向位置，改善前牙开殆和笑弧	▪通过上颌后部牙槽的压低，改善侧貌
横向	▪上颌牙性扩弓	▪通过下颌骨自动逆时针旋转，改善咬合关系 ▪通过邻面去釉，减小上下颌拥挤度	

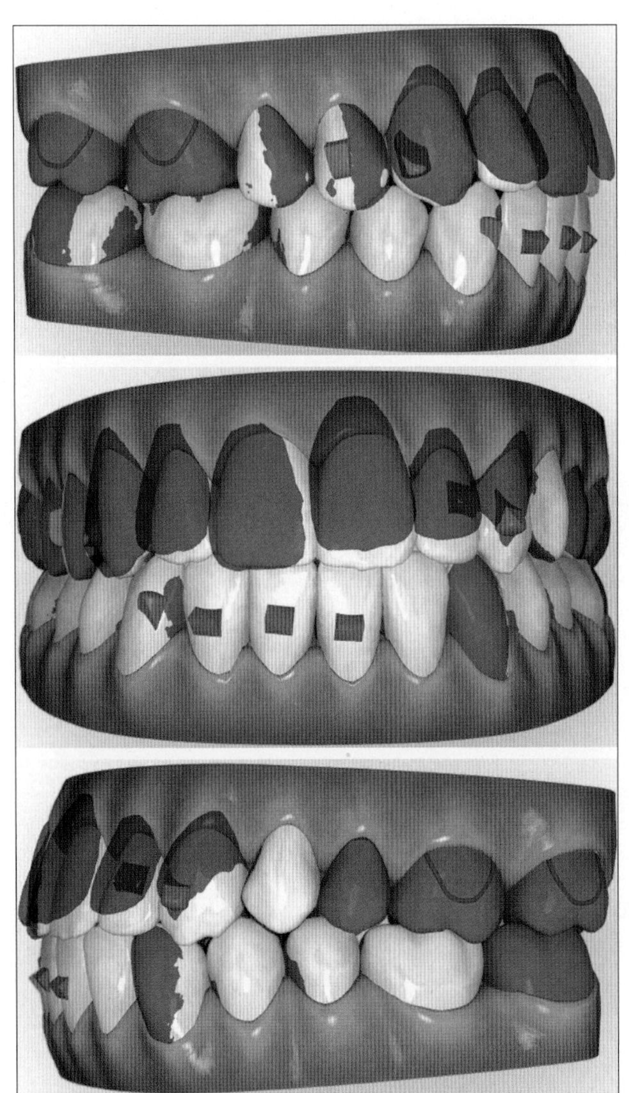

图9.12 病例2：治疗前和治疗后的ClinCheck叠加。

治疗过程

患者选择了第一个治疗方案。上颌后部牙槽骨垂直向问题的矫正是通过支抗钉实现的。双侧上颌第一磨牙的近中颊侧置入3mm × 8mm的Spider Pin微螺钉。在工作模型的两侧放置0.018英寸 × 0.022英寸的不锈钢片段弓，并在末端涂上复合树脂，以便放置于口内。在双侧第一磨牙处的弓丝上放置牵引钩，将150g的镍钛拉簧一端挂在牵引钩上，另一端挂在支抗钉上。为了避免由于仅在颊侧施力而产生的磨牙不良颊倾，计划使用上下颌透明矫治器来进行控制。数字化治疗方案设计了排齐、邻面去釉和牙齿内收（必要时）。与病例1相反，该病例应谨慎避免发生后牙压低和前牙伸长或其他垂直向移动，因为临时支抗装置与透明矫治器力学之间的差异可能会导致矫治器不贴合和转矩控制不足（图9.13）。该患者的治疗过程共使用了13副透明矫治器，外加10副精调矫治器。在ClinCheck上为矫治器设计了个性化的精密切割，以放置片段弓，通常涉及每侧的2颗或3颗牙齿。

治疗结果

经过6个月的治疗，实现了充分的后牙压低和开殆的矫正，以及牙齿的排齐和整平（图9.14）。

治疗15个月后，已完全达到了正畸治疗前设定的矫治目标（图9.15；表9.6）。前牙开殆已经完全得到矫正，形成了正常的覆殆和覆盖，建立了磨牙Ⅰ类关系。

通过改善下前面高和露龈笑，患者的微笑得到了改善。治疗后头影测量分析显示透明矫治器实现了上颌磨牙3mm的压低，垂直向骨性测量值减小（图9.16；表9.6）。

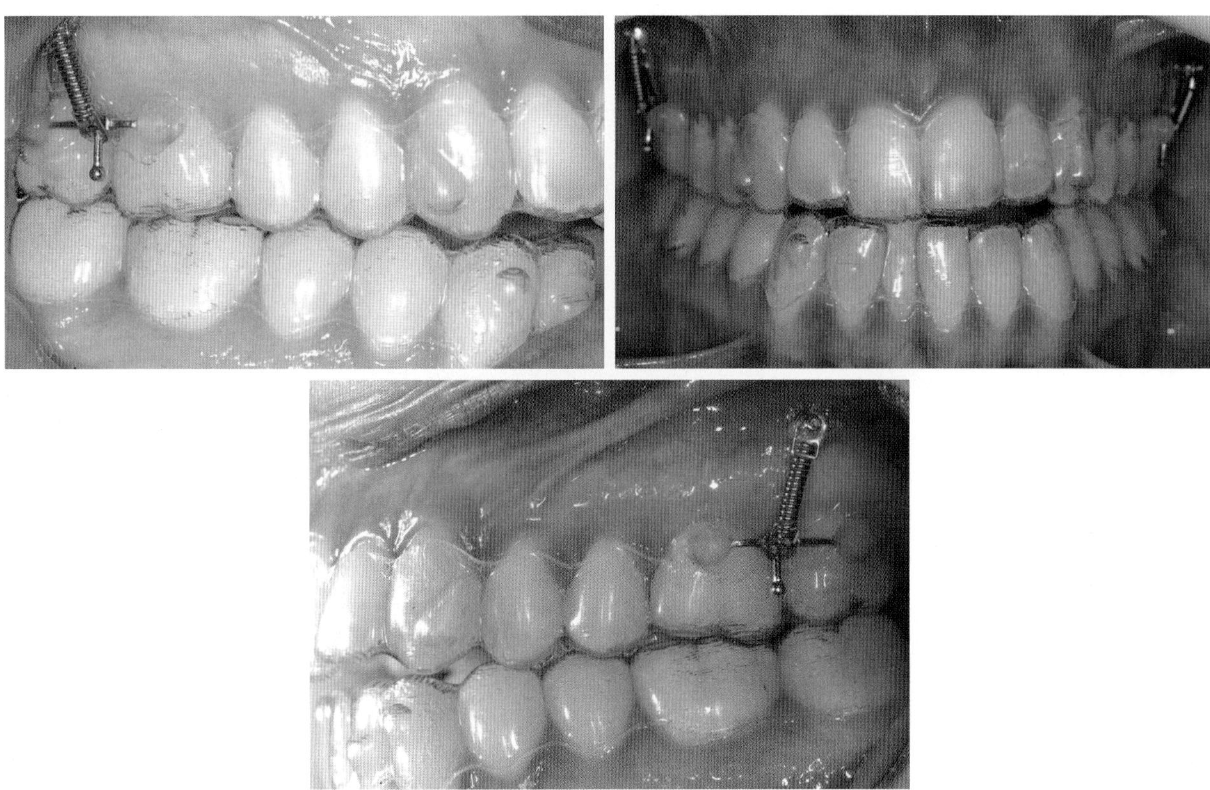

图9.13　病例2：Invisalign和临时支抗装置用于后牙压低。

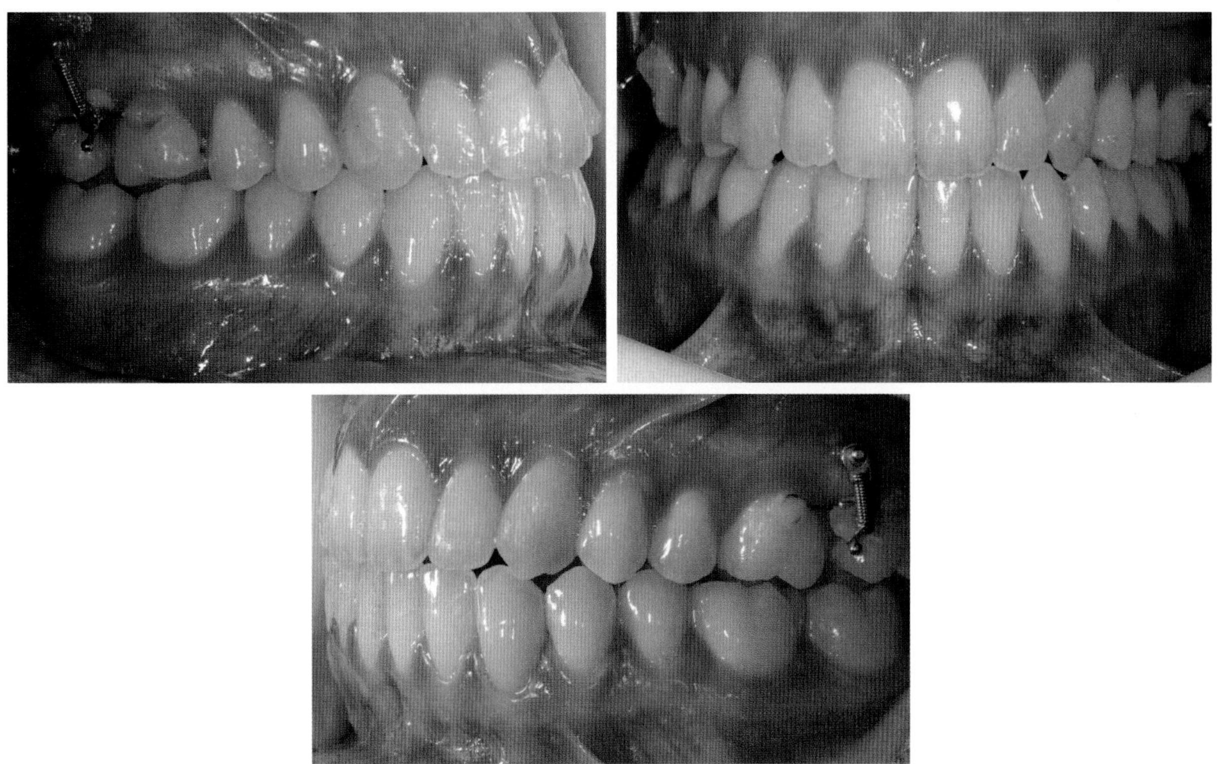

图9.14　病例2：磨牙压低结束。

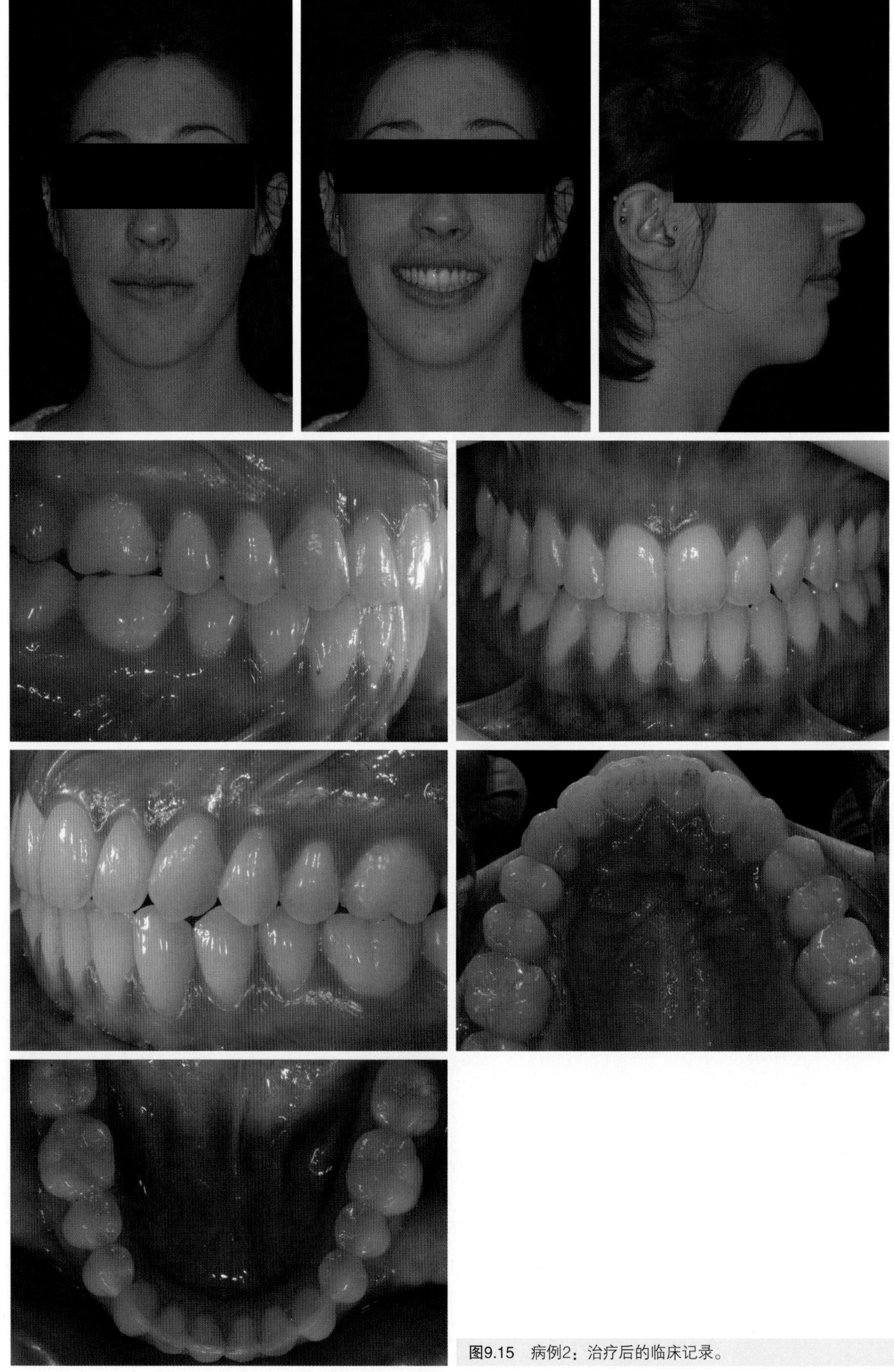

图9.15 病例2：治疗后的临床记录。

表9.6　病例2：头影测量变化总结

头影测量形态学评估	均值±标准差	治疗前	治疗后
矢状向骨性关系			
上颌骨位置 SNA	82°±3.5°	72°	72°
下颌骨位置 SNB	80°±3.5°	70°	70.5°
颌骨矢状向关系 ANB	2°±2.5°	2°	1.5°
垂直向骨性关系			
上颌骨倾斜度 S-N/ANS-PNS	8°±3.0°	9°	9°
下颌骨倾斜度 S-N/Go-Gn	33°±2.5°	41°	38°
颌骨垂直向关系 ANS-PNS/Go-Gn	25°±6.0°	30°	29°
牙与基骨关系			
上颌中切牙倾斜度 $\underline{1}$/ANS-PNS	110°±6.0°	109°	102°
下颌中切牙倾斜度 $\overline{1}$/Go-Gn	94°±7.0°	97°	96°
下颌中切牙代偿 $\overline{1}$/A-Po（mm）	2±2.0	4	4
牙性关系			
覆盖（mm）	3.5±2.5	5	2
覆殆（mm）	2±2.5	-2	1
上下颌中切牙夹角 $\underline{1}/\overline{1}$	132°±6.0°	125°	132°

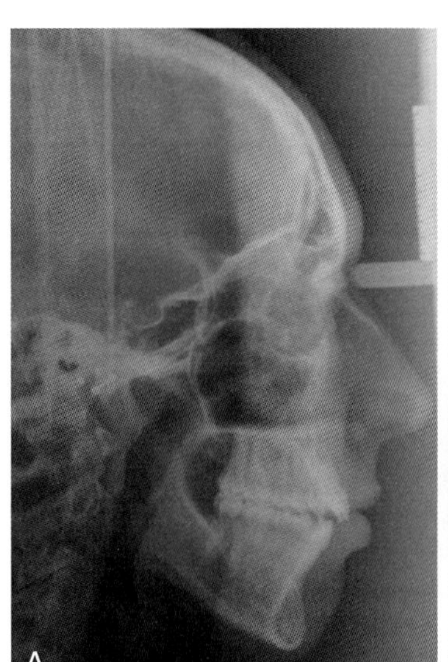

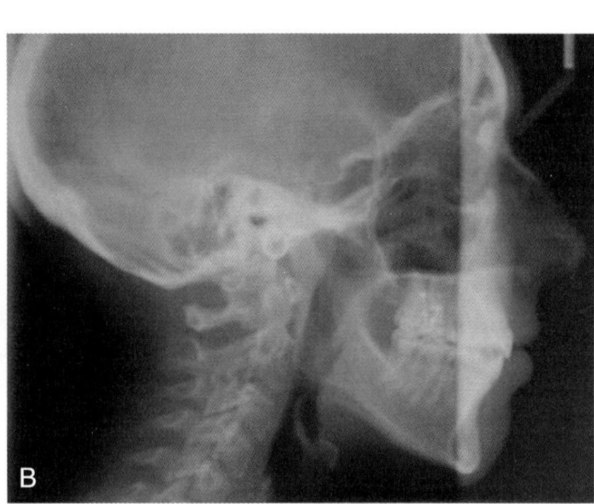

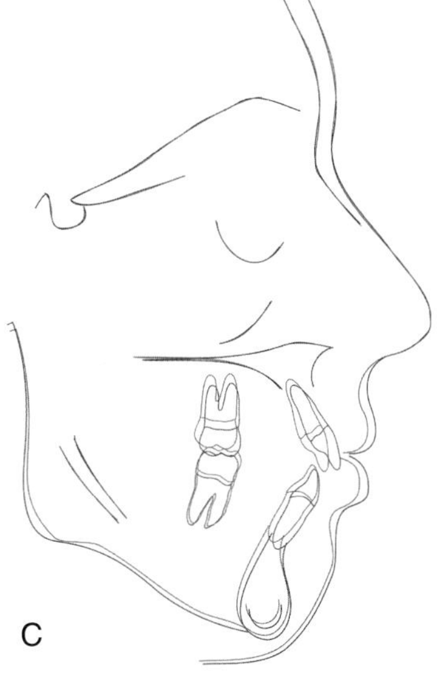

图9.16　病例2：（A，B）X线头颅侧位片对比和（C）头影测量重叠图。

（秦丹晨，赵婷婷，花放，贺红）

参考文献

[1] Ngan P, Fields HW. Open bite: a review of etiology and management. Pediatr Dent. 1997;19:91-98.

[2] Subtelny HD, Sakuda M. Open bite: diagnosis and treatment. Am J Orthod. 1964;50(5):337-358.

[3] Cangialosi TJ. Skeletal morphologic features of anterior open bite. Am J Orthod. 1984;85:28-36.

[4] Lopez-Gavito G, Wallen TR, Little RM, et al. Anterior open-bite malocclusion: a longitudinal 10-year post-retention evaluation of orthodontically treated patients. Am J Orthod. 1985;87:175-186.

[5] Nanda SK. Patterns of vertical growth in the face. Am J Orthod Dentofacial Orthop. 1988;93:103-116.

[6] Cozza P, Mucedero M, Baccetti T, et al. Early orthodontic treatment of skeletal open bite malocclusion: a systematic review. Angle Orthod. 2005;75(5):707-713.

[7] Betzenberger D, Ruf S, Pancherz H. The compensatory mechanism in high angle malocclusions: a comparison of subjects in the mixed and permanent dentition. Angle Ortho. 1999;69:27-32.

[8] Sarver DM, Weissman SM. Nonsurgical treatment of open bite in nongrowing patients. Am J Orthod Dentofacial Orthop. 1995;108:651-659.

[9] Kuhn R. Control of anterior vertical dimension and proper selection of extraoral anchorage. Angle Orthod. 1968;38:340-349.

[10] Pearson LE. Treatment of vertical backward rotating type growth pattern patients in todays' environment. Meeting of Southern Assoc of Orthodontists, Birmingham, AL, October 20-23, 1996 (confirmed by personal communication).

[11] Nahoum HI. Vertical proportions: a guide for prognosis and

treatment in anterior open bite. Am J Orthod. 1977;72:128-146.

[12] Neilsen IL. Vertical malocclusions: etiology, development, diagnosis and some aspects of treatment. Angle Orthod. 1991;61:247-260.

[13] Haralabakis NB, Yiagtzis SC, Toutounzakis NM. Cephalometric characteristics of open bite in adults: a three-dimensional cephalometric evaluation. Int J Adult Orthod Orthognath Surg. 1994;9:223-231.

[14] Giancotti A, Garino F, Mampieri G. Use of clear aligners in open bite cases: an unexpected treatment option. J Orthod. 2017;20:1-12.

[15] Kay S. Clear Aligner Technique. Batavia, IL: Quintessence Publishing; 2018.

第10章 深覆𬌗

Deep Bite

LUIS HUANCA, SIMONE PARRINI, FRANCESCO GARINO, TOMMASO CASTROFLORIO

前言

深覆𬌗被定义为覆𬌗的加深，是通过测量垂直于咬合平面的切牙重叠量来计算的[1-2]。深覆𬌗根据来源可以分为牙槽源性（前牙过度萌出）和骨源性（下面高减小，下颌平面角低）[3]。根据采用的测定标准、种族和性别的不同，深覆𬌗的患病率为8%～51%[4-6]。

已有学者描述过深覆𬌗与磨牙矢状向错𬌗畸形之间的关系。尤其是与安氏Ⅰ类相比，安氏Ⅱ类错𬌗畸形与覆𬌗的加深显著相关。

在现有文献中，尚无针对深覆𬌗患者治疗策略的共识。2017年，Millet DT等[7]发表的一篇系统评价表明，对于安氏Ⅱ类2分类的儿童患者，无法提供循证的指导以建议或阻止对他们进行任何形式的正畸治疗。

Nanda提出[1]，解除深覆𬌗有3种策略：伸长后牙，压入上切牙和/或下切牙，以及唇倾前牙（也被称为相对压入）。根据临床病例的具体情况，也可同时联用以上几种策略以改善深覆𬌗。

通过使用透明矫治器而非固定矫治器，正畸医生可以在治疗初就对上下牙弓进行矫治以纠正覆𬌗，而不用等到几个月后，待上颌牙齿被唇倾/压入打开咬合，才开始粘接下牙弓的矫治器。此外，也可以在治疗初就粘接前牙精密平导（bite ramps），但这可能会降低患者舒适感，并需要在未来的某些时点进行调整和去除。

整平Spee曲线

深Spee曲线通常与严重的前牙深覆𬌗有关。通过伸长后牙（主要是前磨牙）和压入前牙，可以整平牙弓形态，以达到理想的覆𬌗关系[1]。

确定伸长磨牙和前磨牙与压入尖牙和切牙在整平Spee曲线中的实际贡献是很难的，因为两者构成交互支抗。每当尝试伸长前磨牙时，切牙和尖牙将作为支抗，受到反作用力对它们造成的压入效应，而这种效应则是临床上一种最受欢迎的副作用。相反地，当临床医生希望实现前牙的压入时，前磨牙通常是最主要的支抗来源，而前牙压入所产生的有益副作用可以使它们伸长。临床医生可能会被误导，认为通过无托槽隐形矫治器对牙齿移动进行精心规划，就能实现特定的牙齿移动（即仅压入前牙或仅伸长后牙），但我们应该认识到牛顿第三定律（作用力和反作用力）的重要作用：真实世界和虚拟世界往往存在差异，透过屏幕看到的虚拟世界经常违背物理定律。

学者们普遍认为，对于生长期的患者来说，深覆𬌗的矫治和Spee曲线的整平更容易实现。因为当仍有生长潜力时，患者垂直向的生长有助于磨牙及前磨牙的伸长[8]。

相反，成人Spee曲线的整平可能要困难得多，因为正畸医生不能从其骨骼的垂直向发育中获得任何帮助。此外，Spee曲线往往随着年龄的增长而加深[9]，同时可能伴有下切牙与尖牙的过度萌出和舌倾（上切牙也可能出现舌倾）。这在临床上表现为下颌咬合平面在第一前磨牙和尖牙之间出现了台阶。在这种情况下，切牙的切端也可能出现明显的过度磨耗。因此，在制订成人深覆𬌗的矫治计划时，正畸医生还应计划最终所需的修复方案，以恢复合适的牙冠解剖结构。

Align Technology公司发明了一种治疗深覆𬌗专用的矫治方案，名为Invisalign G5。这个方案由施加于牙齿切端的压入力和舌侧压力区组成，以实现切牙和尖牙的压入（图10.1和图10.2）。组合而成的力系统施加了一个与牙齿长轴平行的压入合力。为了实现前牙压入，前磨牙和磨牙区应能提供足够的支抗。G5的固位附件是专为前磨牙设计的，它们可以仅作为固位附件，也可以在需要前磨牙伸长时作为主动伸长附件。当移动阈值超过0.5mm时，前牙的压入和后牙的伸长移动都会被自动激活。磨牙上应使用常规的矩形和水平附件以协助其发挥固位作用，抵消矫治器因前牙压入设计所致的𬌗方脱位。

对于那些使用其他品牌无托槽隐形矫治系统的医

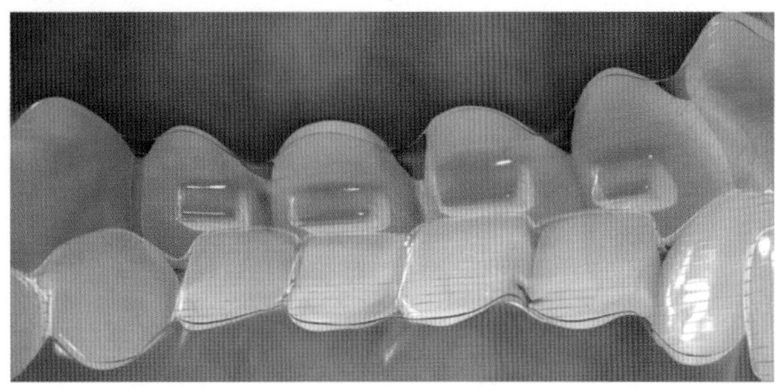

图10.1 由Align Technology公司（San José, CA, USA）设计的优化精密平导示意图，嵌入透明矫治器中。它们在治疗过程中改变形状和定位，以便在治疗的每个阶段为下切牙提供最佳支持。

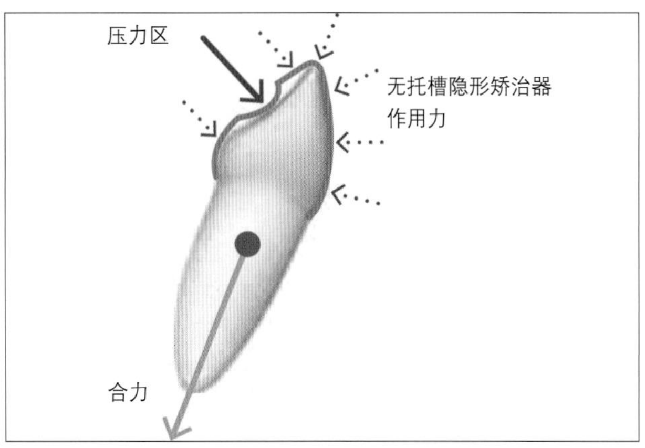

图10.2 由Align Technology公司（San José, CA, USA）设计的压力区示意图，它被结合至透明矫治器中，改变压入力的方向，使其与牙体长轴平行。

生和使用Invisalign矫治器时需要结合其他辅助装置的医生来说，可以通过矩形附件和个性化的分步压入来实现类似于G5方案的效果。

斜向龈方的附件可以代替前磨牙的固位附件，实现固位和伸长牙齿的作用。当计划要伸长时，最好设定较慢的伸长速率（如每步伸长0.15mm，而不是传统的0.20mm），这样可以有效避免施加力超出牙周韧带的耐受，防止矫治器脱轨。

一些临床医生建议将反Spee曲线作为终末目标。虽然这并不是真正的临床目标，但这一方案背后的设想是，塑料材质矫治器的弹性和回弹力很可能无法充分表达所设定的牙齿移动目标。另外，牙齿移动不足可以通过这种过矫治予以补偿，类似于反Spee曲线的镍钛弓丝那样[10]。临床医生如果发现过矫治确实开始表达，可以随时停止矫治，以避免不必要的副作用。

整平Spee曲线应从下前牙的唇倾开始，以获得前牙的相对压入，并为后续的绝对压入提供所需的空间。由于下前牙根舌向转矩表达的相关信息暂未得到研究，设定额外的根舌向转矩可能是有帮助的。同样重要的是，要记住牙齿邻间隙的存在有利于压入作用的实现。

Liu和Hu[11]的一篇文章解释了当使用透明矫治器治疗深覆殆时，不同的压入策略导致的力的变化。在同样进行0.2mm的压入和前磨牙与磨牙设置矩形附件的情况下，单独压入尖牙的设计使尖牙受到的压入力最大。若在此情况下同时压入切牙与尖牙，尖牙将受到比切牙更大的压入力。对切牙来说，无论是单独压入还是与尖牙联合压入，它们受到的压入力都是相似的。当所有的前牙同时被压入时，第一前磨牙受到的伸长力最大。使用不同的分步策略压低尖牙和切牙，尖牙和侧切牙也会受到伸长力的影响。可想而知，涉及的牙较少，透明矫治器施加的压入力较大；多颗牙同时受到压入作用，压入力会部分消失。压入力对切牙压低的表达总体上呈现不足的趋势。因此，临床上可能会建议使用交替压入（蛙跳式压入）的方法，对尖牙和切牙交替施加更大、更明确的力。

因此，临床上为任何无托槽隐形矫治系统设计前牙压入作用前，可以考虑如下几点：

（1）以每步0.15mm的速度对尖牙到尖牙进行压入（先创造一个0.5mm的额外间隙，直到压入完成）。

（2）在下颌前磨牙上设置斜向龈方水平矩形附件。这些附件应为4mm宽，1.5mm高；龈方1.25mm厚，到殆方逐渐减少为0.25mm厚。

（3）下颌尖牙上设置斜向𬌗方水平矩形附件。这些附件应为4mm宽，1.5mm高，𬌗方1.25mm厚，到龈方逐渐减少为0.25mm厚。

（4）在磨牙上设置水平矩形附件以增强固位。

（5）交替压入尖牙和切牙。

（6）将附件设置在不会干扰咬合的位置。

整平上切牙

临床上对患者面部、微笑和牙龈的考量可以指导医生选择深覆𬌗的治疗方式[12]。事实上，在许多的临床病例中，单纯进行下颌后牙的伸长或Spee曲线的整平可能并不是最好的选择，下牙弓的结构形态应该与上前牙的垂直运动相适应。在使用透明矫治器进行正畸治疗时，有可能采用选择性将上切牙或下切牙压入的矫治器。

正如David Sarver所强调的那样，试图纠正深覆𬌗时，应重点关注上颌微笑弧度。上颌切牙的压入是要有限度的，这样可以保持微笑弧度的凸度和足够的牙冠暴露量，使得患者在年龄增长时依旧能保持年轻的微笑。

上颌切牙和尖牙可通过相对压入作用而获得压入效果（即加大前牙的冠唇向转矩，使牙冠唇倾，而达到牙齿相对压入的目的）。为充分表达这样的牙齿移动，需额外配合根舌向转矩。牙冠龈方1/3设置的压力嵴（Align Technology，San Josè，CA，USA）也可能有助于实现冠唇向转矩。Simon等[13]证明，即使是上切牙的唇侧附件也可以提供根舌向转矩的控制。

对于那些Spee曲线很深的成人，从唇倾下切牙入手纠正深Spee曲线，通常需要进行上牙相对压入（切牙牙冠唇倾）。应提供足够的空间（前牙覆盖无接触），以避免由于咬合干扰造成上下切牙碰撞、后牙脱离接触的情况出现。

当设计压入量超过0.5mm的阈值时，Align Technology的G5方案将在前牙添加舌侧压力区，以使最终的压入合力与牙齿长轴更加平行。

精密平导（bite ramps）可以被添加在牙齿的舌侧，以辅助深覆𬌗的矫治（图10.1）。这些经过优化的精密平导可在矫治的不同分步中改变形状和位置，以保持和下颌切牙接触，从而适应上颌前牙位置的改变（上颌前牙唇倾，精密平导需变得更长）。精密平导存在时，不能在同一颗牙齿上同时增加舌侧压力区，因为这两种特殊结构都需要占据切牙和/或尖牙舌侧一定的空间。有一些人称，精密平导加强了前牙的早接触作用，可能对上切牙有压入作用。虽然这种说法可能是符合逻辑的，但不容忽视的是，大部分时间我们的后牙都处于脱离接触的状态，即存在垂直向的息止颌间隙。因此，患者每天只有在吞咽时才会在精密平导上咬合几秒，所以它对促进上牙压入的真实作用仍值得怀疑。精密平导保持下颌脱离咬合接触的方式，与许多功能矫治器的原理相同，主要目的都是通过使前牙早接触来促进下颌后牙的伸长。这样看来，辅助使用Ⅱ类弹性牵引的精密平导可能有利于下颌后牙的伸长，对生长期的患者尤是如此。值得注意的是，对于透明矫治器来说，建议使用弹力皮圈促进后牙的伸长，因为透明矫治器对后牙伸长的作用受到其自身的限制。与之相反，使用功能矫治器时磨牙和前磨牙能够自由萌出，后牙段的垂直向纠正能够自然发生。

对关于使用透明矫治器治疗深覆𬌗的现有文献进行回顾，Khosravi等[14]对40位深覆𬌗患者使用Invisalign进行矫治的研究中，为确定Invisalign矫治器矫治深覆𬌗的机制而进行了头影测量分析。头影测量分析发现下颌切牙的唇倾、上颌切牙的压入和下颌磨牙的伸长是Invisalign治疗深覆𬌗的主要机制。

病例1

患者16岁，存在严重的深覆𬌗、与下牙列拥挤有关的深Spee曲线，以及右侧下颌尖牙舌侧移位（图10.3和图10.4）。他的主诉是希望避免咬合时造成上切牙舌侧腭黏膜的创伤。

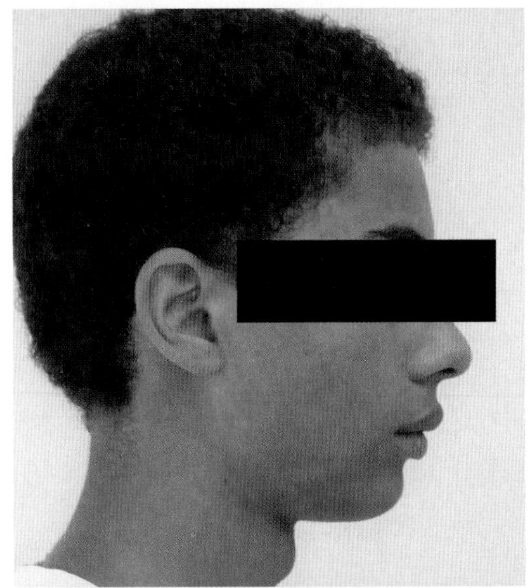

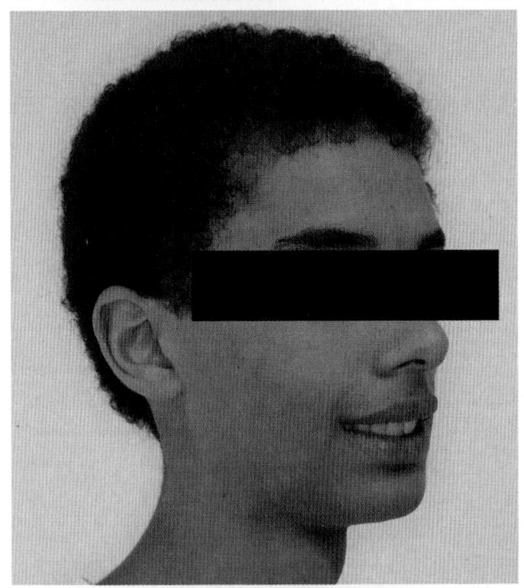

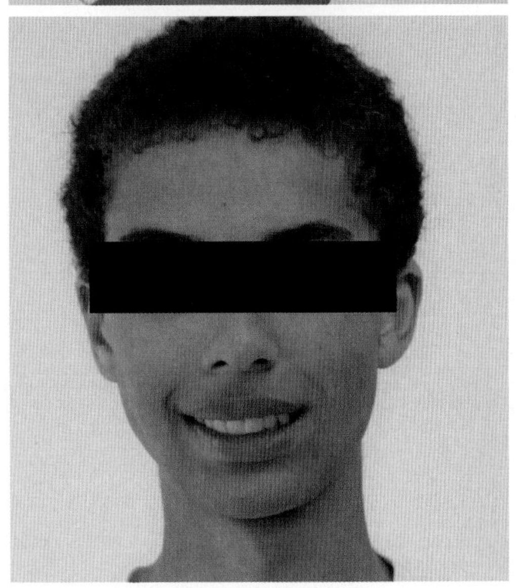

图10.3　治疗前口外像。

从头影测量图描记上可以看出，他有轻度的安氏Ⅱ类错殆畸形，但其骨性垂直向高度的减小并不像其深覆殆所示的那样严重。另外，他的下颌第二前磨牙先天缺失（图10.5）。

对此患者的治疗计划包括保留下颌第二乳磨牙，择期对第二前磨牙行种植修复。

治疗持续了24个月，进行了4组时间长度递减的矫治疗程。在此病例中，Spee曲线的整平需要花费较大的功夫，这也是造成疗程较长的原因。治疗开始，计划每7天更换一副透明矫治器。首先，通过对下颌切牙的唇倾和相对压低来整平Spee曲线，而后在下颌切牙和尖牙的近远中创造间隙，并在保持间隙的同时对尖牙和切牙进行交替压入（蛙跳式压入）（图10.6）。固位附件（矩形水平附件）被设置在前磨牙和尖牙上，因为在治疗的某些阶段，它们将作为压入切牙的支抗发挥作用（图10.7）。

深覆殆在下颌牙弓上被完全纠正（图10.8～图10.10），前颅底平面的重叠显示上切牙的垂直向位置并没有改变（图10.11）。下切牙重要的压入作用与下颌骨B点的轻微前移有关，这可能是因为使用了Ⅱ类牵引。

由于下颌乳磨牙的存在，患者最终呈现尖牙Ⅰ类关系和磨牙尖对尖的关系。右侧下颌乳磨牙对正畸治疗的反应非常好，而左侧乳磨牙则对垂直向的矫治没有反应，并因此表现出轻微的咬合接触不足。患者的主诉——切牙后方的创伤，得到了完全解决。

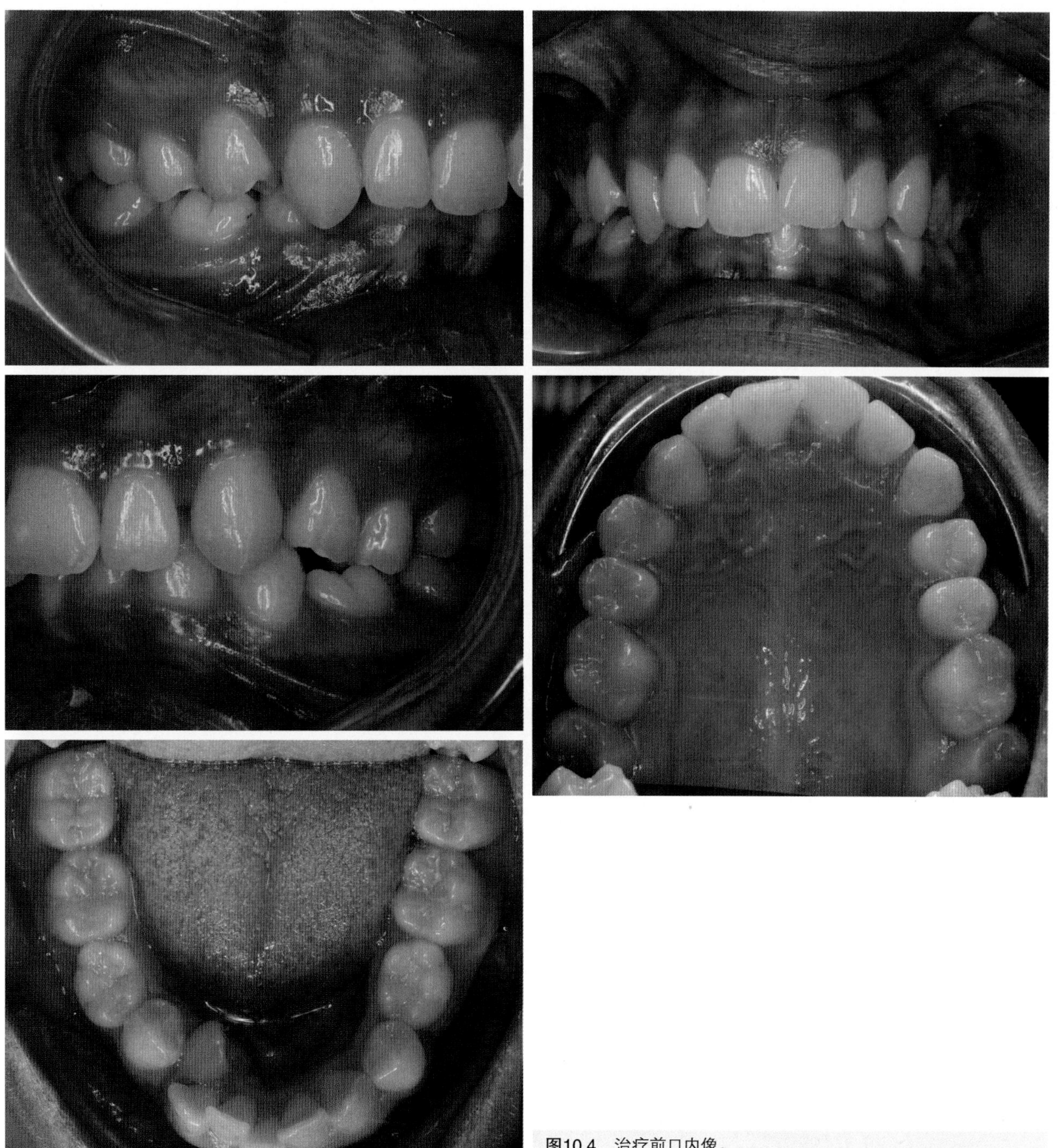

图10.4 治疗前口内像。

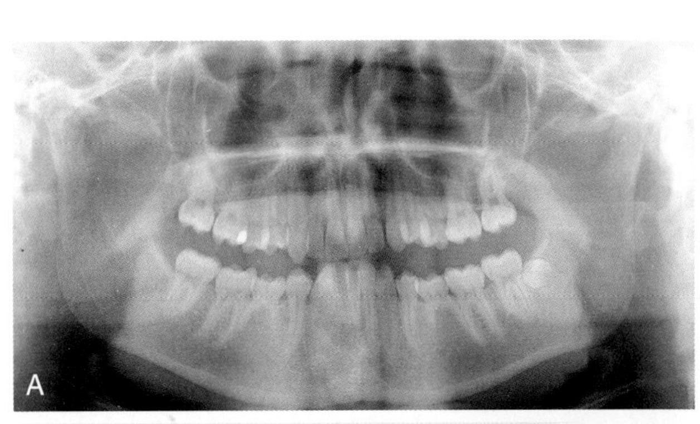

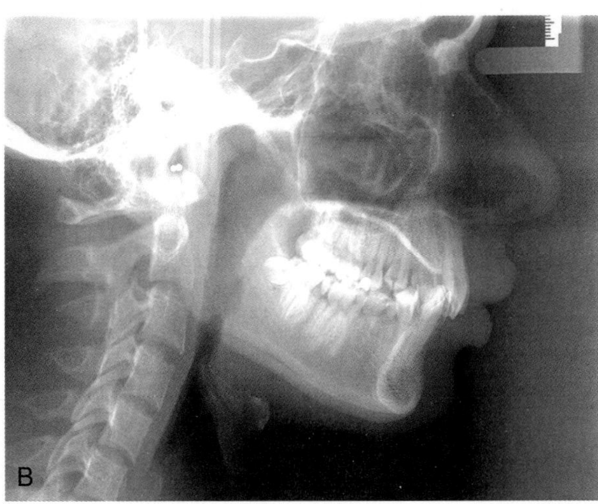

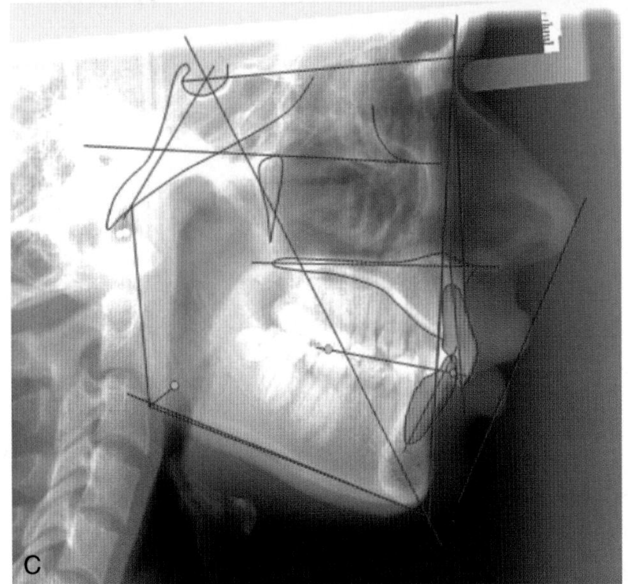

图10.5 （A）治疗前全景片。（B）治疗前X线头颅侧位片。（C）治疗前头影描记图。

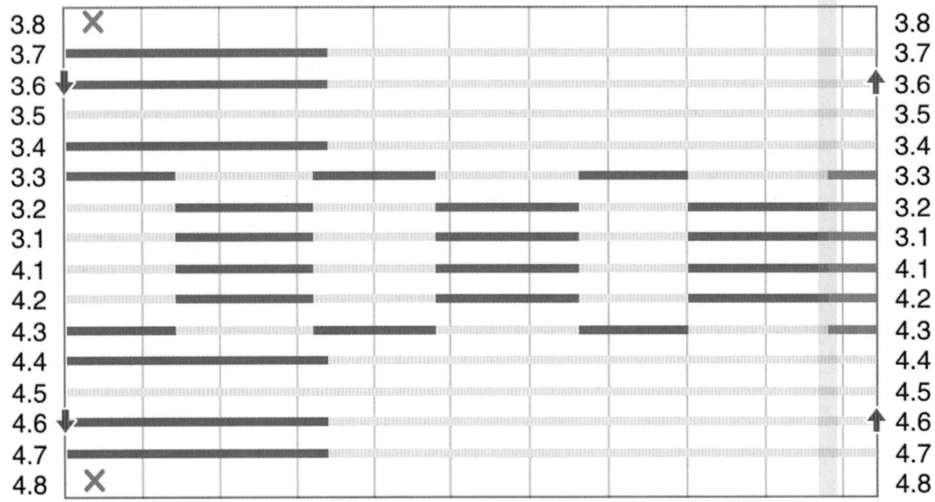

图10.6 治疗计划显示了尖牙与切牙交替压入移动的蛙跳式压入方法。Y轴显示牙位，X轴显示治疗的阶段；每个阶段对应5步透明矫治器。蓝线表示牙齿主动移动，棕线表示过矫治阶段。向下的红色箭头表示附件粘接，而向上的红色箭头表示附件去除。

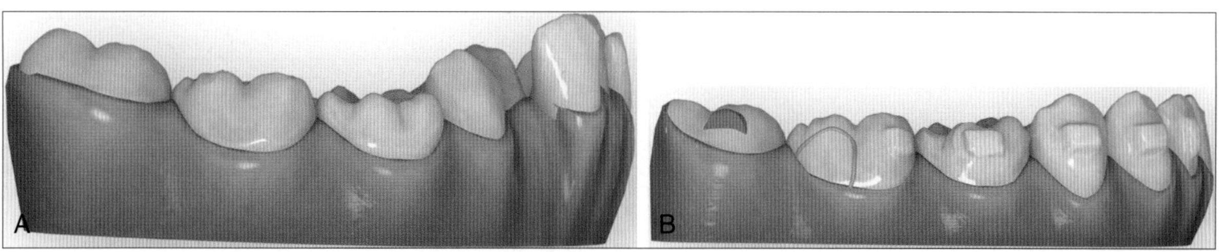

图10.7　（A）治疗前Spee曲线。（B）治疗后Spee曲线。

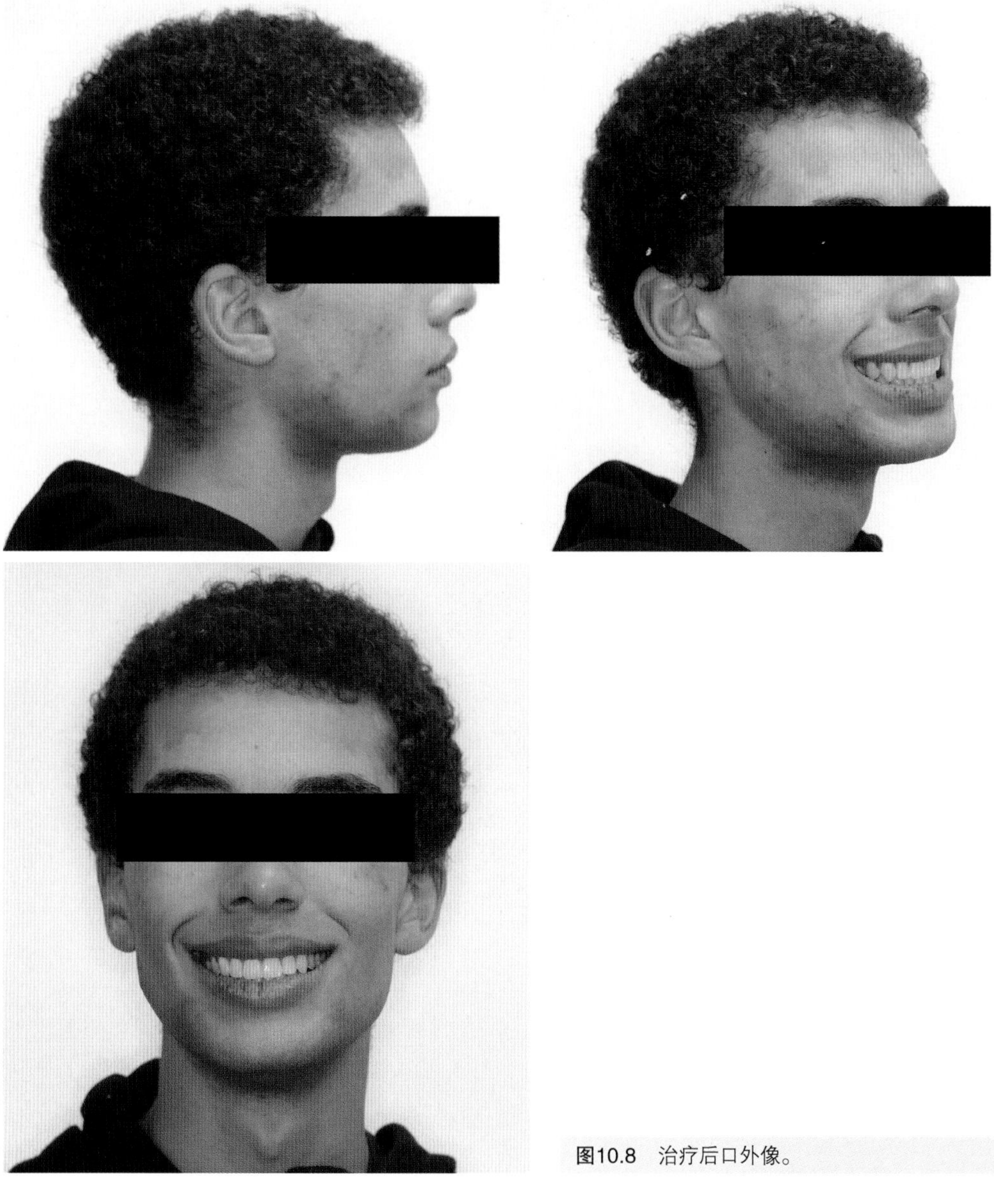

图10.8　治疗后口外像。

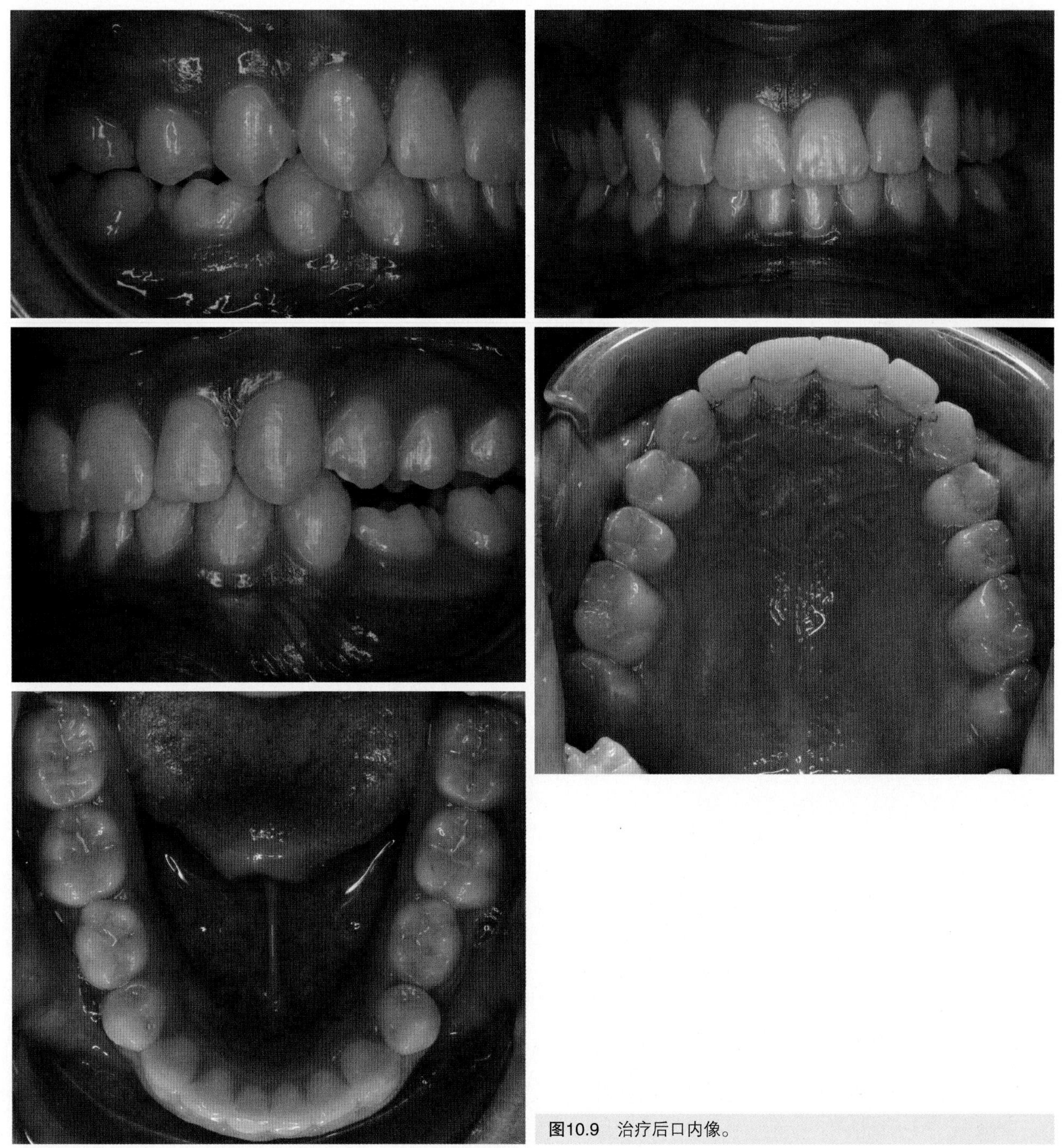

图10.9 治疗后口内像。

病例2

一位18岁的男性患者表现为磨牙安氏Ⅱ类错殆畸形，骨性Ⅱ类错殆畸形，下颌平面角低，伴有深Spee曲线的深覆殆，并在切牙区域有拥挤（图10.12和图10.13）。患者的主诉是过深的覆殆和上切牙区域的拥挤。

治疗方案是通过使上颌磨牙、前磨牙和尖牙整体向远中移动，从而获得磨牙和尖牙的中性关系。

在磨牙远移的过程中，采用50%序列远移的方案，同时使用Ⅱ类弹性牵引（0.19英寸，4.5盎司）（见第7章）。

在所有需要进行远中移动的牙齿上都设置了附件，以控制牙齿的整体移动（图10.14和图10.15）。

深覆殆的矫治主要是通过使用G5方案进行下前牙的压入，以及在上切牙舌侧设计精密平导。

下前牙的压入量为3.1mm，为了增强后牙固位，前磨牙上也粘接了附件。

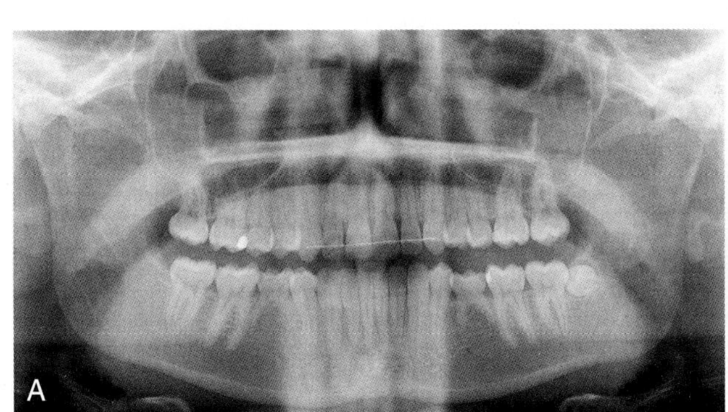

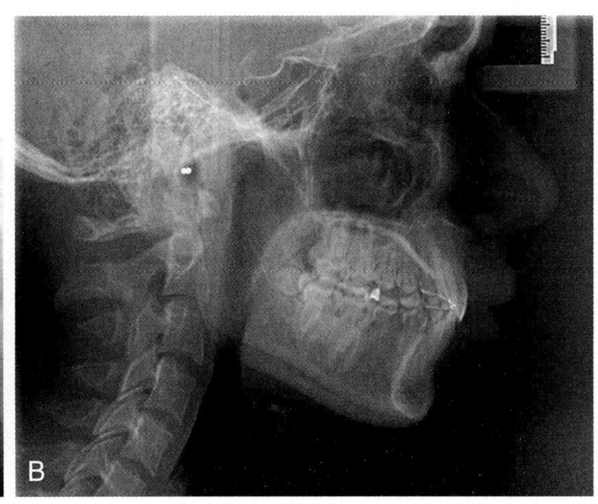

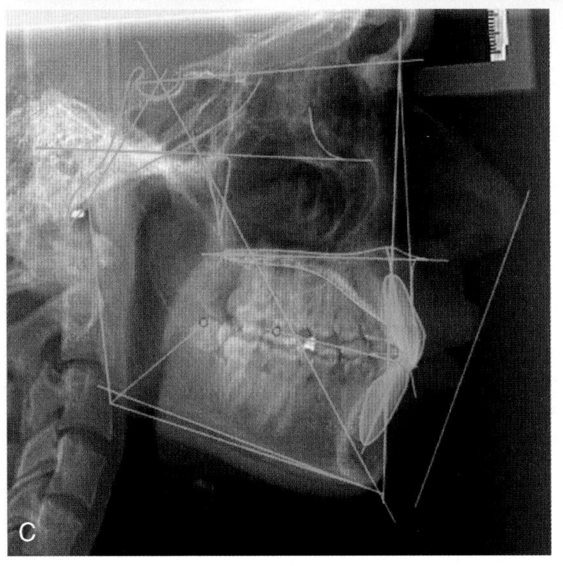

图10.10　（A）治疗后全景片。（B）治疗后X线头颅侧位片。（C）治疗后头影描记图。

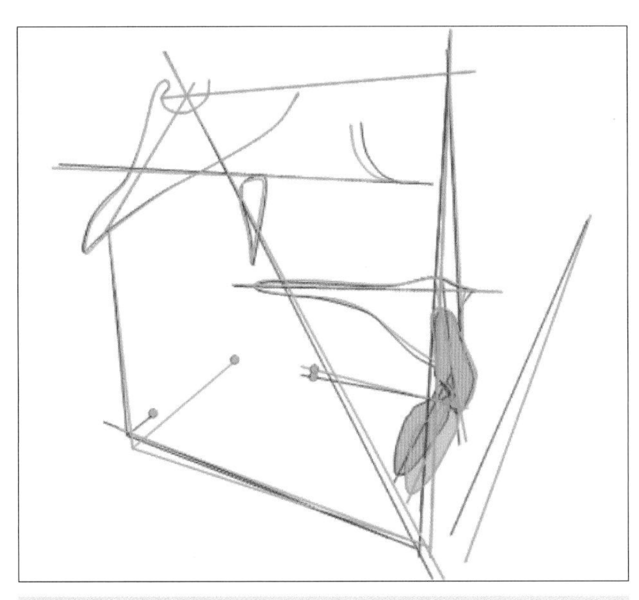

图10.11　头影描记图重叠。

我们制作了45副Invisalign矫治器，用于上牙弓的牙齿远中移动和下牙弓Spee曲线的整平。治疗开始时，计划每2周更换一副矫治器；治疗3个月后，每10天更换一副矫治器；治疗8个月后，每7天更换一副。在牙齿远移的阶段，患者被要求同时使用双侧的Ⅱ类弹性牵引（0.25英寸，4.5盎司）以增强前磨牙远移时的前牙支抗。为了实现Ⅱ类牵引，计划在上颌尖牙上设置牵引钩，而在下颌第一磨牙上使用颊面管。

为了获得良好的磨牙和前磨牙的咬合关系，以及约2mm的覆盖，上下颌各追加15副透明矫治器。

治疗结束后，患者两侧磨牙和尖牙关系中性，牙齿咬合与排列良好，Spee曲线平整（图10.16 ~ 图10.18）。

整个治疗时长为24个月。

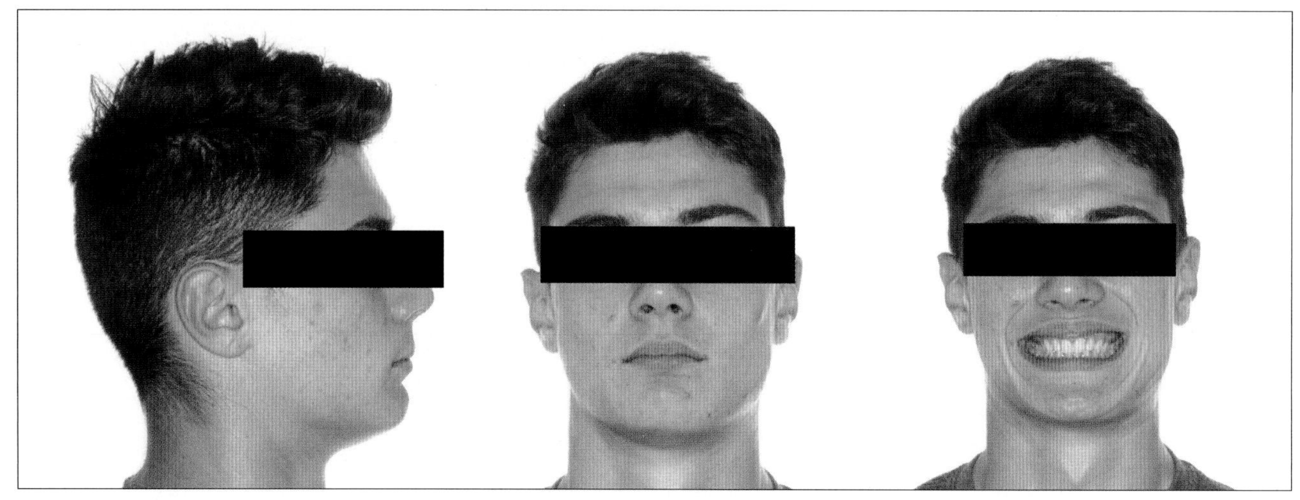

图10.12 治疗前口外像。

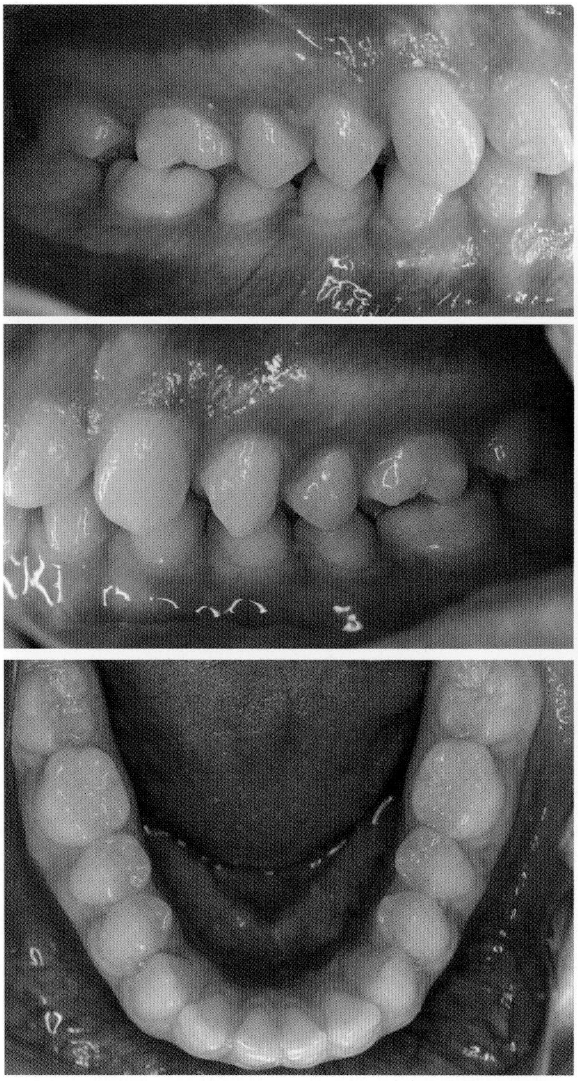

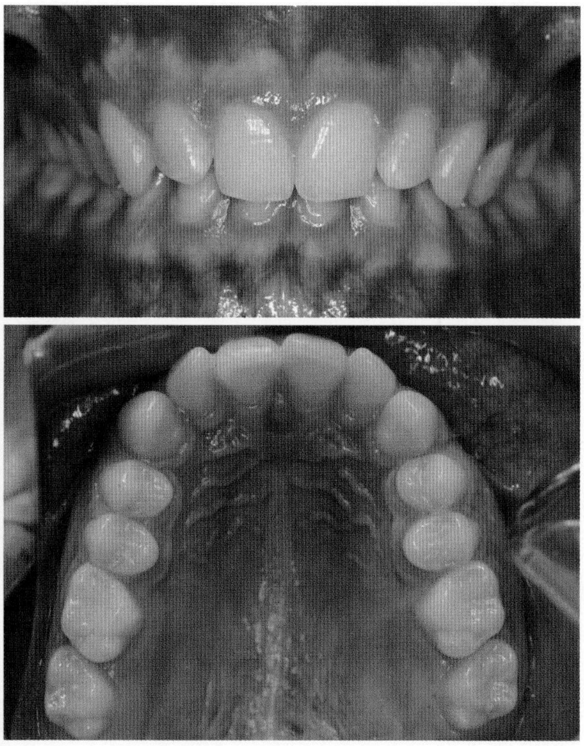

图10.13 治疗前口内像。

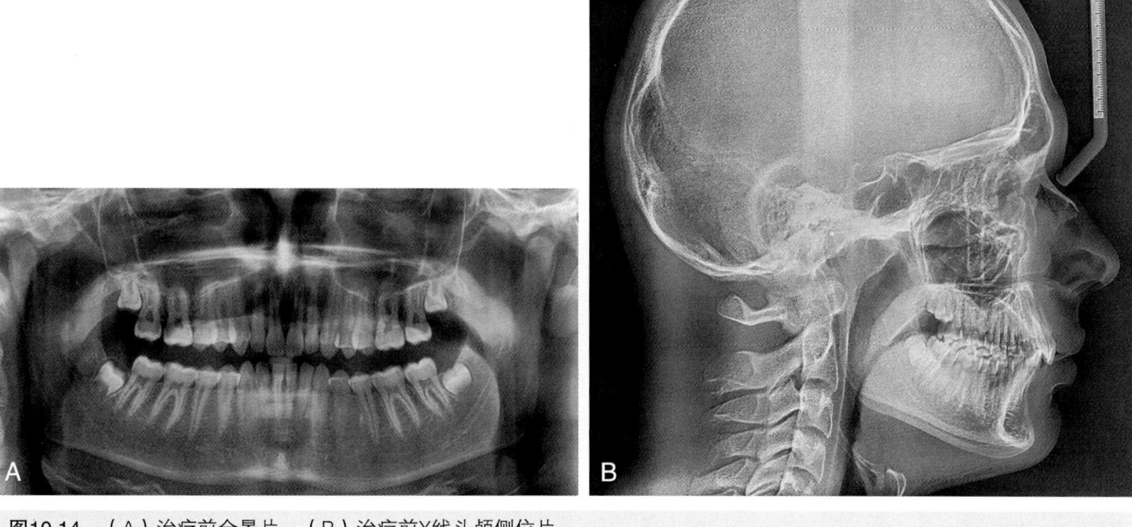

图10.14 （A）治疗前全景片。（B）治疗前X线头颅侧位片。

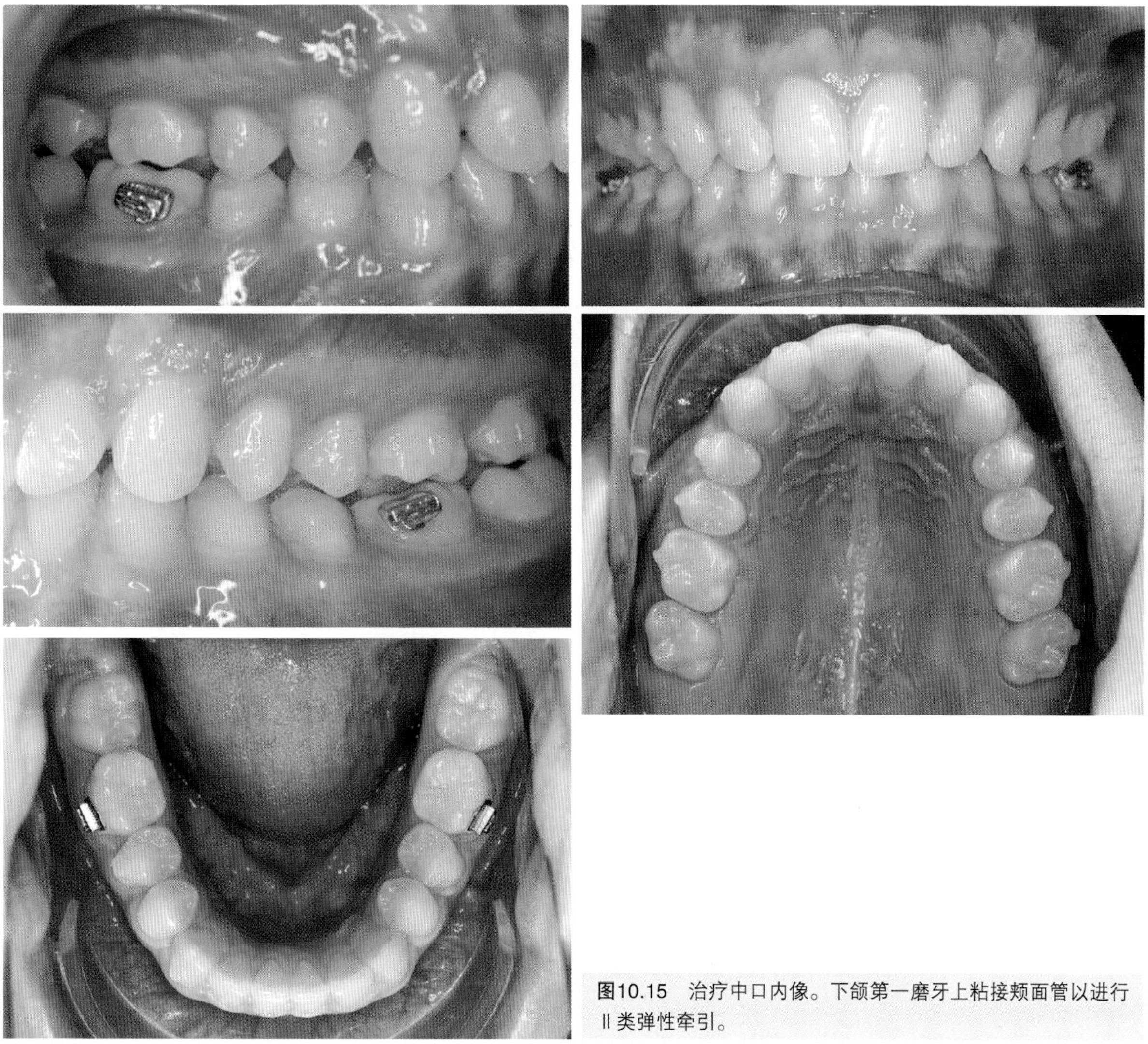

图10.15 治疗中口内像。下颌第一磨牙上粘接颊面管以进行Ⅱ类弹性牵引。

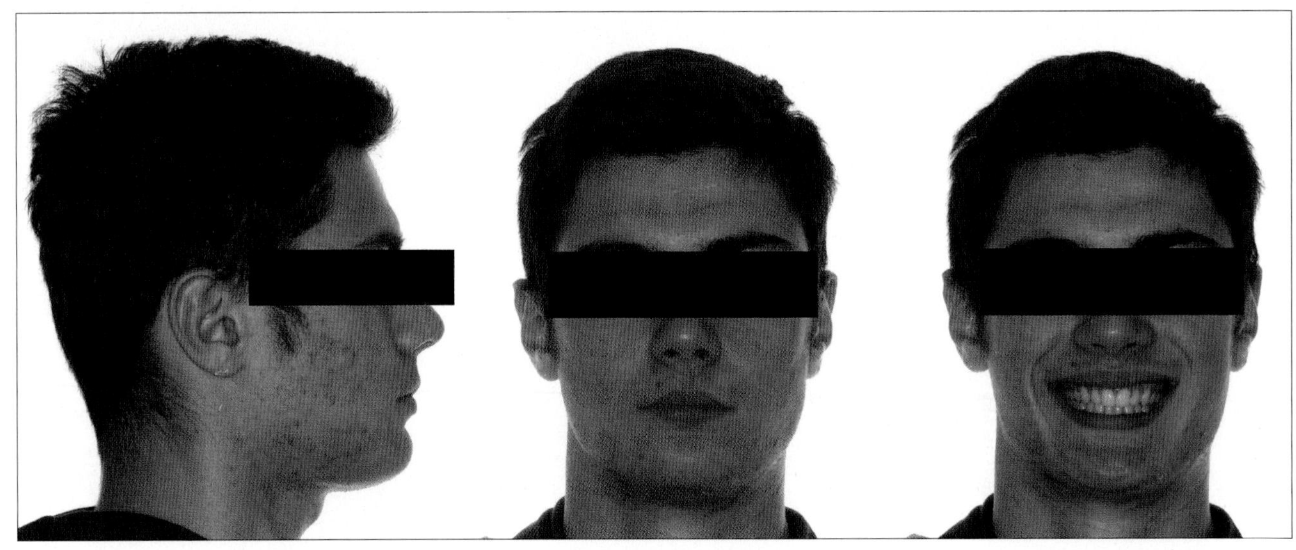

图10.16 治疗后口外像。

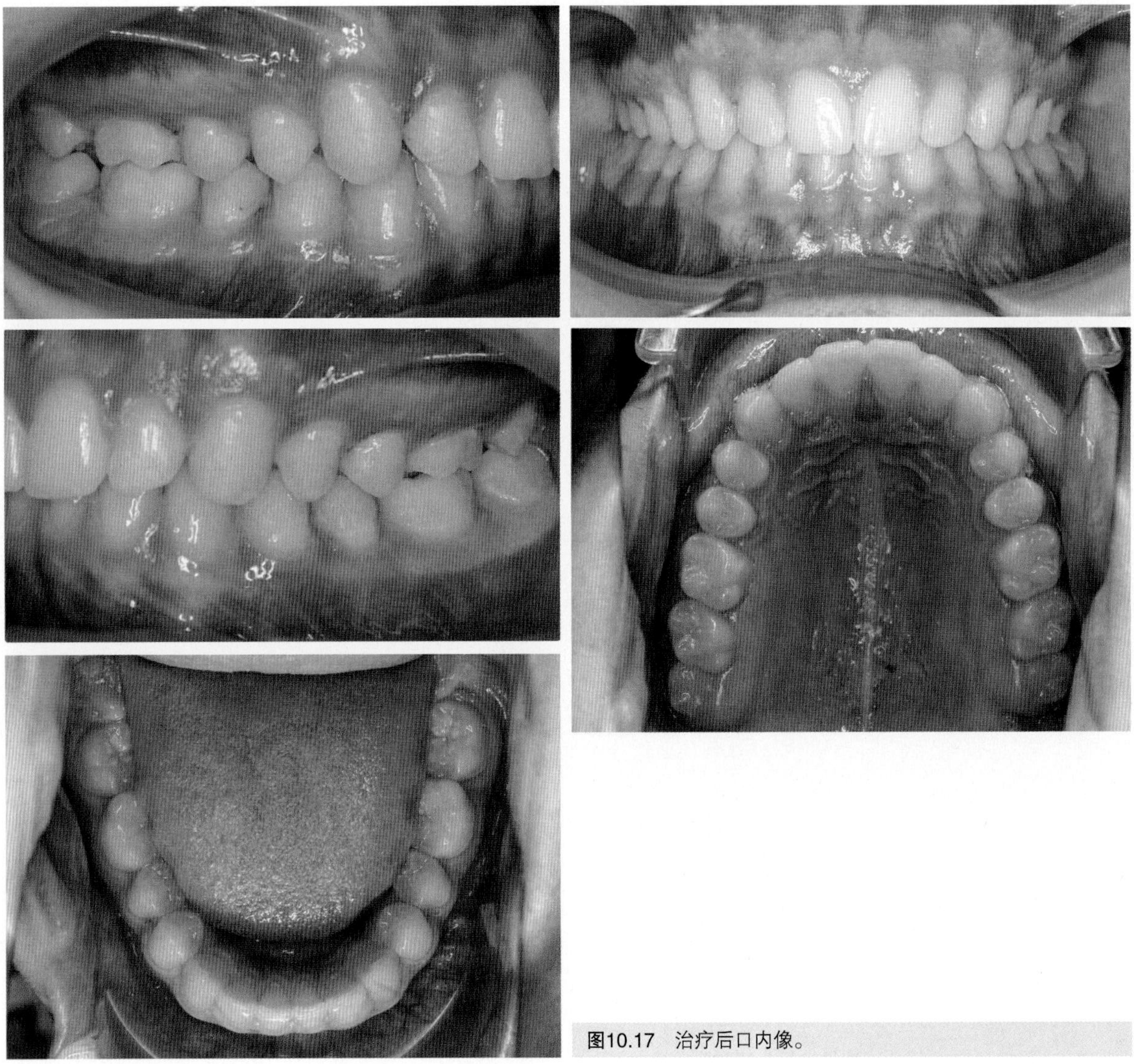

图10.17 治疗后口内像。

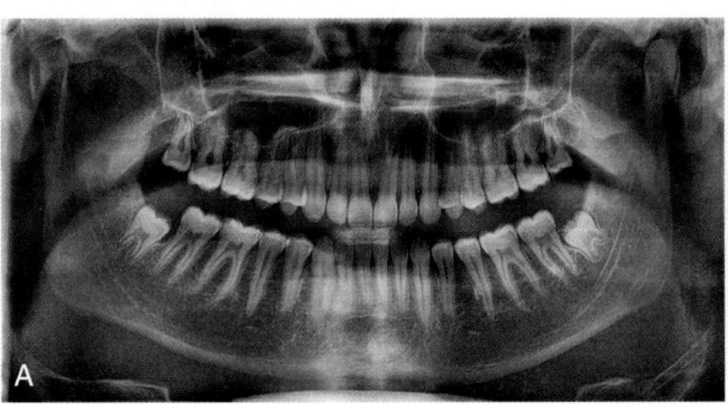

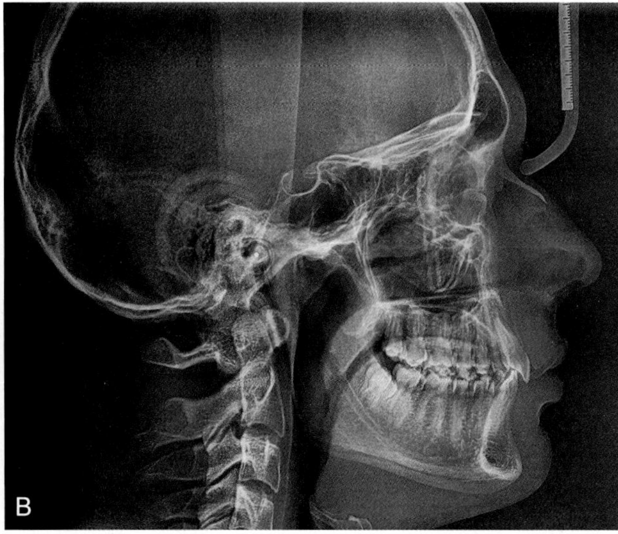

图10.18 （A）治疗后全景片。（B）治疗后X线头颅侧位片。

（林立卓，赵婷婷，花放，贺红）

参考文献

[1] Nanda R. Biomechanics and Esthetic Strategies in Clinical Orthodontics. Saunders; 2005.

[2] Danz J, Greuter C, Sifakakis I, et al. Stability and relapse after orthodontic treatment of deep bite cases—a long-term follow-up study. Eur J Orthod. 2012;36:522-530.

[3] Nielsen IL. Vertical malocclusions: etiology, development, diagnosis and some aspects of treatment. Angle Orthod. 1991;61(4):247-260.

[4] Lux C, Dücker B, Pritsch M, et al. Occlusal status and prevalence of occlusal malocclusion traits among 9-year-old schoolchildren. Eur J Orthod. 2009;31:294-299.

[5] Proffit Jr W, Fields H, Sarver D. Contemporary Orthodontics. 6th ed. Elsevier; 2018.

[6] Tausche E, Luck O, Harzer W. Prevalence of malocclusions in the early mixed dentition and orthodontic treatment need. Eur J Orthod. 2004;26(3):237-244.

[7] Millett DT, Cunningham SJ, O'Brien KD, et al. Orthodontic treatment for deep bite and retroclined upper front teeth in children. Cochrane Database Syst Rev. 2018;(2):CD005972.

[8] Hans M, Enlow D. Essential of Facial Growth. Needham Press; 1996.

[9] Marshall SD, Caspersen M, Hardinger RR, et al. Development of the curve of Spee. Am J Orthod Dentofac Orthop. 2008;134(3): 344-352.

[10] Clifford PM, Orr JF, Burden DJ. The effects of increasing the reverse curve of Spee in a lower archwire examined using a dynamic photo-elastic gelatine model. Eur J Orthod. 1999;21(3):213-222.

[11] Liu Y, Hu W. Force changes associated with different intrusion strategies for deep-bite correction by clear aligners. Angle Orthod. 2018;88(6):771-778.

[12] Sarver DM. The importance of incisor positioning in the esthetic smile: the smile arc. Am J Orthod Dentofac Orthop. 2001;120(2): 98-111.

[13] Simon M, Keilig L, Schwarze J, et al. Treatment outcome and efficacy of an aligner technique—regarding incisor torque, premolar derotation and molar distalization. BMC Oral Health. 2014;14:68.

[14] Khosravi R, Cohanim B, Hujoel P, et al. Management of overbite with the Invisalign appliance. Am J Orthod Dentofac Orthop. 2017;151(4):691-699,e2.

第11章 透明矫治器的阻断性矫治

Interceptive Orthodontics with Aligners

TOMMASO CASTROFLORIO, SERENA RAVERA, FRANCESCO GARINO

前言

正畸中的早期矫治依旧是一个存在争议的话题。据目前已有的文献来看，即使在混合牙列早期出现明显的矢状向、垂直向和横向问题，阻断性正畸的作用也是有争议的[1]。

一些学者建议进行阻断性正畸，因为一些错𬌗畸形会随着年龄的增长而加重[2]。其他一些研究也强调，青春期的正畸治疗可能对错𬌗畸形的改善有积极影响，且易于实现稳定的矫治效果[3]。

然而，近期一篇综述指出，活动功能矫治器可以产生短期良好的牙槽效应而不是骨效应[4]。另外，一篇近期更新的Cochrane系统评价表明，有低到中等质量的证据证明，为上牙前突的儿童提供早期矫治，比在青春期时提供正畸治疗能更有效地减少切牙创伤的发生。除此之外，早期矫治似乎没有其他的优势[5]。

上切牙唇倾度的改善是不容忽视的。对于10岁以下的儿童和青少年来说，微笑时的美观度是非常重要的。在幼龄儿童中，微笑美观度的改善可能使他们免受他人欺负、取笑，提高社会交往质量，有助于儿童心理的健康发展[6]。

当儿童存在不良口腔习惯时，也建议进行阻断性正畸治疗，因为异常吞咽和口呼吸习惯与错𬌗畸形的发展紧密相关[7]。此外，早期矫治中的上颌扩弓和下颌前导已经被用于治疗患有睡眠呼吸障碍的儿童患者[8]。

在现有的文献中，阻断性正畸治疗的有效性之所以存在争议，主要是因为缺乏判断生物学干预时机的具体指标。虽然没有骨骼成熟指标能够完全、可靠地对上下颌骨生长高峰期和青春发育高峰期进行判断，但根据现有的一些指标［主要是手腕骨成熟度（hand and wrist maturation，HWM）和颈椎骨龄（cervical vertebral maturation，CVM）］来判断治疗时机也已取得了较好的效果。尽管有报道称，即使是青春期的患者，也会存在很大的个体反应和牙槽骨代偿差异，但是仍然建议使用HWM或CVM（或其他方法）帮助制订治疗计划[9]。

本章中，我们将重点介绍使用无托槽隐形矫治器治疗安氏Ⅱ类下颌后缩和上颌骨狭窄的患者，强调对病例的选择，给出治疗计划的建议，并进行一些病例报告。

上颌扩弓

儿童上颌骨横向狭窄和上牙列拥挤是正畸医生经常遇到的情况[10-12]。在阻断性正畸治疗中，上颌扩弓（maxillary expansion，ME）是治疗儿童上颌横向发育不足的一种推荐方案，目的是增加上颌骨的横向宽度。这一方法对于后牙反𬌗的儿童患者来说尤为重要，因为后牙反𬌗可导致异常咀嚼模式和骨性偏斜的发展[13-14]。

由于横向宽度不足无法在乳牙期、混合牙列期和恒牙期进行自我纠正，对于上颌狭窄的安氏Ⅱ类1分类的年轻患者来说，上颌扩弓是特别理想的矫治方式[15]。上牙弓宽度的增加可以改善下颌后缩Ⅱ类患者的颌骨关系，诱导下颌骨自发向前定位——但在这个问题上仍然缺乏普遍的共识[16-17]。上颌扩弓也常规用来解除前牙段拥挤，改善儿童的微笑美学[6,18-20]。在恒侧切牙萌出时，常可观察到恒切牙的拥挤，并伴有旋转和/或前牙反𬌗。早期混合牙列进行阻断性矫治的基本原理是，在上颌恒侧切牙完全萌出之前，为其自行排齐提供足够的空间。当拥挤在几毫米以内时，正常的生长可以提供足够的空间，但当存在上腭狭窄且拥挤超出了这个范围时，上颌扩弓可能是一种有效的改善方法[21]。正如Rosa等[21]阐述的那样，在没有后牙反𬌗的情况下进行上颌快速扩弓（rapid maxillary expansion，RME）时，临床医生应该考虑到第一恒磨牙经常会向颊侧倾斜，进一步的颊向运动会导致牙周问题和与Wilson曲线相关的后牙𬌗干扰。另外，牙弓前段扩张的量可能不足以解决前牙拥挤的问题。理想的情况是，扩弓应限于前牙段区域，而恒磨牙应该向腭部移动。

考虑到这些方面，有人提出用乳磨牙固位上颌扩弓器。将扩弓器固定在第二乳磨牙和乳尖牙上的好处是能增加上颌牙弓5～6mm的周长。获得的空间足以解决前牙段的拥挤，而不使恒磨牙颊倾。然而，这些恒磨牙自动跟随乳牙向颊侧移动大约为乳牙颊向移动量的60%。

在考虑上颌扩弓几种方案之间的差异时，近期一项系统评价[22]比较了上颌慢速扩弓（slow maxillary expansion，SME）和上颌快速扩弓的治疗结果：有中等质量等级的证据表明，两组的上颌横向宽度在短期内均有显著增加[23]，但SME更多地表现为上颌磨牙的整体移动，而RME的使用产生更多的磨牙倾斜移动[24]。

RME使用较大的间断力达到矫形效果最大化，而上腭慢速扩弓使用较轻的连续力移动牙齿，后者更加符合生理规律[11]。透明矫治器使用间断轻力来移动牙齿，间断轻力能够在对牙周组织细胞损害更小的情况下使牙齿移动[25]。有学者指出，由于牙周组织具有黏弹性，轻而连续的力似乎被牙周组织视为间断力[26]，因此透明矫治器产生的扩弓属于SME。

近来，有公司提出了一种用于上颌扩弓的无托槽隐形矫治方案（Invisalign First，Align Technology，Inc.，San José，CA，USA）。特别是在没有反殆的情况下，透明矫治器可以克服一些传统上颌扩弓器的局限性。这些透明矫治器可以控制上牙弓内所有牙齿的移动，以达到在扩弓的同时初步排齐整平上牙列的效果。透明矫治器不仅在冠状面上对上颌第一磨牙的控制非常有效，在水平面和矢状面也是如此，这避免了上述提到的所有与牙周破坏相关的潜在问题。更重要的是，透明矫治器可以仅进行前牙段扩弓，实现在上颌恒侧切牙完全萌出之前，为前牙段提供足够的空间使其自行排齐。

由于乳牙的临床牙冠较短，可通过设计特定形状的附件，增加透明矫治器的固位力，并控制倾斜移动，以获得转矩补偿，避免Wilson曲线的加深（图11.1）。

目前，关于分步有两种选择：①以其余牙齿作为支抗使恒磨牙颊向移动（如果治疗计划需要），只有当恒磨牙移动到终末位置时，才使用恒磨牙和切牙作为支抗，使乳磨牙和乳尖牙向颊侧移动。②恒磨牙和乳牙同时进行颊向移动（图11.2）。透明矫治器的几何形状决定了它远端部分不够坚硬，因此无法支持多颗牙齿同时进行颊向移动，这就使得这种分步方式无法成为一线的治疗方案。

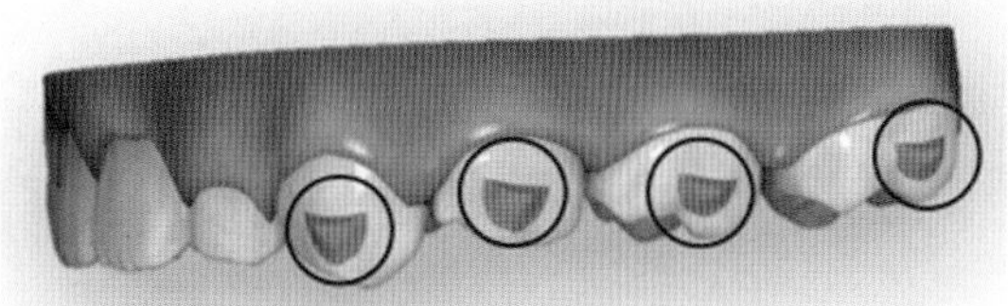

图11.1 Invisalign First的上颌扩弓优化附件。

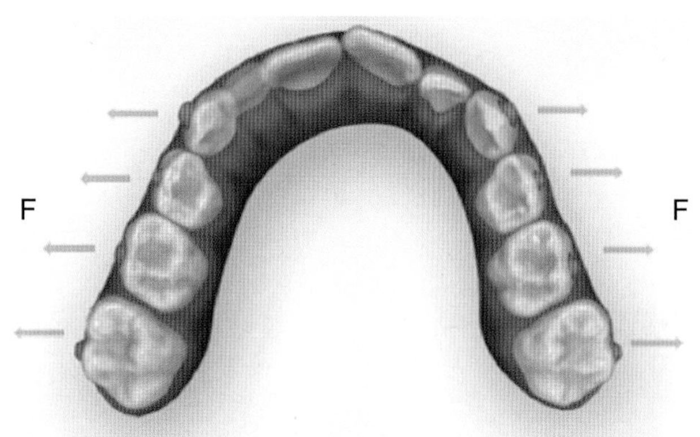

图11.2 Invisalign First的上颌扩弓分步方案。

治疗时机是另一个需要考虑的重要因素。上颌扩弓的最佳时机为混合牙列早期，即上颌恒侧切牙萌出之前、第一恒磨牙已经完全萌出并建立咬合之后。这个时机适宜扩弓，是因为此时腭中缝发育尚不成熟[27]。对于9岁以下的儿童，打开腭中缝只需要很轻的力。在这个年龄，横腭杆扩弓释放的持续轻力也能将腭中缝打开[28]。因此可以认为，透明矫治器所释放的间断力足以对9岁以下儿童的上颌骨产生扩弓作用。

近来，意大利都灵大学（Torino，Italy）进行了一项临床试验，分别使用透明矫治器和RPE对上颌狭窄的患者进行治疗，并测量治疗后的数字模型以评估疗效，试验表明：

- 两种治疗方式后均出现了腭部容积及其他参数的显著增加。
- 考虑测试的所有参数，RPE的效果略优于透明矫治器。
- 患者依从性和临床条件可能影响透明矫治器能达到的潜在效果。

无托槽隐形矫治器在上颌扩弓方面展现出较好的性能。随着过去几年矫治器材料的不断改进，以及有

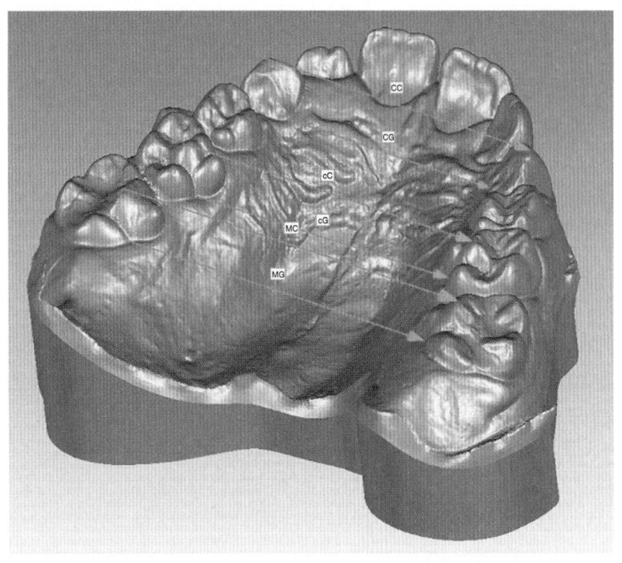

图11.3 CG，在牙龈水平的尖牙间宽度；CC，在牙尖水平的尖牙间宽度；cG，在牙龈水平的第二乳磨牙间宽度；cC，在牙尖水平的第二乳磨牙间宽度；MG，在牙龈水平的第一磨牙间宽度；MC，在牙尖水平的第一磨牙间宽度。

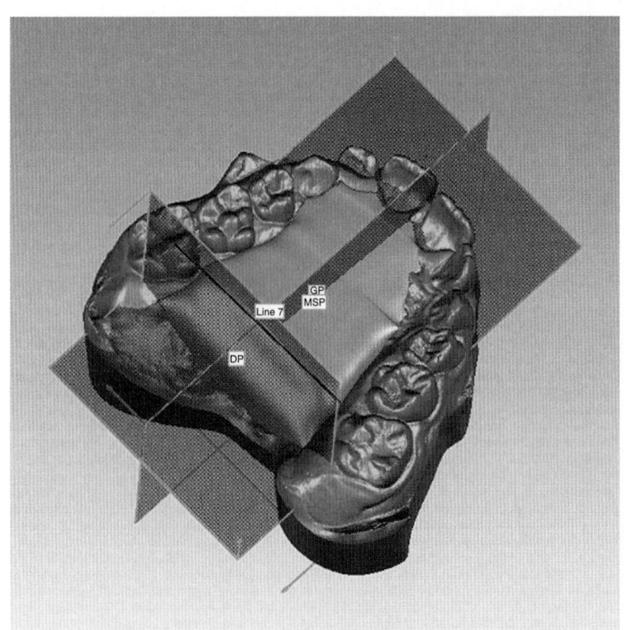

图11.5 腭穹隆的前部与后部深度分别为左右尖牙牙尖连线、左右第一磨牙近中腭尖连线到腭穹隆的垂直距离。腭部容积由正中矢状面（MSP）、远中平面（DP）和龈平面（GP）作为腭部的边界来定义。DP通过上颌双侧第一恒磨牙远中的两个点。GP通过切牙乳头中心（被认为是一个稳定的点结构）与DP和MSP相交产生[31]。所有的平面都是相互垂直的。

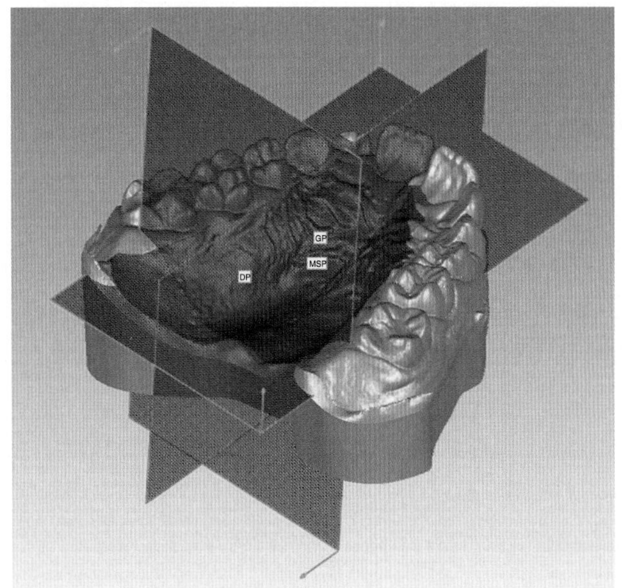

图11.4 腭部的表面积是由正中矢状面（MSP）、远中平面（DP）和龈平面（GP）作为腭部的边界来定义的。远中平面（DP）通过上颌双侧第一恒磨牙远中的两个点。

关无托槽隐形矫治效能的研究不断加深，这个领域在不远的将来有望能取得重大进展[58]。

扩弓病例报告

在下述的病例报告中，我们根据Bizzarro等[29]先前的研究，对上牙弓和上腭形态进行了三维（3D）分析。使用3D口内扫描仪（iTero Element）扫描上颌牙弓。3D数据被导入到名为Geomagic Studio（3D Systems，Inc.）的逆向建模软件包内[30]。分别在牙尖和牙龈水平测量磨牙间、第二乳磨牙间和尖牙间的宽度（图11.3），并在牙尖水平测量前部及后部的腭顶深度、腭部表面积（图11.4）和容积（图11.5）。

病例摘要1

一位8岁的男性患者，上中切牙前突，有轻度的上牙列拥挤，乳牙腭向倾斜。采用了Invisalign First的治疗方式，在ClinCheck中制订先恒牙后乳牙的序列扩弓策略，同时排齐中切牙和侧切牙。指导患者每周更换透明矫治器，每6周进行临床复查。扩弓前后口内扫描图如图11.6所示。扩弓的阶段持续了8个月。腭部容

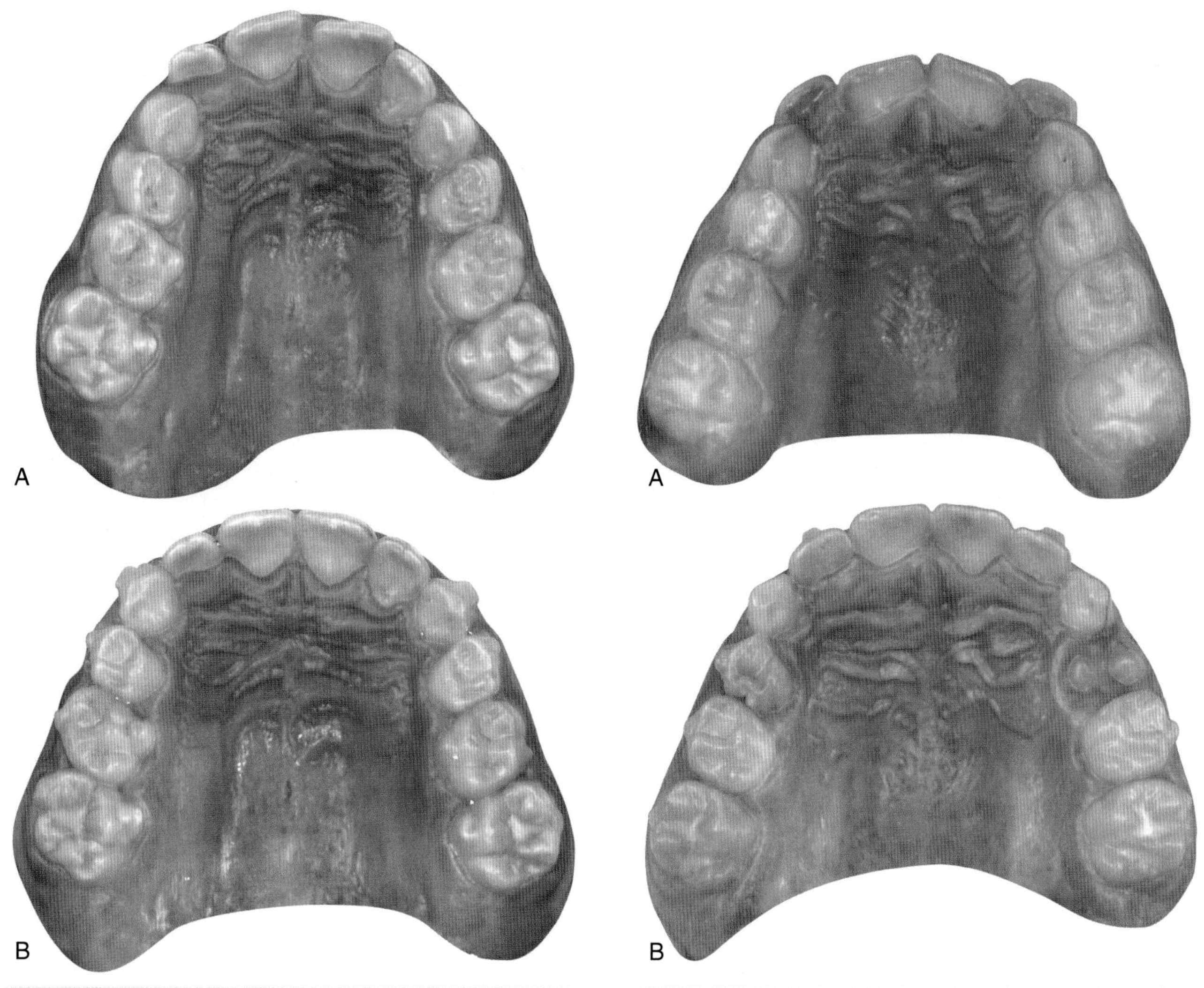

图11.6　病例1：上颌牙弓扫描图。（A）治疗前。（B）治疗后。

图11.7　病例2：上颌牙弓扫描图。（A）治疗前。（B）治疗后。

表11.1　两个病例报告治疗前后的体积与线性测量值

	A（mm^2）	V（mm^2）	CG（mm）	CC（mm）	cG（mm）	cC（mm）	MG（mm）	MC（mm）
病例1治疗前	1105.91	3843.54	22.6	29.1	28.2	32.2	32.6	36.8
病例1治疗后	1316.57	5330.89	27.6	36.7	33.4	39.7	36	42.1
病例2治疗前	1111.67	4342.64	24.4	32.1	29.8	34.5	35.1	39.7
病例2治疗后	1478.69	6948.68	26.3	37.5	32.9	39.5	35.4	42.1

积从3843.54mm^3增加到5330.89mm^3，这不仅因为牙齿唇向倾斜，也有龈缘水平和牙尖水平处牙弓宽度增加的原因。表11.1的病例报告汇总了病例1牙弓宽度、腭部表面积和腭部容积的定量评估。

病例摘要2

一位9岁的女性患者，上前牙拥挤伴深覆殆。采用了Invisalign First的治疗方式，在ClinCheck中制订先恒牙后乳牙的序列扩弓策略，同时排齐中切牙和侧切牙。嘱咐患者每周更换透明矫治器，每2个月进行临床复查。扩弓前后口内扫描图如图11.7所示。扩弓持续了6个月。腭部容积从4342.64mm^3增加到6948.68mm^3，这不仅因为牙齿唇向倾斜，还因为龈缘水平和牙尖水平处的牙弓宽度增加。表11.1中的病例报告汇总了病例2牙弓宽度、腭部表面积和腭部容积的定量评估。

安氏Ⅱ类错殆畸形

安氏Ⅱ类错殆畸形是白种人中最为常见的骨性矢状向不调[32]。头影测量描记可以分辨不同的牙性与骨性问题所致的安氏Ⅱ类错殆畸形：上前牙唇倾、下切牙舌倾、下颌后缩、下颌发育不足、上颌前突、上颌发育过度，或以上情况的不同组合。大部分安氏Ⅱ类错殆畸形的主要原因是下颌后缩[33-34]。下颌骨向前重新定位是一种用于治疗生长期患者骨性下颌后缩的矫形方法[35-36]，虽然这种方法的效果和效率仍缺乏普遍的共识[36-37]（可能是由于同类干预措施的证据不一致[37-38]，患者反应的个体差异大[39]，以及正畸干预的时间不同[9]）。此外，已有研究表明，在生长的特定阶段接受下颌骨前导治疗对获得良好的治疗效果有关键作用。

一些研究表明，治疗达到骨性最佳效果的生物学时机是围青春生长期[40-43]，此时下颌生长反应较大，因此可以在混合牙列早期开始治疗[41]。生长发育高峰期可以通过一些生长指标进行确定，包括骨龄（颈椎骨龄、手腕骨X线片）、牙龄和年龄[42,44-45]。近来也有研究正在探索，是否可以将龈沟液（gingival crevicular fluid，GCF）作为特异性生物标志物，实现生长发育高峰期的判定[46-47]。

治疗前的下颌角（Co-Go-Me角＜125.5°）是功能性矫治器能够成功前导下颌的形态学预测因素。正如Franchi和Baccetti[39]以及先前的动物与人类研究所示[43]，较小的下颌角与下颌前导效果的增强有关。

可摘式功能矫治器的效果通常主要受制于患者的依从性。O' Brien认为儿童的不依从性为18%，而青少年则上升至30%[48]。依从性较差可能是因为体积较大的矫治器造成言语困难，影响美观和日常生活，引起他人不必要的关注，且无法达到理想的牙齿移动设计。因此，透明矫治器可能是较好的、可靠的、舒适的选择，它可以克服上述的局限性。使用嵌入在透明矫治器中的依从性指示工具能较好监测患者依从性[49]。近来，人工智能已被引入正畸领域，用于远程监控患者的依从性（Dental Monitoring，Paris，France）。

在生长发育高峰期，对生长期的Ⅱ类患者进行功能性矫治能带来显著的骨性和牙槽效应。根据Cozza等[37]的研究，双殆垫矫治器是效率最高的可摘性功能矫治器，因为它可以刺激下颌骨每个月增长0.23mm（13个月共计3.4mm）。其次是Bionator矫治器，它每个月可使下颌骨生长0.17mm，12个月共计2.8mm。然后，是Frankel Ⅱ矫治器（每个月0.09mm，18个月共计2.8mm）。Clark双殆垫矫治器的机制是利用斜面推下颌向前，解除牙弓限制，重新定向咬合力，以驱动下颌骨的前移，抑制上颌骨的生长[50]。

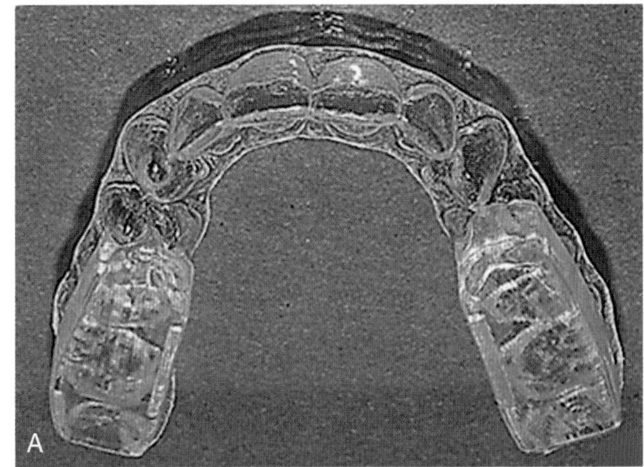

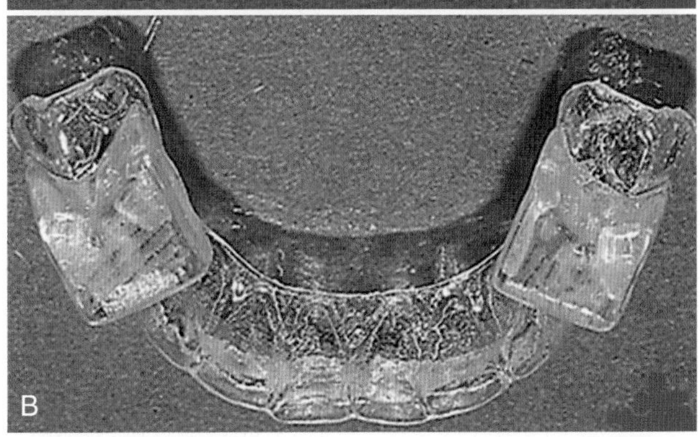

图11.8 Runner矫治器，（A）上颌透明矫治器，（B）下颌透明矫治器（来自Arreghini A, et al. Class II treatment with the Runner in adolescent patients: combining twin block efficiency with aligner aesthetics. J World Fed Orthod. 2014;3[2]:71–79.）。

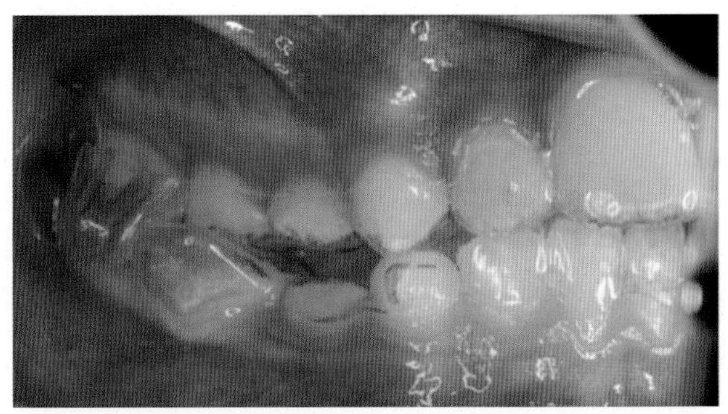

图11.9 带有下颌前导功能的Invisalign First矫治器口内像。

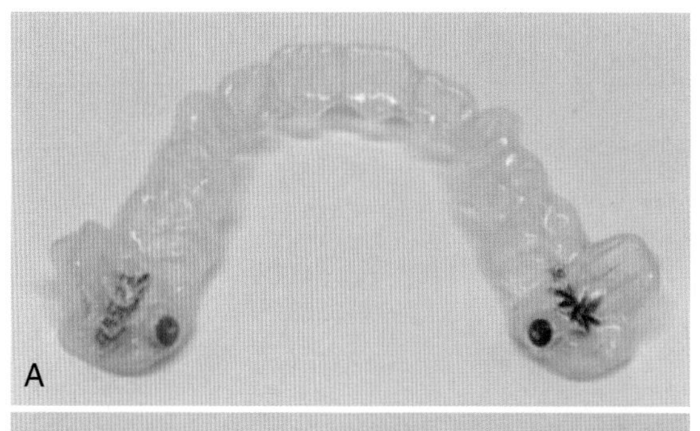

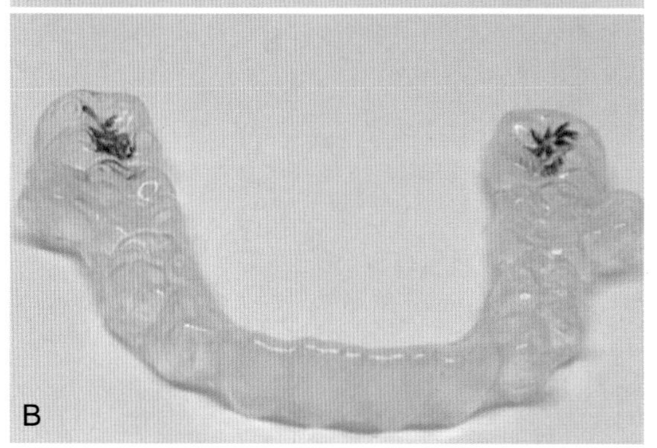

图11.10　带有下颌前导功能的Invisalign First矫治器。（A）上颌透明矫治器，（B）下颌透明矫治器。

有两个公司（Align Technology Inc，San José，CA，USA和Leone SPA Company，Sesto Fiorentino，Firenze，Italy）已经在透明矫治器上开发了新的结构[51]，这种结构结合了双殆垫矫治器和透明矫治器的优势，能刺激生长期患者下颌骨的生长，同时排齐整平牙列。

Leone公司的矫治器名为“Runner”（图11.8），由一系列带有下颌前导殆垫的无托槽隐形矫治器组成，将双殆垫矫治器的作用和无托槽隐形矫治器的美观与轻便的特点结合起来[52]。

Align Technology公司的矫治器是Invisalign矫治器合并侧翼（图11.9和图11.10），使下颌骨处于向前的位置。下颌骨前移被分为3个阶段：

- 下颌前导前阶段：解除阻碍下颌生长的咬合锁结（纠正覆殆覆盖及上颌磨牙的扭转）。
- 下颌前导阶段：每8副透明矫治器可实现下颌2mm的前导量。
- 过渡阶段（或稳定阶段）：保持Ⅱ类关系的矫正。

只有当其他咬合特征得到改善时（即上颌磨牙的去扭转、上颌的扩弓、深覆殆的矫正与Spee曲线的整平，以及切牙的内收），下颌前导才能实现，因此在开始下颌前导之前，需要有一个前期准备的阶段。Runner矫治器、双殆垫矫治器和其他功能矫治器都是通过单次跳跃来重新定位下颌骨，而Invisalign矫治器为每8副矫治器对下颌骨进行2mm的逐步前导。逐步进行的下颌前导已在动物[53-54]和人类研究中被证实能更有效地产生骨性效应[55]。

在治疗结束时，通过协调弓形和解除前牙干扰来维持下颌前导。

在安氏Ⅱ类的治疗中，骨龄和发育潜能的评估及对下颌生长方向的预测是决定治疗效果的重要因素。

考虑到进行Ⅱ类阻断性正畸治疗时机的重要性，最近意大利都灵大学（Turino，Italy）进行了一项前瞻性对照研究，目的在于对比颈椎骨龄CVM 2期和CVM 3期的患者，使用Invisalign进行12个月下颌前导治疗对牙齿和骨骼的影响。在青春发育期前，使用附有下颌前导功能的Invisalign矫治器在短期内主要产生牙槽效应。在青春发育期使用此种矫治器，下颌前导产生的短期效果是牙性–骨性效应，年变化率与之前描述的双殆垫矫治器相当[59]。

根据现有的文献，安氏Ⅱ类1分类错殆畸形的早期矫治只是为了减少切牙外伤的风险[56]。此外，牙齿损伤对口腔健康相关生活质量中情绪和社交领域有负面影响。特别是对那些生活中较为活跃的孩子，这种影响是相当大的，因此父母会认为早期矫治是值得付出经济成本及承担护理责任的[57]。

另外，一些深受错殆畸形不美观所困扰的年轻患者认为，这是他们受到欺负的原因。即使在正畸治疗过程中，使用具有功能和矫形辅助装置的透明矫治器也能对这些患者的自尊心产生积极的影响，为这些年轻患者提供良好的正畸护理。

下颌前导病例报告

病例摘要3

一位9岁的女性患者，混合牙列期，磨牙关系为安氏Ⅱ类，深覆殆，上切牙前倾，下颌后缩。头影测量分析显示为中度骨性Ⅱ类错殆畸形，ANB角为5°，Wits值为7mm（图11.11～图11.13）。根据Baccetti等[42]的研究，患者处于青春生长发育高峰期，这是治疗计划中制订下颌前导策略的原因。使用了含下颌前导结构的Invisalign Teen系列进行治疗（图11.14）。

矫治器被定制为在前导下颌的同时纠正深覆殆。ClinCheck计划每8步前导2mm，每周更换1副矫治器。治疗6个月后，双侧咬合达到Ⅰ类关系（图11.15～图11.17），同时改善了牙性、骨性关系。

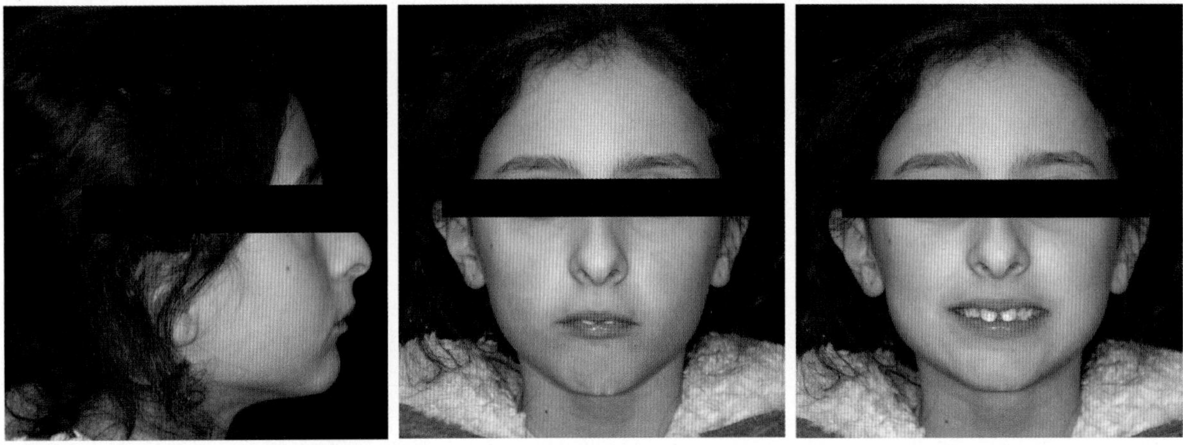

图11.11　病例3：治疗前口外像。

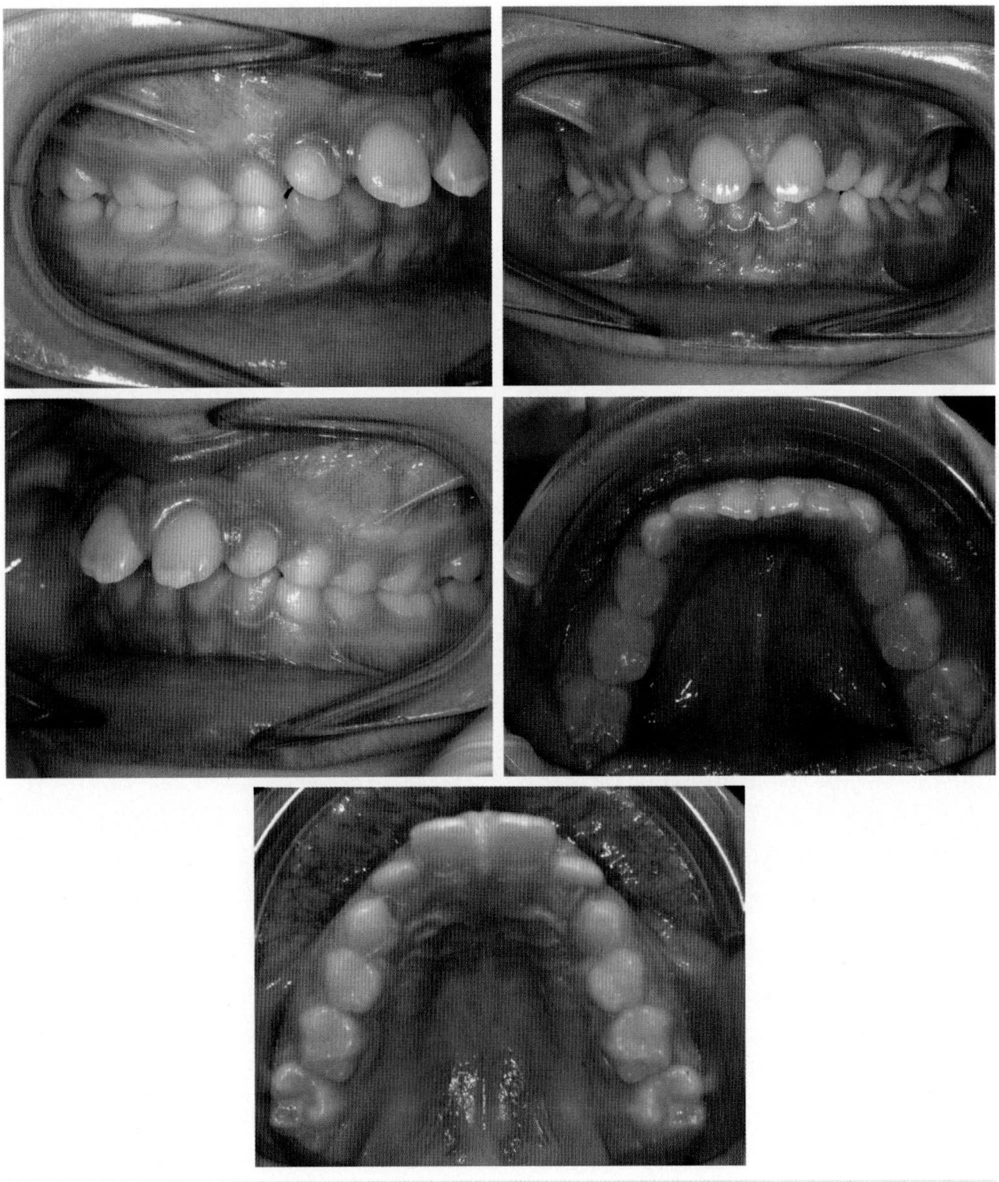

图11.12　病例3：治疗前口内像。

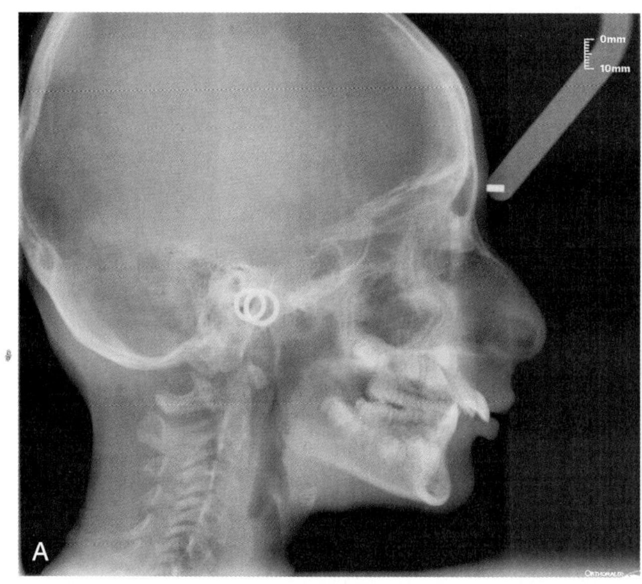

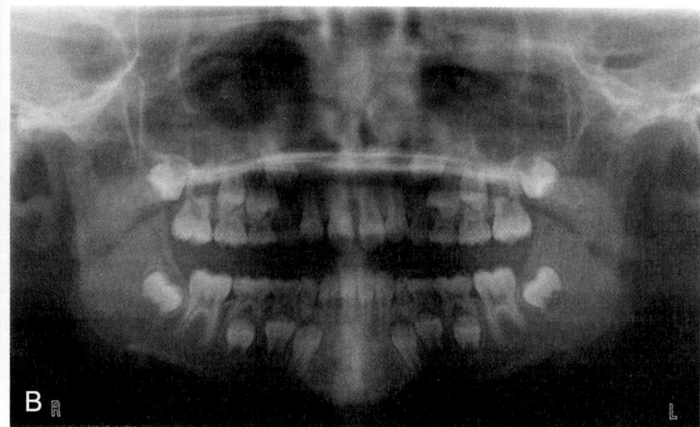

图11.13　病例3：治疗前X线头颅侧位片（A）和全景片（B）。

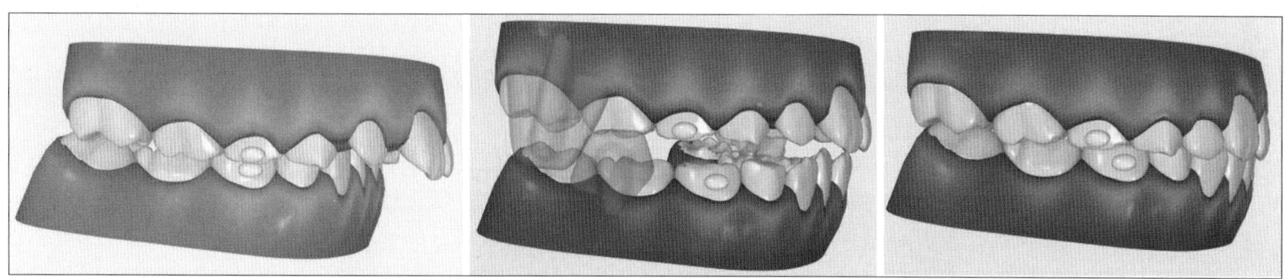

图11.14　病例3：ClinCheck软件矢状向视图。

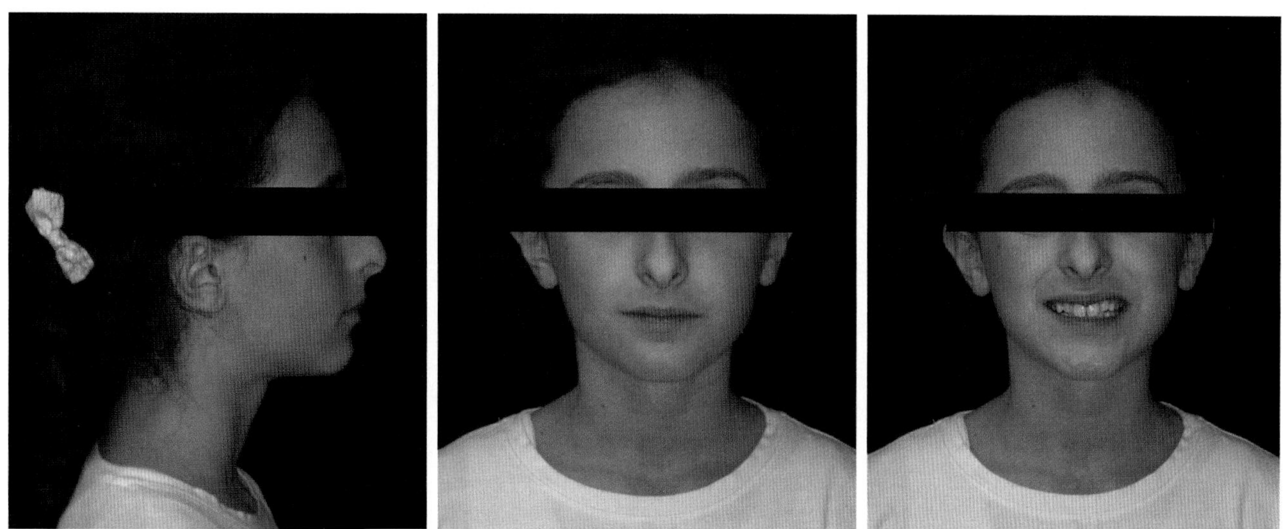

图11.15　病例3：治疗后口外像。

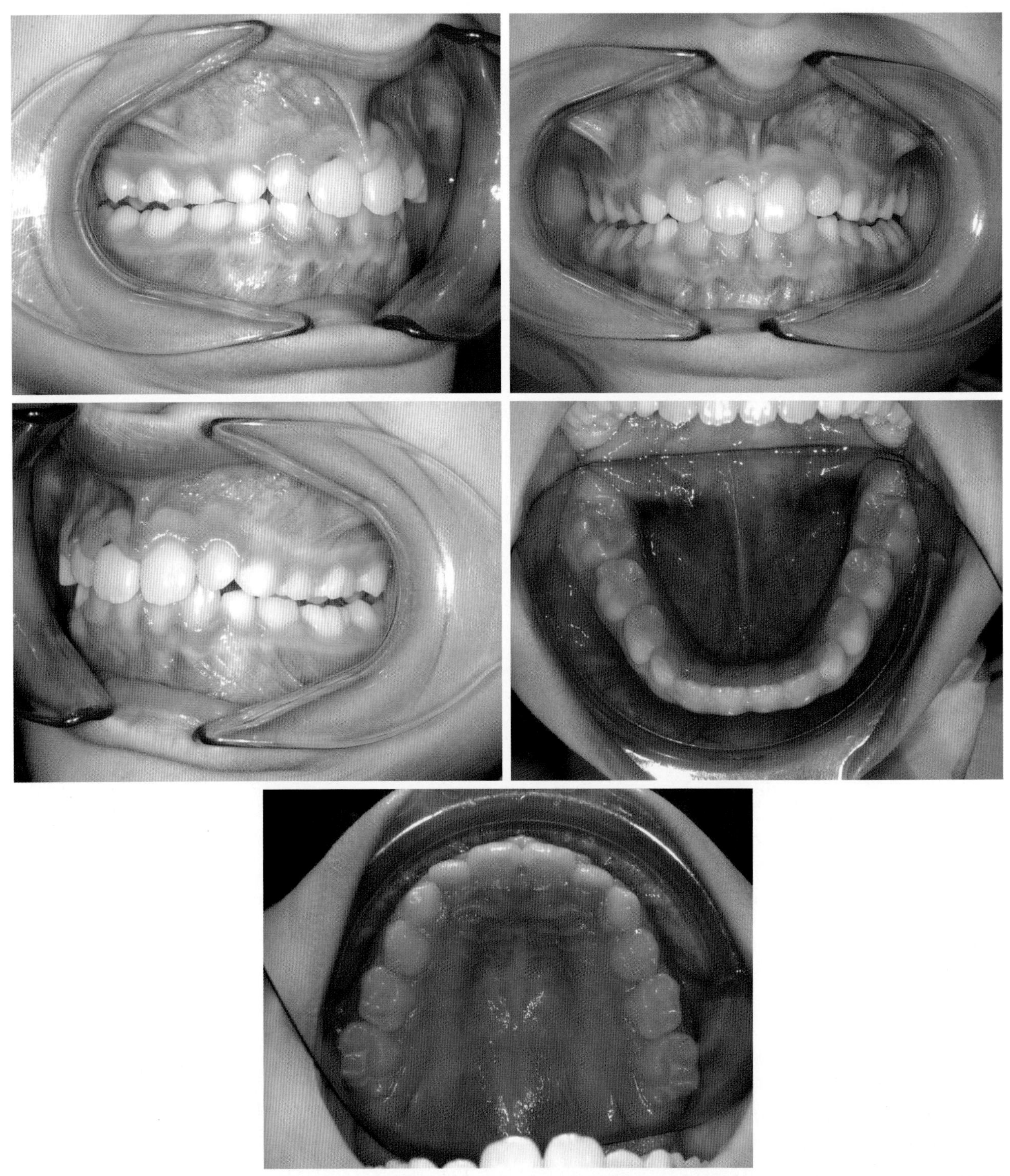

图11.16　病例3：治疗后口内像。

病例摘要4

一位10岁的女性患者，混合牙列期，伴有心理问题，报告因上颌切牙突出和下颌后缩而受到欺负。临床检查显示磨牙为Ⅱ类关系，有严重的深覆䶮，骨性Ⅱ类关系，ANB角为6°，Wits值为5mm（图11.18～图11.20）。根据Baccetti等[42]的研究，对X线头颅侧位片上颈椎骨龄进行分析，患者处于CVM 3期，因此处于髁突的加速生长阶段。由于这个女孩因牙齿不美观心理压力很大，所以大体积的矫治器并不是最好的选择，因为它们可能带来额外的心理负担。因此，使用具有下颌前导结构的Invisalign Teen系列进行治疗（图11.21）。

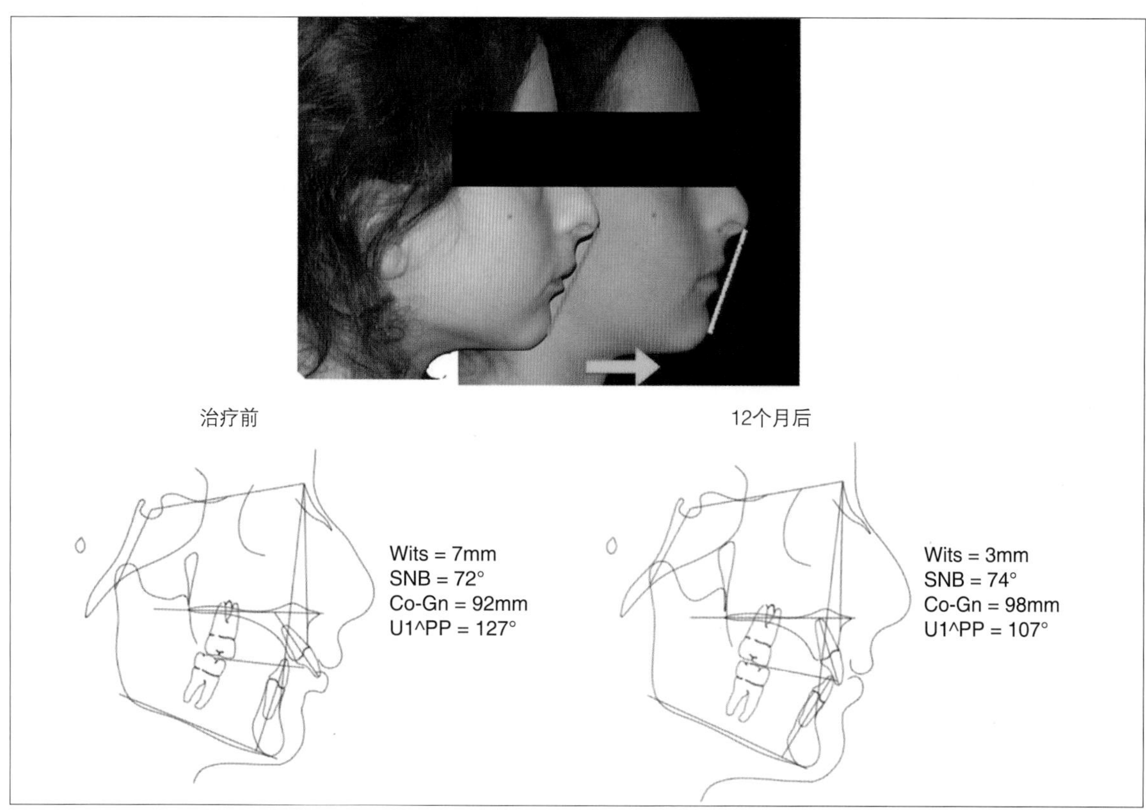

图11.17　病例3：治疗前后下颌骨轮廓的变化和头影测量值。

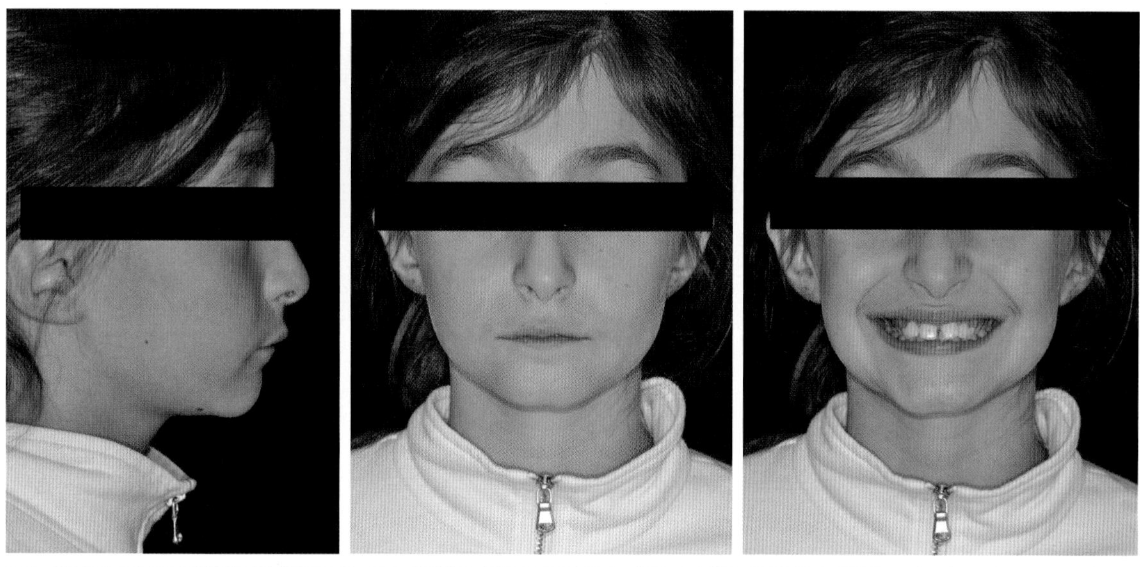

图11.18　病例4：治疗前口外像。

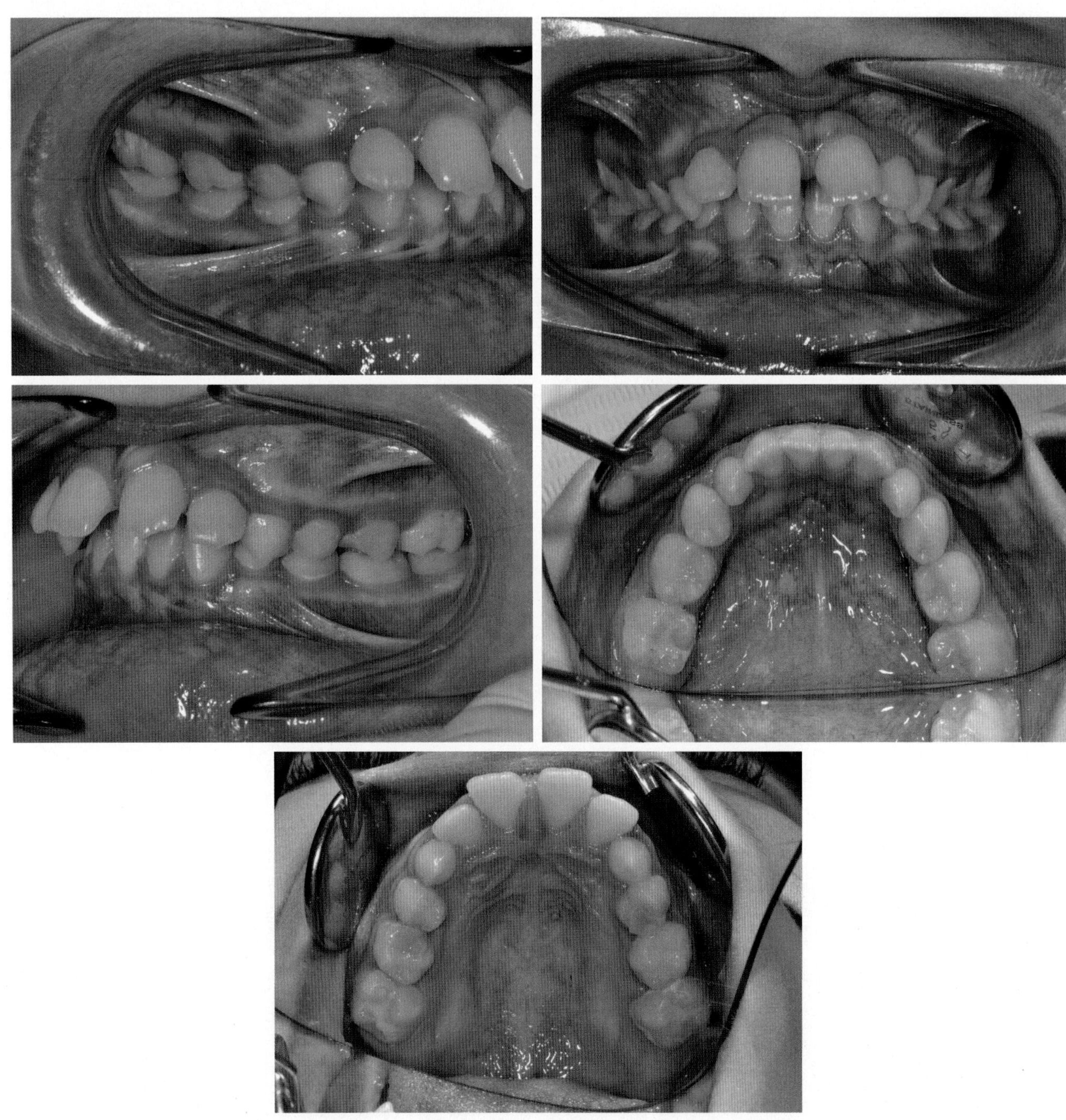

图11.19 病例4：治疗前口内像。

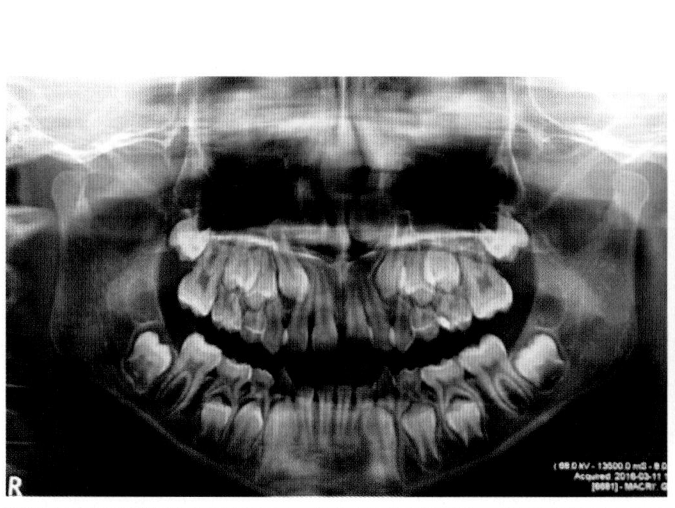

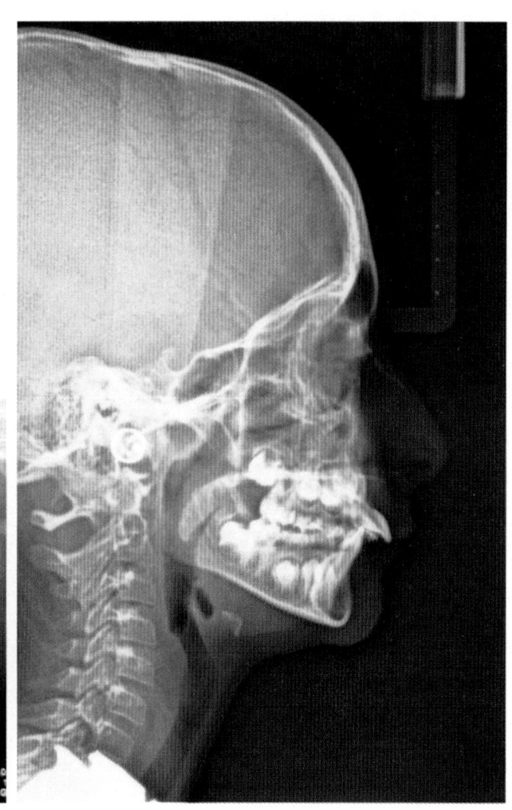

图11.20　病例4：治疗前影像学记录。

6个月的治疗纠正了磨牙关系和上颌切牙唇倾。在下颌前导阶段的治疗中，面部轮廓的改善是影响患者和家长依从性最重要的因素（图11.22～图11.24）。

结论

正畸治疗的时机一直是争论的焦点。早期干预的优势在于可能提高患者对生长改良的反应性。上颌横

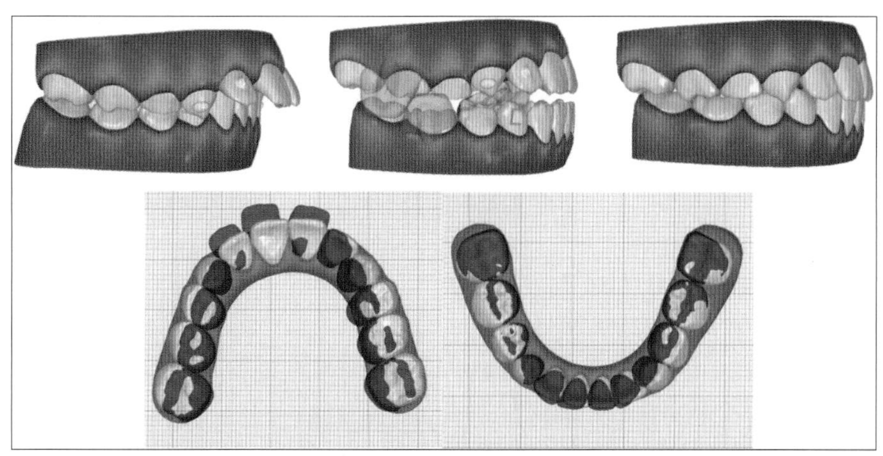

图11.21　病例4：ClinCheck的矢状向视图和初始ClinCheck与终末ClinCheck的重叠图（殆面像）。

向宽度不足是常规牙科诊疗中经常遇到的问题，透明矫治器可以仅进行前牙段扩弓，实现在上颌恒侧切牙完全萌出之前，为前牙段提供足够的空间使其自行排齐，有助于未来牙弓的正常发展。建议该领域的研究人员确定这种方法的可行性和局限性。

根据现有证据，对于安氏Ⅱ类1分类错𬌗畸形伴下颌后缩的患者，不应该进行常规的早期矫治。然而，对于那些错𬌗畸形对美观影响极大，或者因错𬌗畸形受到欺负的患者，则肯定需要进行早期治疗。在这种情况下，使用一种分体式、非侵入性的矫治器，例如带有下颌前导翼或平面的透明矫治器，可能是一种很好的选择。另一类可以进行早期矫治的患者是那些运动量较大、较为活跃的儿童，他们的前牙覆盖较大，切牙外伤的风险可能大大增加。

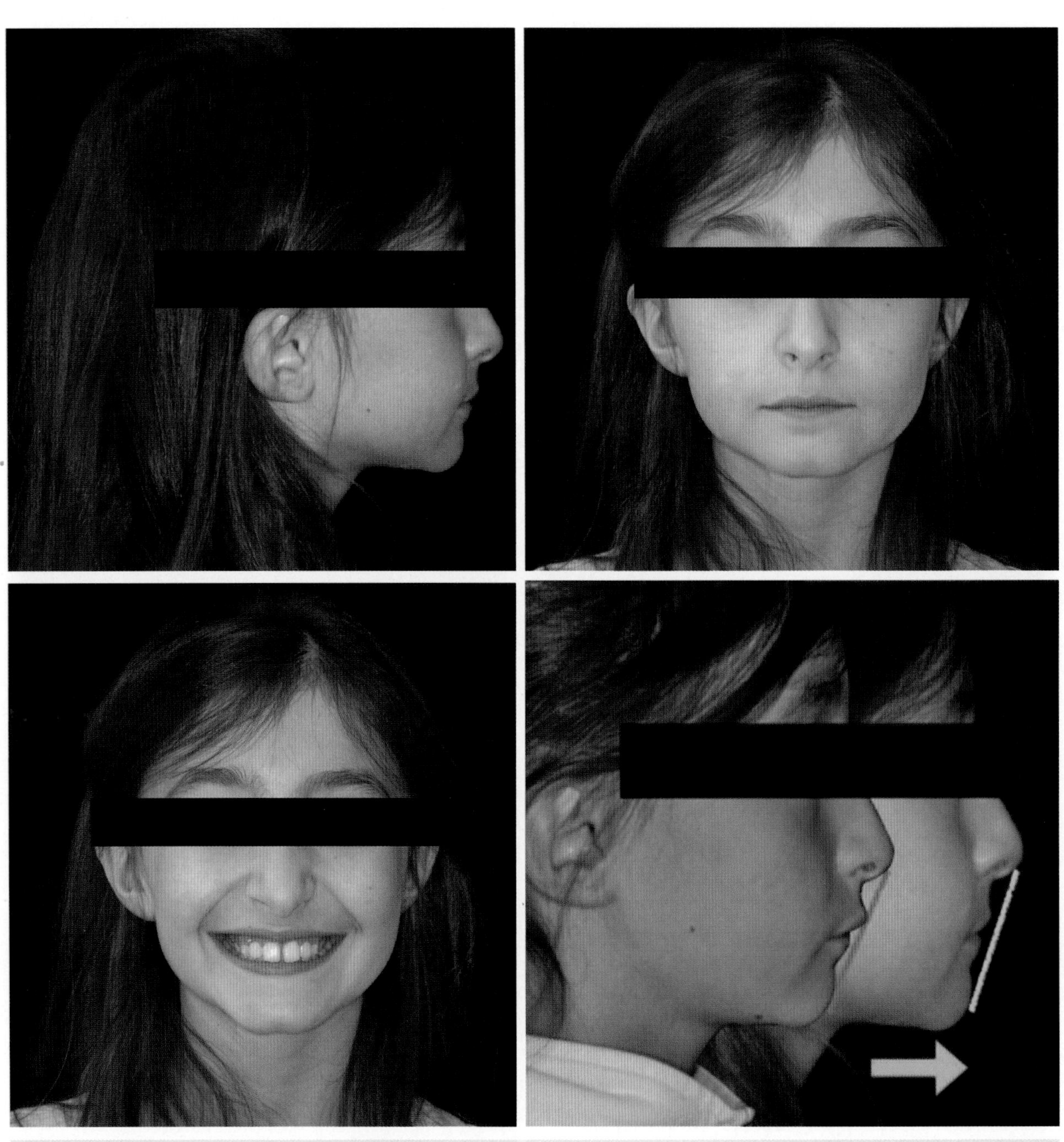

图11.22 病例4：治疗后口外像和下颌骨轮廓的变化。

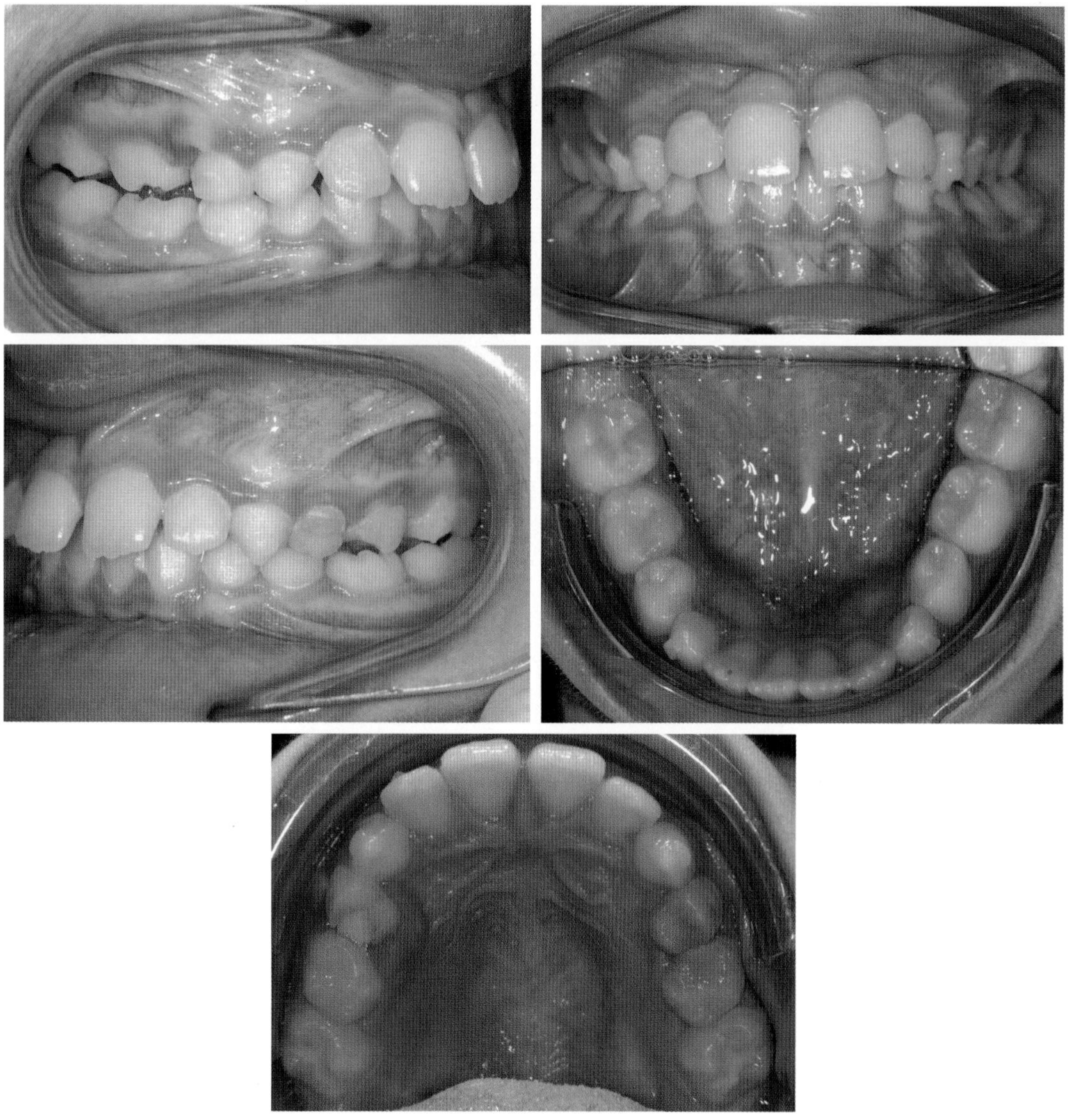

图11.23　病例4：治疗后口内像。

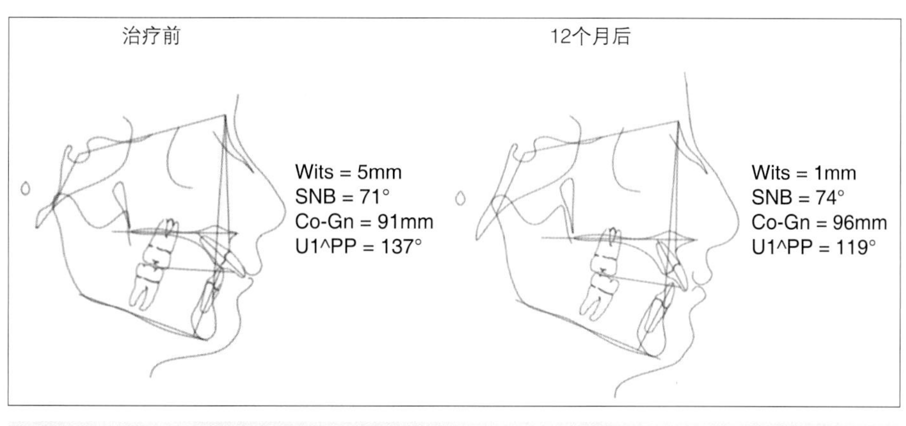

图11.24　病例4：治疗前后的头影测量值。

（林立卓，赵婷婷，花放，贺红）

参考文献

[1] Keski-Nisula KLR, Lusa V, Keski-Nisula L, et al. Occurrence of malocclusion and need of orthodontic treatment in early mixed dentition. Am J Orthod Dentofacial Orthop. 2003;124(6):631-638.

[2] Tausche E, Luck O, Harzer W. Prevalence of malocclusions in the early mixed dentition and orthodontic treatment need. Eur J Orthod. 2004;26:237-244.

[3] Pavlow SS, McGorray SP, Taylor MG, et al. Effect of early treatment on stability of occlusion in patients with class II malocclusion. Am J Orthod Dentofacial Orthop. 2008;133(2):235-244.

[4] Koretsi V, Zymperdikas VF, Papageorgiou SN, et al. Treatment effects of removable functional appliances in patients with class II malocclusion: a systematic review and meta-analysis. Eur J Orthod. 2015;37(4):418-434.

[5] Thiruvenkatachari B, Harrison J, Worthington H, et al. Early orthodontic treatment for class II malocclusion reduces the chance of incisal trauma: results of a Cochrane systematic review. Am J Orthod Dentofacial Orthop. 2015;148(1):47-59.

[6] Rossini G, Parrini S, Castroflorio T, et al. Children's perceptions of smile esthetics and their influence on social judgment. Angle Orthod. 2016;86(6):1050-1055.

[7] Grippaudo C, Paolantonio EG, Antonini G, et al. Association between oral habits, mouth breathing and malocclusion. Acta Otorhinolaryngol Ital. 2016;36(5):386-394.

[8] Huang YS, Guilleminault C. Pediatric obstructive sleep apnea: where do we stand? Adv Otorhinolaryngol. 2017;80:136-144.

[9] Perinetti G, Primoži ˇc J, Franchi L, et al. Treatment effects of removable functional appliances in pre-pubertal and pubertal class II patients: a systematic review and meta-analysis of controlled studies. PLoS One. 2015;10(10):e0141198.

[10] Salzmann JA. An assessment of the occlusion of the teeth of children 6–11 years, United States: National Center for Health Statistics Vital and Health Statistics, Series 11, no. 130, DHEW Publication no. (HRA) 74–1612, Health Resources Administration, Department of Health Education and Welfare. Washington, DC, 1974, US Government Printing Office. Am J Orthod Dentofacial Orthop. 1974;66(4):462-463.

[11] Corbridge JK, Campbell PM, Taylor R, et al. Transverse dentoalveolar changes after slow maxillary expansion. Am J Orthod Dentofacial Orthop. 2011;140(3):317-325.

[12] Ciuffolo F, Manzoli L, D'Attilio M, et al. Prevalence and distribution by gender of occlusal characteristics in a sample of Italian secondary school students: a cross-sectional study. Eur J Orthod. 2005;27(6):601-606.

[13] Pirttiniemi P, Kantomaa T, Lahtela P. Relationship between craniofacial and condyle path asymmetry in unilateral cross-bite patients. Eur J Orthod. 1990;12(4):408-413.

[14] Piancino MG, Talpone F, Dalmasso P, et al. Reverse-sequencing chewing patterns before and after treatment of children with a unilateral posterior crossbite. Eur J Orthod. 2006;28(5):480-484.

[15] Bishara SE, Bayati P, Jakobsen JR. Longitudinal comparisons of dental arch changes in normal and untreated class II, division 1 subjects and their clinical implications. Am J Orthod Dentofacial Orthop. 1996;110(5):483-489.

[16] Feres MFN, Raza S, Alhadlaq A, et al. Rapid maxillary expansion effects in class II malocclusion: a systematic review. Angle Orthod. 2015;85(6):1070-1079.

[17] Lione R, Brunelli V, Franchi L, et al. Mandibular response after rapid maxillary expansion in class II growing patients: a pilot randomized controlled trial. Prog Orthod. 2017;18(1):36.

[18] Haas AJ. Palatal expansion: just the beginning of dentofacial orthopedics. Am J Orthod. 1970;57(3):219-255.

[19] Martin AJ, Buschang PH, Boley JC, et al. The impact of buccal corridors on smile attractiveness. Eur J Orthod. 2007;29(5):530-537.

[20] Maulik C, Nanda R. Dynamic smile analysis in young adults. Am J Orthod Dentofacial Orthop. 2007;132(3):307-315.

[21] Rosa M, Lucchi P, Manti G, et al. Rapid palatal expansion in the absence of posterior cross-bite to intercept maxillary incisor crowding in the mixed dentition: a CBCT evaluation of spontaneous changes of untouched permanent molars. Eur J Paediatr Dent. 2016;17(4):286-294.

[22] Algharbi M, Bazargani F, Dimberg L. Do different maxillary expansion appliances influence the outcomes of the treatment? Eur J Orthod. 2017;40(1):97-106.

[23] Martina R, Farella CM, Leone P, et al. Transverse changes determined by rapid and slow maxillary expansion–a low-dose CT-based randomized controlled trial. Orthod Craniofac Res. 2012;15(3):159-168.

[24] Brunetto M, Andriani JDA, Ribeiro GL, et al. Three-dimensional assessment of buccal alveolar bone after rapid and slow maxillary expansion: a clinical trial study. Am J Orthod Dentofacial Orthop. 2013;143(5):633-644.

[25] Nakao K, Goto T, Gunjigake KK, et al. Intermittent force induces high RANKL expression in human periodontal ligament cells. J Dent Res. 2007;86(7):623-628.

[26] Cattaneo PM, Dalstra M, Melsen B. Strains in periodontal ligament and alveolar bone associated with orthodontic tooth movement analyzed by finite element. Orthodo Craniofac Res. 2009;12(2):120-128.

[27] Melsen B. Palatal growth studied on human autopsy material: a histologic microradiographic study. Am J Orthod. 1975;68(1):42-54.

[28] De Clerck HJ, Proffit WR. Growth modification of the face: a current perspective with emphasis on class III treatment. Am J Orthod Dentofacial Orthop. 2015;148(1):37-46.

[29] Bizzarro M, Generali C, Maietta S, et al. Association between 3D palatal morphology and upper arch dimensions in buccally displaced maxillary canines early in mixed dentition. Eur J Orthod. 2018;40(6):592-596.

[30] Martorelli M, Maietta S, Gloria A, et al. Design and analysis of 3D customized models of a human mandible. Procedia CIRP. 2016;49:199-202.

[31] Shah M, Verma AK, Chaturvedi S. A comparative study to evaluate the vertical position of maxillary central incisor and canine in relation to incisive papilla line. J Forensic Dent Sci. 2014;6(2):92-96.

[32] Alhammadi MS, Halboub E, Fayed MS, et al. Global distribution of malocclusion traits: a systematic review. Dental Press J Orthod. 2018;23(6):40.e1-40.e10.

[33] Li P, Feng J, Shen G, et al. Severe class II division 1 malocclusion in an adolescent patient, treated with a novel sagittal-guidance twin-block appliance. Am J Orthod Dentofacial Orthop. 2016;150(1):153-166.

[34] McNamara Jr JA. Components of class II malocclusion in children 8–10 years of age. Angle Orthod. 1981;51(3):177-202.

[35] Marsico E, Gatto E, Burrascano M, et al. Effectiveness of orthodontic treatment with functional appliances on mandibular growth in the short term. Am J Orthod Dentofacial Orthop. 2011;139(1):24-36.

[36] Chen JY, Will LA, Niederman R. Analysis of efficacy of functional appliances on mandibular growth. Am J Orthod Dentofacial Orthop. 2002;122(5):470-476.

[37] Cozza P, Baccetti T, Franchi L, et al. Mandibular changes produced by functional appliances in class II malocclusion: a systematic review. Am J Orthod Dentofacial Orthop. 2006;129(5):599.e1-12; discussion e1-6.

[38] Antonarakis GS, Kiliaridis S. Short-term anteroposterior treatment effects of functional appliances and extraoral traction on class II malocclusion: a meta-analysis. Angle Orthod. 2007;77(5):907-914.

[39] Franchi L, Baccetti T. Prediction of individual mandibular changes induced by functional jaw orthopedics followed by fixed appliances in class II patients. Angle Orthod. 2006;76(6):950-954.

[40] Perinetti G, Contardo L, Primozic J. Diagnostic accuracy of the cervical vertebral maturation method. Eur J Orthod. 2018;40(4):453-454.

[41] McNamara JA, Brudon WL, Kokich VG. Orthodontics and Dentofacial Orthopedics. Needham Press; 2001.

[42] Baccetti T, Franchi L, McNamara Jr JA. The cervical vertebral maturation (CVM) method for the assessment of optimal treatment timing in dentofacial orthopedics. Semin Orthod. 2005;11(3):119-129.

[43] Petrovic A, Stutzmann J, Lavergne J. Mechanism of craniofacial

growth and modus operandi of functional appliances: a cell-level and cybernetic approach to orthodontic decision making. Craniofacial growth theory and orthodontic treatment. Monograph. 1990;23:13-74.

[44] Beit P, Peltomäki T, Schätzle M, et al. Evaluating the agreement of skeletal age assessment based on hand-wrist and cervical vertebrae radiography. Am J Orthod Dentofacial Orthop. 2013;144(6):838-847.

[45] Franchi L, Baccetti T, McNamara Jr JA. Mandibular growth as related to cervical vertebral maturation and body height. Am J Orthod Dentofacial Orthop. 2000;118(3):335-340.

[46] Perinetti G, Baccetti T, Contardo L, et al. Gingival crevicular fluid alkaline phosphatase activity as a non-invasive biomarker of skeletal maturation. Orthod Craniofac Res. 2011;14(1):44-50.

[47] de Aguiar MC, Perinetti G, Capelli Jr J. The gingival crevicular fluid as a source of biomarkers to enhance efficiency of orthodontic and functional treatment of growing patients. Biomed Res Int. 2017;2017:3257235.

[48] O'Brien K, Wright J, Conboy F, et al. Early treatment for class II division 1 malocclusion with the twin-block appliance: a multi-center, randomized, controlled trial. Am J Orthod Dentofacial Orthop. 2009;135(5):573-579.

[49] Tuncay OC, Bowman SJ, Nicozisis JL, et al. Effectiveness of a compliance indicator for clear aligners. J Clin Orthod. 2009;43(4):263-268.

[50] Clark WJ. The twin block technique. A functional orthopedic appliance system. Am J Orthod Dentofacial Orthop. 1988;93(1):1-18.

[51] Rossini G, Parrini S, Castroflorio T, et al. Efficacy of clear aligners in controlling orthodontic tooth movement: a systematic review. Angle Orthod. 2014;85(5):881-889.

[52] Arreghini A, Carletti I, Ceccarelli MC, et al. Class II treatment with the Runner in adolescent patients: combining twin block efficiency with aligner aesthetics. J World Fed Orthod. 2014; 3(2):e71-e79.

[53] Wang S, Ye L, Li M, et al. Effects of growth hormone and functional appliance on mandibular growth in an adolescent rat model. Angle Orthod. 2018;88(5):624-631.

[54] Kim JY, Jue S-S, Bang H-J, et al. Histological alterations from condyle repositioning with functional appliances in rats. J Clin Pediatr Dent. 2018;42(5):391-397.

[55] Aras I, Pasaoglu A, Olmez S, et al. Comparison of stepwise vs single-step advancement with the functional mandibular advancer in class II division 1 treatment. Angle Orthod. 2017;87(1):82-87.

[56] Batista KB, Thiruvenkatachari B, Harrison JE, et al. Orthodontic treatment for prominent upper front teeth (class II malocclusion) in children and adolescents. Cochrane Database Syst Rev. 2018;3(3): CD003452.

[57] Brierley CA, DiBiase A, Sandler PJ. Early class II treatment. Aust Dent J. 2017;62:4-10.

[58] Bruni A. (2021). Clear aligner treatment for transverse maxillary deficiency: in vitro study and randomized controlled trial. Doctoral Dissertation, University of Torino, Torino, Italy.

[59] Ravera S, Castroflorio T, Galati F, Cugliari G, Garino F, Deregibus A, Quinzi V. Short term dentoskeletal effects of mandibular advancement clear aligners in Class II growing patients. A retrospective controlled study according to STROBE Guidelines. Eur J Paediatr Dent. 2021 Jun; 22(2):119-124.

第12章 无托槽隐形矫治与磨牙远移装置联用实现Ⅱ类错𬌗畸形的混合矫治

The Hybrid Approach in Class II Malocclusions Treatment

FRANCESCO GARINO, TOMMASO CASTROFLORIO, SIMONE PARRINI

引言

临床上关于安氏Ⅱ类错𬌗畸形病例的矫治有多种方式。对于牙性上颌前突和轻度骨性不调的患者，在非拔牙矫治方案中，可以通过上颌磨牙的远中移动来纠正磨牙关系[1]。

远中移动上颌磨牙的力可以来自口内或口外[2]。近些年来，为降低对患者配合程度的依赖，诸如骨支持/非骨支持的口内装置取得了不断发展。然而，在远移磨牙的过程中，即便采用这些装置还是可能导致上颌磨牙倾斜和/或前牙支抗丧失等不良后果[3]。

过去数十年里，越来越多的成年患者开始寻求正畸治疗，以求获得不同于传统固定矫治的更加美观舒适的矫治方式。如今，无托槽隐形矫治（clear aligner therapy，CAT）的出现满足了这种需求。

Rossini等的综述表明，上颌磨牙2.5mm以内的远中移动是隐形矫治中最可预测的移动方式之一[4-5]。这种高度的可预测性是通过合理分步、合适的附件[5]，以及全天戴用Ⅱ类牵引来实现的（2.5英寸，4.5盎司）（见第5章和第7章关于Ⅱ类牵引的相关内容）。这些结论与正畸医生的知识经验是一致的：成功的正畸治疗需要正畸医生的医学技术知识和患者的良好配合相结合[6]。安氏Ⅱ类错𬌗畸形病例的隐形矫治平均需要18～20个月的治疗时间，从治疗开始直到建立Ⅰ类尖牙关系期间，患者需要全天戴用Ⅱ类牵引[3,7]。正畸矫治器应该是舒适的、可以提供快速有效的治疗以及有利于患者对正畸治疗的依从性。正如在前面章节中讨论过的，透明矫治器戴用舒适且在美观方面易于被患者接受[8-9]，且由于其可以摘戴的特性，隐形矫治对患者依从性要求较高。目前已有的文献指出，对于所有的透明矫治器，患者的实际平均戴用时间远远少于要求的戴用时间。此外，患者往往仅在治疗早期的依从性较好[10]。

因此，有学者提出联合隐形矫治和其他正畸装置的方式以优化患者对治疗的依从性，并减少Ⅱ类牵引戴用的时间，这种治疗方式我们称之为隐形矫治的混合矫治。其中，临时支抗装置（骨支持式混合矫治）和牙支持式远移装置是在隐形矫治中最受欢迎的两种混合矫治方式。

这些远移装置的力量可以来自颊部、腭部，或者两者兼有。而且它们可以是基于滑动技术的，或者是基于无摩擦的（如摆式矫治器）。

无托槽隐形矫治与磨牙远移装置联用的混合矫治

以往正畸文献曾报道过各类磨牙远移装置，例如摆式矫治器、Distal Jet矫治器以及Carriere Motion 3D（CMA）矫治器（Henry Schein Orthodontics，Carlsbad，CA，USA）。

这些正畸装置被认为是易于安装且能实现上颌磨牙的远中移动，而不对上颌骨产生限制[11]。然而，这些口内装置在远移磨牙的过程中常常可出现前磨牙和切牙区域交互支抗的丧失[12]。此外，磨牙倾斜在此类病例中也是经常见到的。

Distal Jet矫治器是由Nance弓矫治器和与其相连的双侧管状结构组成的，通过刺刀曲插入第一磨牙的舌侧鞘中。在管状结构上有不锈钢弹簧和夹具，夹具可以向磨牙方向移动并夹紧固定，以实现对弹簧的加压。弹簧所释放的推力最初为150g，随着间隙打开而逐渐降低[13]。

摆式矫治器是由Hilgers在1992年发明的[14]，至今仍是使用最多的远移装置之一[14]。它的固定部分是由与腭皱襞接触的塑料基托构成，远移的力量来自从腭托处伸出并插入磨牙带环舌鞘的β-钛弹簧，其中带环能够实现对磨牙移动的更好的控制[15]。

由于下颌的顺时针旋转，Distal Jet矫治器和摆式矫治器都会造成垂直向高度的增加[16-18]。这种垂直向的变化造成了下颌平面角的轻微增大（约1°）以及下面高的增加（2.2～2.8mm）[19]。Ghosh和Nanda报道高角患者下面高的增加更为显著[20]。下面高和下颌平面角的增加可能与磨牙后移导致的楔形效应有关。这些结果提示摆式矫治器可能并不适用于下面高过长以及覆𬌗较浅的患者[18]。Distal Jet矫治器同样可以造成类似的后果[16]。

通过这些矫治器实现的上颌磨牙远中移动很大程度上是磨牙的远中倾斜（平均大于10°）[12]。

Distal Jet矫治器造成上颌切牙的唇倾是由上颌前部不受控制的反作用力造成的，而摆式矫治器则表现出上切牙更受控制的轻度冠唇倾。

CMA矫治器由两个硬质条状结构组成，粘接在双侧上颌尖牙和第一磨牙上。CMA矫治器前方的尖牙部分粘接在前牙区的第三个临床牙冠上，其内附有一近中钩，可用来放置颌间牵引。CMA矫治器后方的磨牙部分粘接在第一磨牙的临床冠中心，属球窝关节，可以辅助磨牙远移以及防止磨牙旋转[21-23]。

CMA矫治器的激活是通过两种弹性牵引实现的。最开始是0.25英寸，6盎司的橡皮圈；自治疗的第二个月起使用0.19英寸，8盎司的橡皮圈，直至尖牙和磨牙建立Ⅰ类咬合关系。弹性牵引每天戴用时间须达到22小时，并每天更换3次橡皮圈[24]。

这种矫治器的原理与Nanda所提出的悬臂梁式固定矫治器的原理类似[25]。作者认为，该类系统在无生长潜力的患者中能够有效矫治Ⅱ类错𬌗畸形。预置磨牙后倾激活的悬吊臂系统用于上牙弓，下牙弓则使用传统托槽，并配合Ⅱ类牵引。Ⅱ类牵引的副作用可以通过下颌固定矫治器和激活的上颌悬臂梁来控制。

以往的回顾性临床研究表明当CMA矫治器与固定矫治器联用作为下颌牙弓的支抗时，可获得1.6～5.1mm的上颌磨牙远中移动而磨牙倾斜平均不超过3.7°[24]。此外，其治疗时间平均为4～5个月[24]。

目前暂时缺乏高质量研究证据支持或不支持CMA矫治器的使用。在另一篇回顾性研究中，将CMA矫治器与其他Ⅱ类错𬌗畸形的矫治方法相比较，在磨牙远移方面，CMA矫治器表现出与Ⅱ类牵引相同的治疗效果，但CMA矫治器的治疗时间更短[26]。

CMA矫治器可导致临床相关和统计学相关的下面高增加，这与下颌平面角的显著增加密不可分[27]。

在临床上可观察到由于Ⅱ类牵引导致的下切牙明显唇倾，其唇倾量约为4.2°[24]。

所有以上提到的牙支持式矫治器都会造成一定程度的不良后果，需要在混合矫治过程中予以控制。过度的上下颌切牙唇倾可能难以通过透明矫治器控制。Rossini等认为，隐形矫治中上切牙唇舌向倾斜移动和转矩的控制大约可实现所设计的50%[4]。CMA矫治器导致的下切牙的唇倾可以通过在下颌透明矫治器中下切牙部分增加至少5°的舌向转矩来控制。

此外，牙支持式远移装置的其他的不良后果还包括咬合平面的旋转，这同样是垂直向高度增加所导致的。

Khosrayi等关于使用Invisalign透明矫治器进行覆𬌗控制的研究表明，覆𬌗的改善主要依赖于前牙的移动而无明显后牙的伸长和/或压低[28]。Ravera等[3]的研究表明，隐形矫治的𬌗垫效应会导致后牙0.5mm的压低[3]，Mantovani等[29]也报道了类似的结果（0.6mm）。因此，可以认为只有0.5～0.6mm的𬌗垫效应能够抵消部分由远移装置所导致的垂直向的伸长（平均2～3mm）。

基于这些考虑，应该避免对面下部高度过长和/或覆𬌗较浅的患者使用牙支持式远移装置。临床医生应该注意目前证据所提示的隐形矫治对后牙压低、覆𬌗的纠正，以及纠正颊舌向倾斜方面的控制有限。

下面提供了两个临床病例，第一个是青少年病例，第二个是成人病例。

病例1

病例摘要

一位13岁的女性患者，安氏Ⅱ类错𬌗畸形，骨性Ⅱ类，无偏斜，上下切牙前突，左侧上颌尖牙未萌（图12.1～图12.3）。

上颌尖牙的阻生与左侧上颌后牙的近中移动导致尖牙萌出间隙不足相关。影像学检查证实上颌阻生尖牙的颊向错位。

患者主诉为缺少一颗左侧上颌尖牙。

治疗计划设计为通过上颌磨牙、前磨牙、尖牙和前牙的整体远中移动来实现尖磨牙的Ⅰ类关系，并在不拔牙的情况下为23留出合适的间隙。

K型摆式矫治器[30]粘接在上颌牙弓上从而实现上颌磨牙的远中移动（图12.4）。

当Ⅰ类关系实现过矫治后（8个月），去除摆式矫治器，重新口内扫描以开始隐形矫治。第二阶段矫治的目的在于关闭上牙弓剩余间隙，恢复23在牙弓中的位置，以及纠正下牙拥挤。当天制作临时压膜保持器用于保持。

采用共49副的Invisalign透明矫治器来继续完成上牙弓的远中移动以及解除下牙弓的轻度拥挤。每周更换1副矫治器。隐形矫治过程中，要求患者双侧戴用Ⅱ

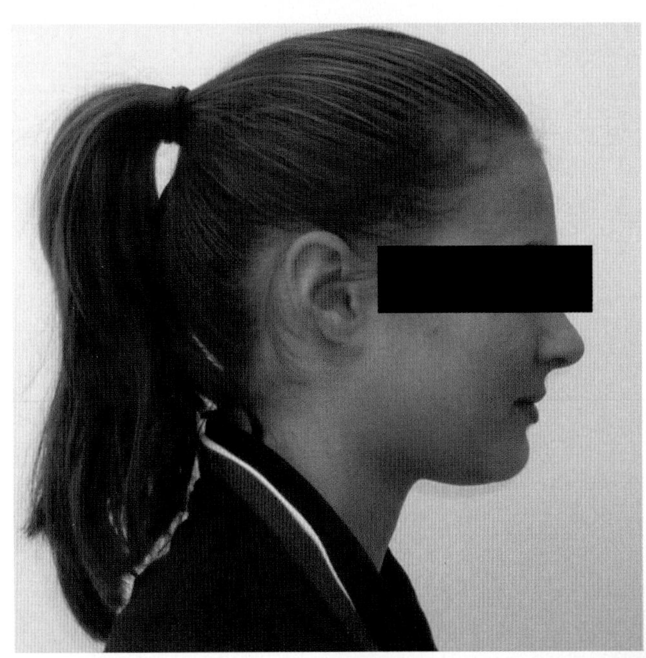

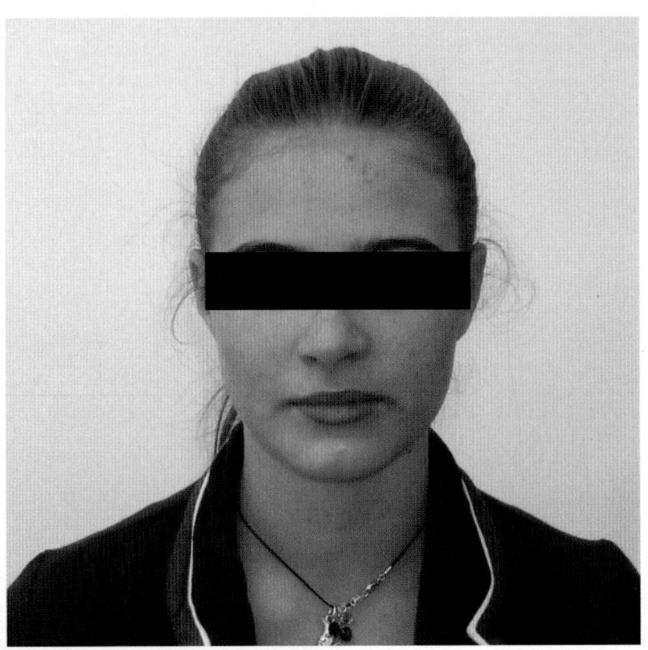

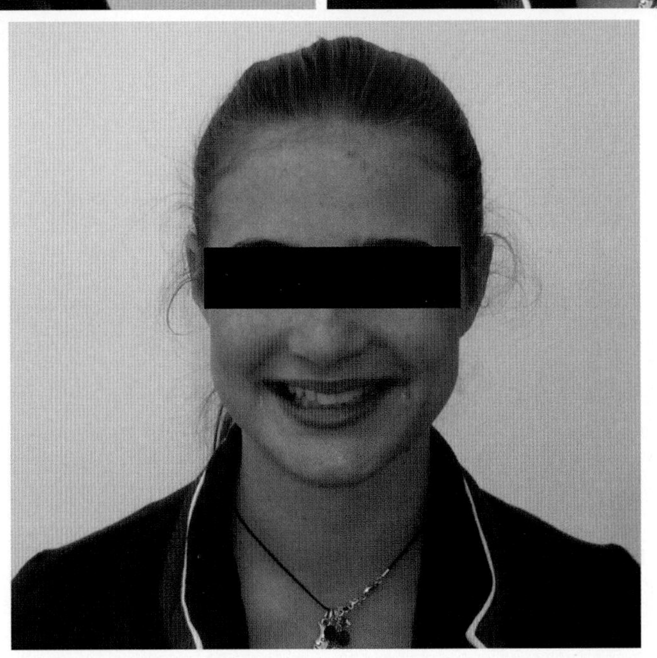

图12.1 病例1：治疗前口外像。

类牵引（0.25英寸，4.5盎司）从而在远移磨牙过程中增强前牙支抗。为放置Ⅱ类牵引，在双侧下颌第一磨牙上粘接舌钮，在上颌透明矫治器第一前磨牙区域设计牵引钩。

当获得足够的间隙后，通过前庭皮瓣暴露上颌左侧尖牙，将带不锈钢牵引钩的舌钮粘在尖牙牙冠颊面。首先通过Ⅱ类牵引远移该牙齿，使其恢复矢状向正常位置（图12.5）。

当23接近咬合平面后，重新口内扫描，获得15副新的矫治器精细调整以完成整个治疗过程（图12.6～图12.8）。

总的治疗时间为22个月。

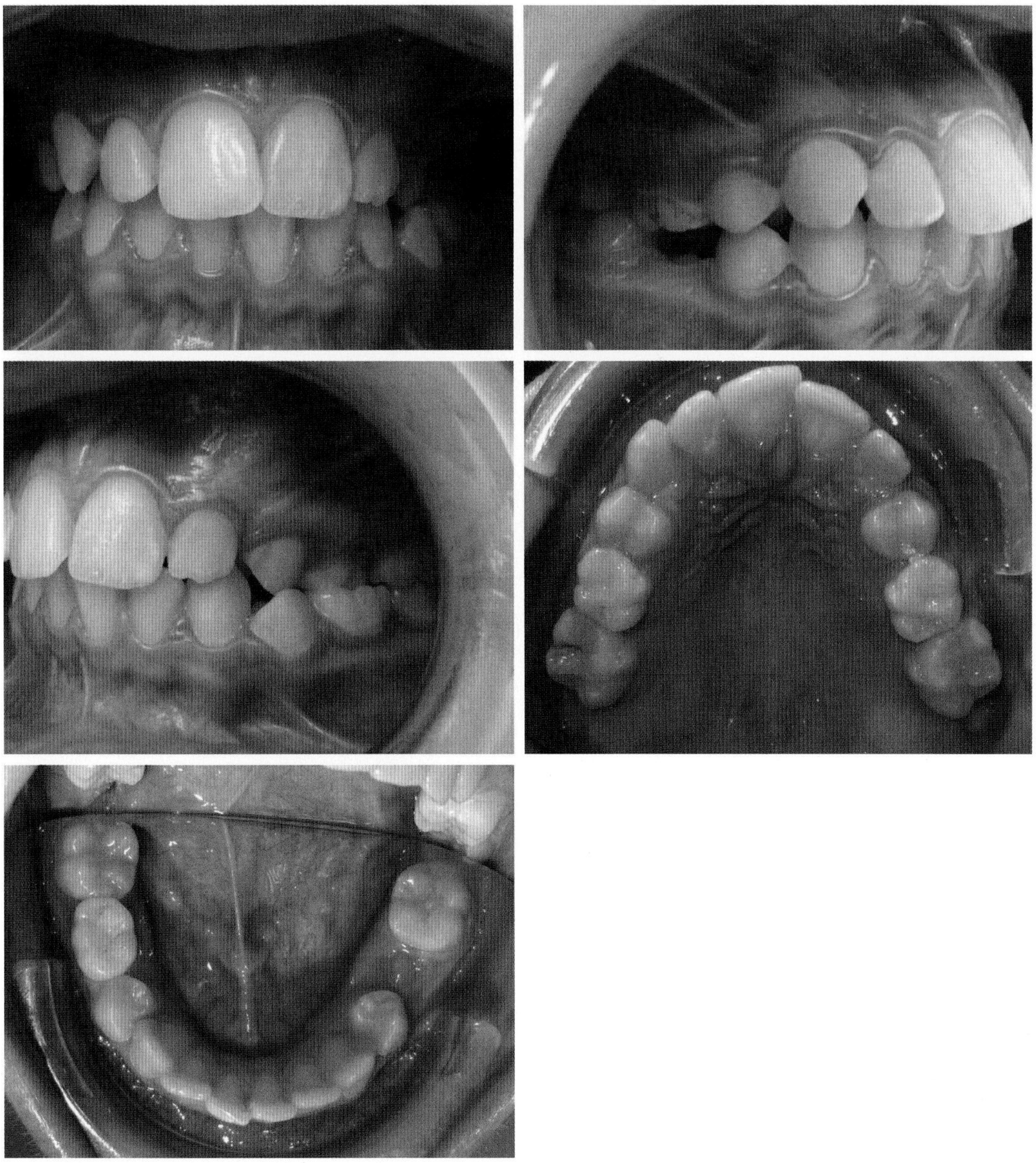

图12.2　病例1：治疗前口内像。

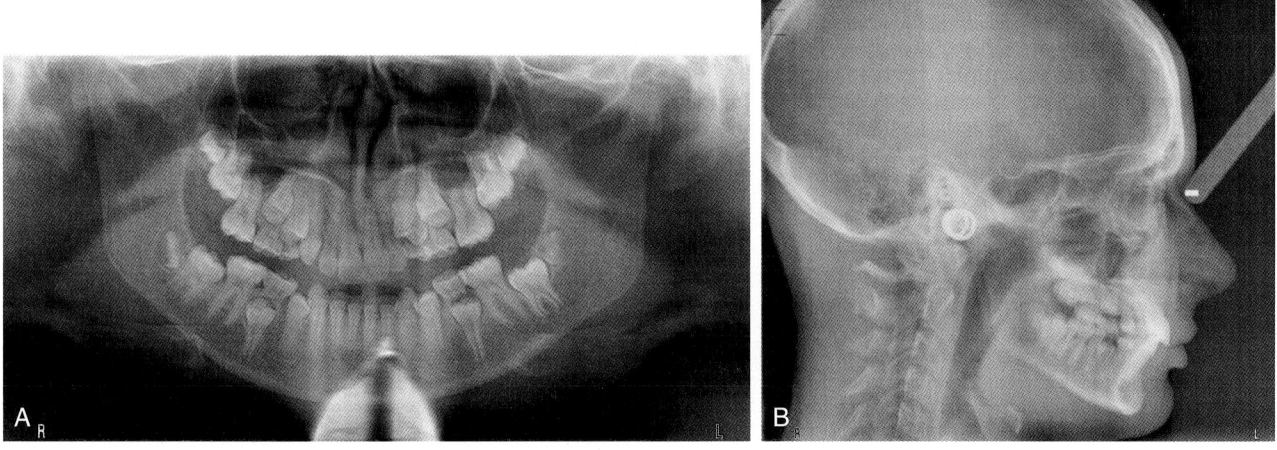

图12.3　病例1：（A）治疗前全景片。（B）治疗前X线头颅侧位片。

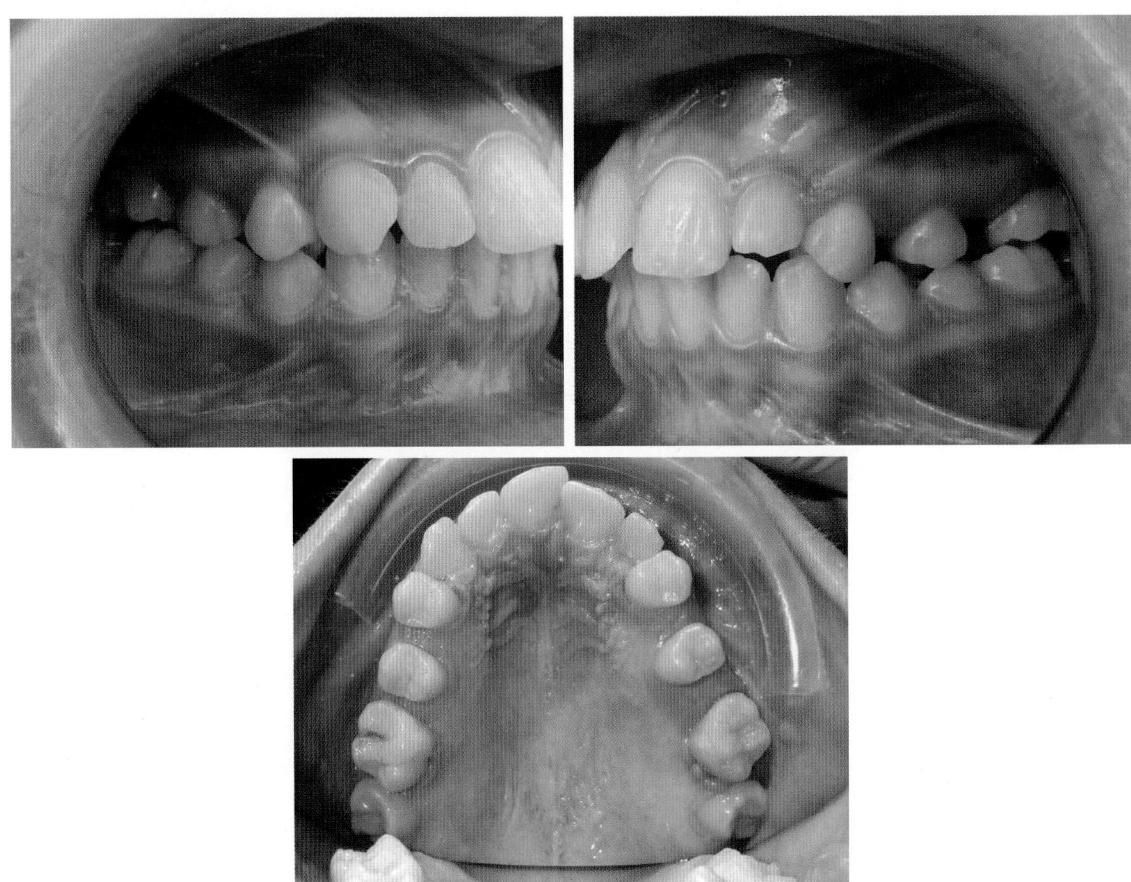

图12.4 病例1：第一阶段结束时口内像。

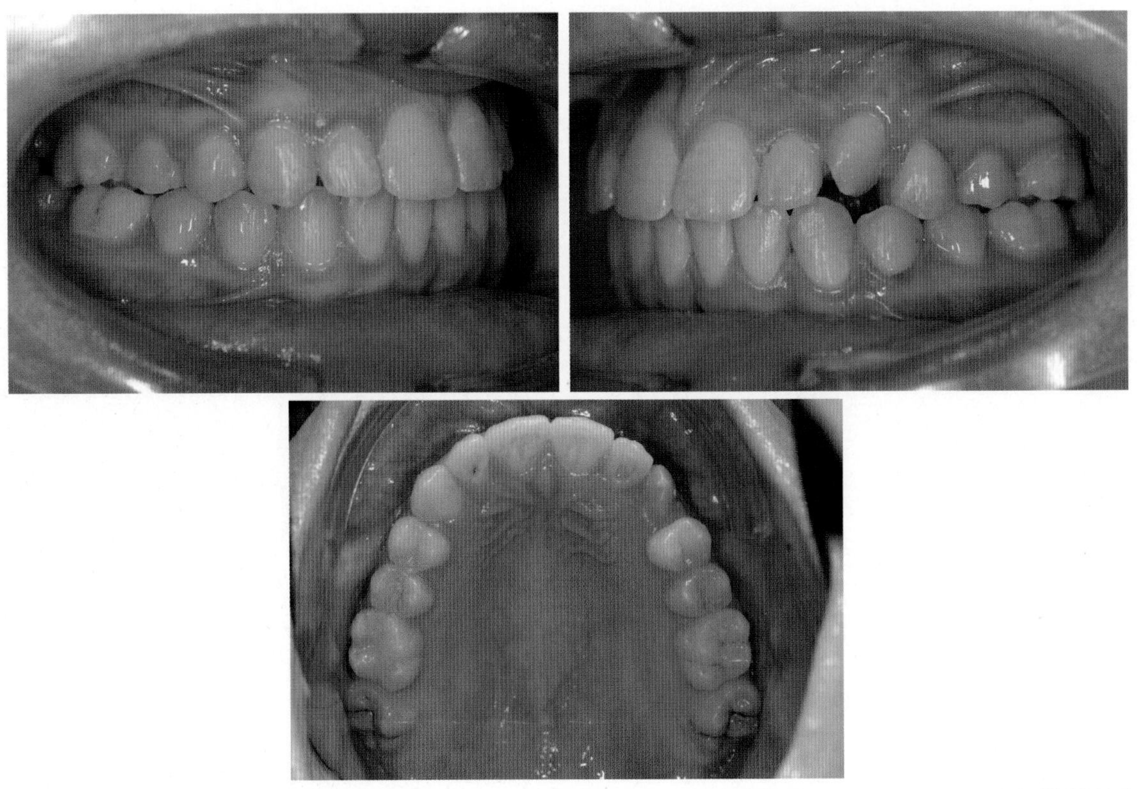

图12.5 病例1：附加矫治器精调前口内像。

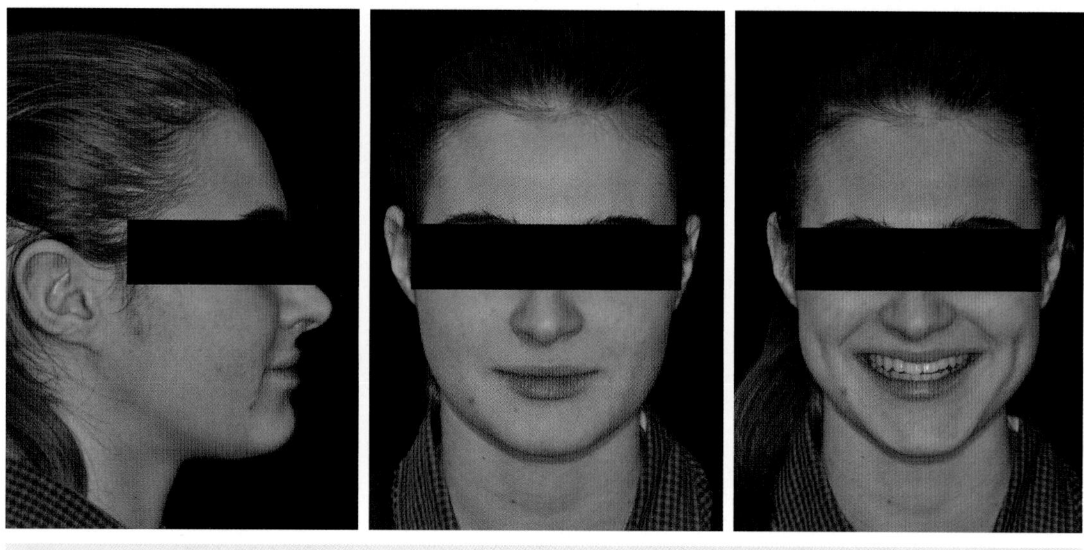

图12.6　病例1：治疗结束口外像。

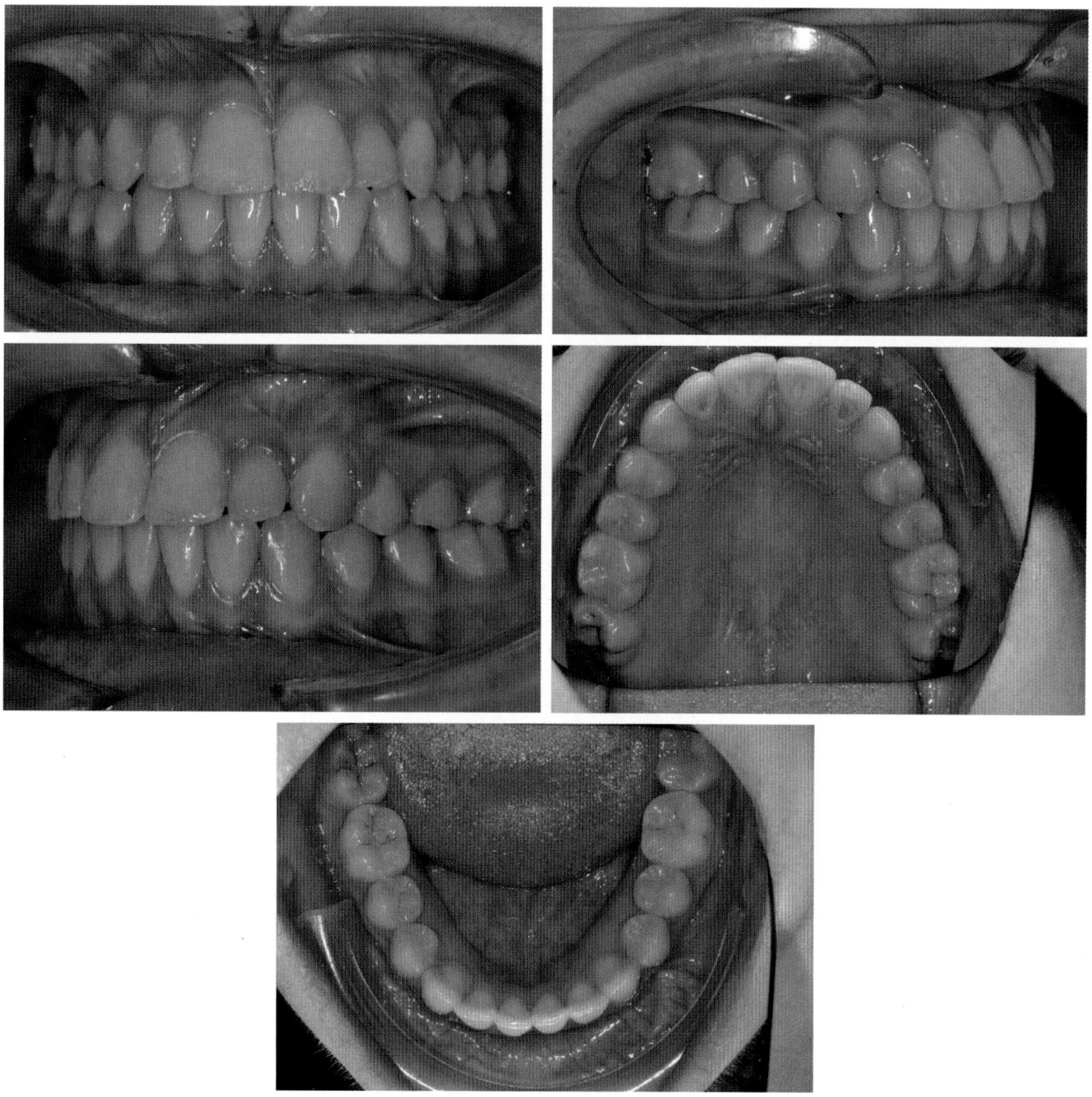

图12.7　病例1：治疗结束口内像。

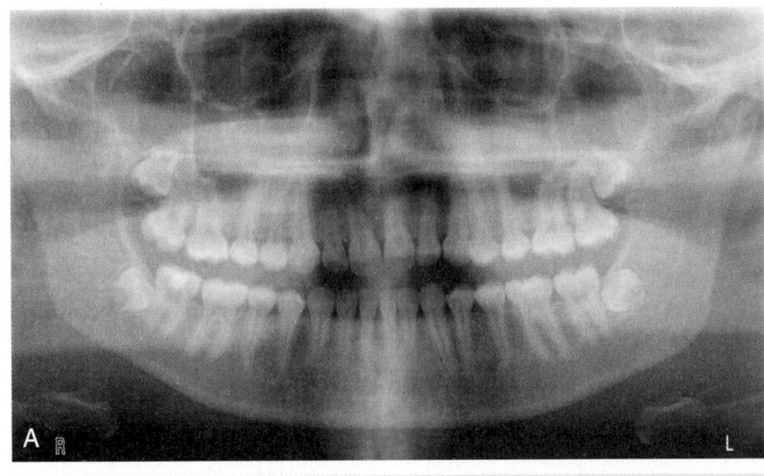
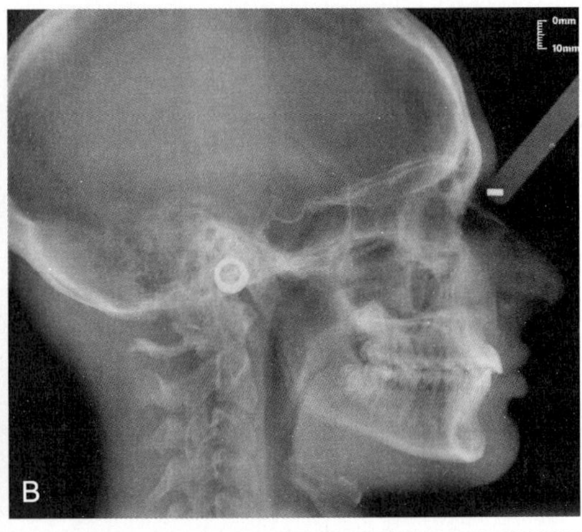

图12.8 病例1：（A）治疗结束全景片。（B）治疗结束X线头颅侧位片。

病例2

病例摘要

一位25岁的男性患者，安氏Ⅱ类错㴝畸形，骨性Ⅱ类，低角，深覆㴝，上下牙列拥挤（图12.9～图12.11）。

患者主诉为上颌尖牙颊向错位以及上切牙唇倾。

治疗计划：通过上颌磨牙、前磨牙、尖牙向远中方向的整体移动（bodily movement），建立尖磨牙Ⅰ类关系，纠正中线，纠正上下牙列拥挤。

CMA矫治器粘接在双侧上颌牙弓以纠正矢状向的磨牙、前磨牙和尖牙的关系（图12.12）。

同期开始下牙弓的隐形矫治以纠正下牙列拥挤，共22副矫治器。在下颌第一磨牙上粘接颊管从而实现CMA矫治器的激活。第一个月，在CMA矫治器近中钩到下颌颊管的近中钩之间挂0.25英寸、6盎司的皮圈，每天更换3次。从第二个月直至建立尖牙Ⅰ类关系期间，使用0.19英寸、8盎司的皮圈，每天同样更换3次。在这一阶段，嘱患者每2周更换一副透明矫治器。

当双侧建立Ⅰ类关系后（7个月的治疗），去除CMA矫治器。重新口内扫描开始全口隐形矫治（图12.13）。第二阶段的治疗目标是关闭矫正矢状向关系时产生的上颌双侧的间隙，同时完成下牙弓拥挤的纠正。通过口内扫描和椅旁3D打印，制作临时压膜保持器，嘱患者全天戴用保持。

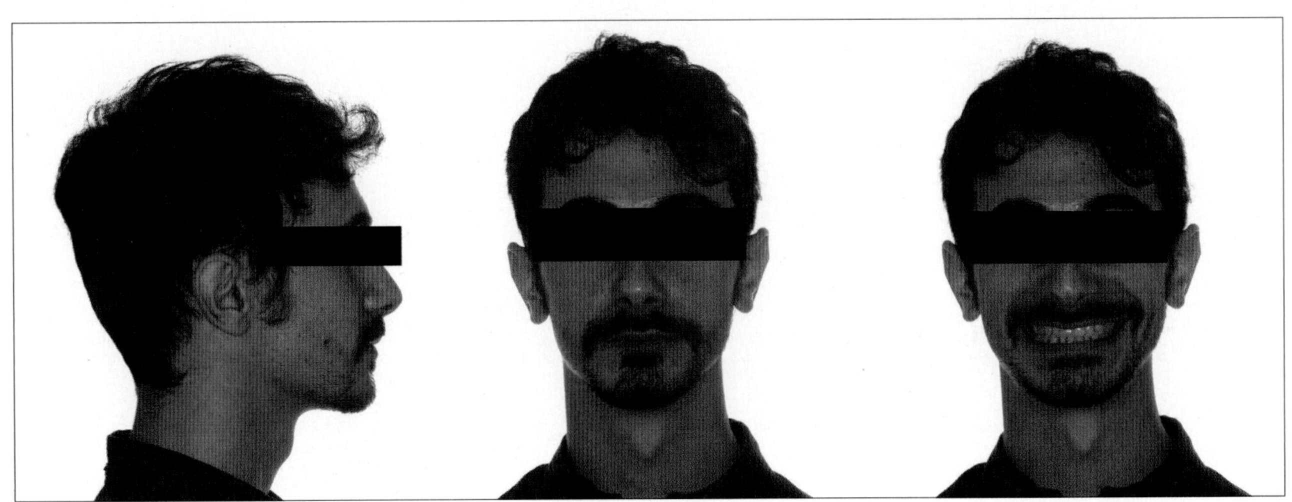

图12.9 病例2：治疗前口外像。

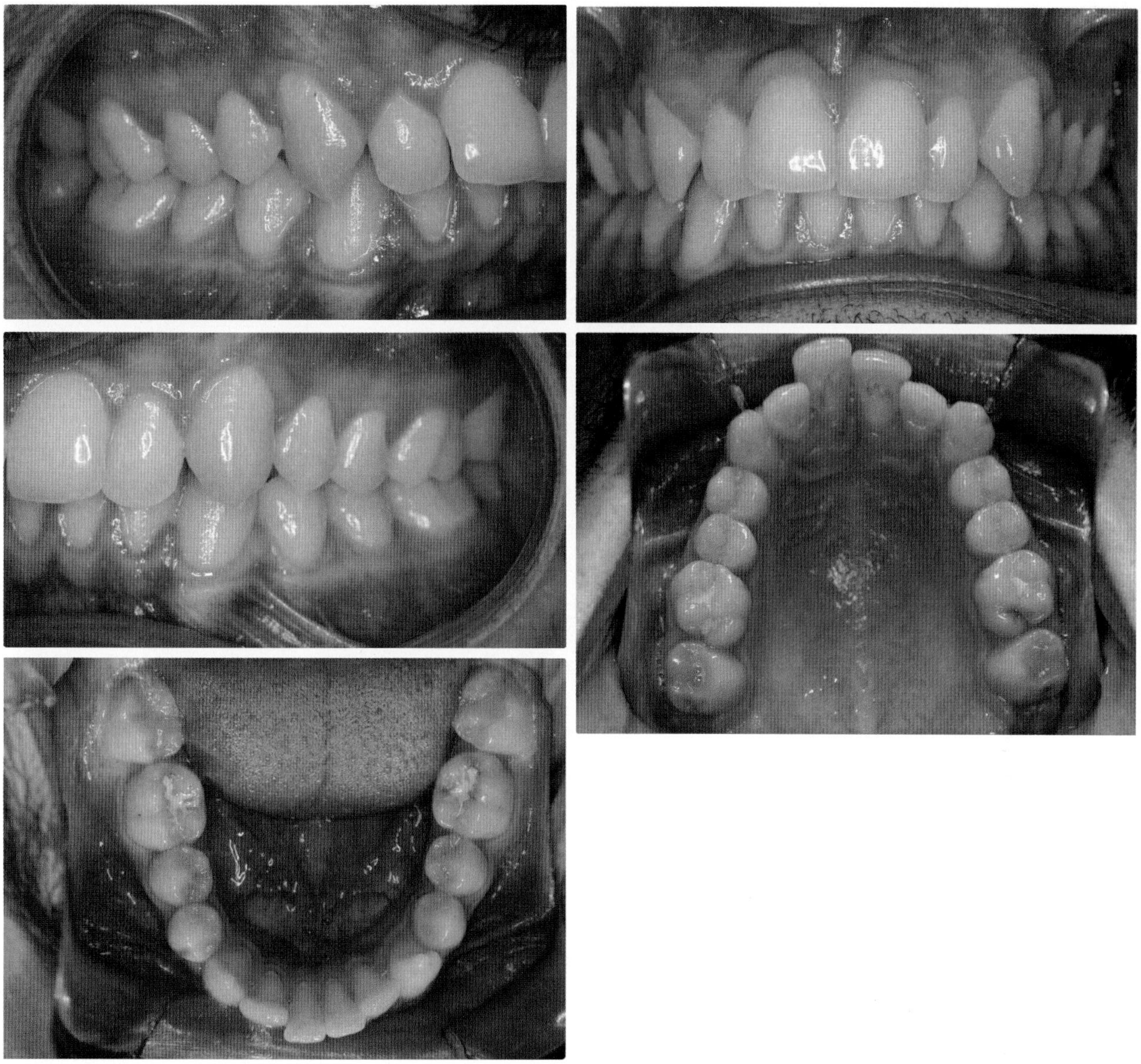

图12.10　病例2：治疗前口内像。

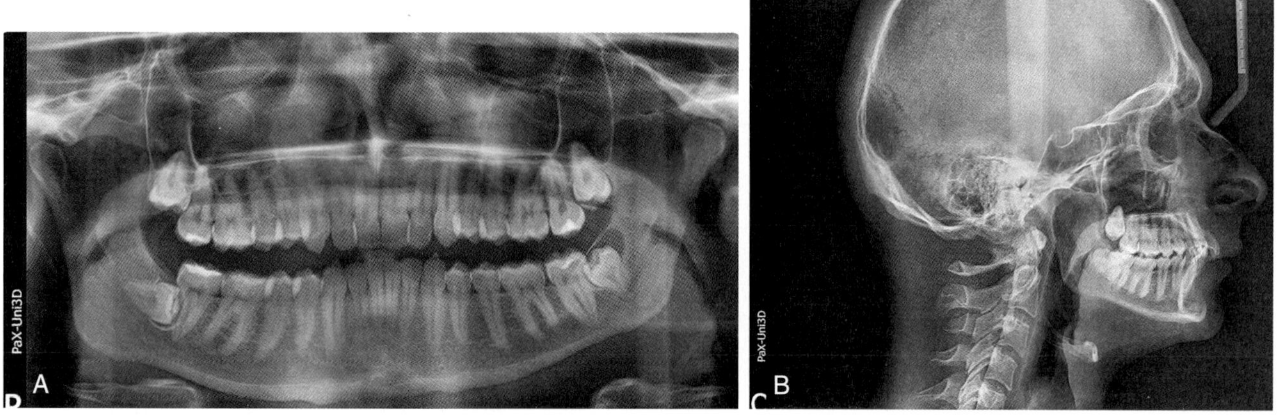

图12.11　病例2：（A）治疗前全景片。（B）治疗前X线头颅侧位片。

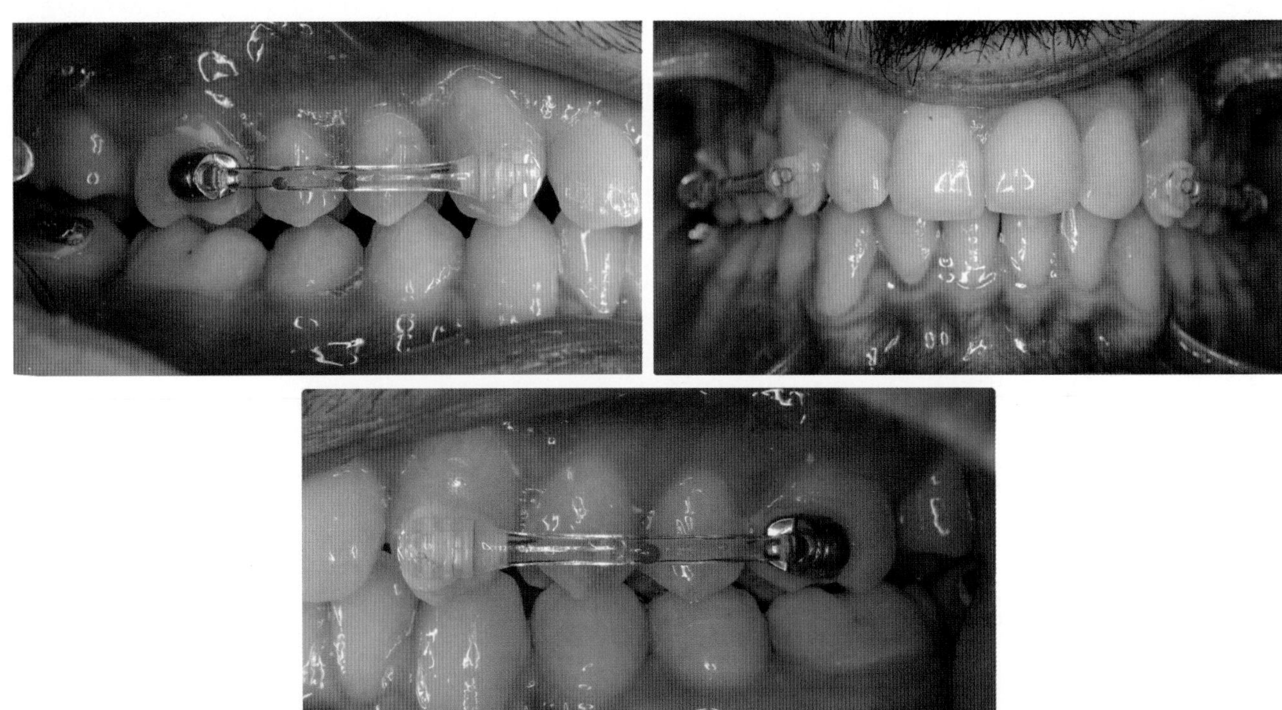

图12.12 病例2：第一阶段矢状向关系纠正前口内像。

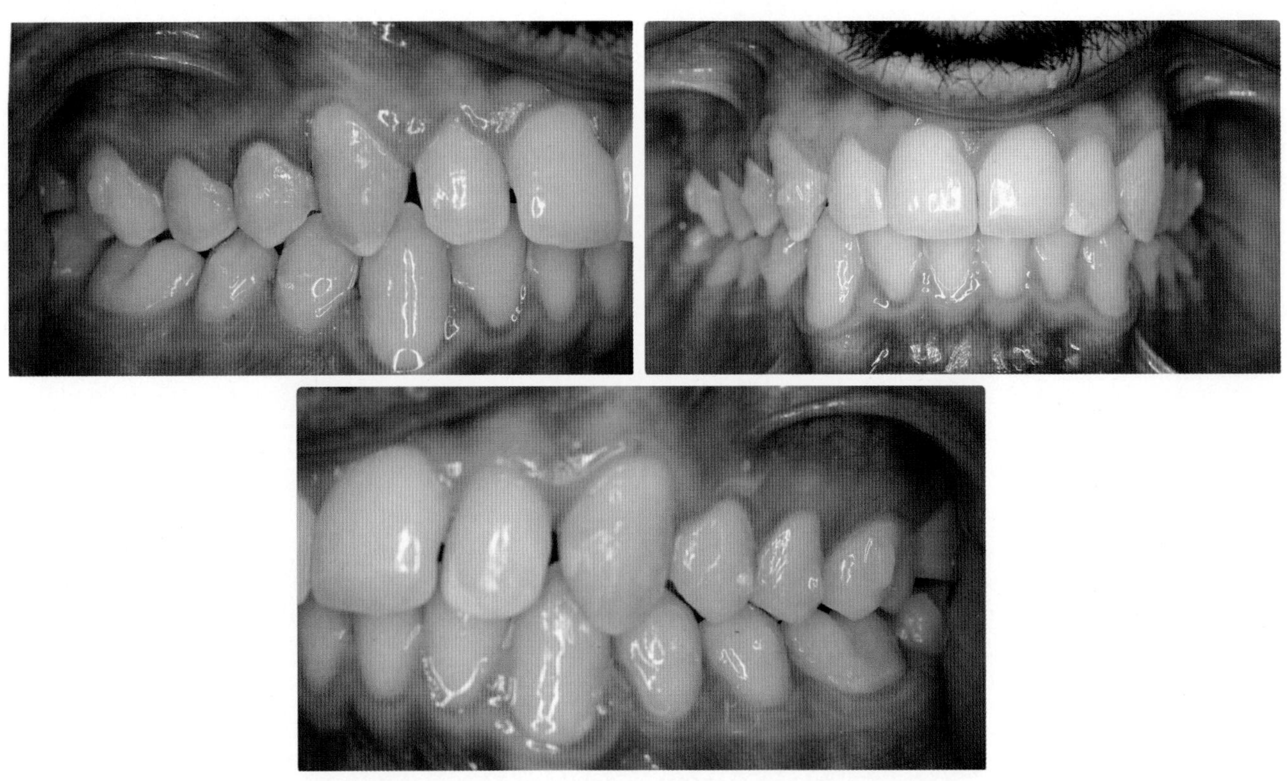

图12.13 病例2：附加矫治器精调前口内像。

通过10副Invisalign透明矫治器完成了上牙弓间隙关闭和下牙弓拥挤的解除。嘱患者每周更换一副矫治器。

治疗14个月后，建立双侧尖牙和磨牙Ⅰ类关系，中线齐，深覆殆纠正，上下牙弓形态改善。患者目前整晚戴用压膜保持器。可见第三磨牙萌出；在保持阶段，定期随访以评估第三磨牙状态（图12.14 ~ 图12.16）。

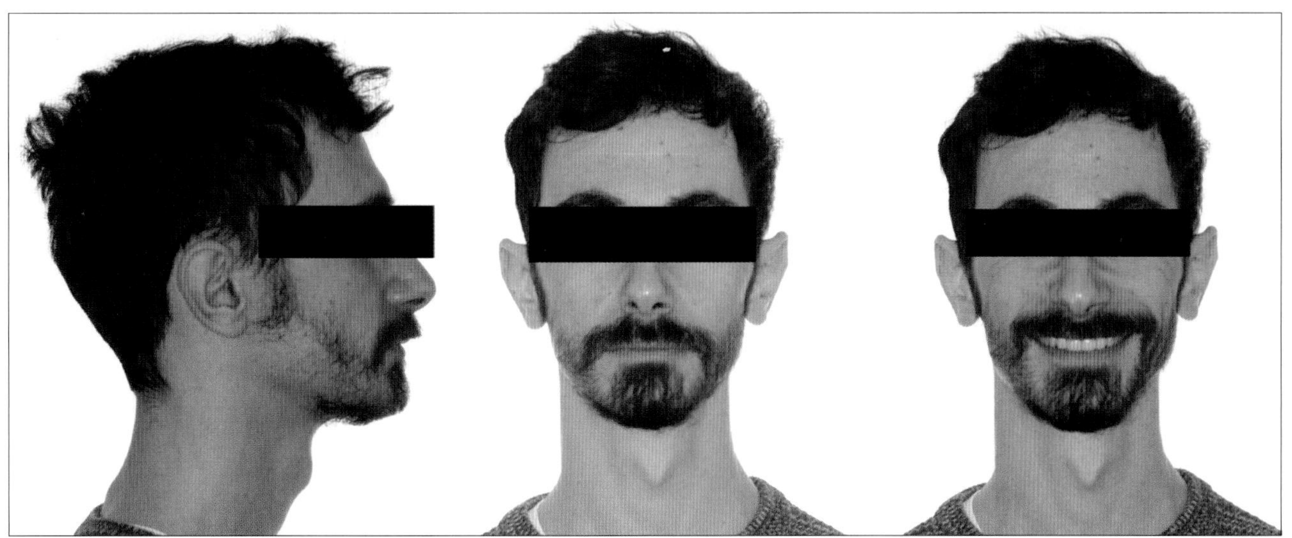

图12.14　病例2：治疗后口外像。

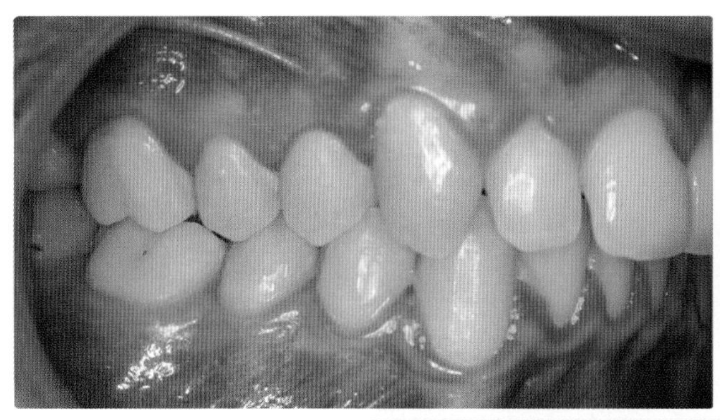

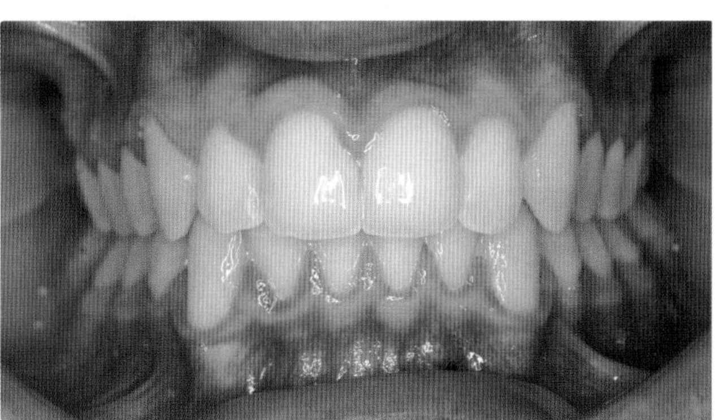

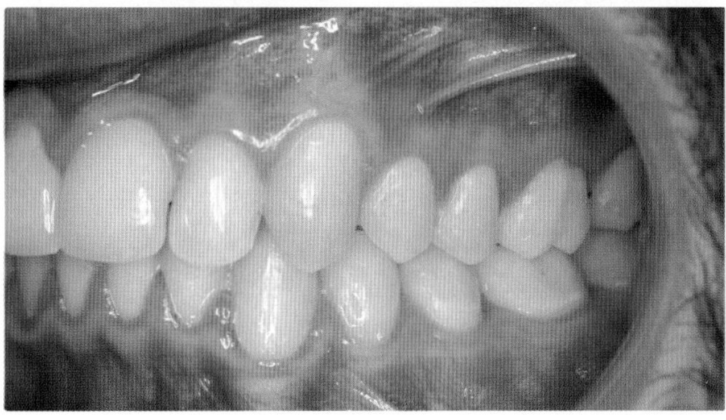

图12.15　病例2：治疗后口内像。

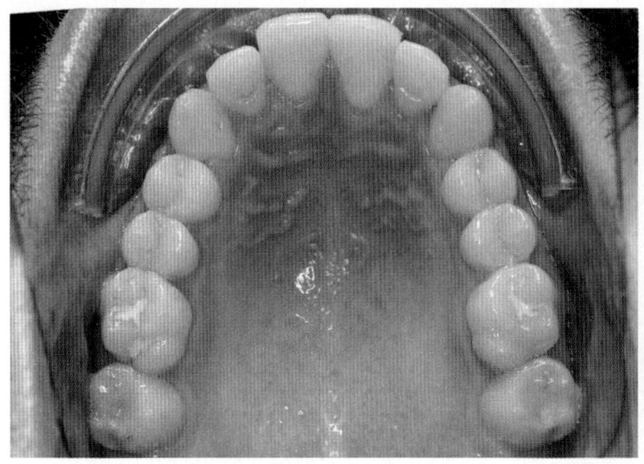

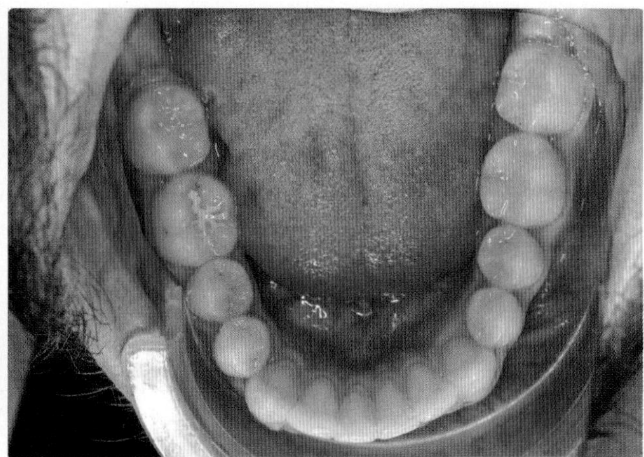

图12.15（续）

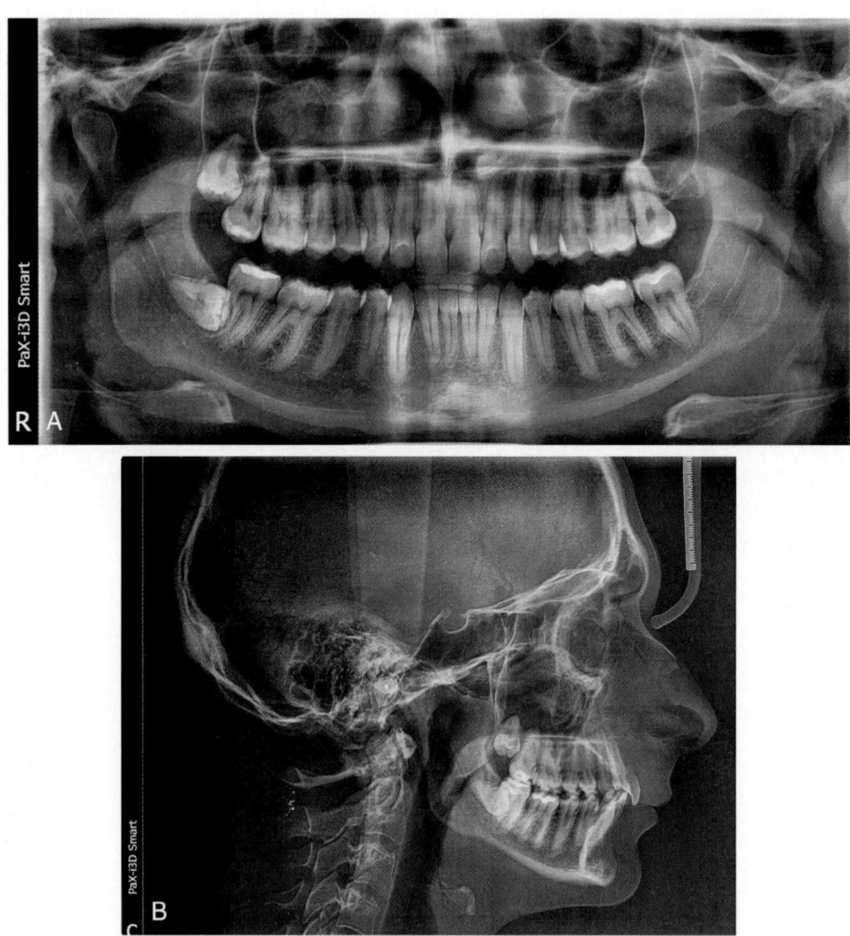

图12.16 病例2：（A）治疗后全景片。（B）治疗后X线头颅侧位片。

（曹凌云，赵婷婷，花放，贺红）

参考文献

[1] Bolla E, Muratore F, Carano A, et al. Evaluation of maxillary molar distalization with the distal jet: a comparison with other contemporary methods. Angle Orthod. 2002;72:481-494.
[2] Grec RH, Janson G, Branco NC, et al. Intraoral distalizer effects with conventional and skeletal anchorage: a meta-analysis. Am J Orthod Dentofacial Orthop. 2013;143:602-615.
[3] Ravera S, Castroflorio T, Garino F, et al. Maxillary molar distalization with aligners in adult patients: a multicenter retrospective study. Prog Orthod. 2016;17:12.
[4] Rossini G, Parrini S. Deregibus A, et al. Controlling orthodontic tooth movement with clear aligners. An updated systematic review regarding efficacy and efficiency. J Aligner Orthod. 2017;1:7-20.
[5] Garino F, Castroflorio T, Daher S, et al. Effectiveness of composite attachments in controlling upper-molar movement with aligners. J Clin Orthod. 2016;50(6):341-347.
[6] Richter DD, Nanda RS, Sinha PK, et al. Effect of behavior modification on patient compliance in orthodontics. Angle Orthod. 1998;68:123-132.
[7] Lombardo L, Colonna A, Carlucci A, et al. Class II subdivision correction with clear aligners using intermaxilary elastics. Prog Orthod. 2018;1:19:32.
[8] Nedwed V, Miethke RR. Motivation, acceptance and problems of invisalign patients. J Orofac Orthop. 2005;66:162-173.
[9] Rosvall MD, Fields HW, Ziuchkovski J, et al. Attractiveness, acceptability, and value of orthodontic appliances. Am J Orthod Dentofacial Orthop. 2009;135:276.e1-e12.
[10] Shah N. Compliance with removable orthodontic appliances. Evid Based Dent. 2017;18:105-106.
[11] Carano A, Testa M. The distal jet for upper molar distalization. J Clin Orthod. 1996;30:374-380.
[12] Antonarakis GS, Kiliaridis S. Maxillary molar distalization with noncompliance intramaxillary appliances in class II malocclusion: a systematic review. Angle Orthod. 2008;78:1133-1140.
[13] Carano A, Testa M, Siciliani G. The lingual distalizer system. Eur J Orthod. 1996;18:445-448.
[14] Hilgers JJ. The pendulum appliance for class II noncompliance therapy. J Clin Orthod. 1992;26:706-714.
[15] Proffit W, Fields HW, Sarver DM. Contemporary Orthodontics. St. Louis, MO: Mosby Elsevier; 2007.
[16] Marure PS, Patil RU, Reddy S, et al. The effectiveness of pendulum, K-loop, and distal jet distalization techniques in growing children and its effects on anchor unit: a comparative study. J Indian Soc Pedod Prev Dent. 2016;34:331-340.
[17] Byloff FK, Darendeliler MA, Clar E, et al. Distal molar movement using the pendulum appliance. Part 2: the effects of maxillary molar root uprighting bends. Angle Orthod. 1997;67:261-270.
[18] Chaqués-Asensi J, Kalra V. Effects of the pendulum appliance on the dentofacial complex. J Clin Orthod. 2001;35:254-257.
[19] Byloff FK, Darendeliler MA. Distal molar movement using the pendulum appliance. Part 1: clinical and radiological evaluation. Angle Orthod. 1997;67:249-260.
[20] Ghosh J, Nanda RS. Evaluation of an intraoral maxillary molar distalization technique. Am J Orthod Dentofacial Orthop. 1996;110: 639-646.
[21] Carrière L. A new class II distalizer. J Clinic Orthod. 2004;38: 224-231.
[22] Martel D. The Carriere distalizer: simple and efficient. Int J Orthod Milwaukee. 2012;23(2):63-66.
[23] Rodríguez HL. Unilateral application of the Carriere distalizer. J Clin Orthod. 2011;45(3):177-180.
[24] Sandifer CL, English JD, Colville CD, et al. Treatment effects of the Carrière distalizer using lingual arch and full fixed appliances. J World Fed Orthod. 2014;3(2):e49-e54.
[25] Nanda R. Biomechanics in Clinical Orthodontics. WB Saunders; 1997.
[26] Yin K, Han E, Guo J, et al. Evaluating the treatment effectiveness and efficiency of Carriere distalizer: a cephalometric and study model comparison of class II appliances. Prog Orthod. 2019;20(1):24.
[27] Kim-Berman H, McNamara Jr JA, Lints JP, et al. Treatment effects of the Carriere Motion 3D Appliance for the correction of class II in adolescents. Angle Orthod. 2019;89:839-846.
[28] Khosravi R, Cohanim B, Hujoel P, et al. Management of overbite with the Invisalign appliance. Am J Orthod Dentofacial Orthop. 2017;151:691-699.
[29] Mantovani E, Parrini S, Coda E, et al. Micro computed tomography evaluation of Invisalign aligner thickness homogeneity. Angle Orthod. 2021. doi:10.2319/040820-265.1. Epub ahead of print.
[30] Kinzinger GS, Wehrbein H, Gross U, et al. Molar distalization with pendulum appliances in the mixed dentition: effects on the position of unerupted canines and premolars. Am J Orthod Dentofacial Orthop. 2006;129:407-417.

第13章 透明矫治器和阻生尖牙

Aligners and Impacted Canines

EDOARDO MANTOVANI, DAVID COUCHAT, TOMMASO CASTROFLORIO

引言

除第三磨牙外，上颌尖牙阻生在恒牙列中最为常见，通常都需要进行治疗。从功能和美学的角度而言，处于正确位置的尖牙对形成恰当的咬合是至关重要的。而且尖牙阻生可能产生如下不良后果[1]：

- 邻牙移动和牙弓长度减少。
- 邻牙的牙根外吸收。
- 含牙囊肿形成。
- 部分萌出引起的炎症。

据人口、年龄、性别和种族差异，上颌尖牙阻生的患病率为0.3%～2.4%[2-5]。

上颌尖牙阻生在白种人[6]和女性群体中更加常见，男女比例大概在1：3[7]。

单侧尖牙阻生较为常见，且阻生尖牙位于腭侧的概率是唇侧的3倍[8-9]。

单颗或多颗牙齿的阻生与一些系统性内分泌疾病或感染性疾病相关（图13.1）[10]。这些疾病常与以下情况同时出现，一起导致牙齿阻生[11]：

- 多生牙。
- 牙瘤。
- 牙体异常。
- 囊肿。
- 创伤史。
- 早期拔除。
- 牙根粘连。
- 唇腭裂。

上述因素可以导致任何牙齿的阻生，尤其是切牙及前磨牙。在此基础上，我们可以确定尖牙阻生的特异性因素。上颌阻生尖牙在发育过程中常存在萌出路径和角度异常，提示尖牙的萌出受到环境因素的影响较大[12-13]。

上颌尖牙有着最长的萌出道，且萌出需要很长一段时间。这就能够解释为什么相对于其他牙齿，尖牙有更高的阻生率。

上颌尖牙的发育起始于上颌骨的上部。在2岁时，恒尖牙的牙冠近中倾斜并且位于乳尖牙根尖对应的位置[14]。当恒切牙萌出时，尖牙牙冠和侧切牙牙根远中面的位置关系尤其重要[15]。由于上颌尖牙是最后萌出到位的牙齿之一，因此牙弓间隙不足是尖牙阻生尤其是尖牙唇侧阻生的主要影响因素[16]。

研究发现尖牙腭侧阻生与侧切牙缺失和锥形侧切牙的发生率增高相关[11,17]。这导致了两种学说的形成：遗传学说和引导学说[3,6,18]。这两种学说都认为上颌尖牙的腭侧阻生有其特异性的遗传表征。由于患者的右侧和左侧在基因上都是相同的，且许多研究表明单侧尖牙阻生占60%～75%，因此有理由认为局部因素是尖牙阻生的主要因素[13]。

Zilberman发现上颌尖牙腭侧阻生（displaced maxillary canine，PDC）的患者其畸形侧切牙的发生率是一般人群中的4倍[19]。尖牙阻生与侧切牙牙根形态及长度的畸形有关，而不是与侧切牙的发育不全有关（图13.2）[20]。

然而，缺失、过小和锥形的侧切牙是单一遗传因素表达的3种不同表现。经常可以见到口腔一侧有锥形或过小的侧切牙，并伴有对侧的侧切牙缺失（图13.3）。

根据尖牙阻生的引导学说，这些因素造成了一个遗传决定的不利环境，使得发育中的尖牙偏离其原有路径，进入一条异常的萌出道。

早期诊断和治疗

当牙齿不能在预期的发育窗口内萌出到牙弓即为阻生，因此早期诊断对于减少后期问题的产生是至关重要的。在临床上确认可能的阻生牙时，首先通过触诊来评估正在萌出的尖牙牙冠。如果在混合牙列后期仍无法触摸到明显凸起，则有必要给患者拍摄全景片（orthopantomography，OPG）（图13.4）[21]。

为了防止尖牙阻生引起上颌切牙牙根吸收，有必

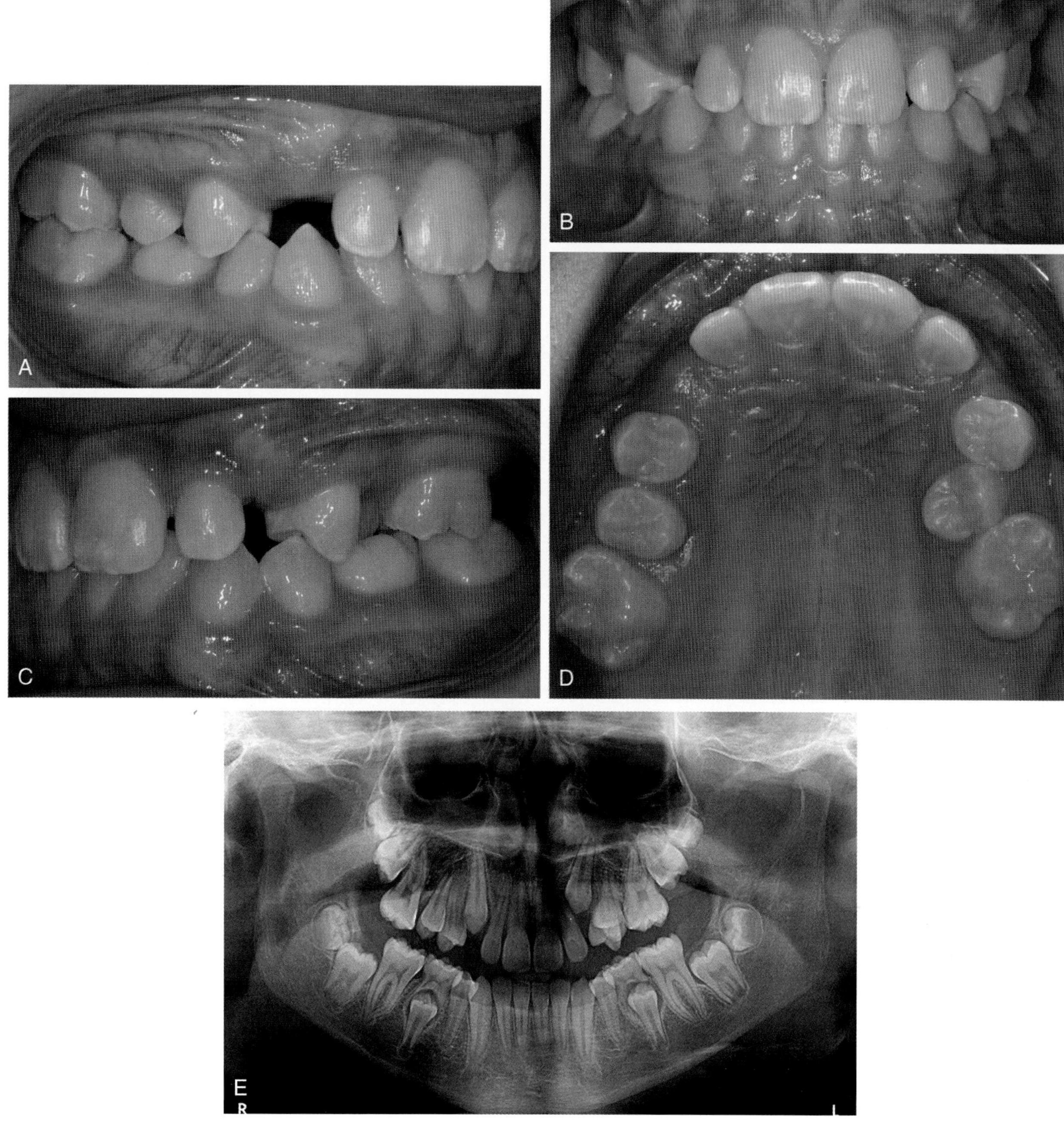

图13.1　（A～E）早期乳牙拔除导致间隙丢失及尖牙阻生。

要在X线片上识别尖牙异常萌出道的早期征象[22]。

当在安氏Ⅰ类非拥挤病例中检测到乳尖牙牙根没有吸收或吸收不足的时候，建议拔除乳尖牙[21,23]。

为了评估拔除乳尖牙的必要性及其拔除后的有利影响，Ericson和Kurol[21]基于以下因素确定了一种评估恒尖牙位置和方向的方法（图13.5）：

- 尖牙牙体长轴和中线的夹角（α）。
- 牙尖到咬合线的距离（d）。
- 尖牙在正面像中的位置区域。
    - 中线和U1牙体长轴之间。
    - U1和U2牙体长轴之间。
    - U2和U4牙体长轴之间。

早期拔除乳尖牙的治疗成功率是不同的，具体取决于恒尖牙在全景片中的位置。如果恒尖牙牙冠位于侧切牙牙根长轴的远中，有91%的病例能够通过拔除乳尖牙使恒尖牙在正常位置萌出。相反，如果恒尖牙牙冠位于侧切牙牙根长轴的近中，成功率则会下降到64%（图13.6）[24]。

Bonetti等的研究表明，拔除乳尖牙和第一乳磨牙作为一种预防性治疗，当出现上颌恒尖牙萌出迟

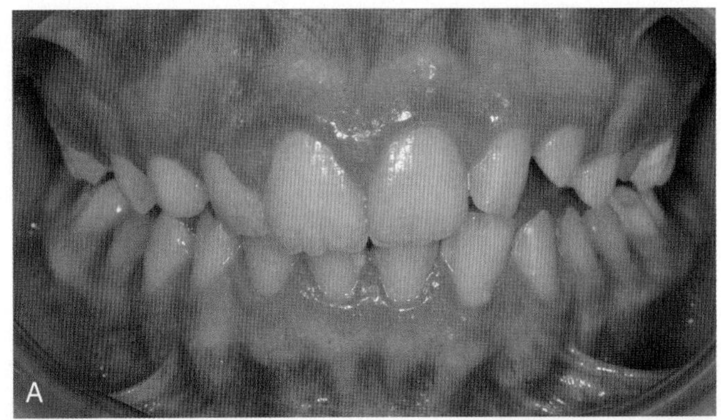

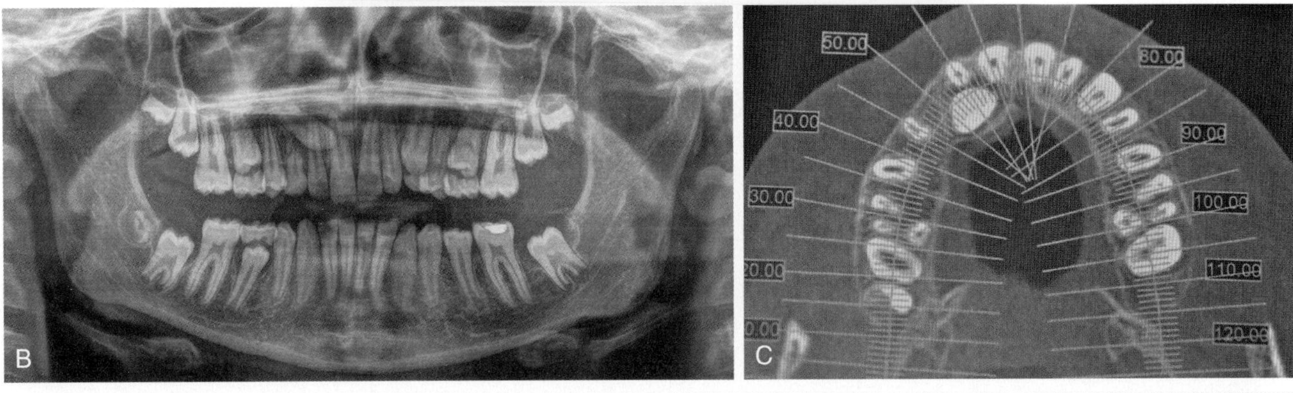

图13.2 （A～C）过小的侧切牙和阻生的尖牙。

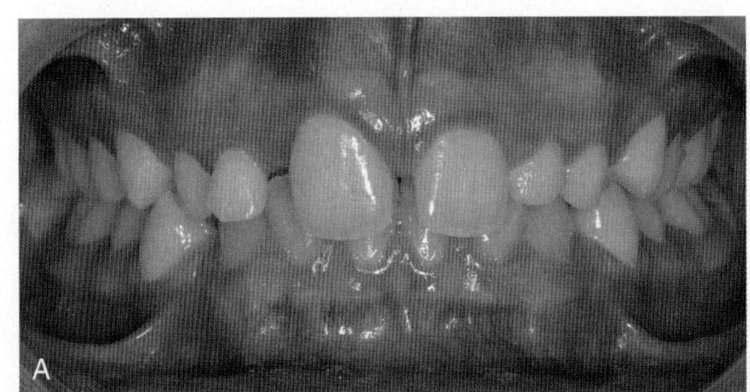

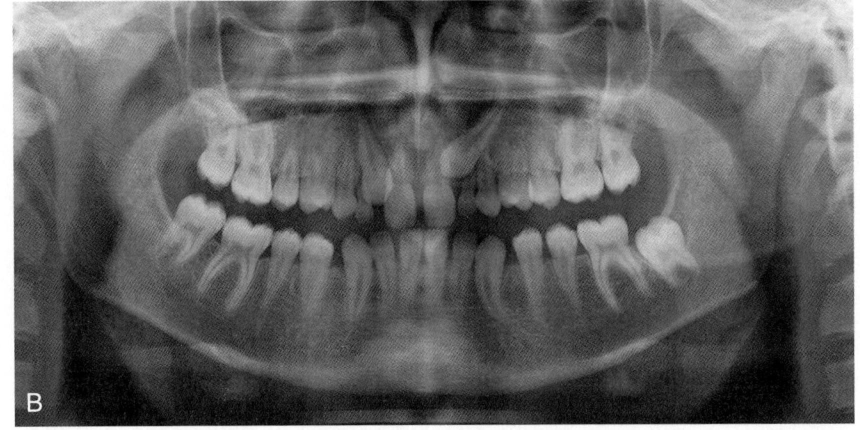

图13.3 （A）侧切牙缺失。（B）双侧尖牙阻生。

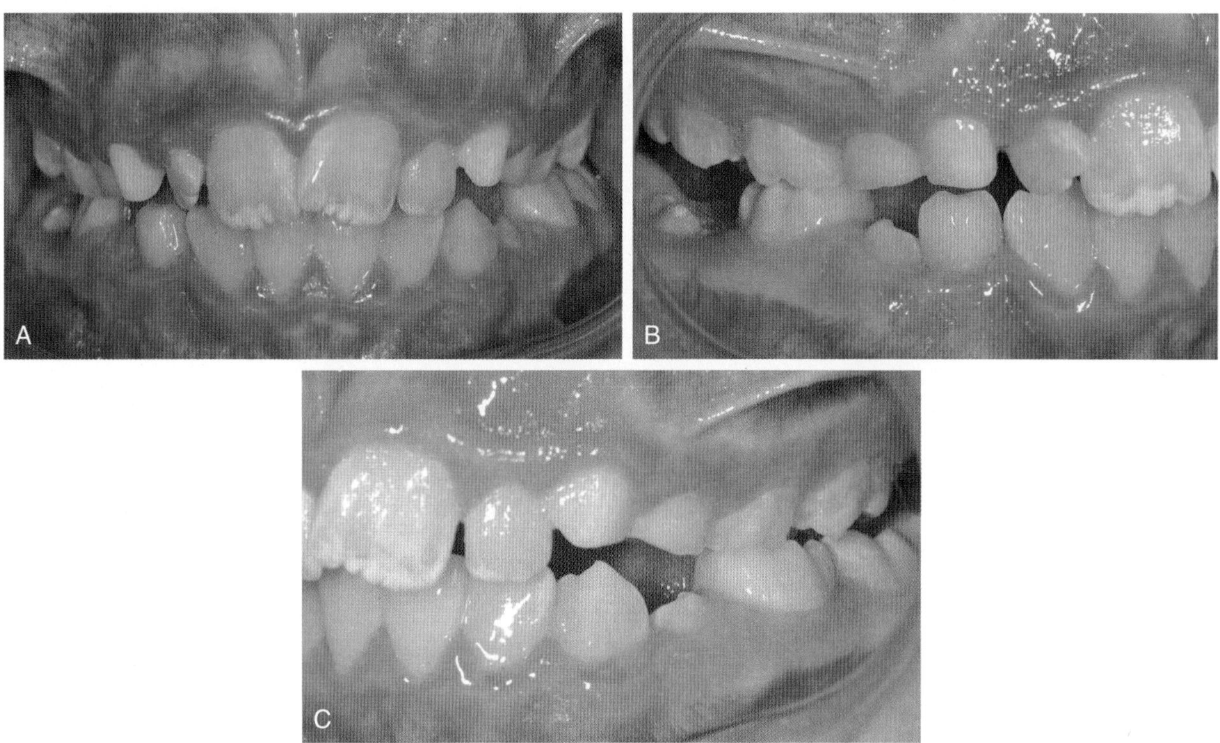

图13.4　（A~C）混合牙列晚期患者右侧尖牙的凸起。

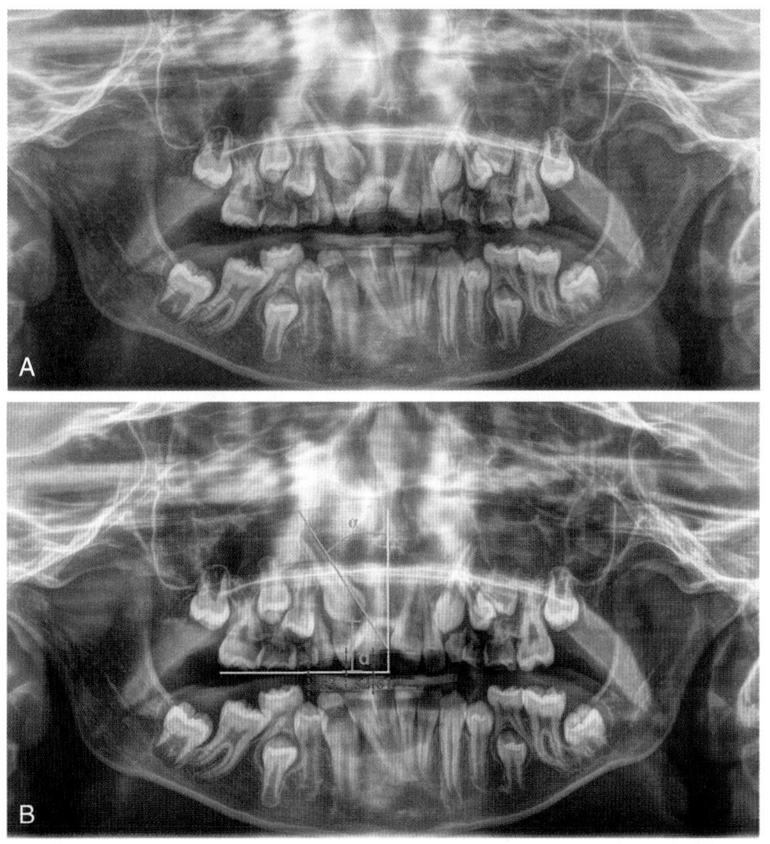

图13.5　（A，B）图13.4患者的全景片及Ericson和Kurol尖牙阻生分析法。

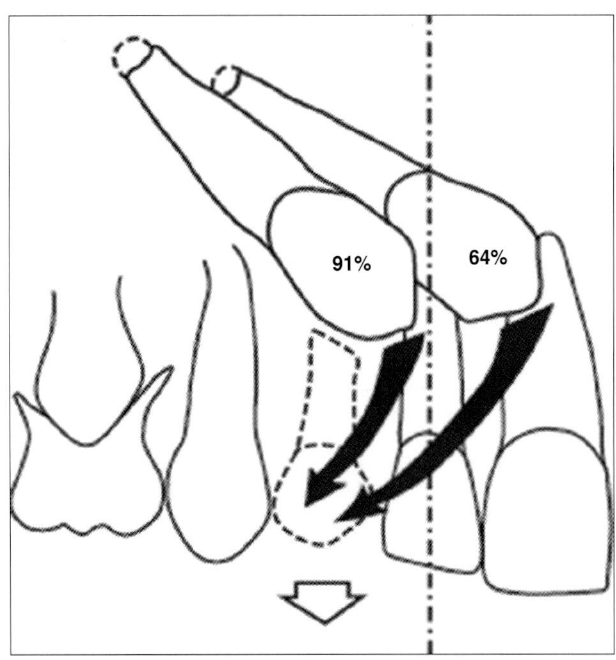

图13.6 乳尖牙早期拔除来治疗恒尖牙阻生的成功率（来自Ericson和Kurol尖牙阻生分析法）。

缓（腭侧或者正中位置阻生）时可以有效促进其萌出[25]。

在X线头颅侧位片上，正常的恒尖牙相对于Frankfurt平面垂线的轴倾角应该在10°左右（图13.7）。这个角度越大，尖牙需要进行正畸治疗的可能性就越高[26]。

Hong等根据锥形束计算机断层扫描（cone-beam computed tomography，CBCT）数据指出上颌骨横向宽度对尖牙腭侧阻生的发生没有影响[27]。Baccetti证明在不需要上颌扩弓的尖牙腭侧阻生病例中，使用横腭杆（transpalatal arch，TPA）配合乳尖牙拔除能有效地促进恒尖牙萌出[28]。

相反，牙弓内萌出间隙不足和尖牙唇侧阻生有紧密的关系，特别是上颌牙弓前部横向宽度不足[29]。

相关CBCT研究显示尖牙的颊侧阻生主要与前部横向（骨性和牙性）发育不足有关[30]。

单侧或双侧上颌尖牙阻生患者的上颌宽度要比没有阻生的患者窄[31]。

之前研究已经证实，上颌快速扩弓有助于尖牙自主萌出[32-33]。

如果切牙有严重吸收，则有必要及早解决尖牙阻生的问题。从长远来看，当吸收过程终止，切牙将不会面临活动度增加和变色的风险[34]。

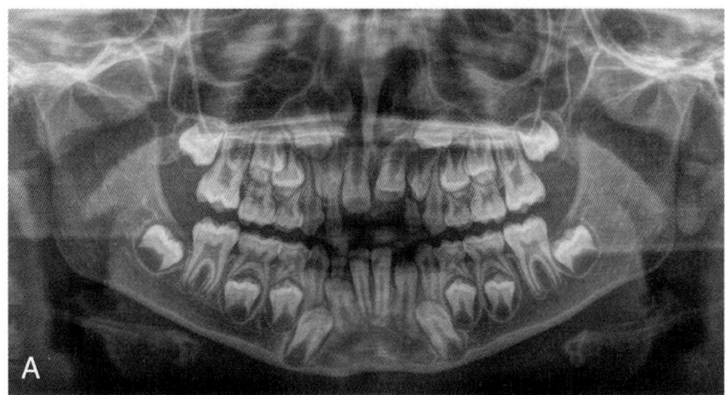

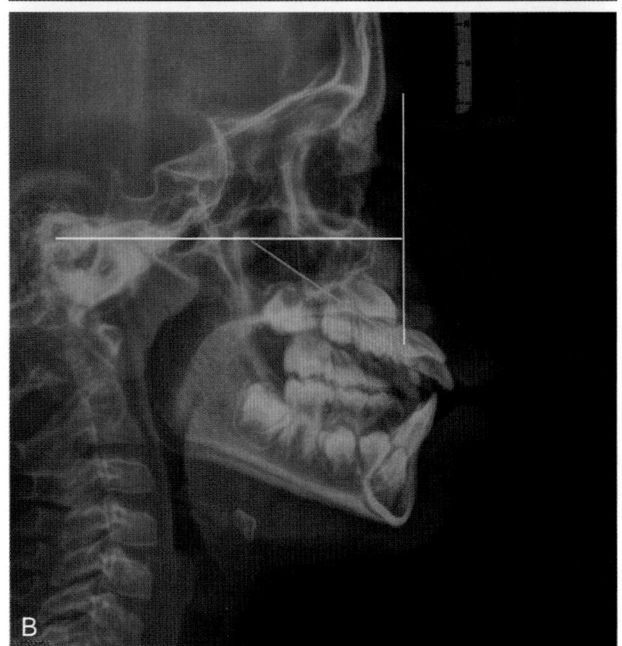

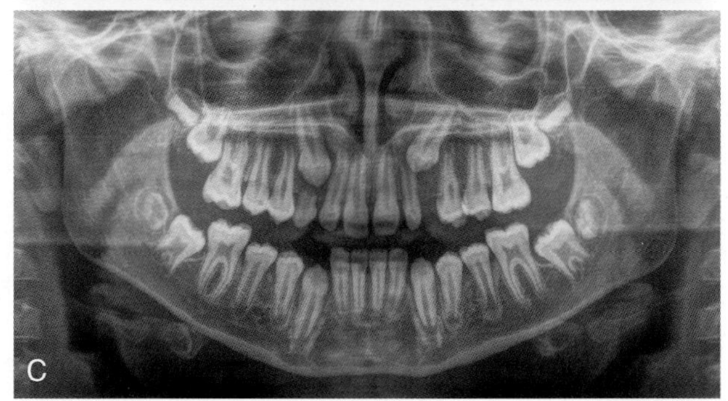

图13.7 （A~C）头影测量分析上颌尖牙倾斜；患者家长拒绝一期治疗，3年后左侧上颌尖牙阻生。

晚期诊断

当萌出时间晚于平均年龄时，上颌尖牙阻生的诊断主要依赖于临床诊断，同时还需要观察是否伴有对应乳尖牙的滞留。通常可以在临床检查中发现尖牙异位阻生或者唇侧凸起消失。全景片可以提供尖牙的全面信息，但是不能确定其准确位置。然而，如果能找到造成尖牙无法萌出的原因［例如机械阻碍（如牙瘤）］，去除该不利因素可以使阻生牙自然萌出。

在基于全景片的研究中，Lindauer[35]发现22%腭侧阻生尖牙的牙尖位于侧切牙远中，无法仅从从全景片判断其是否为阻生。

CBCT系统通过提供三维影像和有价值的数据资料来更精确地定位阻生牙[36]。

已经有研究证明，CT扫描检测相较于传统的影像学方法（口内X线片和全景片），在检测牙根吸收方面更有优势。CT扫描对牙根吸收的检出率比传统影像学方法高50%[37]。由恒尖牙异位萌出造成的恒切牙牙根吸收总体发生率为12%，其中在女孩中的发生率是男孩中的4倍[38]。

异位萌出尖牙的牙囊平均宽度要比正常萌出尖牙的牙囊宽[39]。在萌出期间，正在萌出的上颌尖牙牙囊经常会使相邻恒牙的牙周组织（periodontal contours）吸收，而牙根硬组织不会被吸收。

在上颌恒尖牙萌出的过程中导致相邻恒牙吸收很可能来自对邻牙产生主动压力的物理接触和细胞活动。牙根吸收机制似乎局限于牙囊，并且和牙囊内的代谢活化相关[40]。Yan发现，牙根吸收的发生率在颊侧和腭侧阻生患者中没有显著差异。尖牙和相邻恒牙牙根距离＜1mm时更容易发生牙根吸收[41]。

近期有另外一项CBCT研究发现，牙囊宽度与性别、上颌左右侧阻生以及上颌阻生尖牙的颊、腭侧位置之间没有显著相关性[42]。大多像牙根粘连和牙根弯曲等影响诊断和治疗计划的因素可以从CBCT影像中识别。而且，CBCT数据能够提供阻生尖牙形状、大小等有用信息，尤其适用于需要增加牙弓内间隙的情况（表13.1）[43]。

根据Becker[44]的研究，上颌尖牙阻生治疗失败的主要原因是支抗不足（48.6%）、错误的牵引位置和方向（40.5%）及牙根粘连（32.4%）。阻生尖牙的治疗并没有年龄限制，但是随着年龄增大，失败率会增加。一项在成人中进行的研究发现，上颌尖牙阻生的治疗成功率在成人中为69.5%，而在相对年轻的对照组中成功率为100%，即使他们的治疗时间长短是相似的。所有治疗失败的病例都在年龄相对偏高的亚组中（＞30岁）[45]。

表13.1 影响预后的因素

影响预后的因素
阻生的深度
牙弓中是否缺少间隙
患者的年龄
患者的配合度

治疗计划和正畸处理

正畸治疗的主要目标不仅是纠正错𬌗畸形，还要排齐牙列并保持牙周组织健康。对于阻生的尖牙来说，矫治目标就是应该让它从牙槽嵴中萌出[46]。

在牙齿生理性萌出期间，角化龈和缩余釉上皮融合并形成结合上皮[47]。当上述过程发生时，可以形成恰当排列的牙周组织，主要包括充足的角化组织、恰当深度的龈沟和埋入釉牙骨质界中的纤维结缔组织[48]。而如果尖牙从牙槽黏膜中萌出，可能出现缺少结合上皮的情况，进而导致膜龈问题（图13.8）[49-50]。

牙齿在牙槽骨唇侧萌出会促使皮质骨变薄，形成骨开窗和骨开裂，并且还可能会导致角化龈不足及牙龈退缩（图13.9）[51-52]。

据报道，足够的角化龈宽度为0～3mm[53-54]。然而，在正畸牙齿移动期间，较薄的牙龈组织发生牙龈退缩的风险较高[55]。当不能在良好的牙周支持下或在合理的治疗时间内实现萌出时，就需要考虑使用前磨牙替代、保留乳尖牙或者用修复义齿替代尖牙等治疗措施（图13.10）。

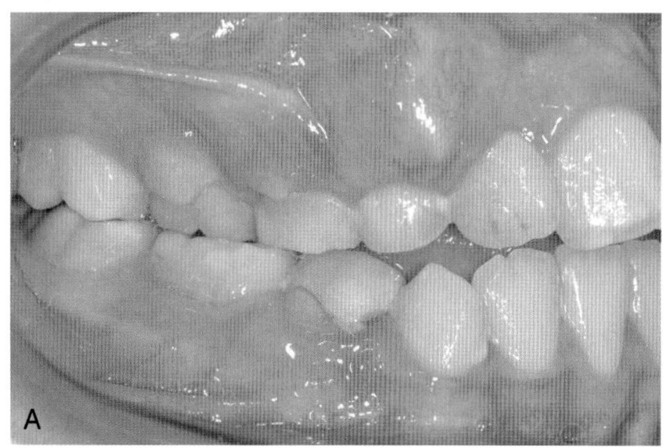

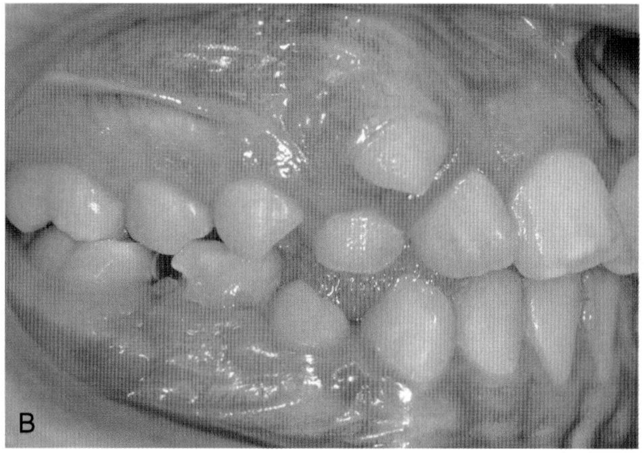

图13.8 （A，B）尖牙从牙槽黏膜萌出。

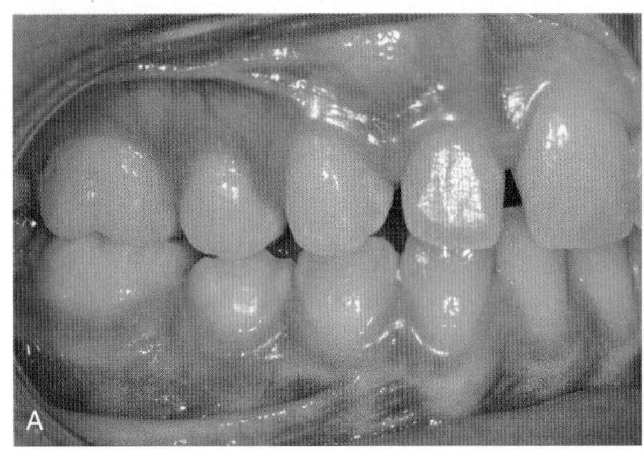

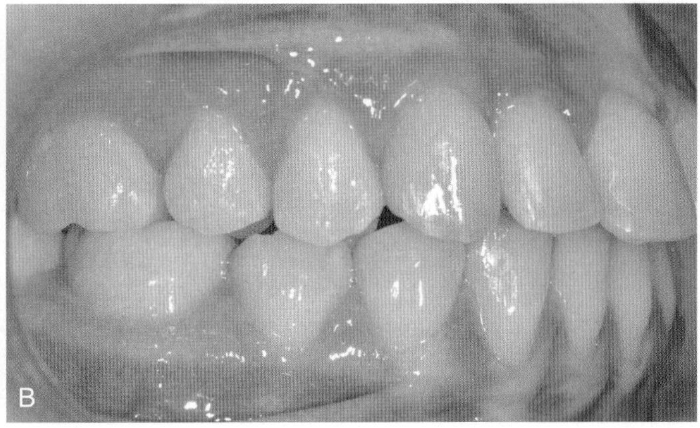

图13.9 （A，B）尖牙从唇侧萌出伴有角化龈不足和较高牙龈退缩风险。

恰当的诊断对于制订正确的正畸和手术治疗计划是必不可少的，所以首先要做的就是确定阻生的深度[56]。一般有3种情况，软组织阻生、部分骨内阻生和完全骨内阻生。Kau提出了一种用CBCT分析阻生严重程度的方法[57]。这种方法充分利用了CBCT影像的3个维度（水平向、垂直向和轴向）。并根据治疗前图像中3个维度的牙齿解剖位置，对牙尖和根尖打分，每个部位0～5分。这3个图像中牙尖和根尖的得分总和代表了治疗的复杂程度。

为了使尖牙从牙槽嵴中间萌出，我们不仅要考虑尖牙的萌出位置，还要考虑其萌出道。阻生尖牙和邻牙关系良好时，可以采用直接牵引的方法。否则就必须将尖牙移动到不同的方向上（图13.11）。

近期提出的一项分类方法将上颌尖牙阻生分为A型（高风险）和B型（低风险）[43]。A型尖牙阻生引起邻牙牙周组织破坏及牙根吸收的风险较高。阻生的尖牙需要在早期就暴露以牵离邻牙牙根，而其他牙齿要等到尖牙移动到安全的位置时才能移动。B型尖牙阻生不需要立刻暴露，可以直接向其最终位置移动。因此，正畸牙周联合治疗的目的是通过以下3步引导尖牙移动到牙槽嵴中间：

（1）早期正畸治疗。

（2）手术干预。

（3）正畸牵引和排齐。

通常来说，需要在手术干预前先进行正畸治疗，在牙弓中获得足够空间并排齐和整平牙弓。早期正畸治疗阶段应该控制好弓形并维持阻生尖牙的间隙。

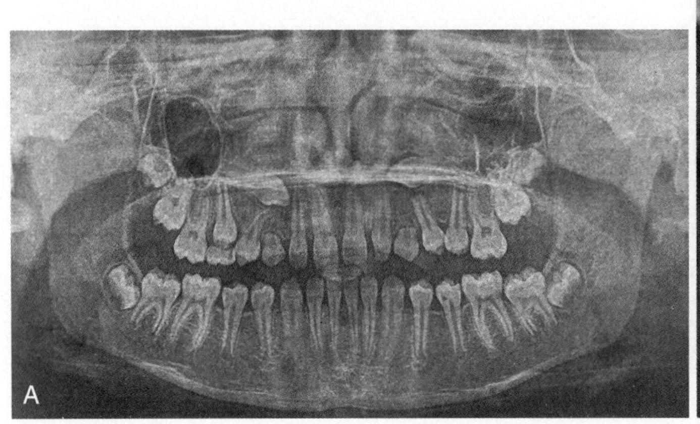

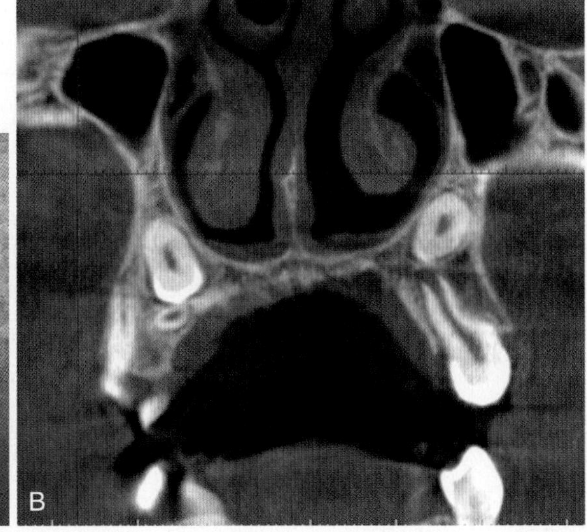

图13.10 （A～E）较深的水平阻生难以在良好的牙周支持下萌出。

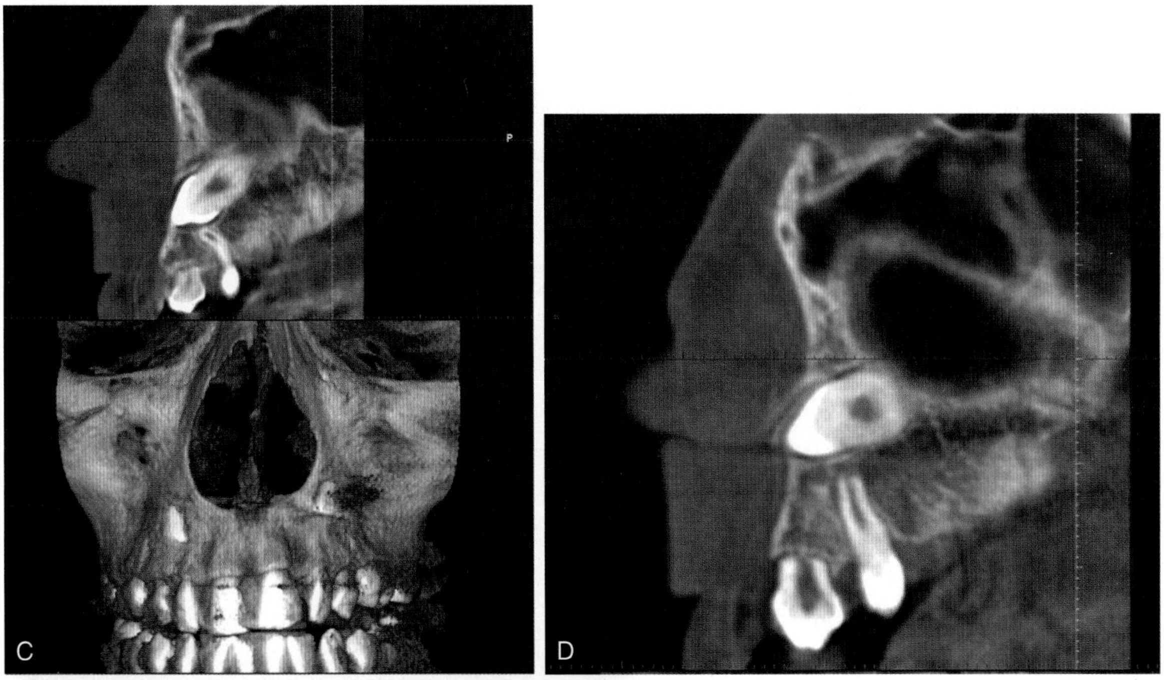

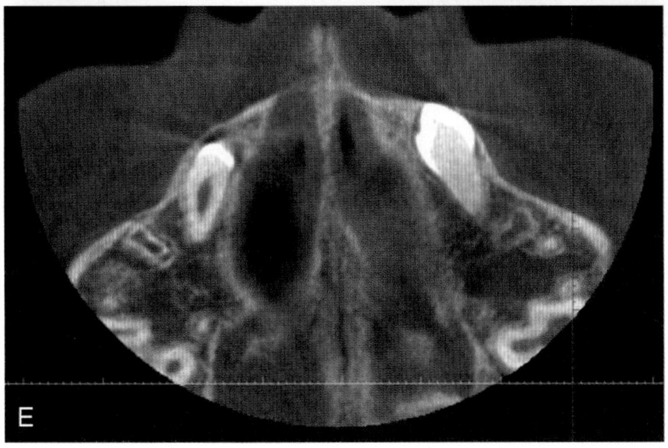

图13.10（续）

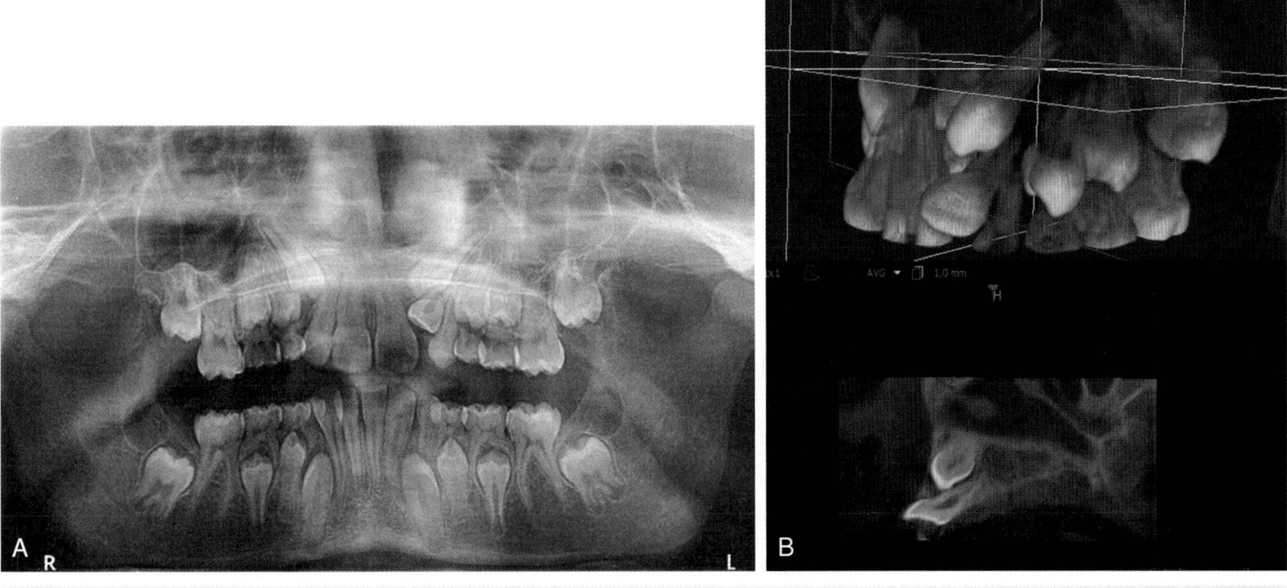

图13.11　（A，B）侧切牙位于阻生尖牙的萌出道上。

如果对侧尖牙存在，应该用ClinCheck软件自动计算尖牙的大小。否则就需要根据其他牙齿的大小进行数字化的估算。为了避免邻牙的干扰，需要小心移动紧靠尖牙的切牙和前磨牙的牙根。在手术前使用临时支抗装置（temporary anchorage devices，TADs）有助于获得合适的支抗来支持正畸牵引。

手术暴露的目的是在尽可能靠近牙尖的位置使用牵引装置来牵引尖牙（如金属扣），术中要尽可能少去除骨和角化组织。阻生尖牙的手术-正畸牵引有两种方法可以使用：开放式助萌技术和闭合式助萌技术。开放式助萌技术是先完全去除直接覆盖在阻生尖牙表面的骨和软组织[8]，或使用根向复位瓣来暴露尖牙牙冠，并待其自行萌出后再进行正畸牵引[58]。闭合式助萌技术是翻开完整的黏骨膜瓣，暴露尖牙牙冠并粘接附件，然后缝合伤口，并持续进行正畸牵引直到牙齿萌出[59]。

Cassina[9]发现，相比于闭合式助萌技术，开放式助萌技术治疗时间短且牙根粘连风险低。此外，使用闭合式助萌技术治疗不能直接控制牙齿的萌出道，可能还需要二次手术去除正畸装置。不过，闭合式助萌技术治疗是一期愈合，可以保证更好的术后恢复过程。

术后治疗阶段的目的是将阻生尖牙移动到牙弓的理想位置。一旦尖牙被暴露，就需要使用皮圈或链状皮圈对尖牙施加持续轻力（30～50g）。可以用车针或钳子在透明矫治器上修整出恰当的牵引钩用于锚定皮圈或链状皮圈。重力会导致支抗丧失（支抗牙压低）以及相邻支抗牙出现明显的牙根吸收。当直接用链状皮圈来提供牵引力的时候，如果患者没有充分戴用透明矫治器，可能会产生不当的力量，并导致支抗牙的异常移动。患者每天必须戴用颌内链状皮圈和透明矫治器22小时。

唇侧阻生

由于尖牙萌出后附着龈量和最终的牙周健康受到了手术影响，因此唇侧阻生的治疗更加有挑战性。基于阻生尖牙的高度和膜龈联合（mucogingival junction，MGJ）的关系，用以下3种不同的手术技术来治疗唇侧阻生的尖牙：牙龈切除术、根向复位瓣和闭合式助萌技术[8]。

建议当存在软组织阻生，超过1/3的牙冠位于膜龈联合以下，且暴露的牙冠上面保存有适量的角化龈（＞3～4mm）时使用牙龈切除术[43]。

当唇侧阻生的尖牙位置表浅，大部分的牙冠位于膜龈联合的根方，特别是仅剩少量附着龈的时候可以使用根向复位瓣来治疗。在翻瓣设计时最少要留2mm宽的附着龈。

当阻生尖牙牙冠朝向膜龈联合，或者阻生尖牙唇舌向位置朝向牙槽嵴中心时，为了避免去除大量的牙槽骨和牙龈组织，推荐使用闭合式助萌技术。

Vermette等[46]表示唇侧阻生的牙齿大多采用闭合式助萌技术，这样可以减少临床牙冠变长等不美观的情况。在近期的一项分口研究（split-mouth study）中，Lee等发现，在使用闭合式助萌技术之后，与对侧正常尖牙相比，阻生尖牙的牙周组织会出现轻度退缩，但无显著临床差异。牙周组织退缩的发生与牙根发育阶段、治疗前尖牙深度和角度有关[60]。

腭侧阻生

Becker和Zilberman[61]认为，对于腭侧阻生的尖牙，理想的方式是从腭侧治疗。初期应向唇侧和下方牵引，避免邻牙的干扰。

在近期的一篇综述中，Parkin[62]认为，当单侧腭侧阻生的尖牙被暴露出来并排齐时，短期内对牙周影响轻微且没有临床相关性，并且开放式助萌技术和闭合式助萌技术对于牙周健康的影响没有差异。在手术干预阶段可以采用开放式助萌技术，包括手术暴露尖牙，移除覆盖于其上的腭侧组织。不过，此时手术创面的愈合方式是二期愈合，且大量去除骨和牙龈组织会导致显著的附着丧失和牙龈退缩，因此如果阻生牙位置较深，则应避免使用该方法[63]。此外，釉牙骨质界的损伤也会增加牙根粘连的风险[44]。闭合式助萌技术则包括掀开尖牙上覆盖的组织，粘接带有链条的金属扣，然后缝合腭侧黏膜[64-65]。在这种情况下给阻生牙加力以加速其萌出。这个方法的缺点就是附件有脱落的可能性，然而其手术创面是一期愈合，这有利于促进患者的牙周健康、提升美学效果，并且减少并发症的发生。

临床病例

基本信息

就诊日期：2017年9月8日。

性别：男。

年龄：16岁5个月。

正畸诊断

骨性诊断：

- 骨性Ⅱ类。

牙性诊断：

- 磨牙安氏Ⅰ类，尖牙关系无法获得，深覆殆，深覆盖，牙列间隙。

面型诊断：

- 直面型。

15、31、34、35、41、44、45先天缺失。

13、23、33阻生。

初诊口内外像及X线片如图13.12～图13.14所示。

治疗计划

（1）口腔卫生宣教。

（2）关闭前牙间隙，支抗预备。

（3）手术暴露。

（4）最终排齐。

治疗过程

具体的治疗过程如图13.15和图13.16所示。

结果

最终的治疗结果如图13.17～图13.19所示。

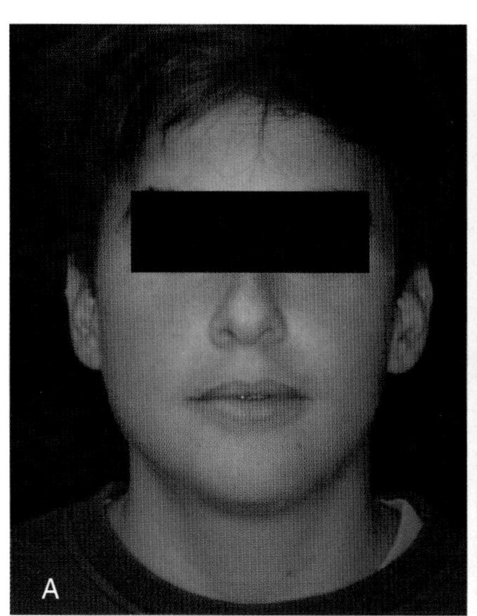

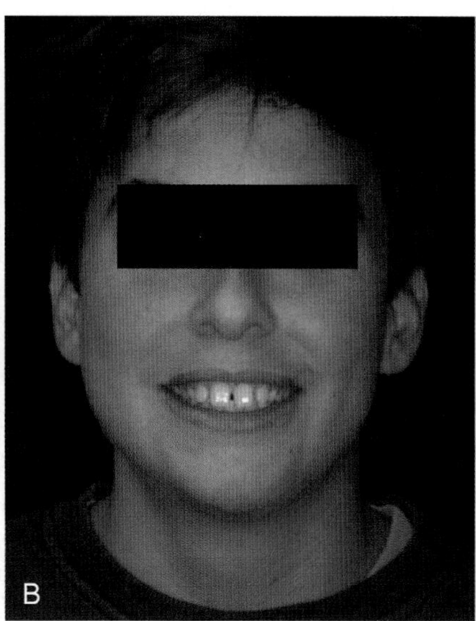

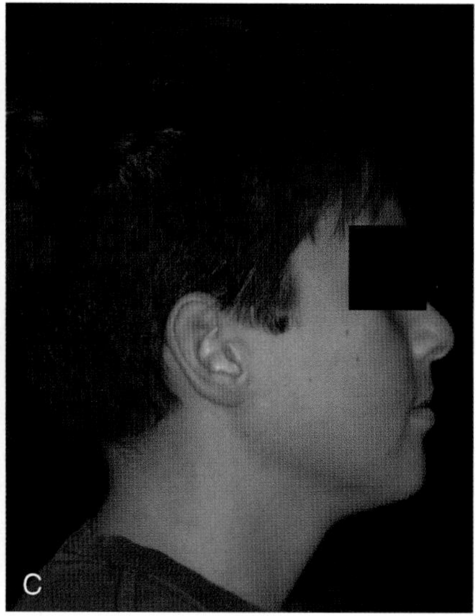

图13.12　（A～C）初诊口外像。

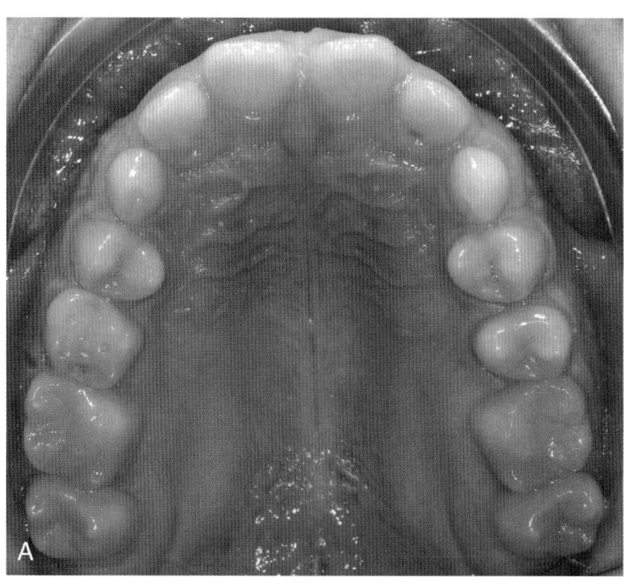

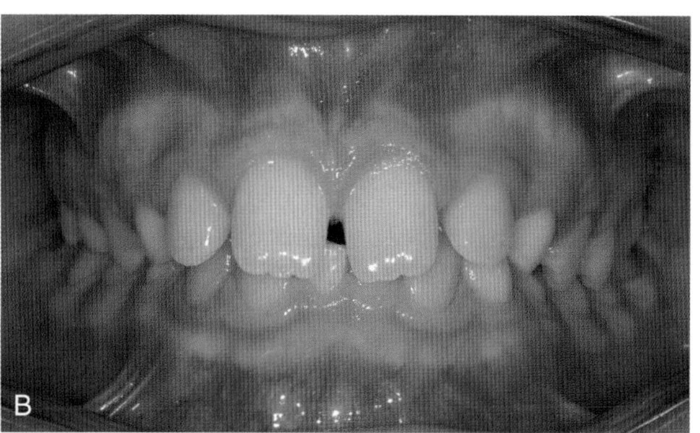

图13.13　（A～E）初诊口内像。

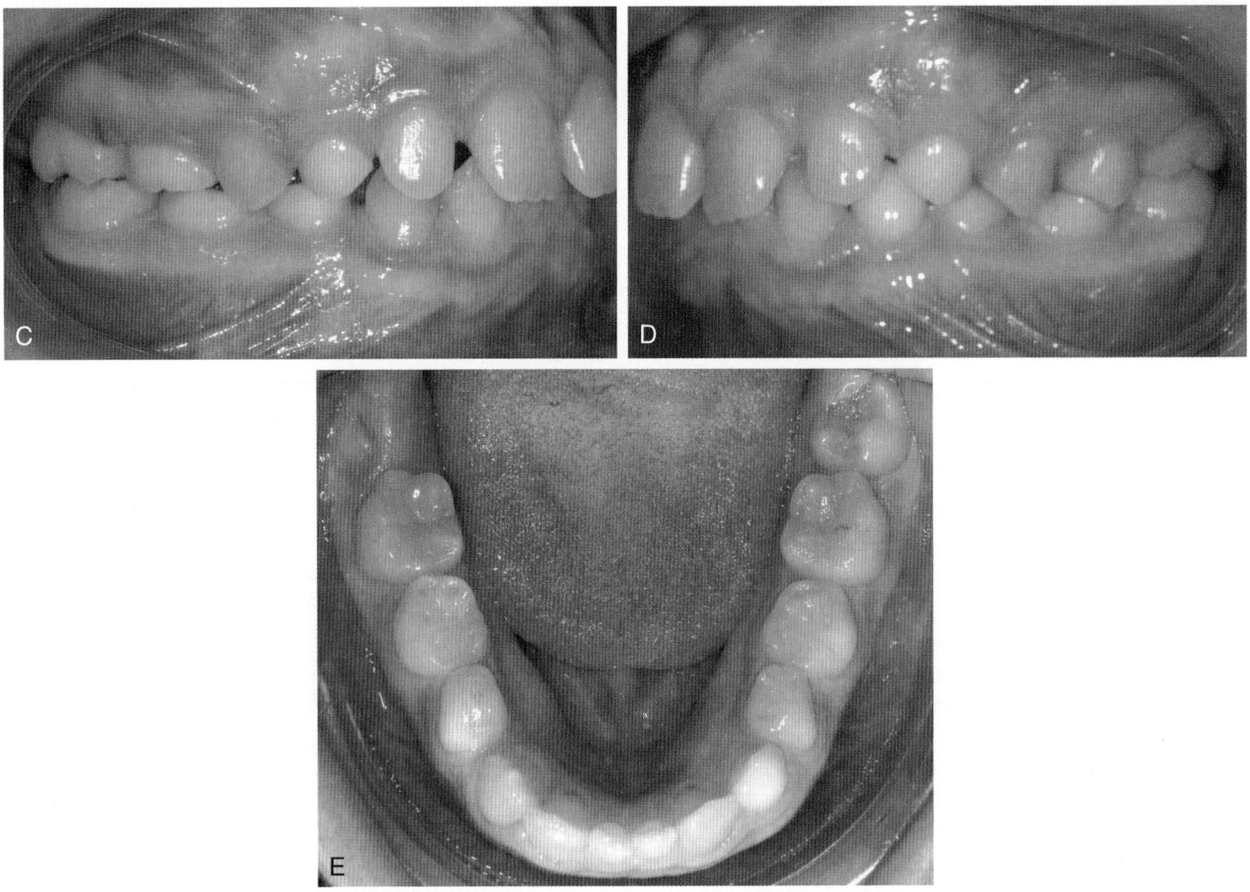

图13.13（续）

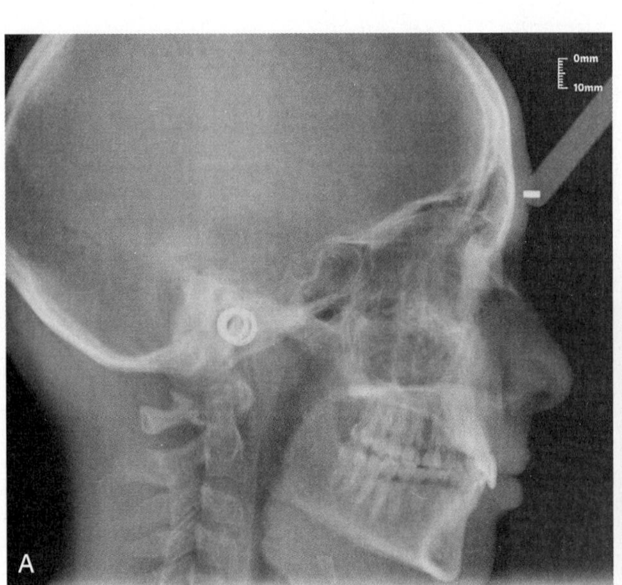

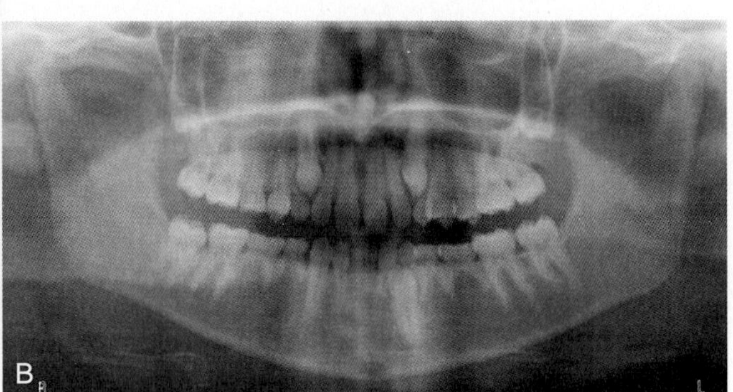

图13.14 （A~G）初诊X线片。

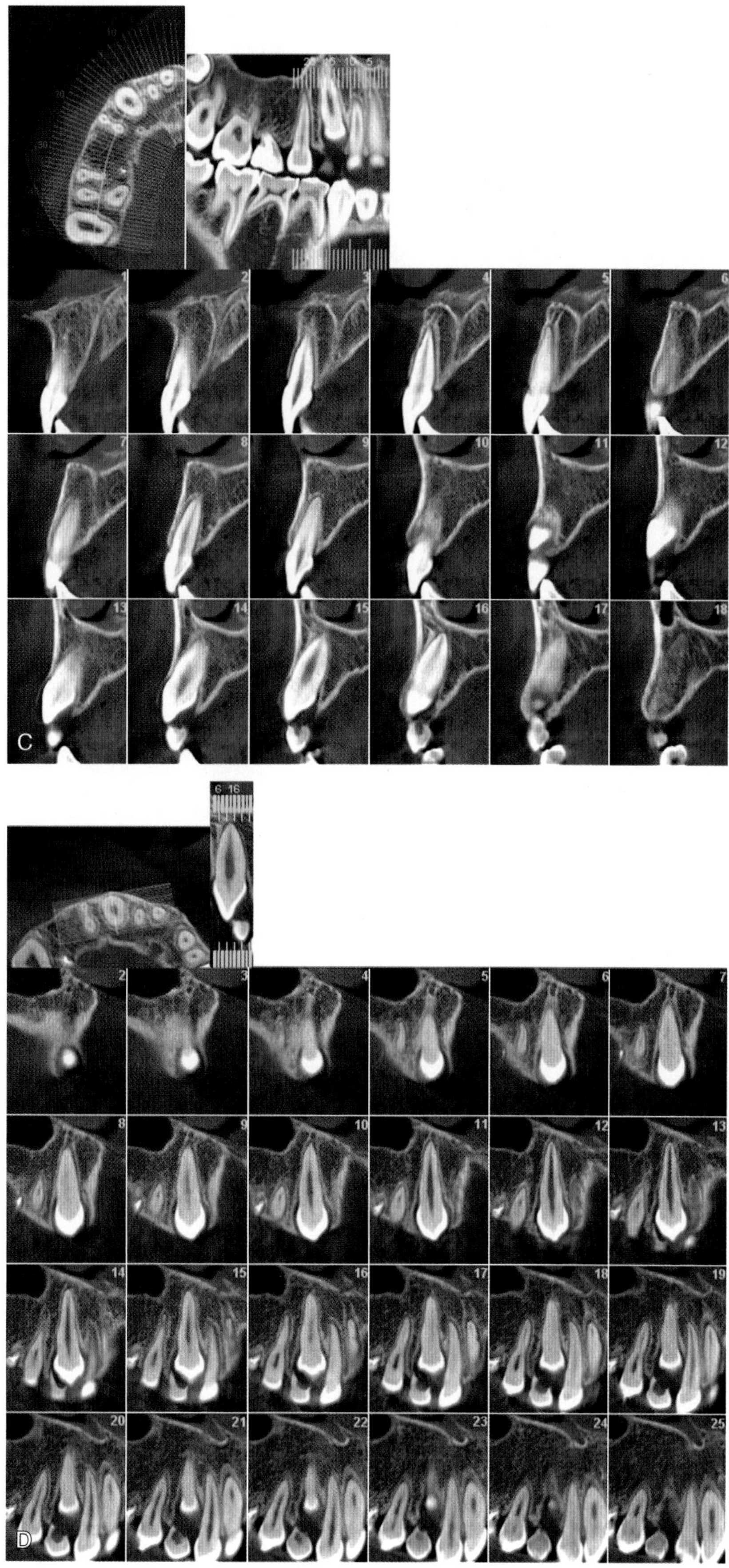

图13.14（续）

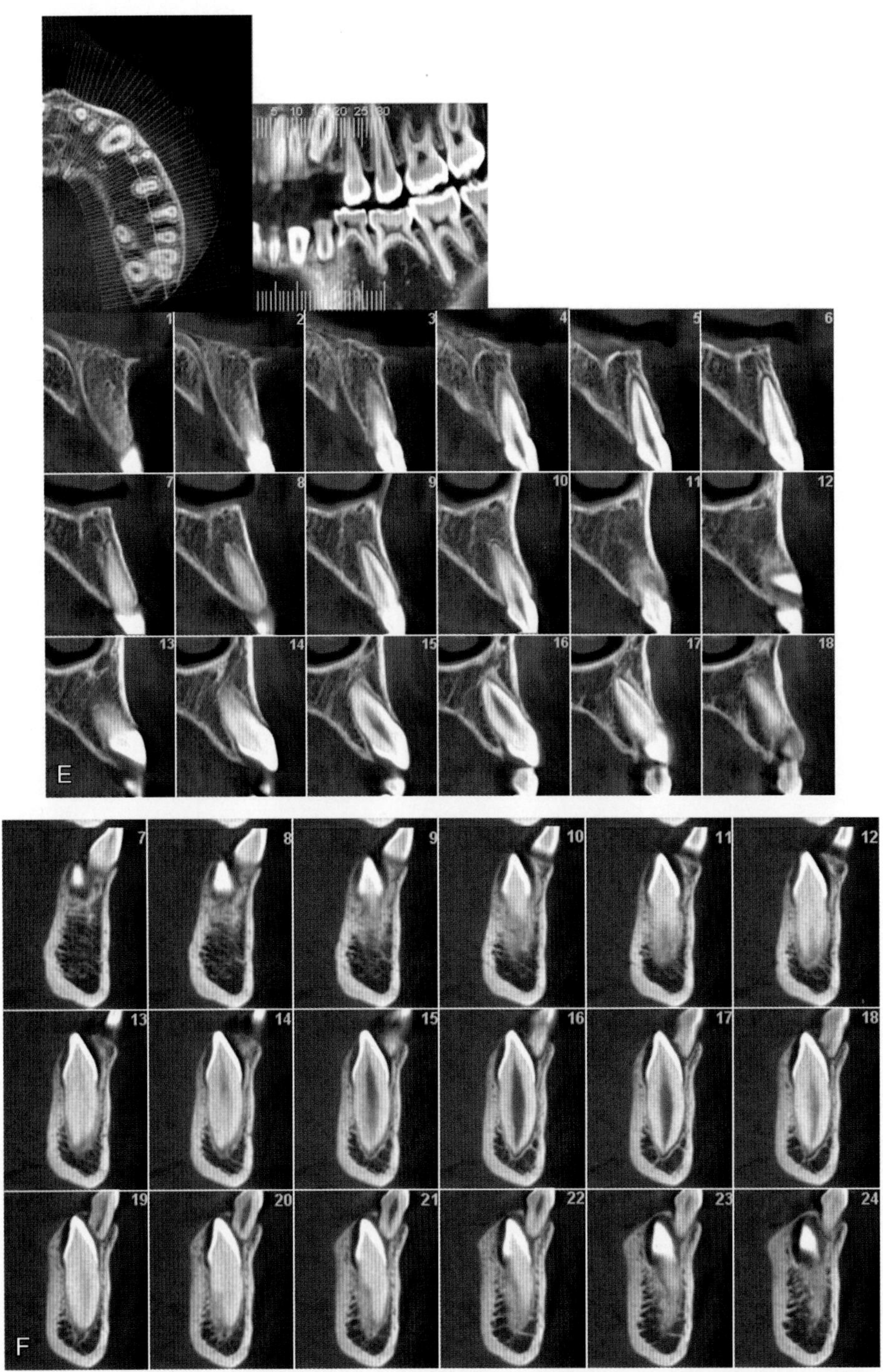

图13.14（续）

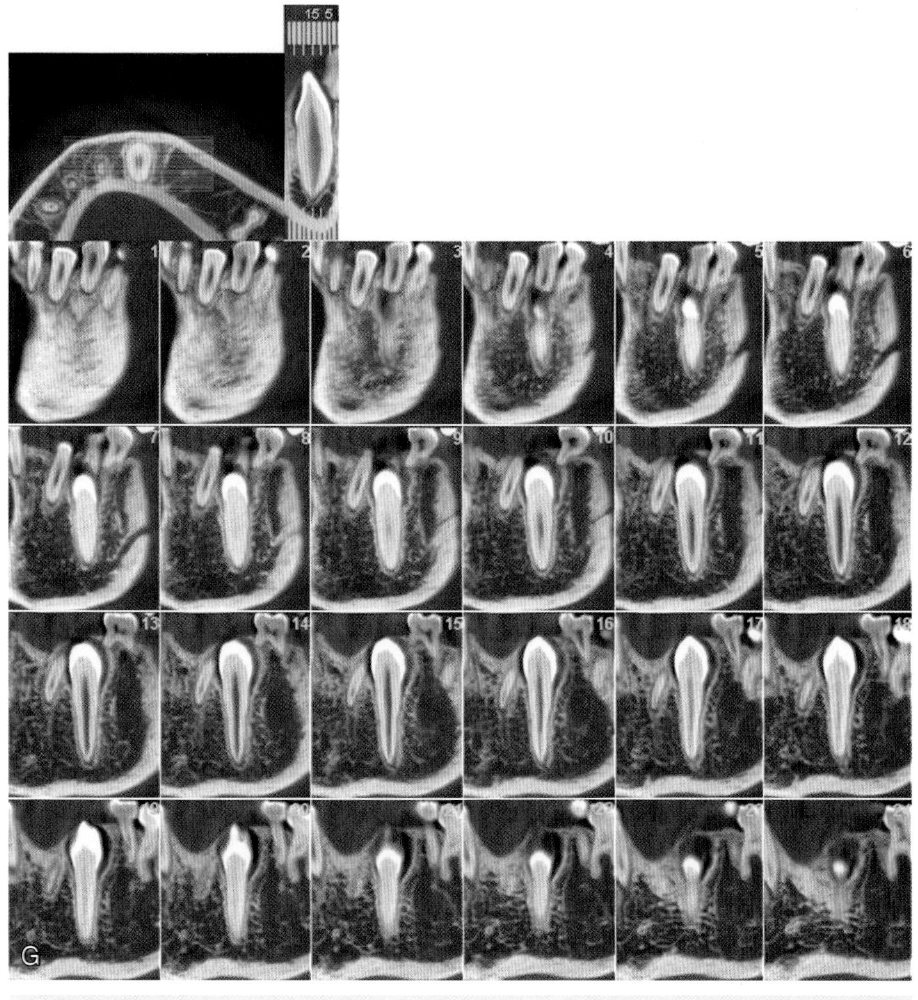

图13.14（续）

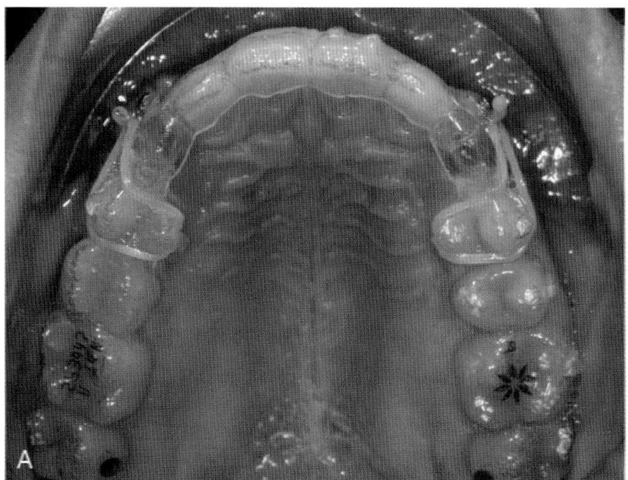

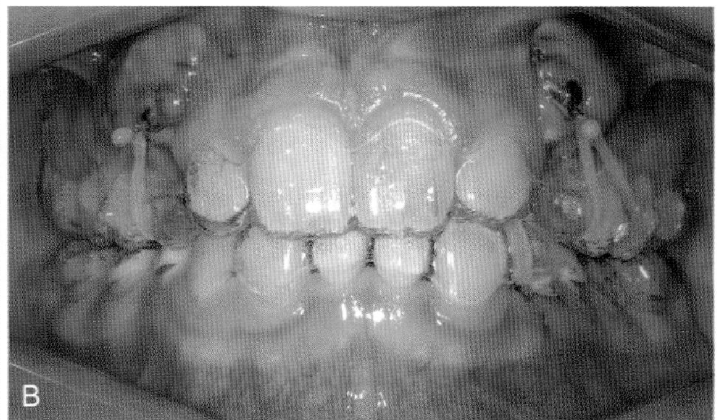

图13.15　（A～E）治疗中口内像。

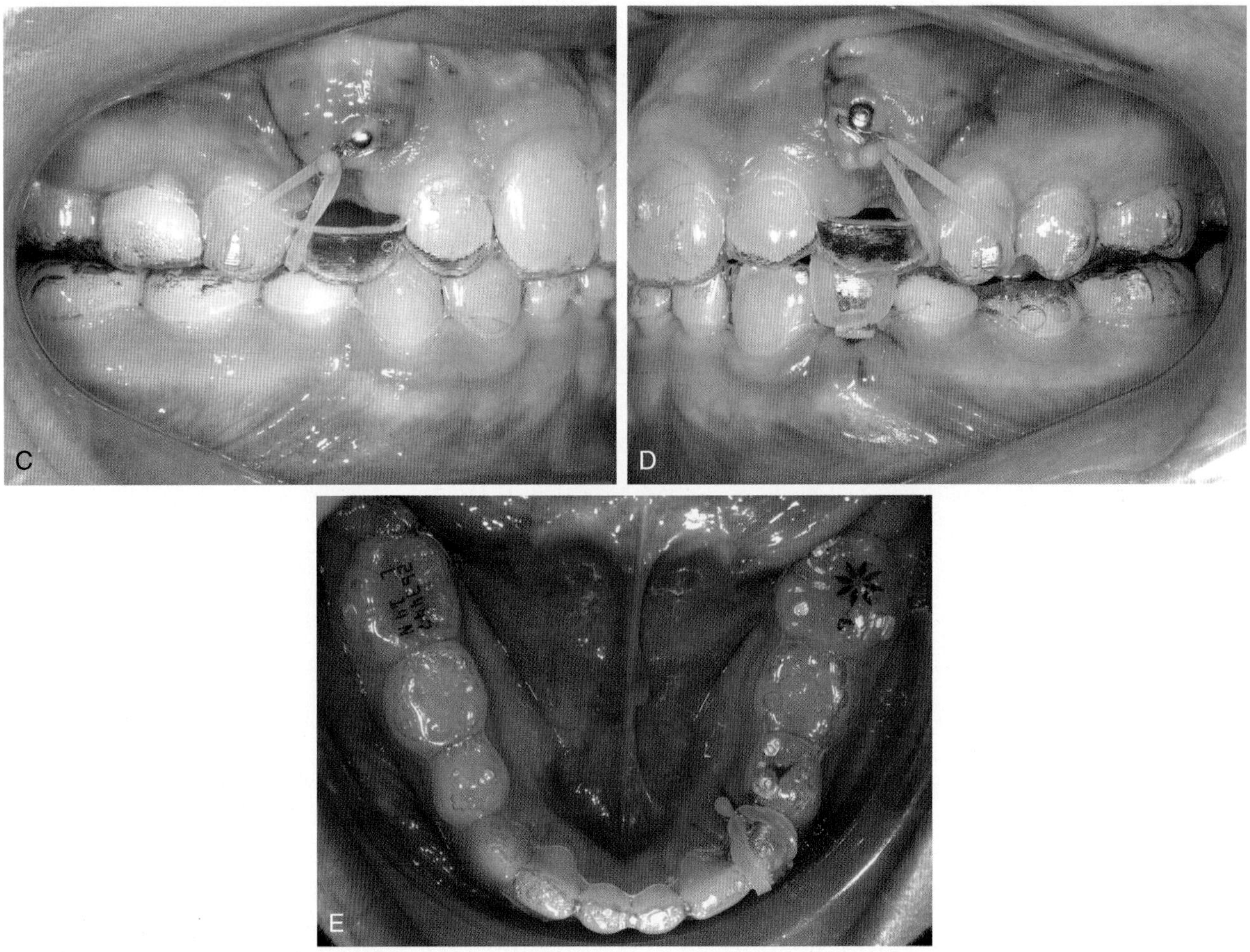

图13.15（续）

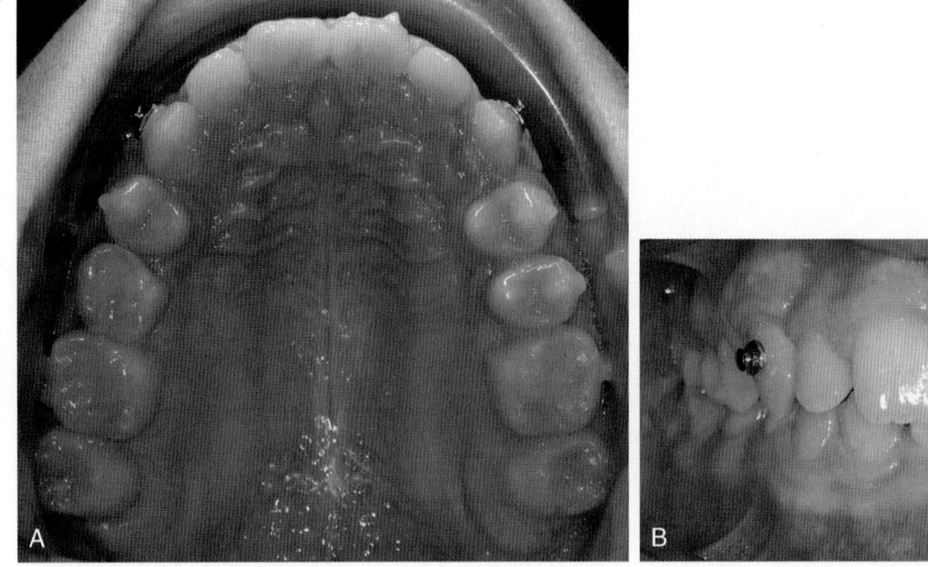

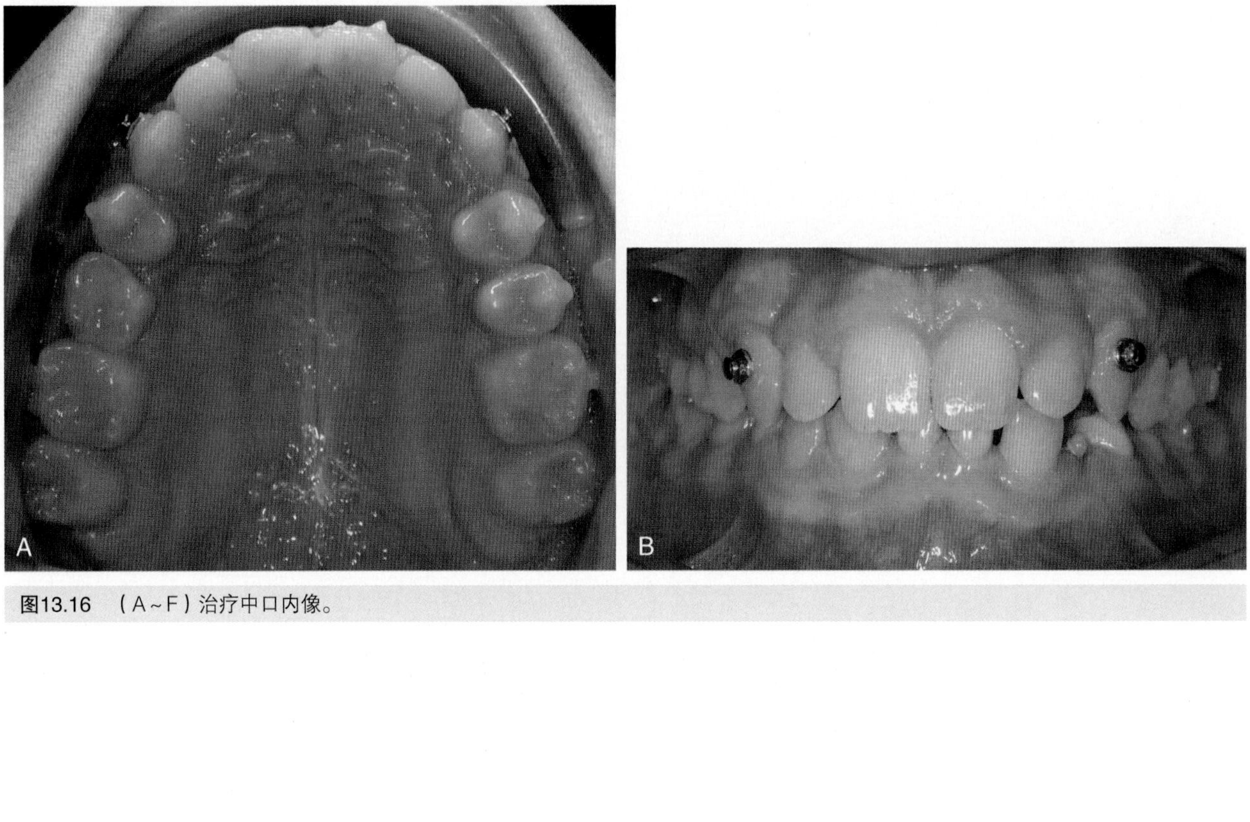

图13.16 （A~F）治疗中口内像。

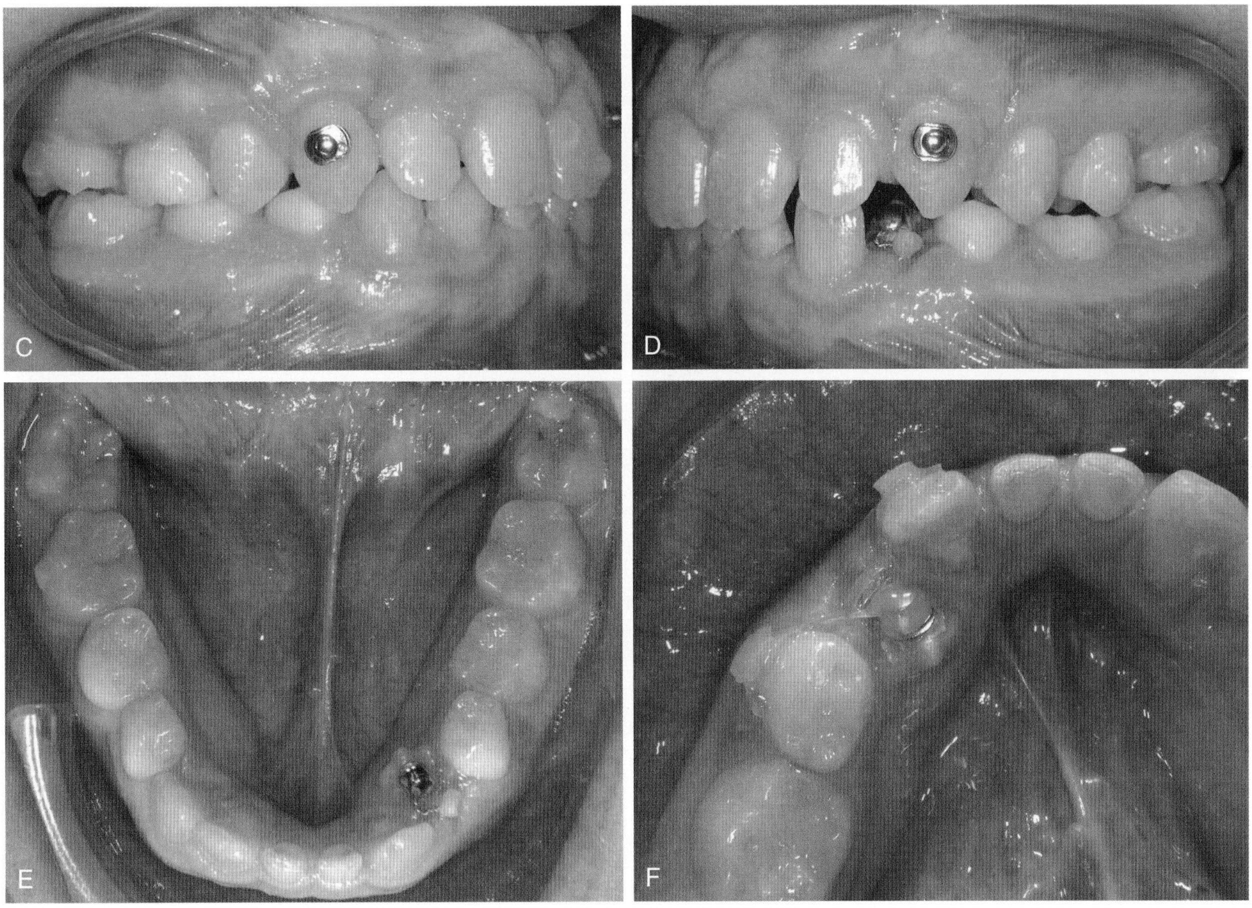

图13.6（续）

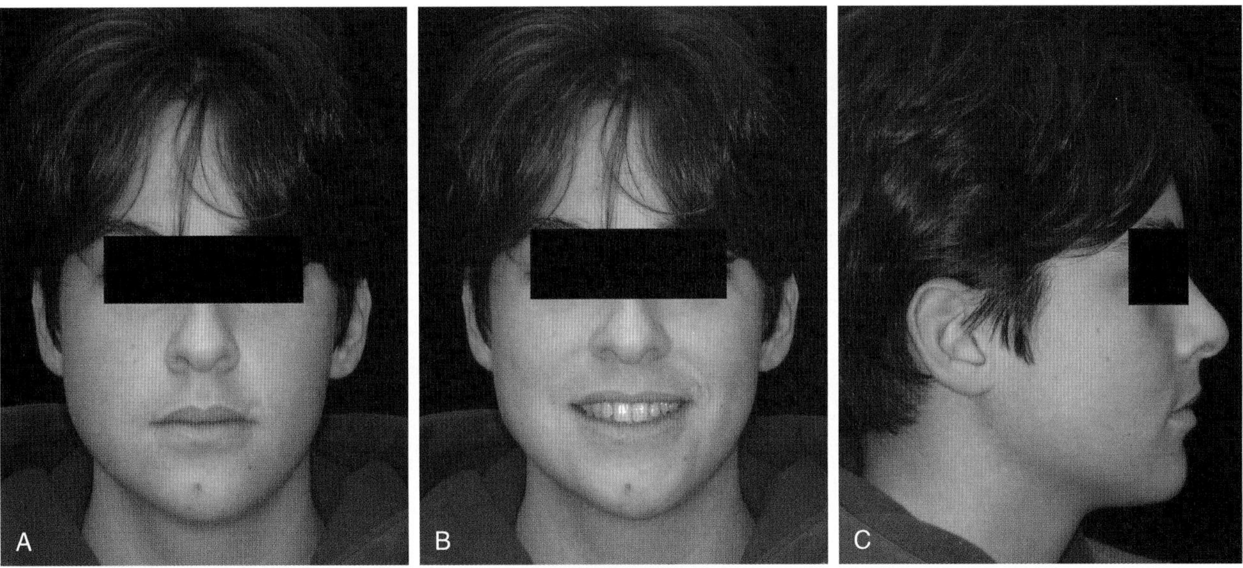

图13.17　（A～C）治疗结束后口外像。

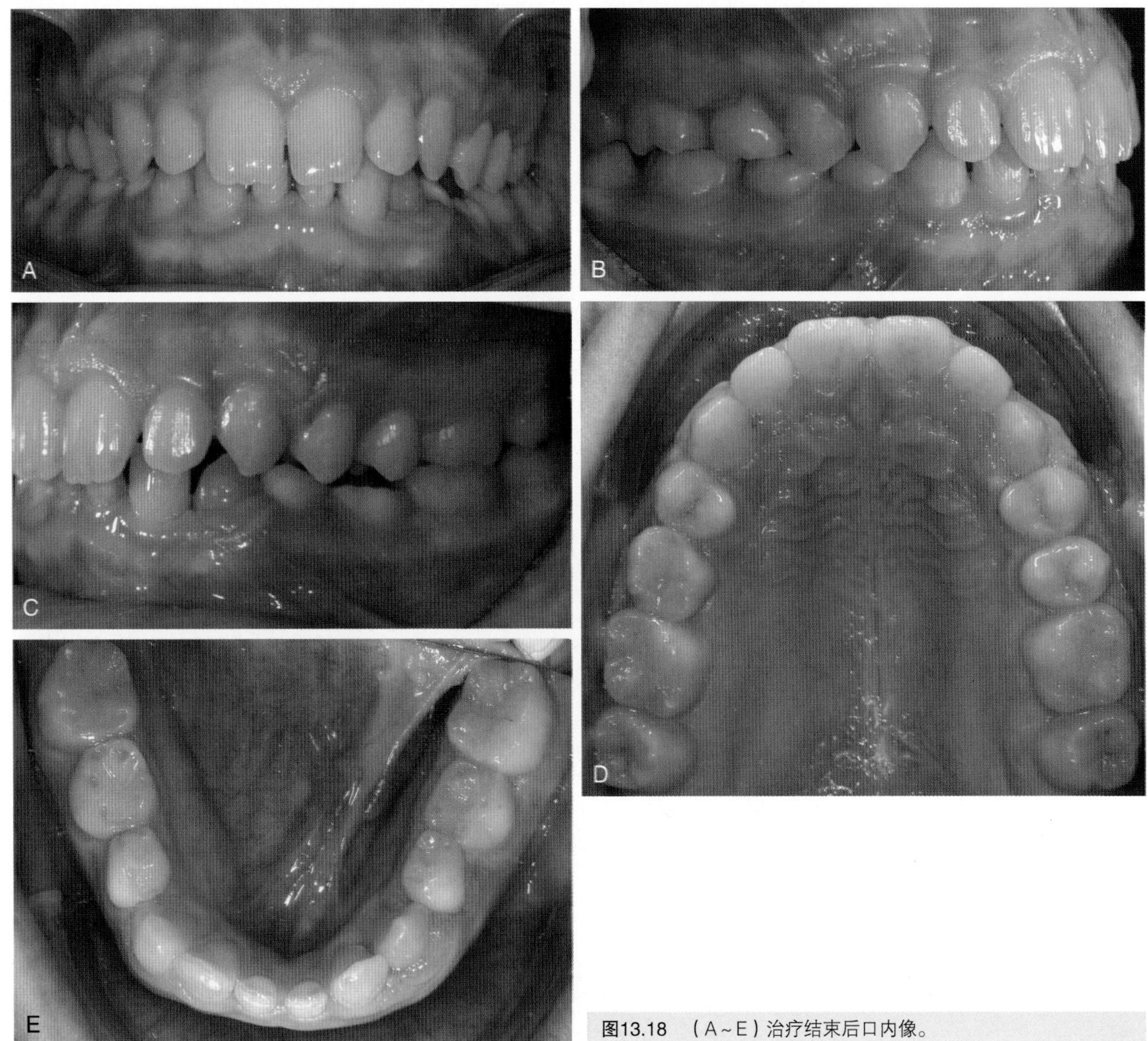

图13.18 （A~E）治疗结束后口内像。

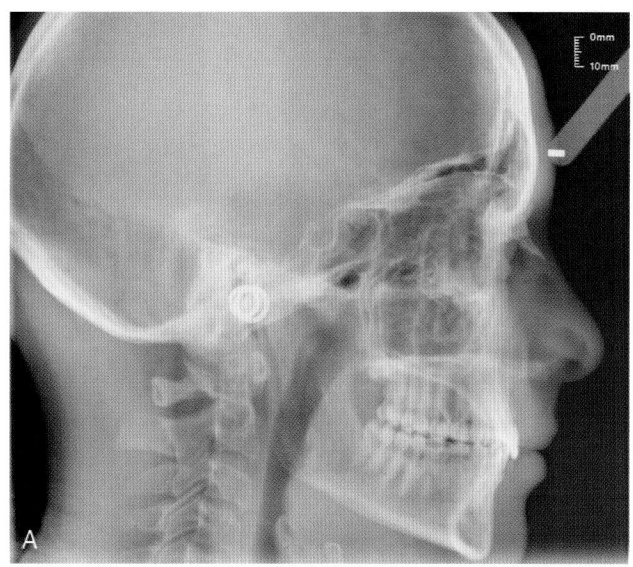

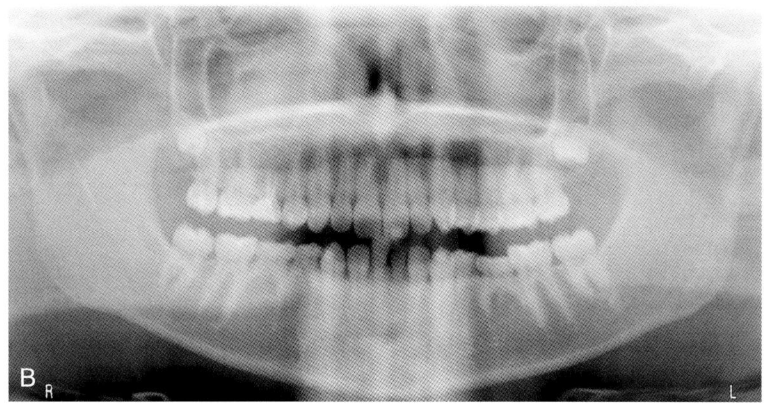

图13.19 治疗后X线头颅侧位片（A）和（B）全景片。

（陶振东，赵婷婷，花放，贺红）

参考文献

[1] Shafer WG, Hine MK, Levy BM. A Textbook of Oral Pathology. 2nd ed. Philadelphia: WB Saunders; 1963.

[2] Dachi SF, Howell FV. A survey of 3874 routine full mouth radiographs. II. A study of impacted teeth. Oral Surg Oral Med Oral Pathol. 1961;14:1165-1169.

[3] Sacerdoti R, Baccetti T. Dentoskeletal features associated with unilateral or bilateral palatal displacement of maxillary canines. Angle Orthod. 2004;74:725-732.

[4] Ericson S, Kurol J. Radiographic assessment of maxillary canine eruption in children with clinical signs of eruption disturbance. Eur J Orthod. 1986;8(3):133-140.

[5] Wang H, Li T, Lv C, Huang L, Zhang C, Tao G, Li X, Zou S, Duan P. Risk factors for maxillary impacted canine-linked severe lateral incisor root resorption: A cone-beam computed tomography study. Am J Orthod Dentofacial Orthop. 2020 Sep;158(3):410-419.

[6] McDonald F, Yap WL. The surgical exposure and application of direct traction of unerupted teeth. Am J Orthod. 1986;89(4):331-340.

[7] Peck S, Peck L, Kataja M. The palatally displaced canine as a dental anomaly of genetic origin. Angle Orthod. 1994;64(4):249-256.

[8] Cooke J, Wang HL. Canine impactions: incidence and management. Int J Periodontics Restorative Dent. 2006;26(5):483-491.

[9] Kokich VG. Surgical and orthodontic management of impacted maxillary canines. Am J Orthod Dentofacial Orthop. 2004;126(3):278-283.

[10] Cassina C, Papageorgiou SN, Eliades T. Open versus closed surgical exposure for permanent impacted canines: a systematic review and meta-analyses. Eur J Orthod. 2018;40(1):1-10.

[11] Bishara SE, Kommer DD, McNeil MH, et al. Management of impacted canines. Am J Orthod. 1976;69(4):371-387.

[12] Becker A, Smith P, Behar R: The incidence of anomalous maxillary lateral incisors in relation to palatally-displaced cuspids. Angle Orthod 51(1):24-9, 1981.

[13] Kokich VG, Mathews DP. Surgical and orthodontic management of impacted teeth. Dent Clin North Am. 19934;37(2):181-204.

[14] Becker A, Chaushu S. Etiology of maxillary canine impaction: a review. Am J Orthod Dentofacial Orthop. 2015;148(4):557-567.

[15] Dewel BF. Clinical observations on the axial inclination of teeth. Am J Orthod. 1949;35(2):98-115.

[16] van der Linden F. Development of the Human Dentition. Quintessence; 2016.

[17] Jacoby H. The etiology of maxillary canine impactions. Am J Orthod. 1983;84(2):125-132.

[18] Liuk IW, Olive RJ, Griffin M, et al. Maxillary lateral incisor morphology and palatally displaced canines: a case-controlled cone-beam volumetric tomography study. Am J Orthod Dentofacial Orthop. 2013;143(4):522-526.

[19] Peck S, Peck L, Kataja M. Concomitant occurrence of canine malposition and tooth agenesis: evidence of orofacial genetic fields. Am J Orthod Dentofacial Orthop. 2002;122(6):657-660.
[20] Zilberman Y, Cohen B, Becker A. Familial trends in palatal canines, anomalous lateral incisors, and related phenomena. Eur J Orthod. 1990;12(2):135-139.
[21] Brin I, Becker A, Shalhav M. Position of the maxillary permanent canine in relation to anomalous or missing lateral incisors: a population study. Eur J Orthod. 1986;8(1):12-16.
[22] Ericson S, Kurol J. Radiographic assessment of maxillary canine eruption in children with clinical signs of eruption disturbance. Eur J Orthod. 1986;8(3):133-140.
[23] Garib DG, Janson G, Baldo Tde O, et al. Complications of misdiagnosis of maxillary canine ectopic eruption. Am J Orthod Dentofacial Orthop. 2012;142(2):256-263.
[24] Williams BH. Diagnosis and prevention of maxillary cuspid impaction. Angle Orthod. 1981;51(1):30-40.
[25] Ericson S, Kurol J. Early treatment of palatally erupting maxillary canines by extraction of the primary canines. Eur J Orthod. 1988;10(4):283-295.
[26] Alessandri Bonetti G, Zanarini M, Incerti Parenti S, et al. Preventive treatment of ectopically erupting maxillary permanent canines by extraction of deciduous canines and first molars: a randomized clinical trial. Am J Orthod Dentofacial Orthop. 2011;139(3):316-323.
[27] Crescini A. Trattamento Chirurgico-Ortodontico dei Canini Inclusi. Bologna: Ed Martina; 2010.
[28] Hong WH, Radfar R, Chung CH. Relationship between the maxillary transverse dimension and palatally displaced canines: a cone-beam computed tomographic study. Angle Orthod. 2015;85(3):440-445.
[29] Baccetti T, Sigler LM, McNamara Jr JA. An RCT on treatment of palatally displaced canines with RME and/or a transpalatal arch. Eur J Orthod. 2011;33(6):601-607.
[30] McConnell TL, Hoffman DL, Forbes DP, et al. Maxillary canine impaction in patients with transverse maxillary deficiency. ASDC J Dent Child. 1996;63(3):190-195.
[31] Yan B, Sun Z, Fields H, et al. Etiologic factors for buccal and palatal maxillary canine impaction: a perspective based on cone-beam computed tomography analyses. Am J Orthod Dentofacial Orthop. 2013;143(4):527-534.
[32] Arboleda-Ariza N, Schilling J, Arriola-Guillén LE, et al. Maxillary transverse dimensions in subjects with and without impacted canines: a comparative cone-beam computed tomography study. Am J Orthod Dentofacial Orthop. 2018;154(4):495-503.
[33] Geran RG, McNamara Jr JA, Baccetti T, et al. A prospective long-term study on the effects of rapid maxillary expansion in the early mixed dentition. Am J Orthod Dentofacial Orthop. 2006;129(5):631-640.
[34] Koutzoglou SI, Kostaki A. Effect of surgical exposure technique, age, and grade of impaction on ankylosis of an impacted canine, and the effect of rapid palatal expansion on eruption: a prospective clinical study. Am J Orthod Dentofacial Orthop. 2013;143(3):342-352.
[35] Becker A, Chaushu S. Long-term follow-up of severely resorbed maxillary incisors after resolution of an etiologically associated impacted canine. Am J Orthod Dentofacial Orthop. 2005;127(6):650-654.
[36] Lindauer SJ, Rubenstein LK, Hang WM, et al. Canine impaction identified early with panoramic radiographs. J Am Dent Assoc. 1992;123(3):91-92, 95-97.
[37] Botticelli S, Verna C, Cattaneo PM, et al. Two- versus three-dimensional imaging in subjects with unerupted maxillary canines. Eur J Orthod. 2011;33(4):344-349.
[38] Bjerklin K, Ericson S. How a computerized tomography examination changed the treatment plans of 80 children with retained and ectopically positioned maxillary canines. Angle Orthod. 2006;76(1):43-51.
[39] Ericson S, Kurol J. Radiographic examination of ectopically erupting maxillary canines. Am J Orthod Dentofacial Orthop. 1987;91(6):483-492.
[40] Ericson S, Bjerklin K. The dental follicle in normally and ectopically erupting maxillary canines: a computed tomography study. Angle Orthod. 2001;71(5):333-342.
[41] Ericson S, Bjerklin K, Falahat B. Does the canine dental follicle cause resorption of permanent incisor roots? A computed tomographic study of erupting maxillary canines. Angle Orthod. 2002;72(2):95-104.
[42] Yan B, Sun Z, Fields H, et al. Maxillary canine impaction increases root resorption risk of adjacent teeth: a problem of physical proximity. Am J Orthod Dentofacial Orthop. 2012;142(6):750-757.
[43] Daˇgsuyu I.M, Kahraman F, Okşayan R. Three-dimensional evaluation of angular, linear, and resorption features of maxillary impacted canines on cone-beam computed tomography. Oral Radiol. 2018;34(1):66-72.
[44] Evans M. Management of impacted maxillary canines. In: Eliades T, Katsaros C. The Ortho-Perio Patient, Clinical Evidence & Therapeutic Guidelines. 1st ed. Quintessence; 2019.
[45] Becker A, Chaushu G, Chaushu S. Analysis of failure in the treatment of impacted maxillary canines. Am J Orthod Dentofacial Orthop. 2010;37(6):743-754.
[46] Becker A, Chaushu S. Success rate and duration of orthodontic treatment for adult patients with palatally impacted maxillary canines. Am J Orthod Dentofacial Orthop. 2003;124(5):509-514.
[47] Vermette ME, Kokich VG, Kennedy DB. Uncovering labially impacted teeth: apically positioned flap and closed-eruption techniques. Angle Orthod. 1995;65(1):23-32.
[48] Orban B. Orban's Oral Histology and Embryology. 5th ed. St Louis, MO: The C; 1962.
[49] Maynard Jr JG, Ochsenbein C. Mucogingival problems, prevalence and therapy in children. J Periodontol. 1975;46(9):543-552.
[50] Lang NP, Löe H. The relationship between the width of keratinized gingiva and gingival health. J Periodontol. 1972;43(10):623-627.
[51] Ochsenbein C, Maynard JG. The problem of attached gingiva in children. ASDC J Dent Child. 1974;41(4):263-272.
[52] Gorman WJ. Prevalence and etiology of gingival recession. J Periodontol. 1967;38(4):316-322.
[53] Sperry TP, Speidel TM, Isaacson RJ, et al. The role of dental compensations in the orthodontic treatment of mandibular prognathism. Angle Orthod. 1977;47(4):293-299.
[54] Miyasato M, Crigger M, Egelberg J. Gingival condition in areas of minimal and appreciable width of keratinized gingiva. J Clin Periodontol. 1977;4(3):200-209.
[55] Wennström J, Lindhe J, Nyman S. Role of keratinized gingiva for gingival health. Clinical and histologic study of normal and regenerated gingival tissue in dogs. J Clin Periodontol. 1981;8(4):311-328.
[56] Wennström JL, Lindhe J, Sinclair F, et al. Some periodontal tissue reactions to orthodontic tooth movement in monkeys. J Clin Periodontol. 1987;14(3):121-129.
[57] Crescini A, Nieri M, Buti J, et al. Orthodontic and periodontal outcomes of treated impacted maxillary canines. Angle Orthod. 2007;77(4):571-577.
[58] Kau CH, Pan P, Gallerano RL, et al. A novel 3D classification system for canine impactions—the KPG index. Int J Med Robot. 2009;5(3):291-296.
[59] Levin MP, D'Amico R. Flap design in exposing unerupted teeth. Am J Orthod. 1974;65:419-422.
[60] Becker A, Shpack N, Shteyer A. Attachment bonding to impacted teeth at the time of surgical exposure. Eur J Orthod. 1996;18:457-463.
[61] Lee JY, Choi YJ, Choi SH, et al. Labially impacted maxillary canines after the closed eruption technique and orthodontic traction: a split-mouth comparison of periodontal recession. J Periodontol. 2019;90(1):35-43.
[62] Becker A, Zilberman Y. The palatally impacted canine: a new approach to treatment. Am J Orthod. 1978;74(4):422-429.
[63] Parkin N, Benson PE, Thind B, et al. Open versus closed surgical exposure of canine teeth that are displaced in the roof of the mouth. Cochrane Database Syst Rev. 2017;21:8.
[64] Kohavi D, Becker A, Zilberman Y. Surgical exposure, orthodontic movement, and final tooth position as factors in periodontal breakdown of treated palatally impacted canines. Am J Orthod. 1984;85(1):72-77.
[65] Crescini A, Nieri M, Buti J, et al. Short- and long-term periodontal evaluation of impacted canines treated with a closed surgical-orthodontic approach. J Clin Periodontol. 2007;34(3):232-242.

第14章 修复治疗前的无托槽隐形矫治

Aligner Orthodontics in Prerestorative Patients

KENJI OJIMA, CHISATO DAN, TOMMASO CASTROFLORIO

前言

近期美国正畸医师协会的一份报告显示如今1/4的正畸患者是成人[1]。这类患者可能是未经治疗的原发性错殆畸形，也可能是继发性错殆畸形，后者是由于正畸后复发，或是与牙周病相关的牙齿病理性移位导致（见第16章）。技术的进步使正畸治疗对任意年龄段的患者而言都变得更舒适、更隐形。目前，许多治疗方案旨在尽可能降低矫治器外观的醒目程度，以便适应各类生活方式。成年患者对正畸治疗的需求不断增加，不仅因为矫治器在舒适度和美观方面的创新，还因为患者对口腔健康重要性的认知提高，这使得进入成年期时患者口内能够保留更多的牙齿[2]。社会审美要求的提高也是原因之一[3-4]。尽管可能存在功能性问题，许多寻求正畸治疗的人都更注重提高牙齿的美观性，正畸治疗可以通过功能和美观两个方面提升患者的生活质量。当分析与外形吸引力相关的积极因素时，牙齿美观在当今社会的相对重要性就得以显现[5]。

许多寻求正畸治疗的成年患者都存在需要口腔正畸科和修复科联合治疗的问题，包括牙齿磨损、早期修复体、缺失牙、牙齿过度萌出与咬合平面不调、畸形牙、因后牙缺失而导致的垂直向高度不足等[6]。然而，对于年轻患者而言，当需要处理牙齿缺失导致的间隙，或者需要调整牙冠形状以恢复正常的微笑美学时，两个专科之间的合作也是必要的。

正畸诊断的目标之一是明确如何通过矫正牙性或骨性问题实现牙颌面的协调，并确定修复治疗的必要性及其方式[7]。口腔专科医生在制订修复治疗方案时，应当慎重考虑牙齿位置，判断是否需要将正畸治疗作为辅助手段。通过正畸技术控制牙齿位置能够辅助口腔修复医生制作更加稳定、实用、美观的修复体。

前牙区间隙的处理

间隙处理通常需要正畸科和修复科医生合作。最常见的病因是牙齿先天缺失，尤其是上颌侧切牙缺失，因为它的发生率相对较高，且会影响到美学区。

上颌侧切牙先天缺失的患者无论是选择尖牙替代、单颗种植体修复或牙支持式的修复，通常都需要十分具有挑战性的多学科治疗。目前，对于牙齿缺失的患者，若其缺牙区的邻牙未经修复且无磨损，那么磨除邻牙的牙釉质及牙本质来放置冠修复体是不恰当的[8]。对于上颌单侧侧切牙缺失的病例，除特殊原因外，不应直接关闭间隙，否则会导致后期美观和功能方面的问题[7]。

如果治疗计划需要开辟缺牙间隙用于修复治疗，那么种植体是替代缺失牙的理想选择。研究显示，种植修复治疗的成功率很高。然而，上颌侧切牙的种植体修复在美学方面具有挑战性。原因在于间隙量通常很小，牙槽嵴可能有缺陷，龈乳头可能较短，相邻牙根可能距离太近，牙龈水平可能不协调，以及患者可能未达到修复的适宜年龄。即使种植手术无懈可击，上述任意一项问题都可能影响最终美学效果[9]。

在该方案中，正畸治疗包括：

（1）基于功能的尖牙远移。

（2）创造足够的间隙，以修复缺失的侧切牙。

使用无托槽隐形矫治器实现基于功能的尖牙远移，需要利用附件准确控制牙根在三维方向上的移动。使牙齿分步有序移动，能够有效提高牙移动的可预测性。如果尖牙需要远中移动、近远中牙根倾斜和转矩控制，那么建议设计以2mm为单位的远移步骤，每远移2mm至少使牙根远中倾斜2°，并在完成远移和近远中牙根倾斜之后再进行根转矩设计[10]。可以利用矩形和垂直附件实现对上述运动的控制。

如果患者单侧上颌侧切牙先天缺失，接受修复的间隙大小由对侧侧切牙决定。然而，当患者的对侧侧切牙为锥形牙时，间隙处理应当基于邻近牙齿与组织的美学和功能。当双侧侧切牙先天缺失时，也应采用同一方法。

美学分析的基本标准应当包括颜面美学、龈牙美学和牙齿美学[11]。近年来，一些用于数字化微笑设计（digital smile design，DSD）的计算机软件程序已被引入临床实践和研究。它们是一类多用途工具，能够辅助医生对患者的面部和牙齿情况进行深入分析，关注那些在传统临床检查、影像片或模型分析中容易忽略的特征，提高错殆畸形的诊断能力并改善医患沟通，同时提高治疗的可预测性[12]。

根据当前种植技术，对于侧切牙缺失区牙根之间间隙＞5.5mm的患者，可能大多数外科医生能够轻松植入一颗直径3.25mm的种植体，并在种植体两侧留下至少1mm的牙槽骨。如果根间间隙＜4mm，许多外科医生会建议先进行正畸治疗。因此，Olsen和Kokich[13]特别建议为外科医生预留额外的间隙（即牙冠之间至少6.3mm，牙根之间至少5.7mm），以最大限度地降低保持期间牙根移动阻碍种植体植入的风险。这与传统建议在种植体两侧留出1mm的间隙具有相同意义。

病例报告

一位27岁的女性患者，主诉为上颌前突和下颌牙列拥挤导致的侧貌不美观。该患者为短面型，鼻唇角成锐角，轻度凸面型，唇肌无力，尖牙和磨牙为Ⅰ类关系，明显的深覆殆和深覆盖（图14.1）。此外，口内存在多个修复体。全景片显示其右侧上颌侧切牙缺失（图14.2）。

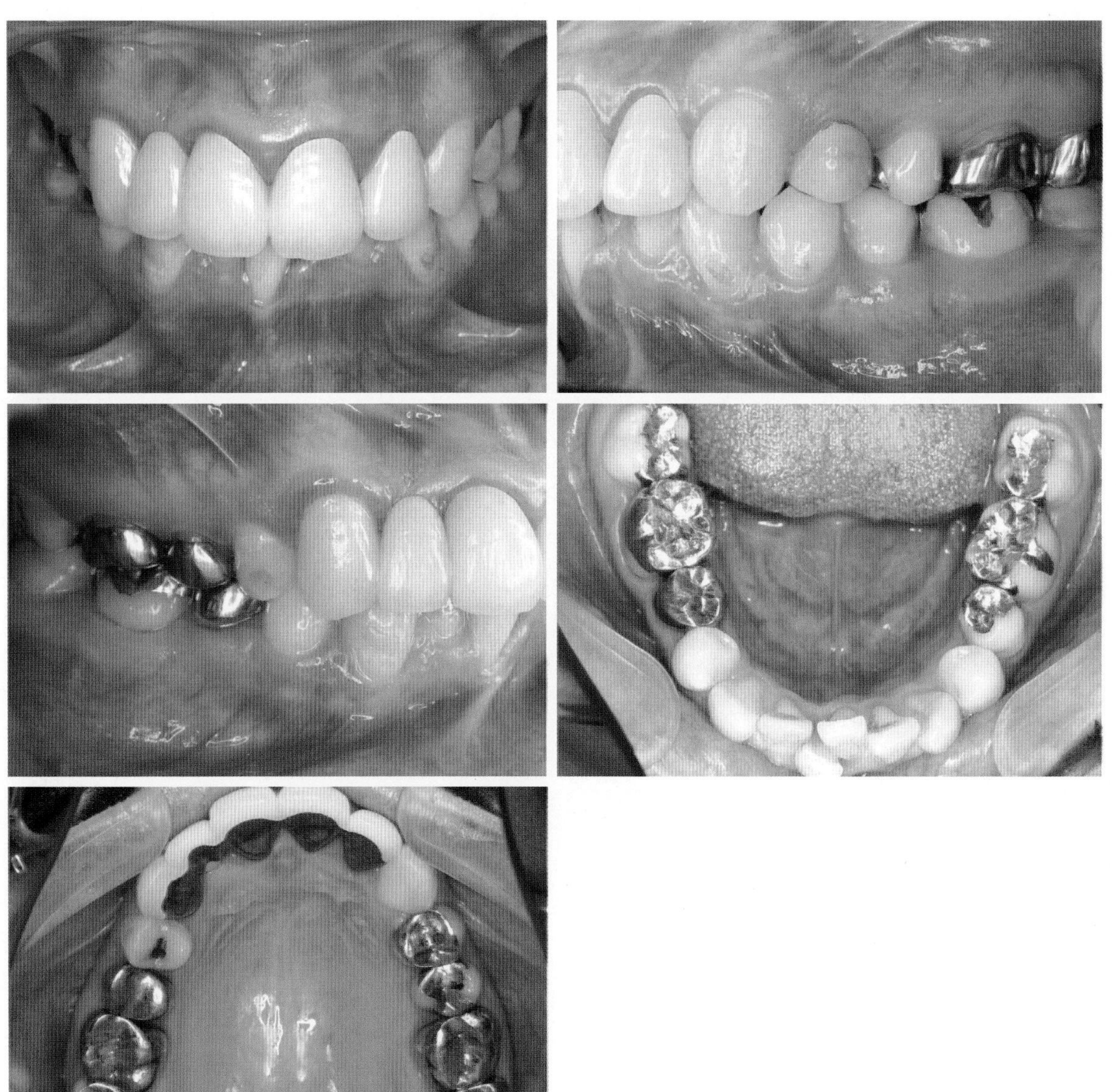

图14.1 治疗前口内像显示多个修复体。

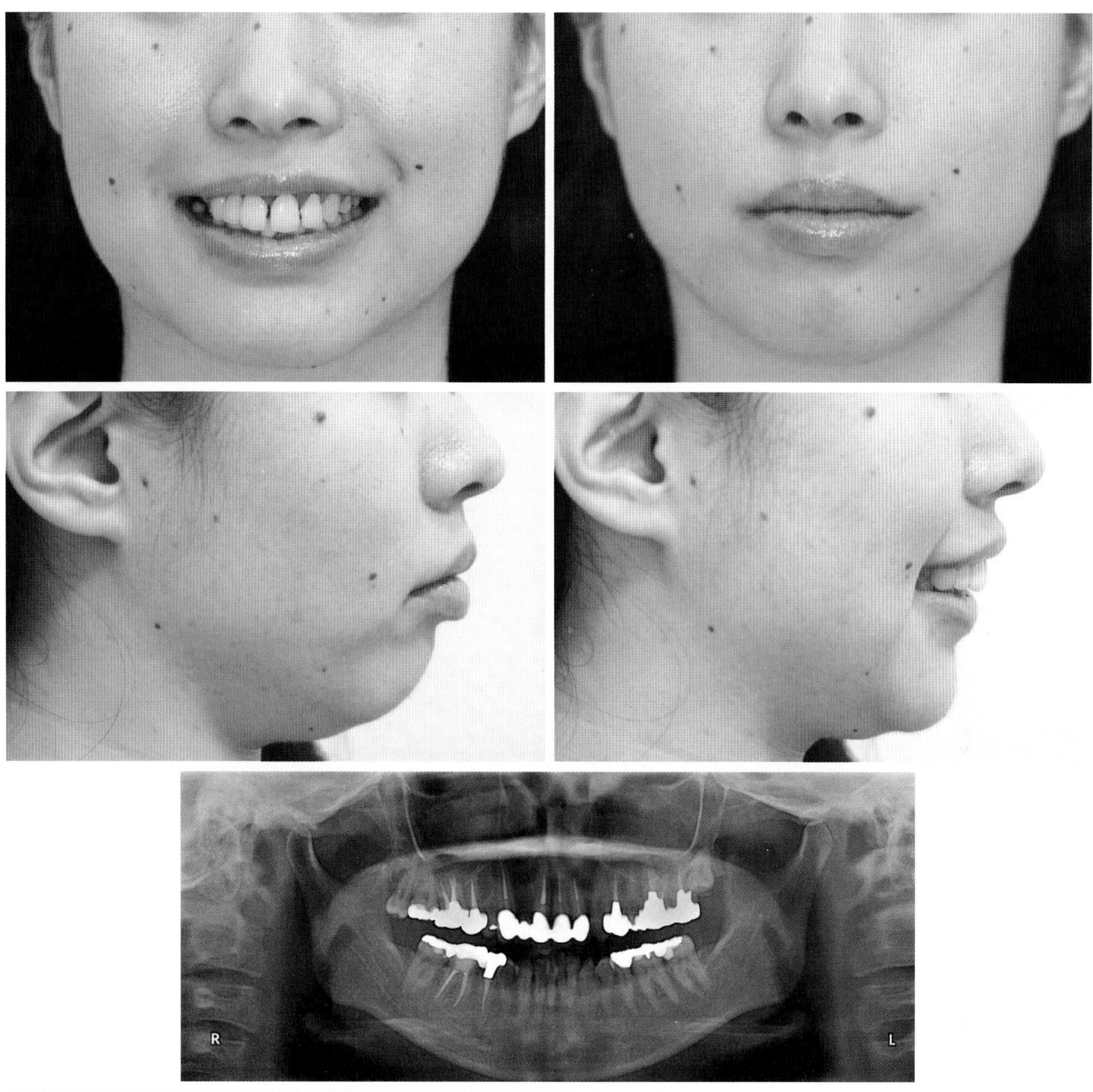

图14.2　治疗前全景片。

该患者不仅希望改善面部美观度，还希望改善前牙外观。因此，多学科美学治疗的目标包括：通过正畸治疗减小侧貌凸度，获得Ⅰ类尖牙关系，及正常覆𬌗和覆盖；通过正畸和修复治疗改善牙齿美观和微笑曲线；然后用种植体修复右侧上颌侧切牙。

在开始隐形矫治之前，切开从右侧上颌尖牙到左侧上颌侧切牙的固定桥，使用硅橡胶（polyvinyl siloxane，PVS）取模。上颌牙弓设计前牙的压低与内收，配合上颌尖牙与下颌第一磨牙牵引扣之间的Ⅱ类牵引。对于下颌牙弓，设计前牙的压低及唇倾。在隐形矫治过程中，使用临时性树脂桥修复缺失的右上侧切牙（图14.3 ~ 图14.5）。经过19个月的无托槽隐形矫治，其严重的深覆盖和深覆𬌗均得到改善，原有的垂直向高度未改变。植入右侧上颌侧切牙种植体，然后进行最终的美学修复（图14.6 ~ 图14.8）。

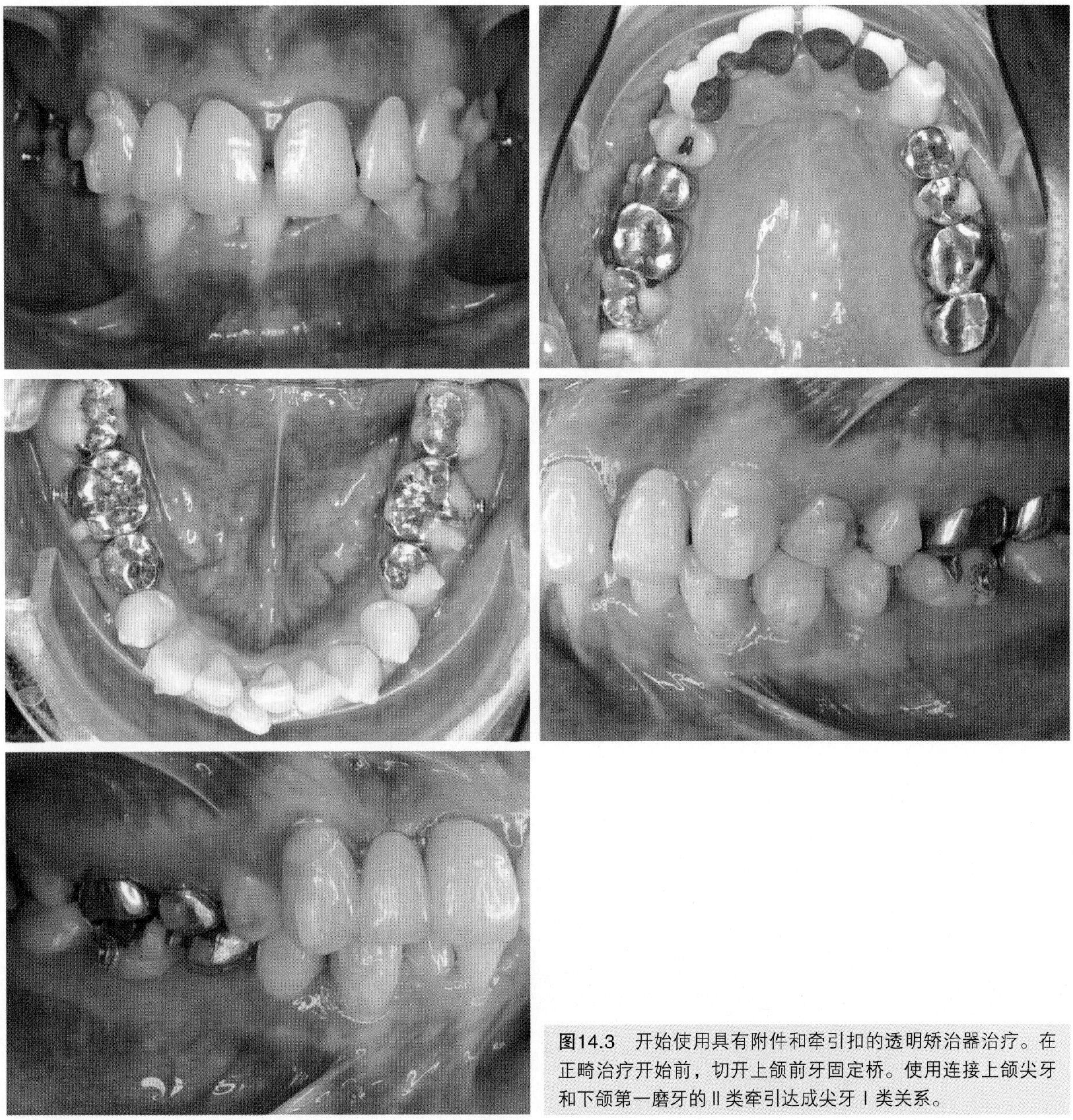

图14.3 开始使用具有附件和牵引扣的透明矫治器治疗。在正畸治疗开始前，切开上颌前牙固定桥。使用连接上颌尖牙和下颌第一磨牙的Ⅱ类牵引达成尖牙Ⅰ类关系。

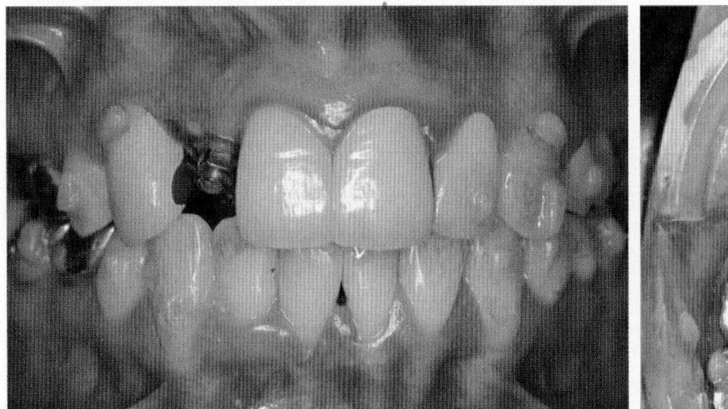

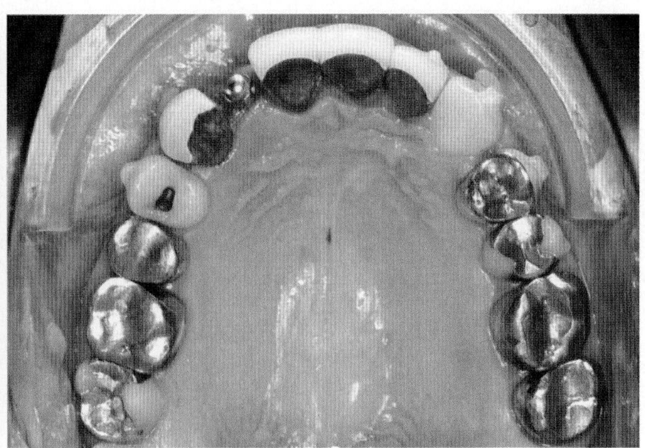

图14.4 在12缺失处植入种植体。

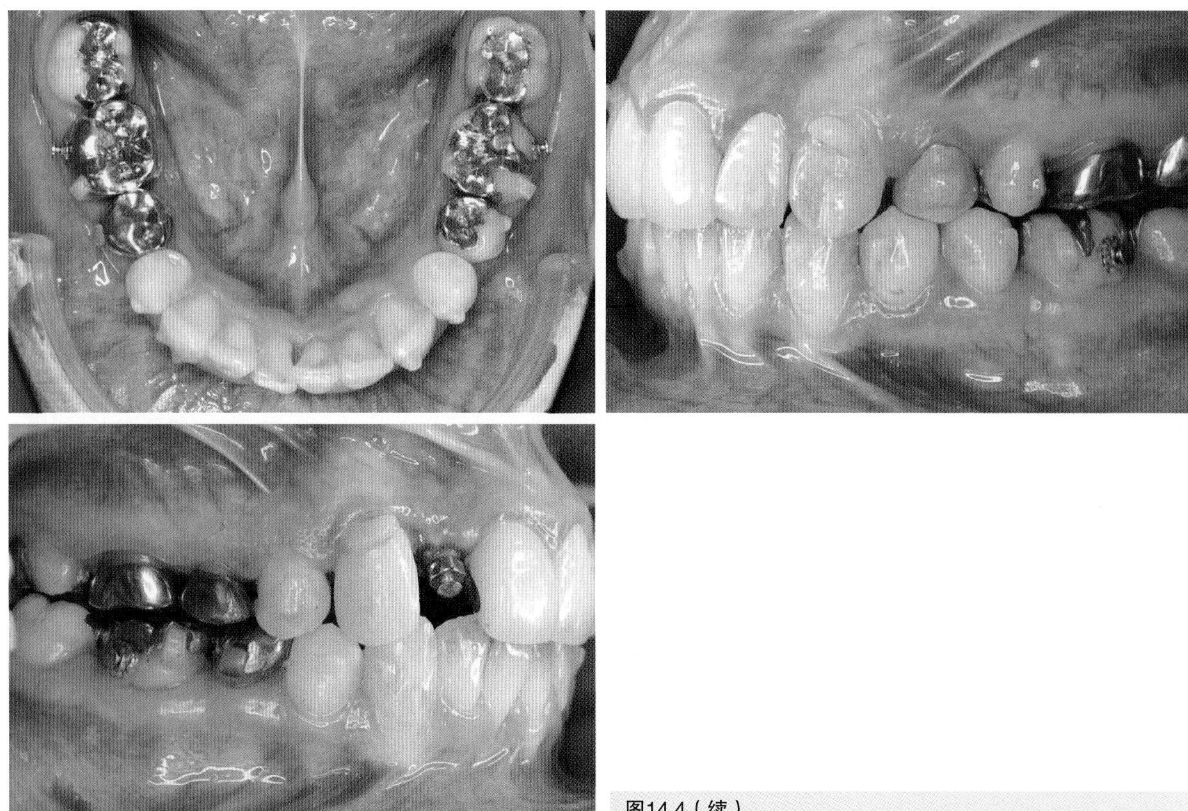

图14.4（续）

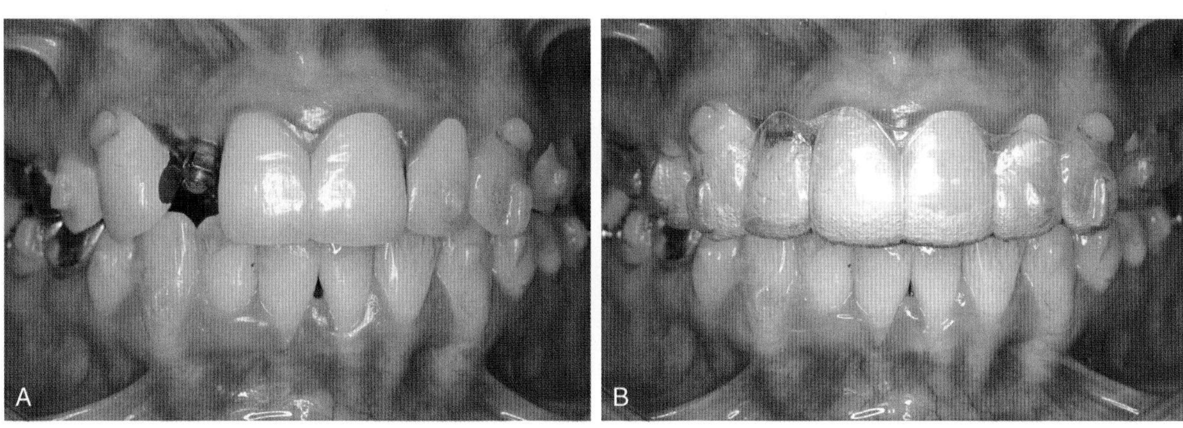

图14.5 戴（A）和不戴（B）透明矫治器的12种植体正面观。

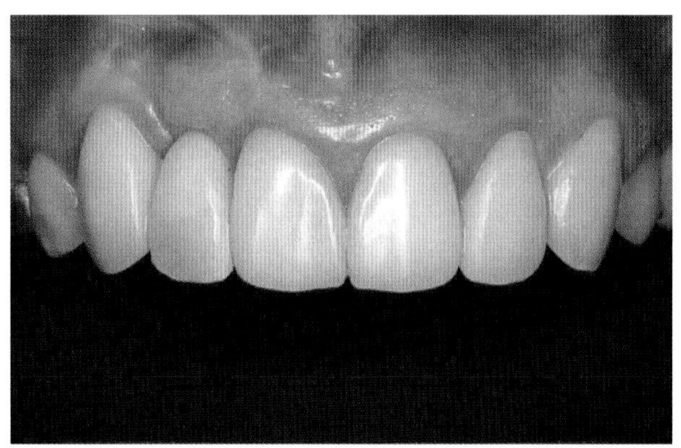

图14.6 治疗后上前牙修复体正面观。

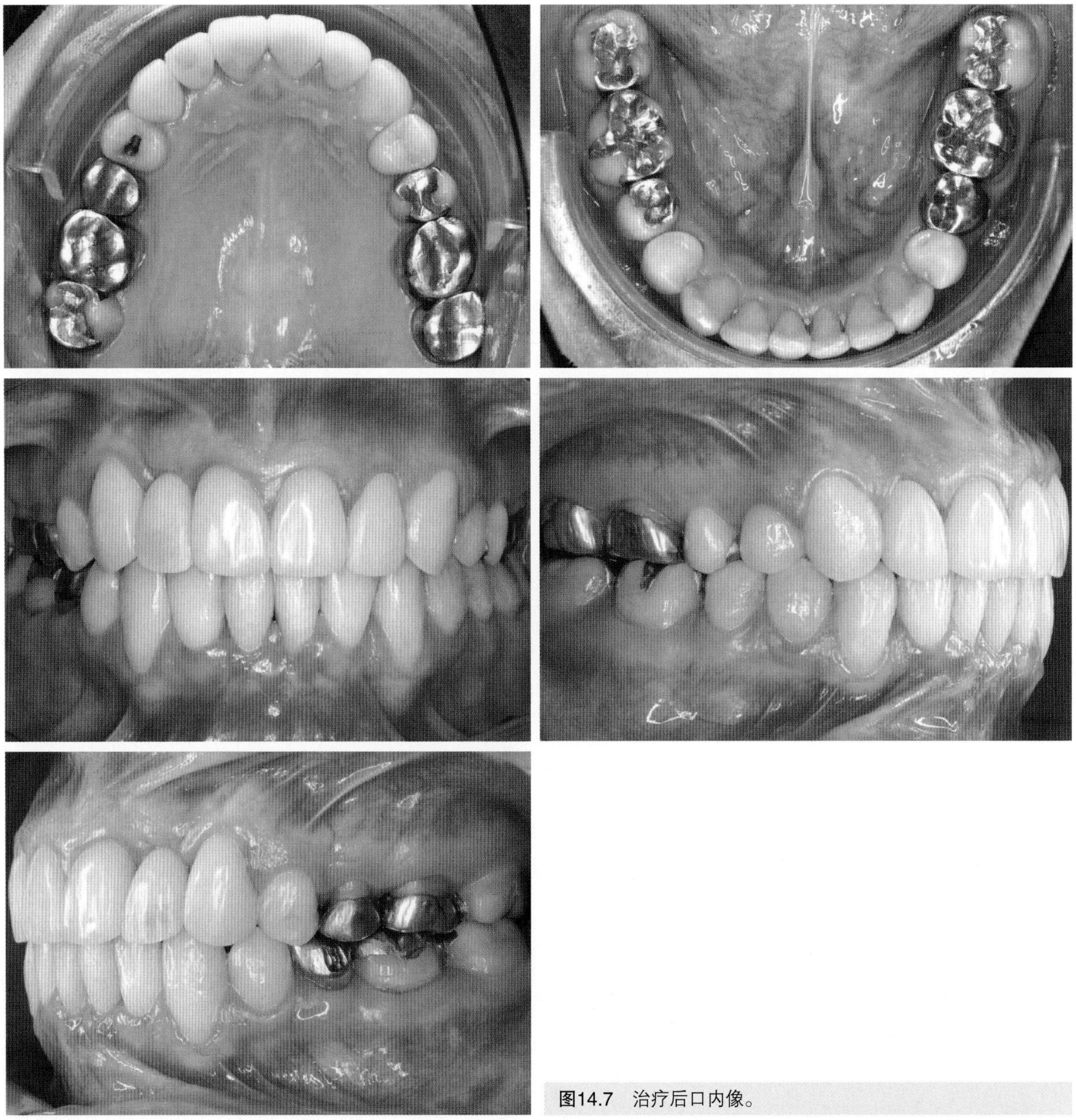

图14.7 治疗后口内像。

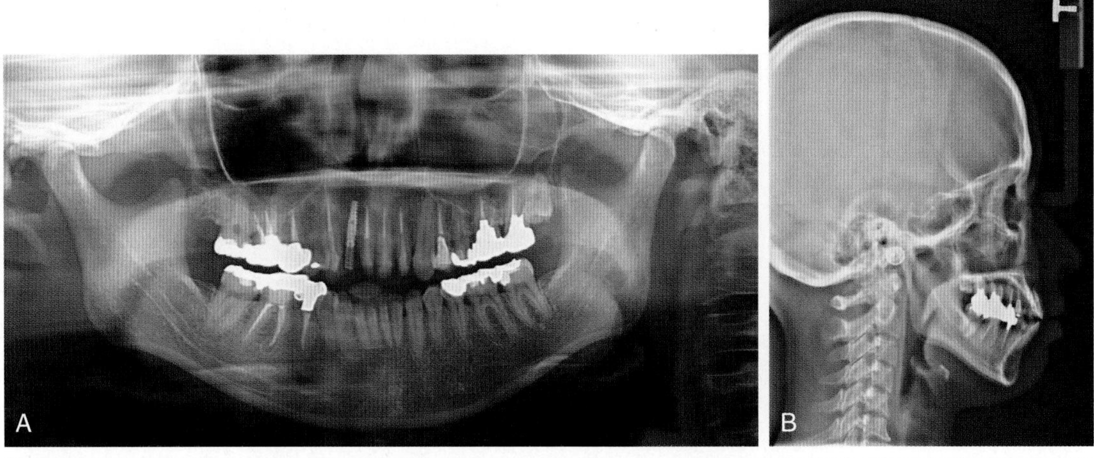

图14.8 治疗后全景片（A）和X线头颅侧位片（B）。

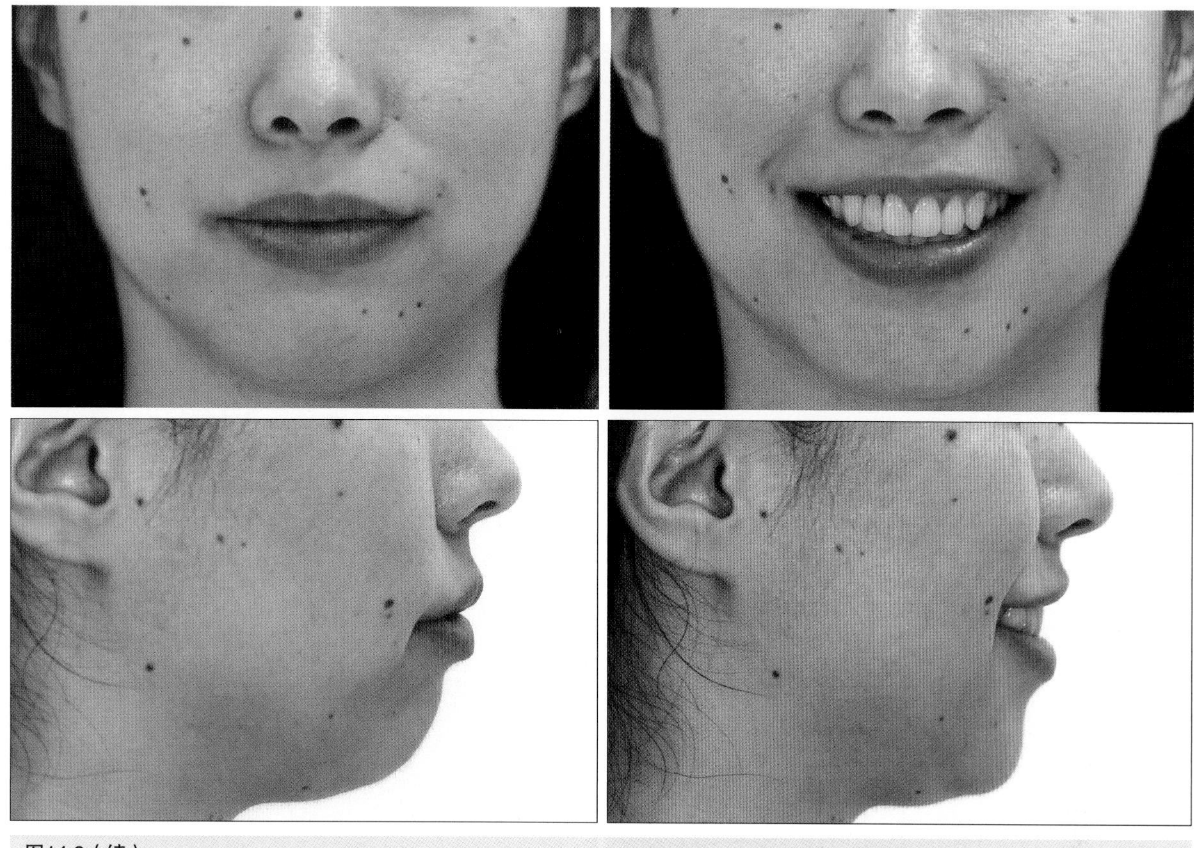

图14.8（续）

后牙区间隙的处理

下颌第二磨牙近中倾斜是修复科医生要求正畸干预的常见原因之一。下颌牙弓长度不足、牙齿过大、相邻第一磨牙缺失、下颌第三磨牙早萌、第二磨牙的近中异常萌出道都可能导致第二磨牙的部分或完全阻生[14]。Zachrisson[15]指出，下颌第二磨牙严重近中倾斜，可能导致牙周状况恶化，伴随牙槽骨角形吸收，并在倾斜牙近中形成明显牙周袋。当牙齿过度倾斜，对颌磨牙的伸长与随之发生的早接触和咬合干扰将阻碍修复治疗。

竖直第二磨牙有利于消除病理状况，也便于放置修复体。严重倾斜牙（>45°）的矫治是无托槽隐形矫治技术的局限性之一[16]。使用透明矫治器竖直严重近中倾斜的磨牙风险很高，因为透明矫治器不贴合可能会导致近中倾斜加剧。正如Brezniak[17]所述，如果牙齿没有执行所需的移动，透明矫治器将屈服于较硬的牙齿并发生形变。矫治器龈缘离开牙齿，无法在牙龈区施力，而力只集中在咬合部位。这种形变使力偶无法产生，牙齿无法实现整体移动。这种咬合力促使牙齿压低，对于严重近中倾斜的磨牙而言，意味着其倾斜程度加剧。因此，在使用透明矫治器竖直磨牙时，最好应减缓牙齿移动的速度，并在每次复诊时密切监控矫治器的贴合度（图14.9~图14.20）。当矫治器不贴合时，若磨牙颊面有较大的附件，则会促进压低效应，从而加剧近中倾斜。附件具有一定的辅助作用，尤其在有圆形牙齿的病例中，但需要在复诊时严密监控。为提高竖直效率及增强透明矫治器的硬度，应避免在倾斜牙齿的近中设计桥体（pontics）。桥体相当于弓丝上弯曲的环，会增加弹性，当透明矫治器不贴合，将可能发生不希望的形变。

临时支抗装置（temporary anchorage devices，TADs）能够辅助竖直严重近中倾斜的磨牙。在这种情况下，应当在透明矫治器覆盖倾斜牙齿的部位设计精密切割，以便在牙冠上粘接牵引扣、托槽或颊面管，它们能够通过片段弓或弹性装置连接到TADs。一项系统评价表明，下颌磨牙的竖直是一个需要频繁加力的复杂过程，在这个过程中，良好的支抗控制至关重要[14]。即使少量的支抗丧失仍会导致透明矫治器产生形变，对需竖直的牙和其他牙齿均有不利影响。TADs作为一种支抗辅助装置被引入正畸学领域，成了一个具有颠覆性影响的“游戏规则改变者”。TADs的引入使得无托槽隐形矫治在竖直磨牙方面更加简单、可靠。

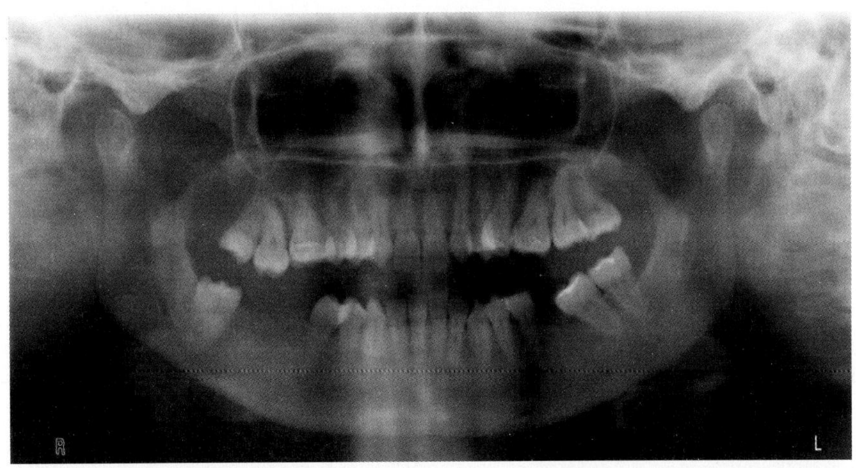

图14.9 修复前需要正畸治疗患者的治疗前全景片。12和22先天缺失。多学科治疗方案是为了恢复适当的颌间关系，竖直37和压低伸长的17，为上前牙和下牙列的修复做准备。

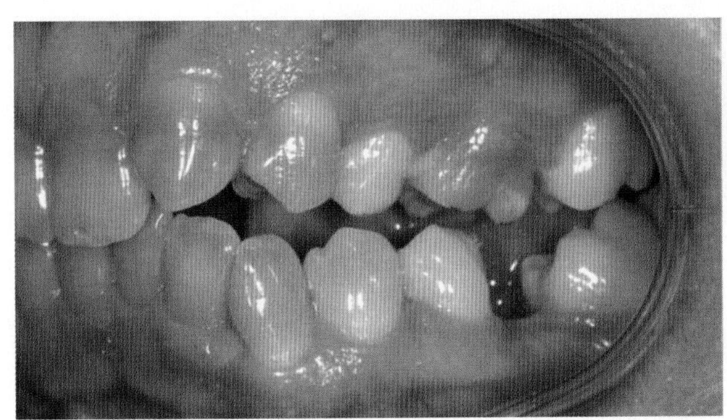

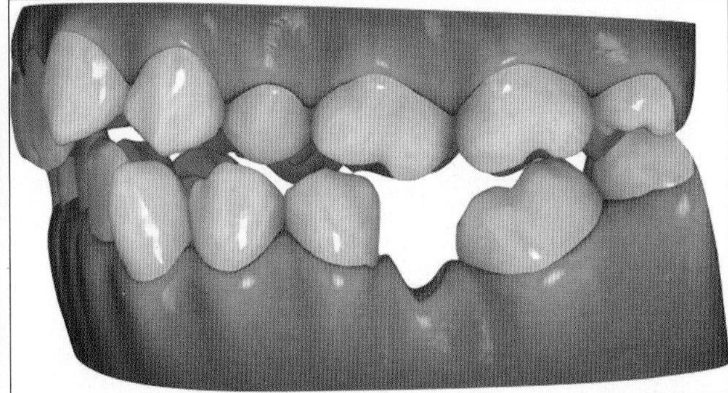

图14.10 治疗前口内及ClinCheck侧面像，由于36早失造成37近中倾斜。

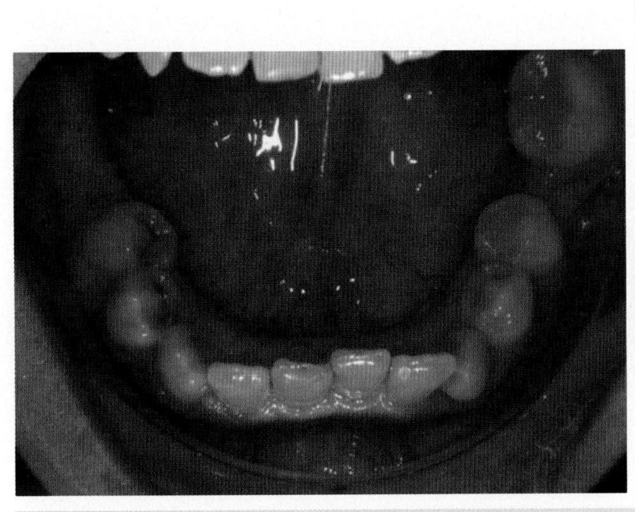

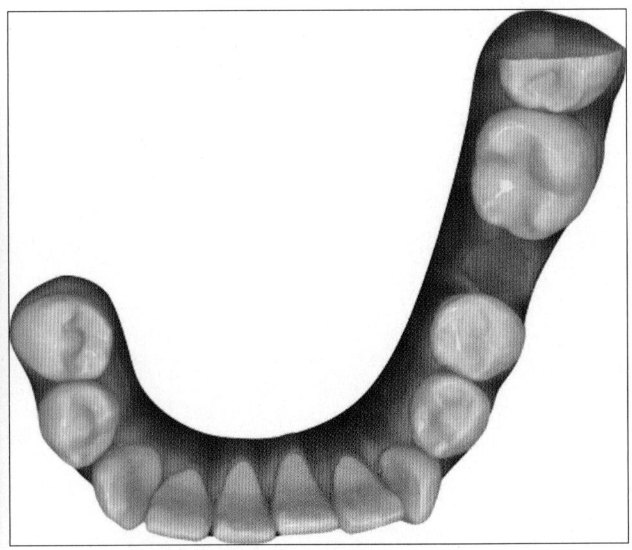

图14.11 治疗前口内及ClinCheck殆面像，37近中倾斜。

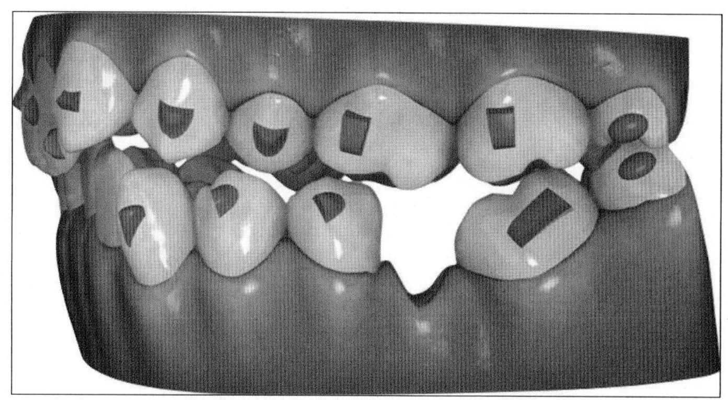

图14.12　使用附件实现牙列的排齐、整平，并竖直37。未在36区域设计桥体，以增加透明矫治器的硬度。

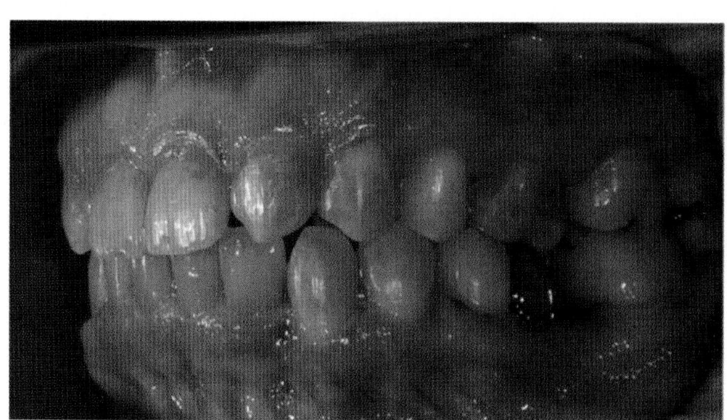

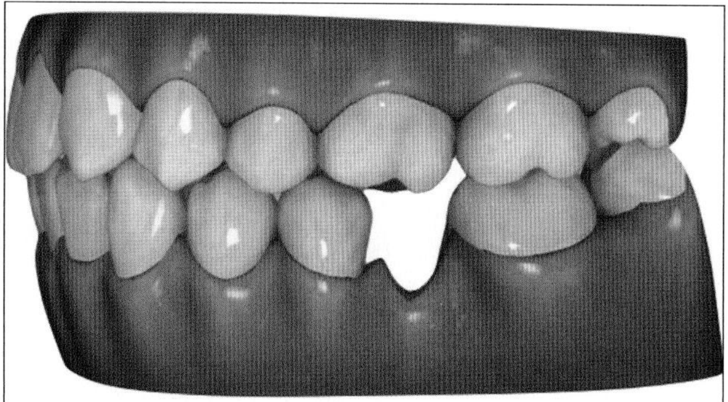

图14.13　治疗后的口内及ClinCheck侧面像，成功竖直37。

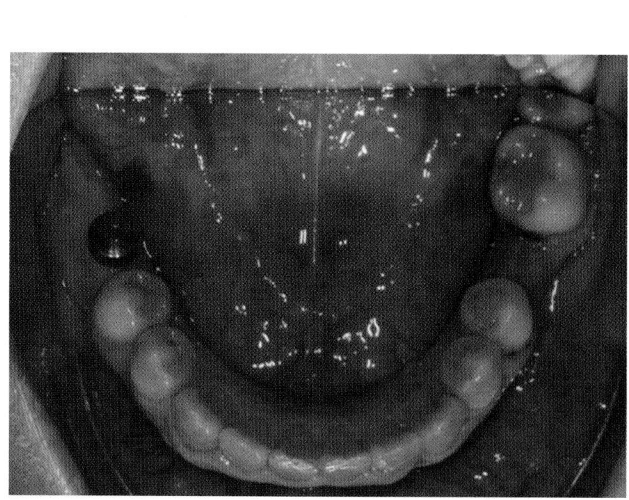

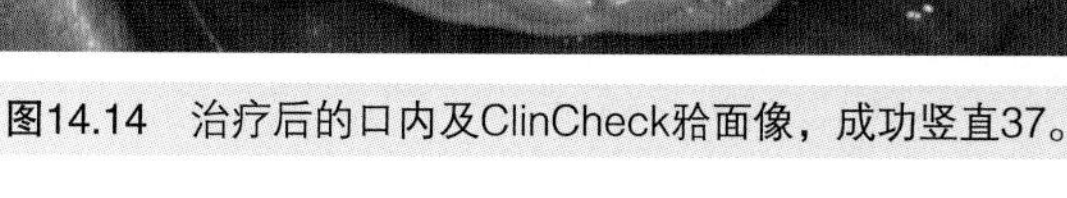

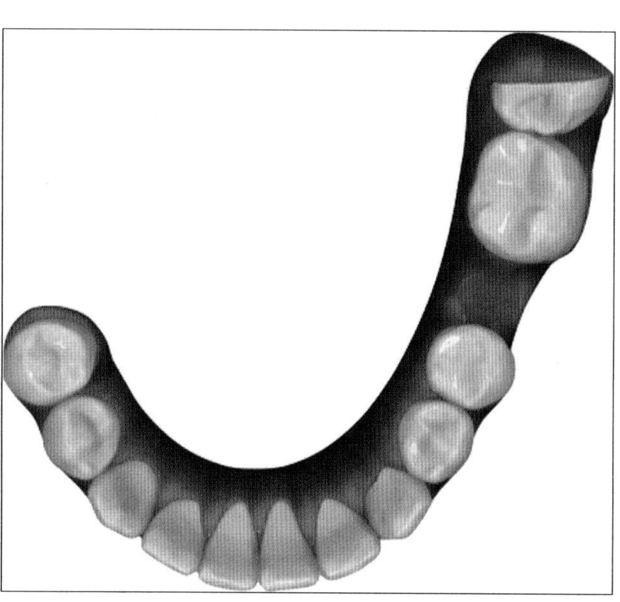

图14.14　治疗后的口内及ClinCheck殆面像，成功竖直37。

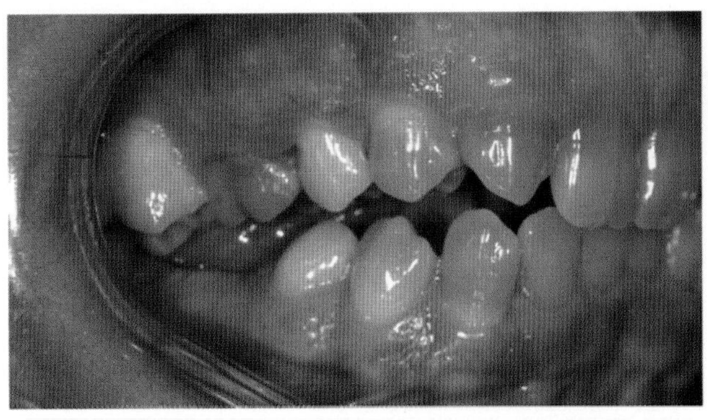
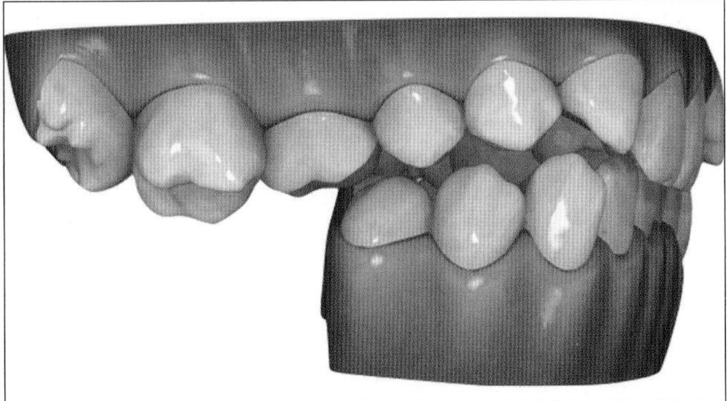

图14.15 治疗前的口内及ClinCheck侧面像，46早失造成17伸长。

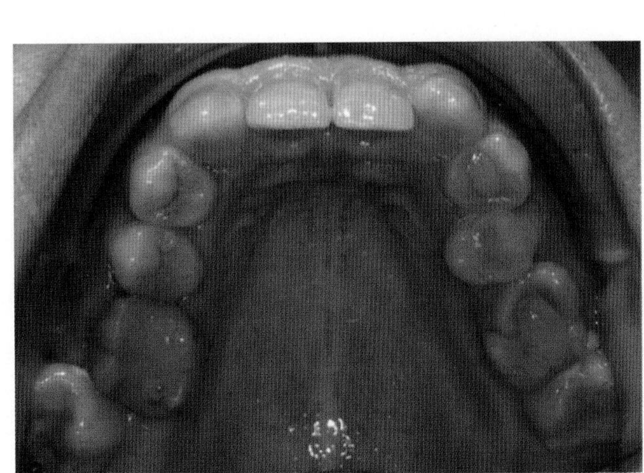
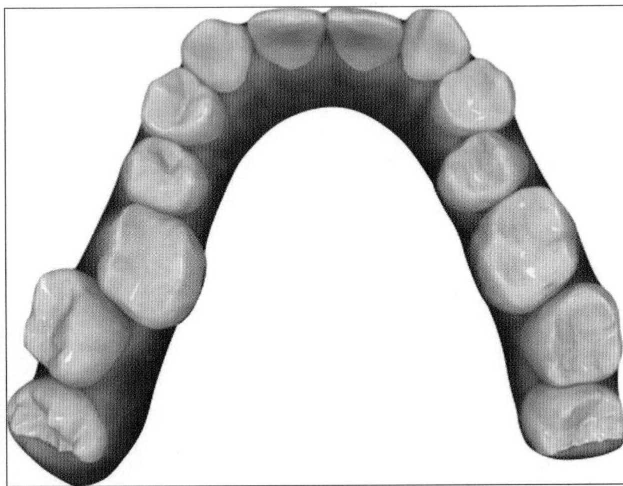

图14.16 治疗前上牙弓口内及ClinCheck殆面像。

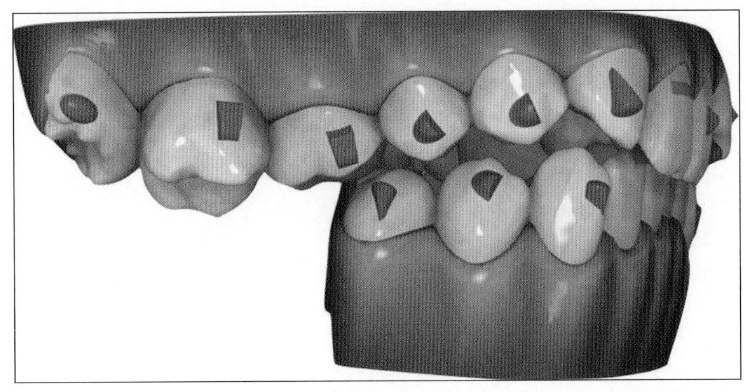

图14.17 使用附件实现牙列的排齐、整平。

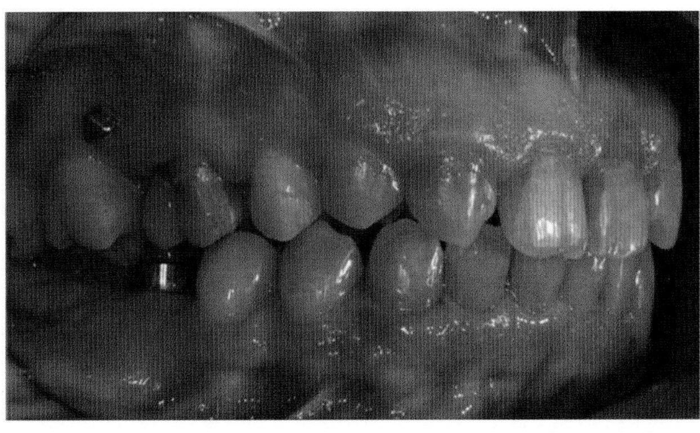
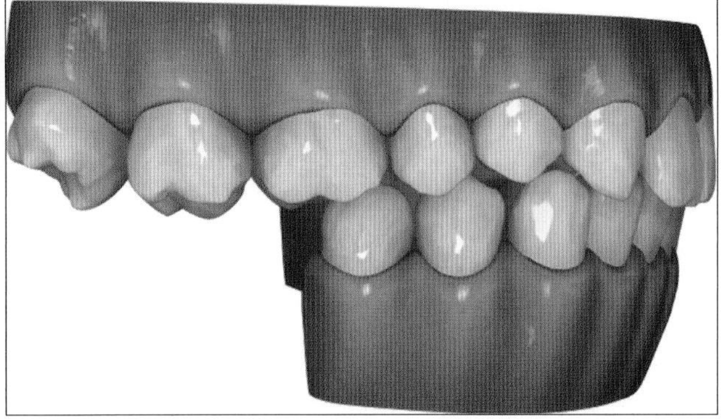

图14.18　治疗后口内及ClinCheck右侧面像显示适当修剪透明矫治器后在颊侧支抗钉及粘接在18和16上的片段弓的辅助下实现17的压低和排齐[30]。计划压低14使其龈缘与24龈缘相平。在正畸治疗的最后阶段，在46处植入种植体。

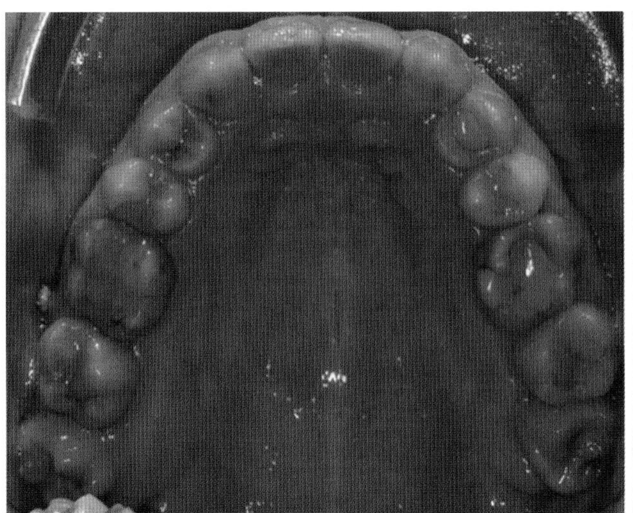
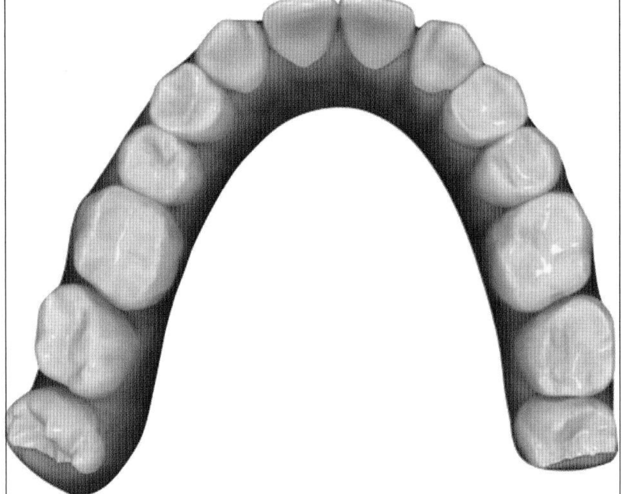

图14.19　治疗后上颌牙弓口内及ClinCheck的𬌗面像。

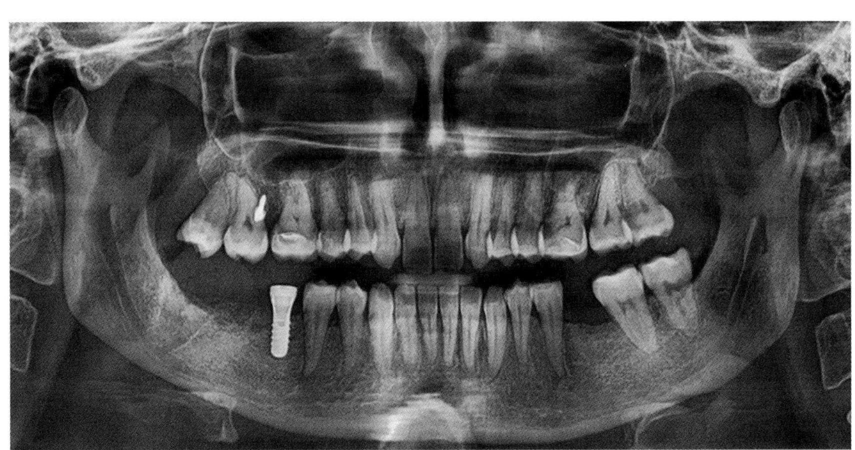

图14.20　治疗后全景片。

伸长后牙的处理

对于牙齿缺失的成人患者，尤其是磨牙和前磨牙缺失的患者，对颌牙伸长的情况十分常见。任何磨牙的早期缺失必然导致对颌磨牙向可用空间内伸长。磨牙伸长会导致咬合干扰和功能障碍，给修复过程带来极大困难[18]。

正畸医生始终认为伸长的磨牙的正畸治疗极具挑战性，在考虑使用透明矫治器治疗时更是如此。主要因为这些牙齿的体积大，且需要良好的支抗控制使矫治力直接通过牙齿的阻抗中心。此外，磨牙压低是隐形矫治中较难预测的移动类型之一。近期的一篇文献显示，若计划最大磨牙压低量为0.5～1mm，则可以考虑使用透明矫治器[19]。

在此类情况下，将TADs的使用和正畸生物力学纳入无托槽隐形矫治计划，能够更好地控制牙移动，同时最大限度地减少副作用。为避免磨牙倾斜，需同时在颊侧和舌侧施力，且需要邻面间隙来实现压低。

因此，当计划使用透明矫治器压低伸长的磨牙，重点在于打开邻面间隙以允许压入性移动，设计邻面去釉并控制牙齿在移动的每个阶段与邻牙之间无摩擦。附件（矩形和水平附件）应置于邻牙以提供支抗，而不应置于需要压低的牙上。然而，若需要压低的牙齿位于最远端，则应在其颊侧设置一个附件。

TADs能够增加磨牙压低量，使其超过仅使用透明矫治器时的最大值（图14.9～图14.20）。在颊侧和腭侧各设计一颗支抗钉，可使其运动更可控，且对口腔医生而言更简便，结果可预测性更高[18]。根据Paccini[20]等的研究，对于单纯压低，一颗牙齿总共可使用3颗支抗钉。可以使用骨支抗，用弹性橡皮链或镍钛线圈将其与粘接在牙冠上的牵引扣相连接，在该情况下，应在透明矫治器上增加精密切割开窗。另一种选择是使用弹性橡皮链或其他弹性装置越过透明矫治器的𬌗面连接腭侧和颊侧的支抗钉。

一项使用TADs压低磨牙的有限元研究表明，单侧力会在根尖产生更高的应力，并有更多证据表明牙齿会向支抗钉方向倾斜；双侧力使应力分布更均匀，而不会导致牙齿倾斜。双侧压入技术可使压低过程中牙齿垂直移动，并可降低根尖吸收概率[21]。

颞下颌关节紊乱病患者的治疗

颞下颌关节紊乱病（Temporomandibular Disorders，TMD）是一组累及颞下颌关节（Temporomandibular Joints，TMJ）、咀嚼肌及相关组织的肌肉骨骼和神经肌肉疾病。目前的认知及循证文献未能证明各种咬合因素与TMD体征和症状之间的关系。TMD相关学说已从以牙和力学为基础的模式转变为生物-心理-社会医学模式，该模式包含了一系列与TMD的发生、维持和进展有关的生物、行为和社会因素。需要治疗的TMD通常是有症状的，目的是缓解疼痛、减轻肌肉和关节的负载、恢复功能、提高患者生活质量[22]。通常认为正畸既不会引发TMD，也不会治愈或缓解TMD[23]。

有病例报告显示，部分接受无托槽隐形矫治的患者会发生颌骨肌肉触痛和矫治器磨损[24]。一些临床医生推测出现磨损的原因可能是透明矫治器起到了𬌗垫的作用[25]。另一种更可信的假说认为这与反复紧咬牙的适应机制有关。患者可能通过紧咬透明矫治器来缓解正畸疼痛[26]。有研究显示，在矫治器开始加力后的8小时内反复咀嚼口香糖或塑料圆片可以减轻正畸痛。一些隐形矫治患者咀嚼和紧咬透明矫治器会导致矫治器磨损和肌肉触痛。因此，接受无托槽隐形矫治的患者可能会为了缓解正畸疼痛而反复紧咬，导致出现一过性的面部肌肉疼痛和TMD症状[26-27]。这是活动期TMD患者不应使用透明矫治器的原因。一般而言，在开始任何正畸治疗之前，都需要先治疗TMD。治疗不仅应针对生理症状，还应关注心理困扰和心理社会功能障碍[28]。TMD治疗的第一阶段针对症状和行为，包括患者健康教育、物理治疗、药物治疗、心理治疗（如认知行为治疗、压力管理和自我调节能力）、控制颞下颌关节负载，或使用TMD口内矫治器（根据问题清单决定）[29]。只有在症状得到控制，患者意识到TMD是周期性的，并获得适当的知情同意之后，才能计划开展正畸治疗。以下病例有助于说明TMD患者在第一个保守治疗阶段、疼痛缓解后可能采用的无托槽隐形矫治方案。

诊疗方案

有TMD病史的患者能够采用透明矫治器矫正牙齿的原因在于，它能够准确设计牙移动顺序，从而减少和预防早接触引起的咬合不适。此外，透明矫治器作为一种实物，至少能够在每天清醒时间段起到提醒患者避免紧咬牙的作用。由于患者可能通过不自主地紧咬牙来缓解正畸疼痛，所以应从正畸治疗的最早期阶段就设计小范围牙移动，以尽可能减少正畸疼痛。

病例摘要

一位28岁的女性患者，前牙开殆，下中线及下颌左偏，左侧尖牙Ⅱ类关系，右侧尖牙Ⅰ类关系。此外，下牙弓存在间隙，且存在后牙固定修复体（图14.21）。患者有TMD病史，伴有太阳穴区域头痛、颈部和背部疼痛。以上症状均通过物理治疗、认知行为治疗和药物治疗得到控制，于疼痛缓解后制订了治疗方案。

全景片显示下牙弓存在邻间隙，且两颗下颌第一磨牙缺失后进行了固定桥修复（图14.22）。CBCT显示右侧髁突前移位（图14.23）。

多学科治疗的第一步是由修复医生在正中关系位制作再定位殆垫，稳定下颌位置，继而在该位置用临时修复体替换旧的修复体[25]（图14.24～图14.26）。

将临时桥固定之后，进行口内扫描，开始无托槽隐形矫治。模拟治疗计划如图14.27和图14.28。

治疗第一阶段计划使用28副透明矫治器，每5天更

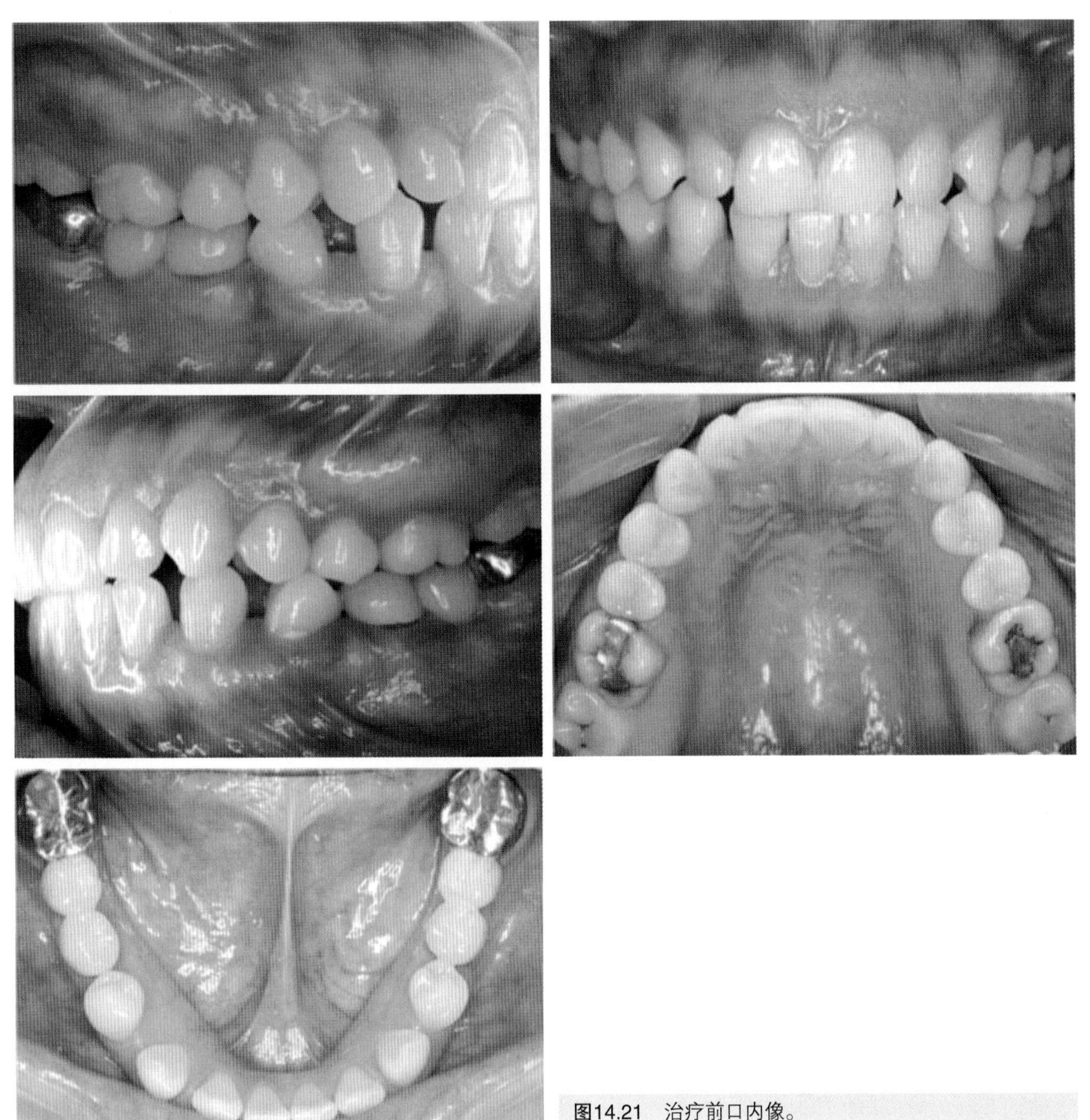

图14.21 治疗前口内像。

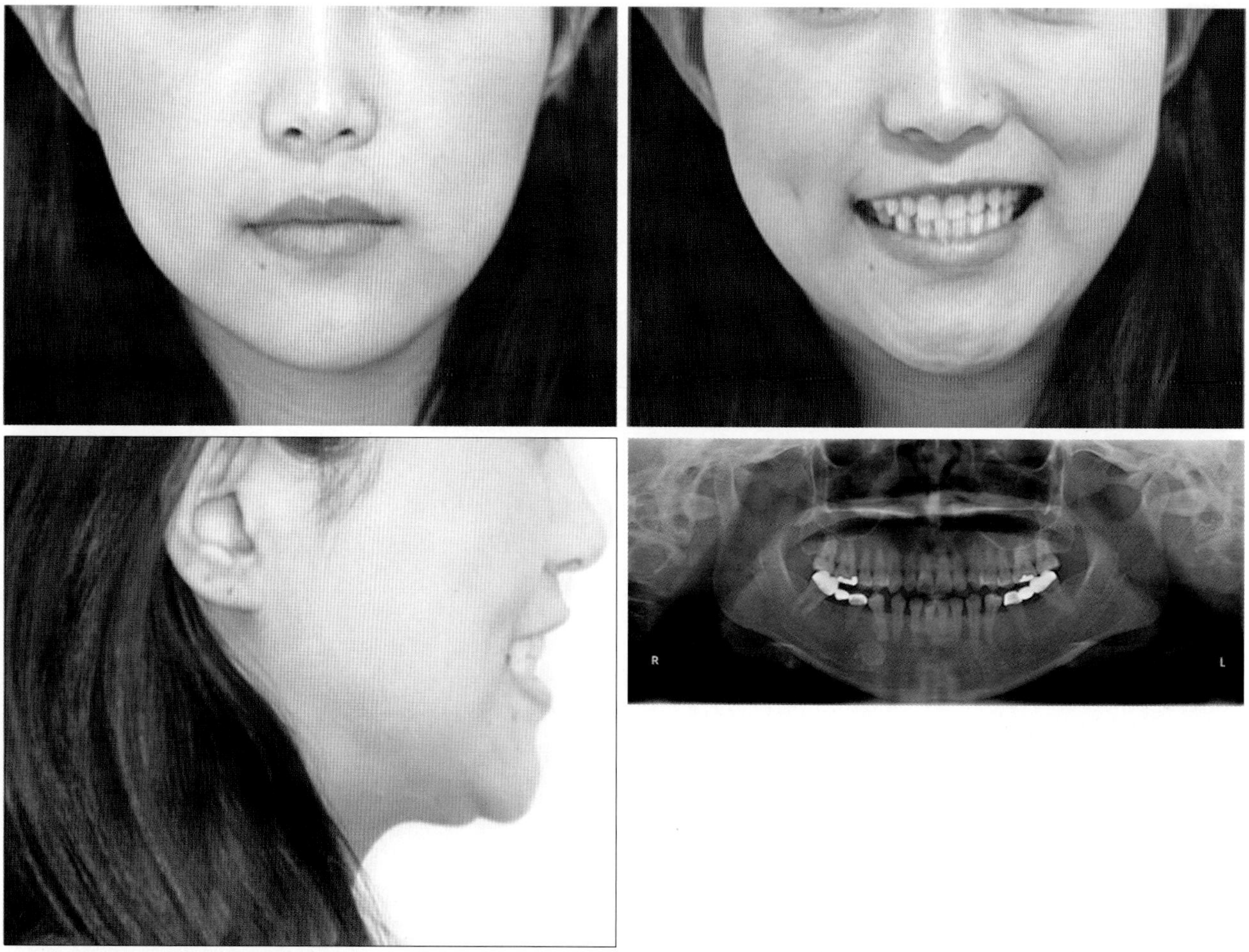

图14.22　治疗前口外像和全景片。

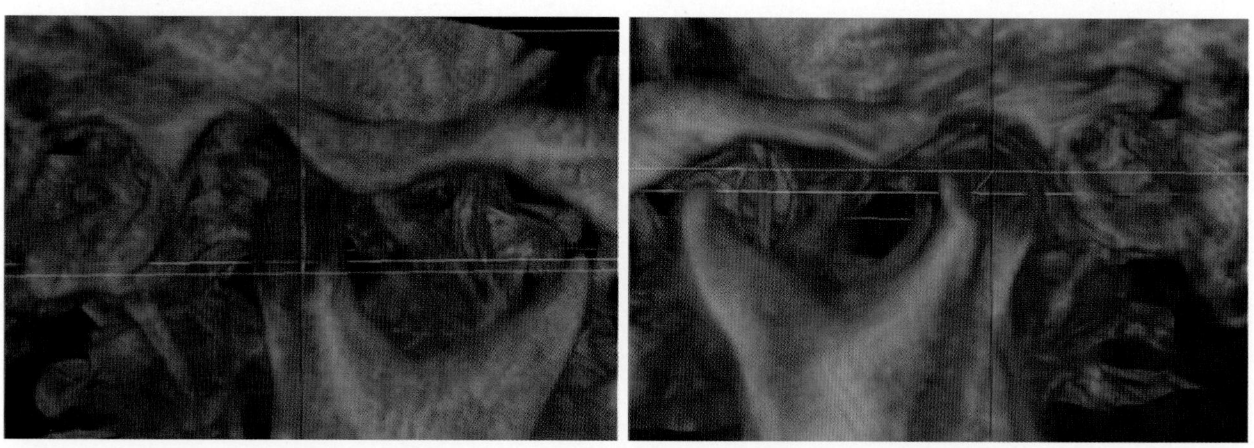

图14.23　治疗前CBCT扫描显示髁突位置不对称。

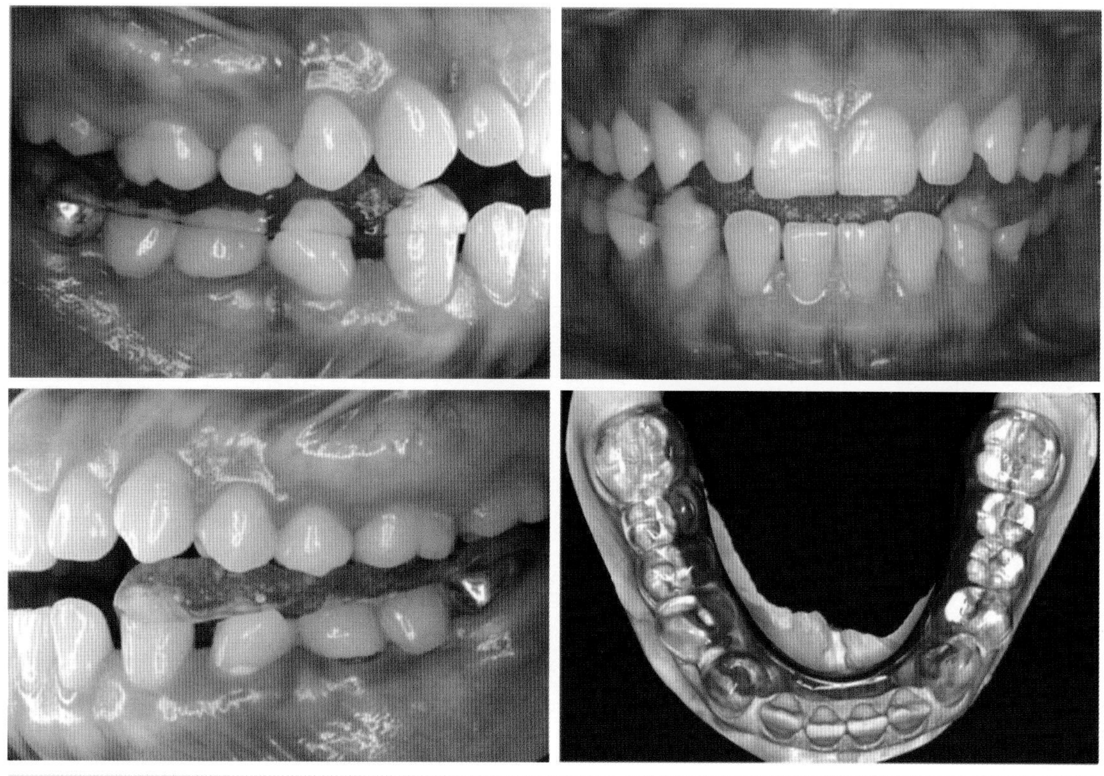

图14.24 下颌殆垫。

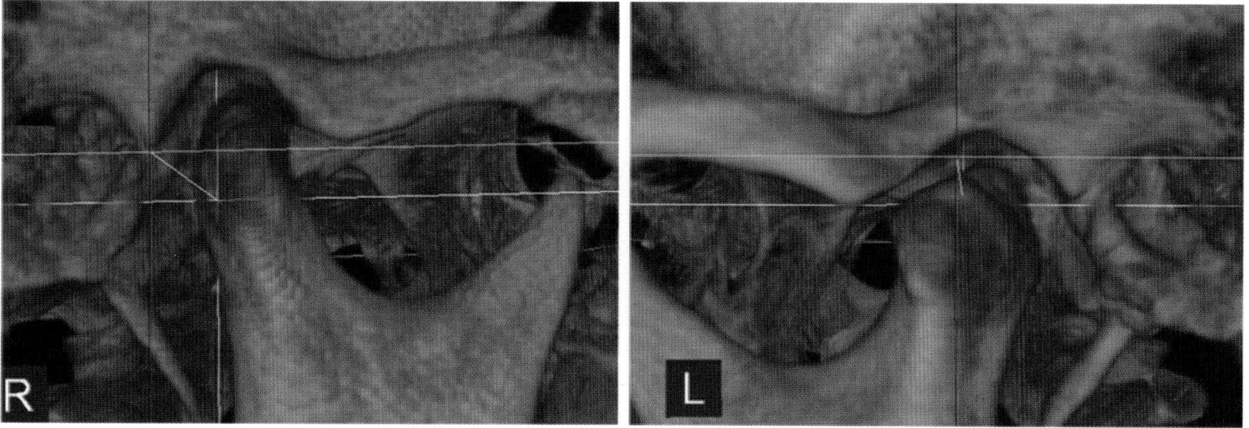

图14.25 CBCT扫描显示由于殆垫的作用，髁突复位。

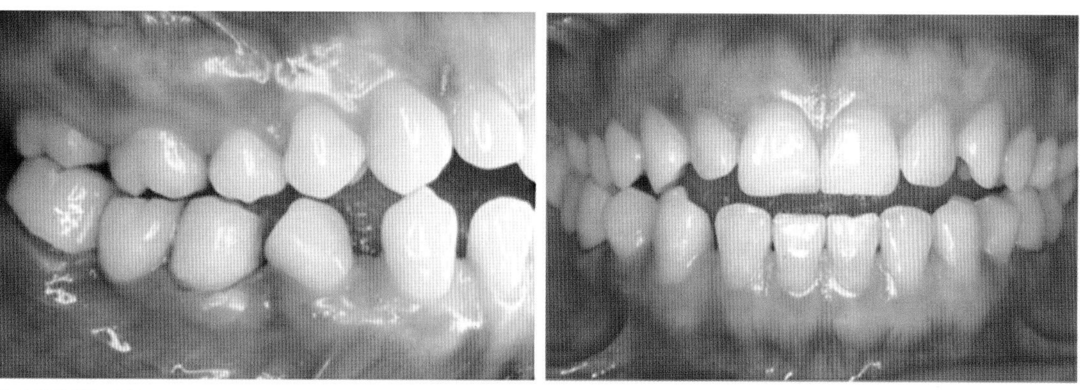

图14.26 用于在正畸治疗期间保持新的下颌位置的亚克力临时冠。

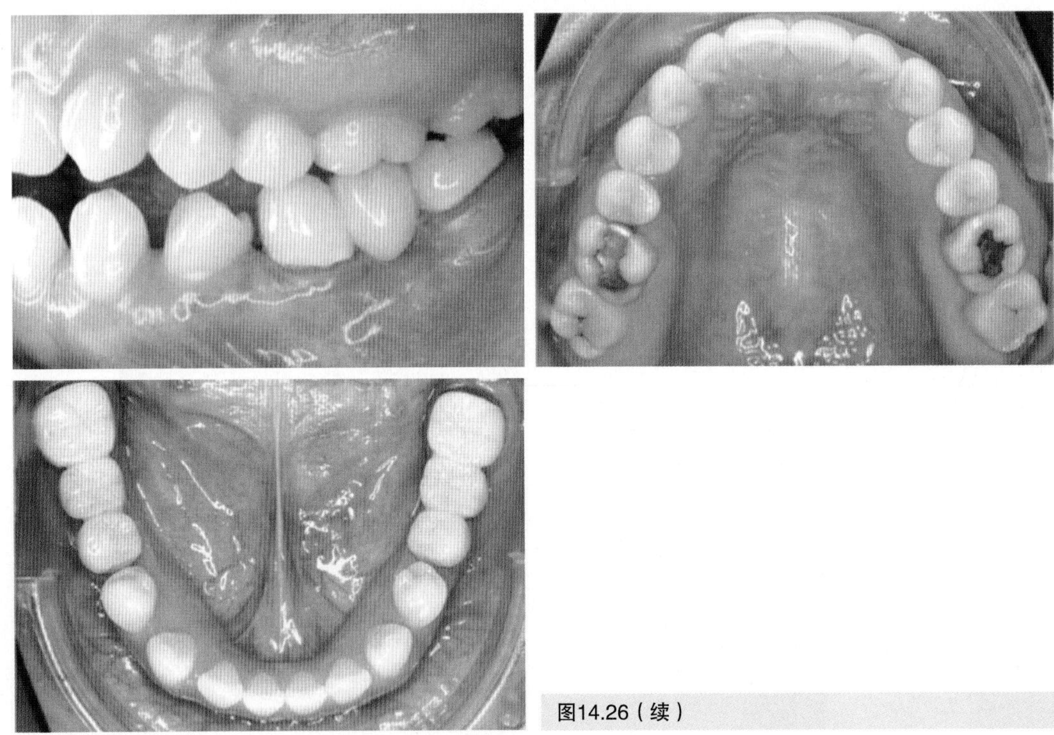

图14.26（续）

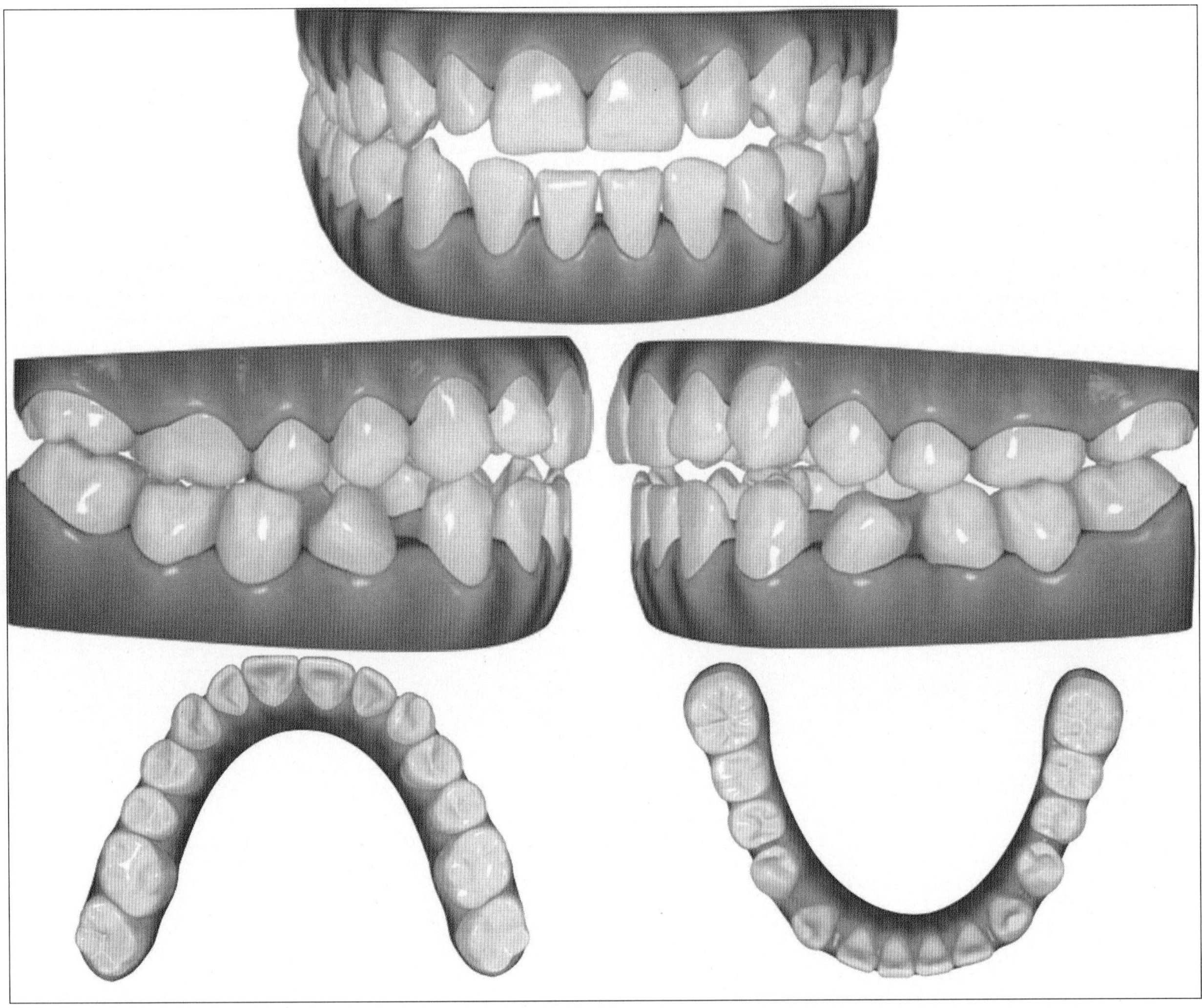

图14.27 治疗前的ClinCheck图像。

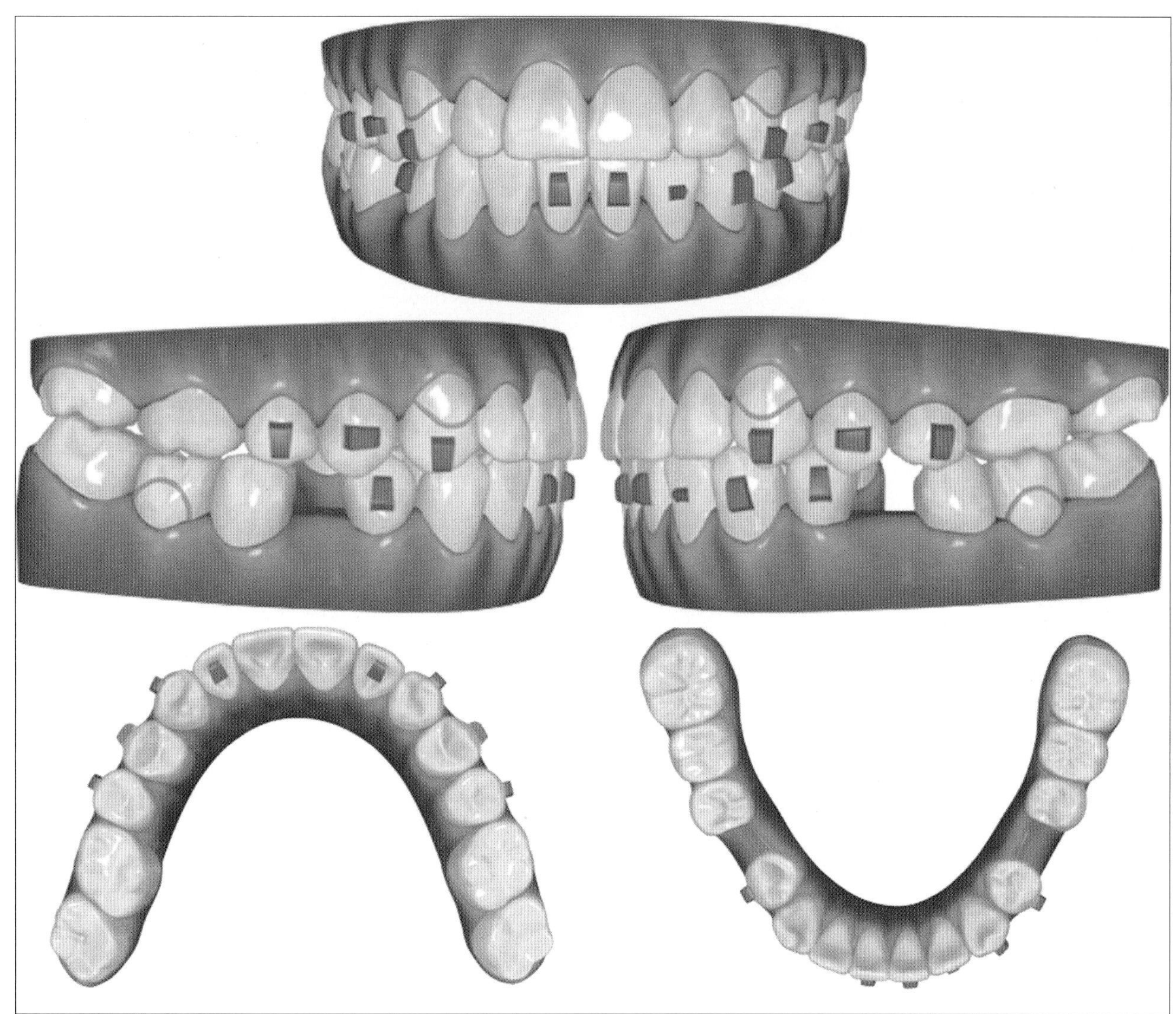

图14.28　第一次ClinCheck的目标位。

换一副，6个月内结束（由Acceledent Aura，OrthoAccel Inc.，OrthoAccel Inc.，Bellair，TX，USA提供了额外振动力）。图14.29显示第一阶段治疗结束后的口内像。为完成正畸治疗，拆除了下颌左、右侧固定桥，并进行了新的口内扫描，以设计正畸治疗最后阶段所需的生物力学。然后，设计了44副透明矫治器，每5～7天更换一副，在14个月内结束治疗。此阶段同样使用了额外的振动力（图14.30和图14.31）。

获得第一磨牙种植体的植入间隙（图14.32和图14.33）。

治疗后照片显示，患者中线对齐且建立了功能咬合，具有良好的美学效果（图14.34和图14.35）。

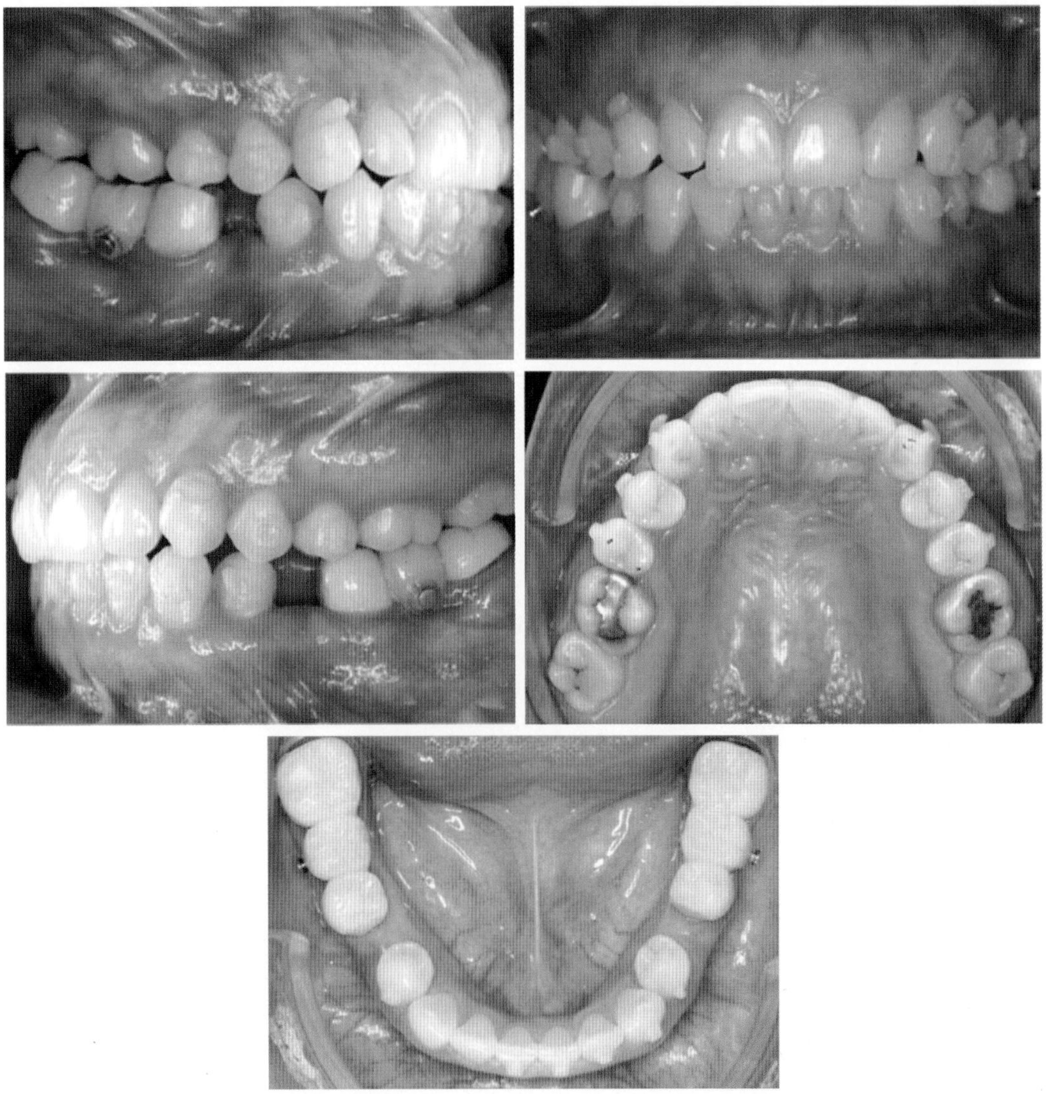

图14.29 无托槽隐形矫治第一阶段治疗结束后的口内像。

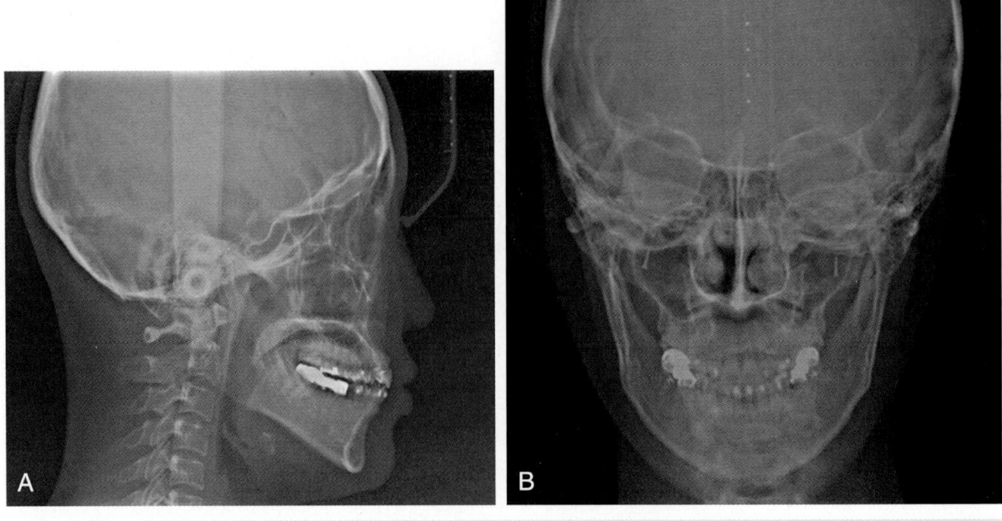

图14.30 无托槽隐形矫治第一阶段治疗后X线头颅侧位片（A）和X线后前位片（B）。

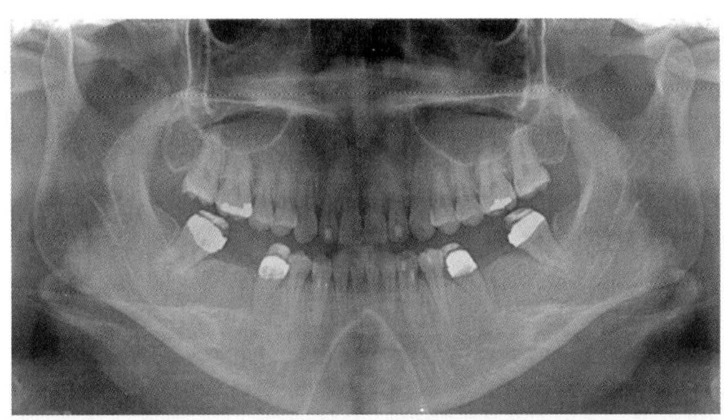

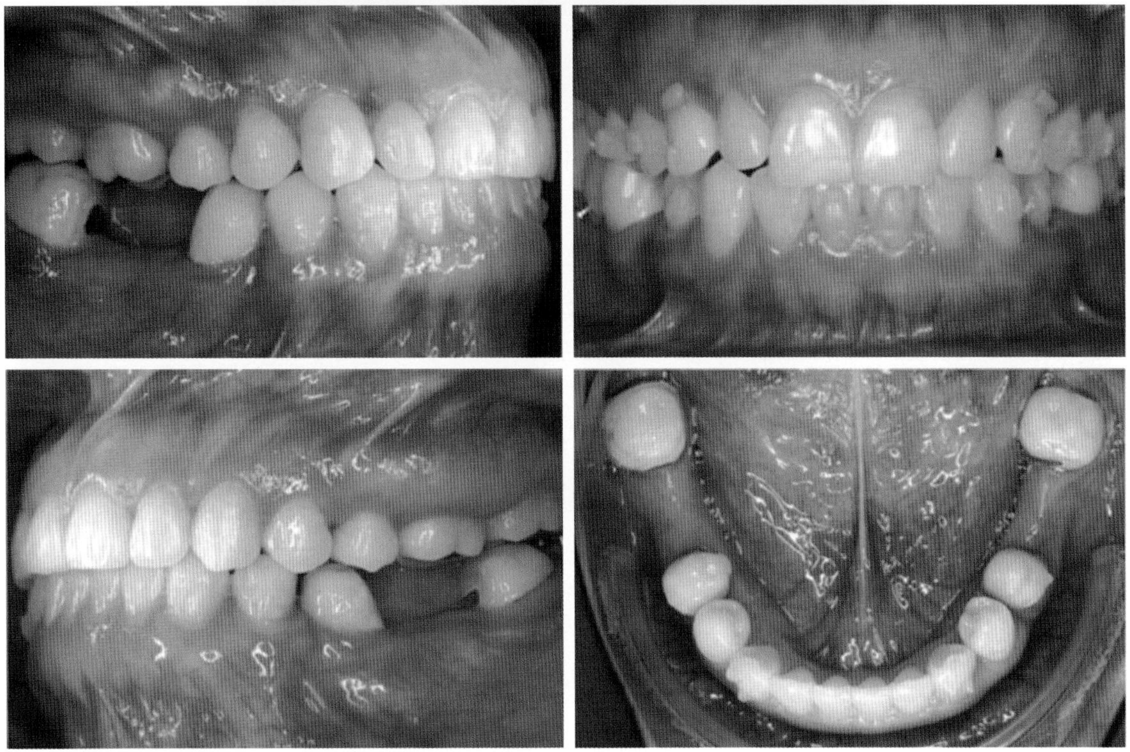

图14.31　无托槽隐形矫治第二阶段治疗结束后的口内像。

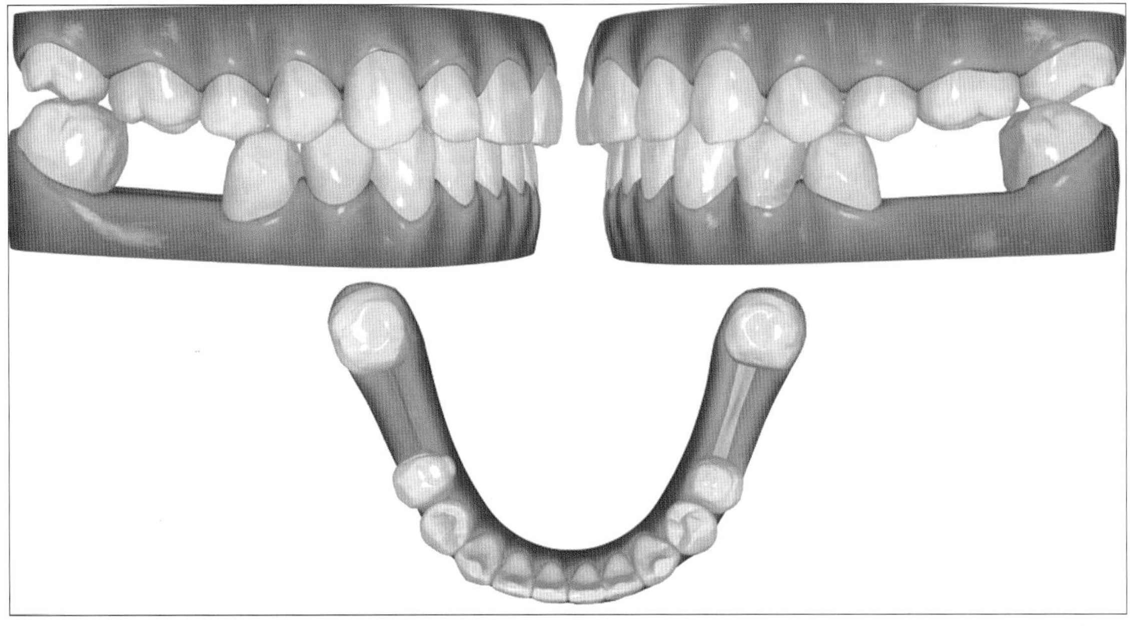

图14.32　第二次ClinCheck的目标位。

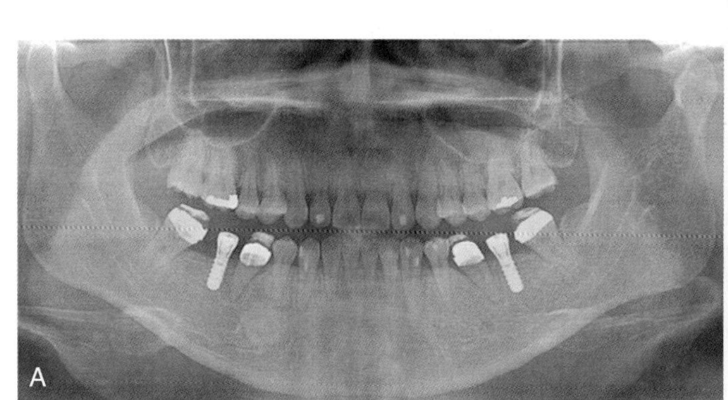

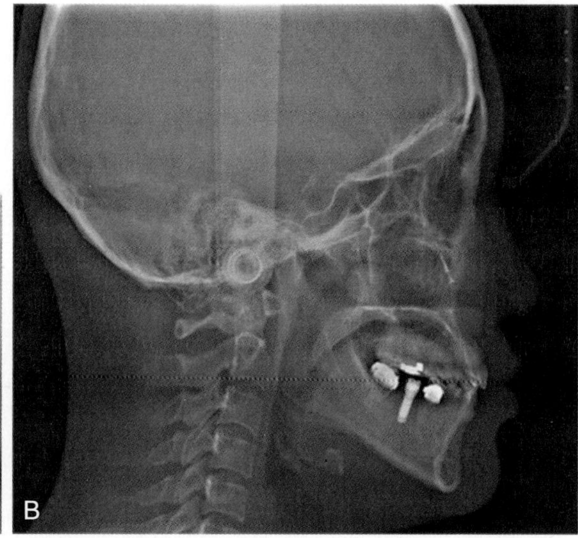

图14.33　治疗后全景片（A）和X线头颅侧位片（B）。

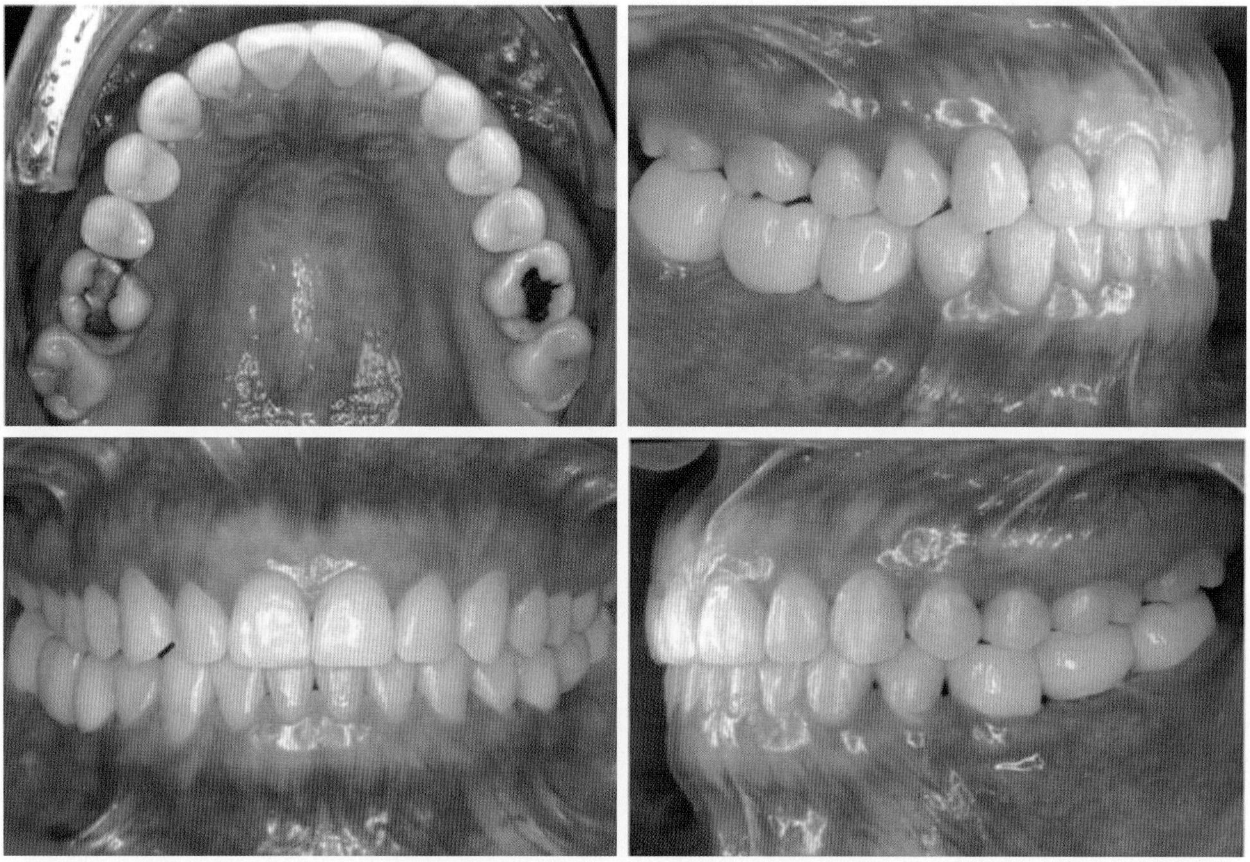

图14.34　治疗后口内像显示下颌种植体和最终修复体。

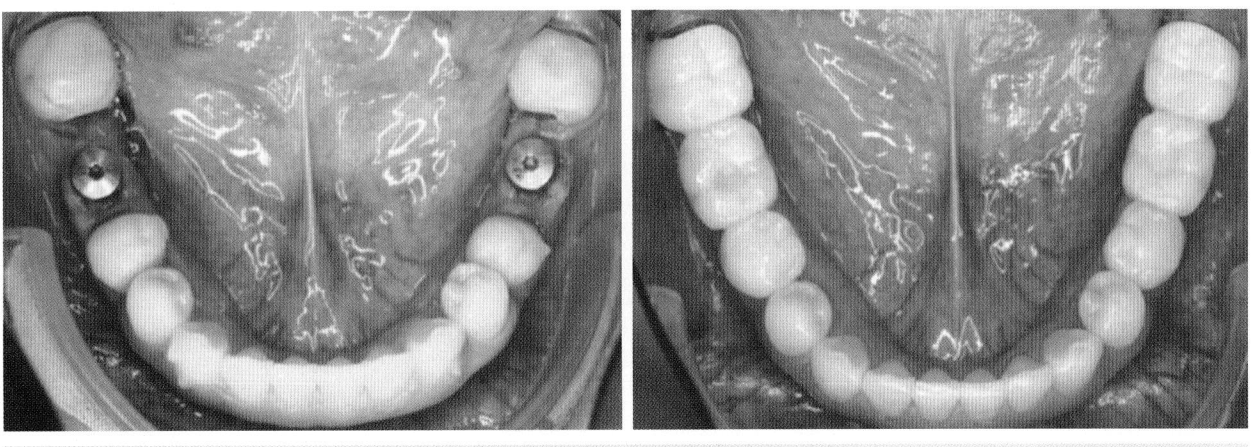

图14.34（续）

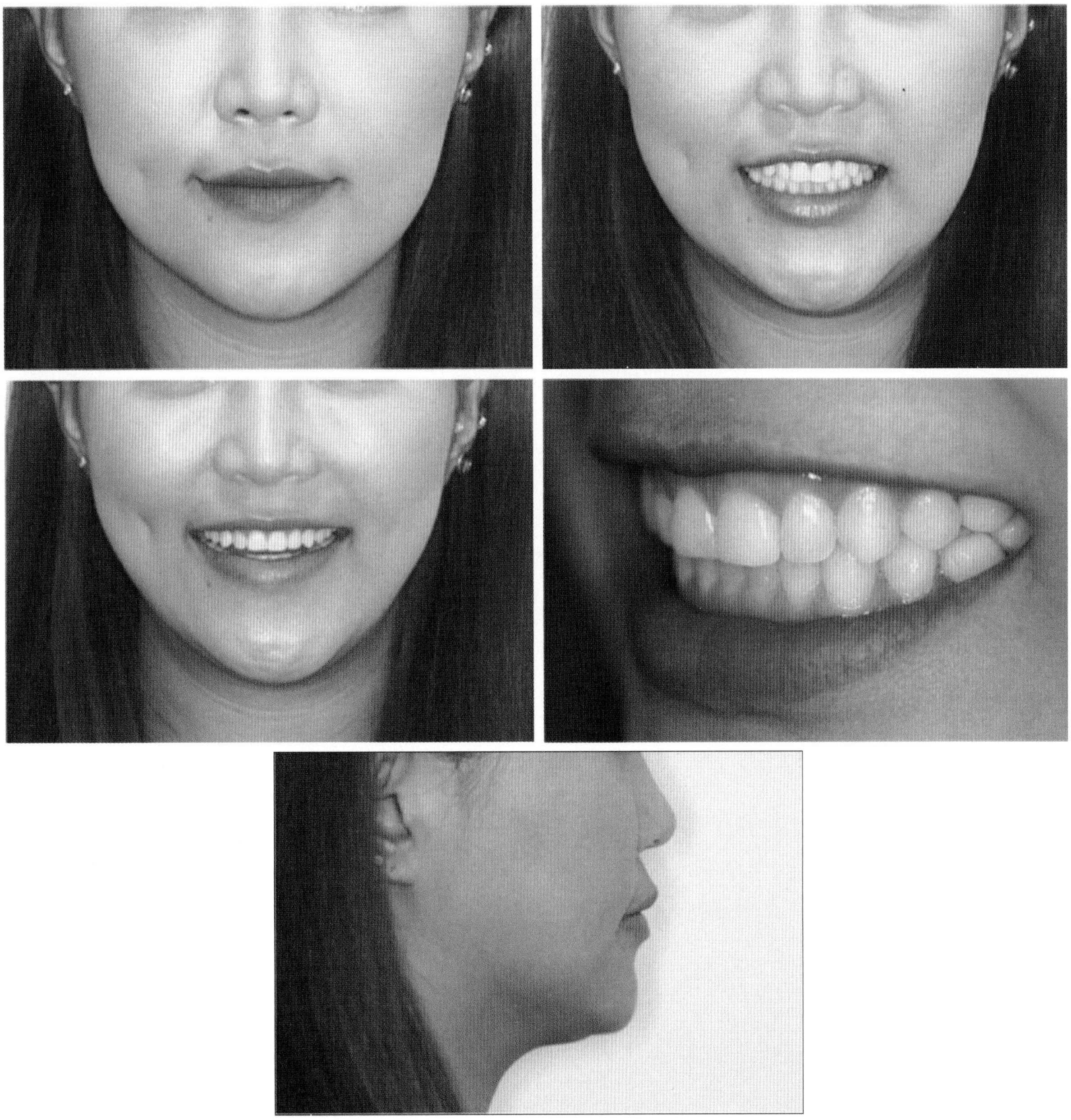

图14.35 治疗后口外像。

（罗婷，赵婷婷，花放，贺红，审校）

参考文献

[1] American Association of Orthodontists. Adult orthodontics. https://www.aaoinfo.org/_/adult-orthodontics. Accessed February 27, 2021.

[2] Nattrass C, Sandy JR. Adult orthodontics: a review. Br J Orthod. 1995;22:331-337.

[3] Hamdan AM. The relationship between patient, parent and clinician perceived need and normative orthodontic treatment need. Eur J Orthod. 2004;26:265-271.

[4] Gosney MB. An investigation some of the factors influencing the desire for orthodontic treatment. Br J Orthod. 1986;13:87-94.

[5] Parrini S, Rossini G, Castroflorio T, et al. Laypeople's perceptions of frontal smile esthetics: a systematic review. Am J Orthod Dentofacial Orthop. 2016;150:740-750.

[6] Kokich VG, Spear FM. Guidelines for managing the orthodontic-restorative patient. Semin Orthod. 1997;3:3-20.

[7] Sanama Y. The link between orthodontics and prosthetics. In: Melsen B, ed. Adult Orthodontics. Chichester, UK: Blackwell Pub Ltd; 2012.

[8] de Avila ÉD, de Molon RS, de Assis Mollo Jr F, et al. Multidisciplinary approach for the aesthetic treatment of maxillary lateral incisors agenesis: thinking about implants? Oral Surg Oral Med Oral Pathol Oral Radiol. 2012;114(5):e22-e28.

[9] Kokich VG. Maxillary lateral incisor implants: planning with the aid of orthodontics. Tex Dent J. 2007;124:388-398.

[10] Samoto H, Vlaskalic V. A customized staging procedure to improve the predictability of space closure with sequential aligners. J Clin Orthod. 2014;48:359-367.

[11] Magne P, Belser U. Natural oral esthetics. In: Bonded Porcelain Restorations in the Anterior Dentition: A Biomimetic Approach. 1st ed. Qunitessence Pub; 2010:57-98.

[12] Coachman C, Calamita M. Digital smile design: a tool for treatment planning and communication in esthetic dentistry. Quintessence Dent Technol. 2012;35:103-111.

[13] Olsen TM, Kokich Sr VG. Postorthodontic root approximation after opening space for maxillary lateral incisor implants. Am J Orthod Dentofacial Orthop. 2010;137:158.e1; discussion 158-159.

[14] Magkavali-Trikka P, Emmanouilidis G, Papadopoulos MA. Mandibular molar uprighting using orthodontic miniscrew implants: a systematic review. Prog Orthod. 2018;19:1.

[15] Zachrisson BU, Bantleon HP. Optimal mechanics for mandibular molar uprighting. World J Orthod. 2005;6:80-87.

[16] Phan X, Ling PH. Clinical limitations of Invisalign. J Can Dent Assoc. 2007;73:263-266.

[17] Brezniak N. The clear plastic appliance: a biomechanical point of view. Angle Orthod. 2008;78:381-382.

[18] Taffarel IP, Meira TM, Guimarães LK, et al. Biomechanics for orthodontic intrusion of severely extruded maxillary molars for functional prosthetic rehabilitation. Case Rep Dent. 2019;15:8246129.

[19] Weir T. Clear aligners in orthodontic treatment. Aust Dent J. 2017;62(suppl 1):58-62.

[20] Paccini JV, Cotrim-Ferreira FA, Ferreira FV, et al. Efficiency of two protocols for maxillary molar intrusion with mini-implants. Dental Press J Orthod. 2016;21:56-66.

[21] Sugii MM, Barreto BC, Francisco Vieira-Júnior W, et al. Extruded upper first molar intrusion: comparison between unilateral and bilateral miniscrew anchorage. Dental Press J Orthod. 2018;23:63-70.

[22] Kandasamy S, Rinchuse DJ. Orthodontics and TMD. In: Kandasamy S, Greene CS, Rinchuse DJ, et al., eds. TMD and Orthodontics. A Clinical Guide for the Orthodontist. Springer Pub; 2015:81-95.

[23] Manfredini D, Stellini E, Gracco A, et al. Orthodontics is temporomandibular disorder-neutral. Angle Orthod. 2016;86:649-654.

[24] Boyd RL. Esthetic orthodontic treatment using the Invisalign appliance for moderate to complex malocclusions. J Dent Educ. 2008;72:948-967.

[25] Schupp W, Haubrich J, Neumann I. Invisalign treatment of patients with craniomandibular disorders. Int Orthod. 2010;8:253-267.

[26] Tran J, Lou T, Nebiolo B, et al. Impact of clear aligner therapy on tooth pain and masticatory muscle soreness. J Oral Rehabil. 2020;47:1521-1529.

[27] Lou T, Tran J, Castroflorio T, et al. Evaluation of masticatory muscle response to clear aligner therapy using ambulatory electromyographic recording. Am J Orthod Dentofacial Orthop. 2021;159:e25-e33.

[28] Ohrbach R. Disability assessment in temporomandibular disorders and masticatory system rehabilitation. J Oral Rehabil. 2010;37:452-480.

[29] Greene CS, Rinchuse DJ, Kandasamy S, et al. Management of TMD signs and symptoms in the orthodontic practice. In: Kandasamy S, Greene CS, Rinchuse DJ, et al., eds. TMD and Orthodontics. A Clinical Guide for the Orthodontist. Springer Pub; 2015:119-124.

[30] Giancotti A, Germano F, Muzzi F, et al. A miniscrew-supported intrusion auxiliary for open-bite treatment with Invisalign. J Clin Orthod. 2014;48:348-358.

第15章 隐形矫治与不依赖患者配合的上颌磨牙远移装置联用矫治Ⅱ类错殆畸形

Noncompliance Upper Molar Distalization and Aligner Treatment for Correction of Class II Malocclusions

BENEDICT WILMES, JÖRG SCHWARZE

隐形矫治中上颌磨牙的远中移动

对于覆盖较大和/或前牙拥挤的安氏Ⅱ类错殆畸形患者，上颌磨牙远中移动是临床上常见的矫治方式之一。目前，越来越多的医生选择对患者配合度要求较低的口内装置来实现磨牙的远中移动。然而，大部分牙支持式上颌磨牙远移装置容易造成支抗丧失，导致上颌切牙唇倾，其发生率为24%～55%[1]。透明矫治器治疗实现高度可预测的牙齿整体移动是极具挑战性的。因此，单纯通过透明矫治器来实现磨牙远移也是较为困难的。虽然目前已有有限的文献支持通过隐形矫治可以实现2.5mm以内的上颌磨牙远中移动[2]，但其治疗时间非常长，且需要在磨牙序列远移阶段戴用Ⅱ类牵引，这需要患者的高度配合[3]。此外，还应该考虑到Ⅱ类牵引的不良后果，包括下颌支抗牙的近中移动等。

近年来，支抗钉已被应用到磨牙远移装置的设计中来，以尽可能减小支抗丧失和Ⅱ类牵引的使用[4-5]。支抗钉的外科手术植入创伤极小，易于与其他生物力学手段结合使用，且具有较高的性价比[6-8]。目前已有多种支抗钉支持式磨牙远移装置出现。由于解剖结构的原因（骨质问题和软组织较厚），磨牙后区并不适合于支抗钉的植入[9]。此外，对于需要磨牙远移的病例，植入在牙槽突的支抗钉位于牙齿移动的轨道上，相较于植入在腭前部，会导致更高的失败率，因此牙槽突也并不是合适的植入区域[10]。相比之下，腭皱襞后方的腭前部（T区[11]）是磨牙远移病例植入支抗钉较为理想的区域，不会导致支抗丧失和上切牙唇倾。此外，腭前部骨质良好，附着黏膜组织较薄，植入支抗钉损伤牙根概率较低，而成功率较高[9]。与将微种植体植入于根间位置的矫治方式相比，植入于腭部的支抗钉不在牙齿移动轨道上，磨牙可以远移，且前磨牙在牙间纤维的作用下可以自由地移向远中。在T区，支抗钉可以植入在中线，或靠近中线两侧[11]，两种植入位置都具有相似的稳定性[12]。

Beneslider矫治器的临床应用和原理

Beneslider矫治器[13-15]是一种上颌磨牙远移装置，利用植入于腭前部的支抗钉实现磨牙远移，支抗钉一般为位于腭中线上的一颗或腭中线两侧的两颗（图15.1）。通过调整1.1mm粗的不锈钢丝的角度，可以同时实现两侧磨牙的压低或伸长[16-18]。远移的作用力通过舌侧鞘传递至磨牙。粘接舌侧鞘的优势在于其美观性，而且不会因为磨牙带环的存在而影响透明矫治器的适应性和贴合度。透明矫治器可以覆盖这一连接区域（图15.2），或在此区域开窗（舌钮开窗）（图15.3）。

Beneslider矫治器的优点还在于它并不需要记录口内印模，不需要间接的技工室操作，例如焊接或钎焊，可以直接在口内安装。不过，临床医生也可以选择通过托盘和Benefit配套技工零件记录口内印模，并转移临床记录到石膏模型上。

在磨牙远移完成后，可以通过结扎丝结扎（图15.2）或移除弹簧（图15.3）的方式将处于加力状态的Beneslider矫治器转换为被动的磨牙支抗装置。其主要目的是在内收上颌前牙时稳定上颌磨牙。根据我们的临床经验，Beneslider矫治器与透明矫治器联用时常采取双期矫治的方式[16]：第一期为磨牙远移阶段，第二期为通过透明矫治器进行咬合的精细调整。这种双期矫治的方法需要在远移完成后记录口内印模或进行口内扫描。为缩短治疗时间，我们如今推荐在借助Beneslider矫治器实现磨牙远移的同时戴用透明矫治器。对于这种单期矫治方法，口内印模需要在磨牙远

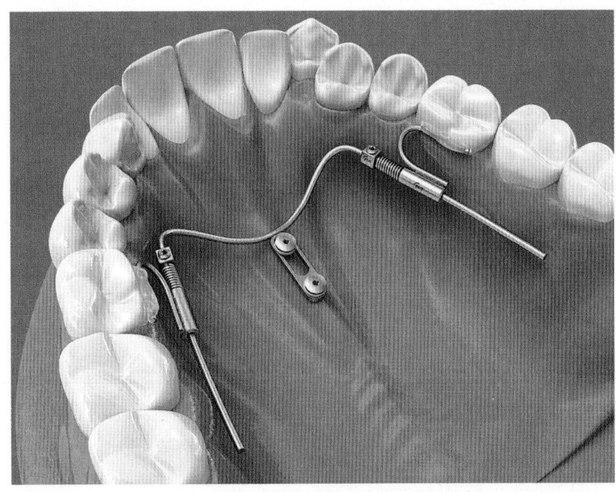

图15.1 基于一颗或两颗带有可更换基台支抗钉的Beneslider矫治器。

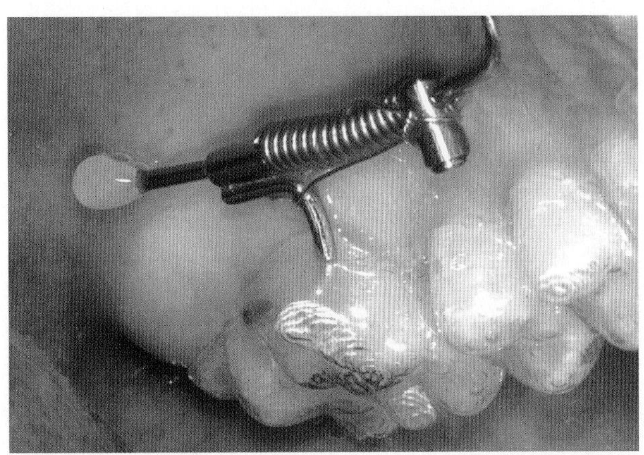

图15.2 透明矫治器可以覆盖连接部分，形成一个巨大的附件。远移完成后，通过结扎丝结扎将加力状态的Beneslider矫治器转换为被动支抗装置。

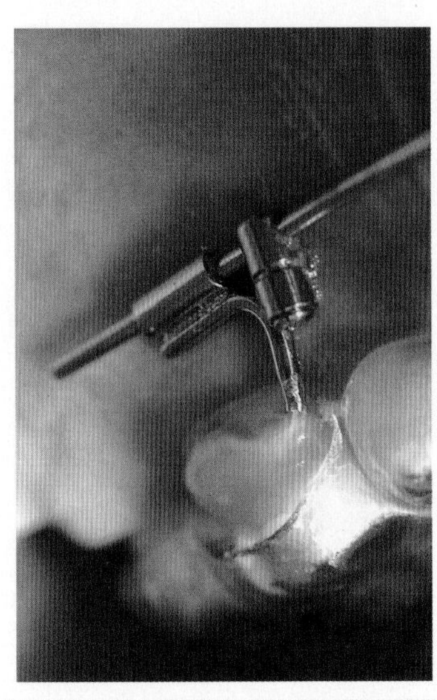

图15.3 透明矫治器在连接区开窗（舌钮开窗）。通过移除弹簧将加力状态的Beneslider矫治器转换为被动支抗装置。

移开始前获得，并且需要在隐形矫治数字化软件中模拟Benslider矫治器预期产生的牙齿移动。这种远移过程可以是磨牙序列远移，也可以是上牙列的整体后移，这是由于牙间纤维的伸展使上颌前牙同时出现远中漂移。

若矫治器材料包裹Beneslider矫治器与磨牙的连接部分（图15.2），那么隐形矫治所需要的口内印模应该在安装Beneslider矫治器完成后进行。在戴用透明矫治器前不对Beneslider矫治器加力。如果设计矫治器在连接部分开窗（图15.3），则口内印模在Beneslider矫治器安装前或安装后取得都是可以的。远移的作用力可以施加在上颌第一磨牙或第二磨牙上。根据我们的临床经验，施加在第一磨牙上的远移力效果更好，这是因为直接施加在第二磨牙上的矫治力常导致第二磨牙的过早地远中移动，进而导致矫治器容易发生脱轨，而当第一磨牙与Beneslider矫治器相连接时，这种情况往往发生较少。

临床病例

一位39岁的女性患者，安氏Ⅱ类错𬌗畸形，前牙拥挤（图15.4；表15.1）。上牙列牙齿整体近中移位，特别是左侧。由于右侧下颌第二磨牙缺失，上颌第二磨牙伸长。

患者不满意其上前牙前突，要求不拔牙隐形矫治。在腭前部植入两枚Benefit支抗钉（图15.5A），然后安装Beneslider矫治器（图15.5B），弹簧暂不加力。为同时远移和压低右侧上颌第二磨牙，将Beneslider引导丝向根方弯曲（图15.5B）[17]。然后口内扫描，制作透明矫治器（Invisalign，Align Technology，Inc.）。

使用隐形矫治软件（如ClinCheck）设计的磨牙移动必须与Beneslider矫治器引导丝方向一致，包括第一象限垂直方向上的压低移动。在远移过程中，不可设计磨牙的去扭转和竖直移动（图15.5C）。在这个病例中，我们选择磨牙序列远移的方案。设计透明矫治器覆盖连接区域（图15.6）。透明矫治器戴用后，通过加力锁将240g的镍钛弹簧推向远中并固定以使Beneslider矫治器处于加力状态（图15.6）。上颌磨牙大约远移4～5mm。患者对矫治器较为适应，未报告戴用不适。治疗5个月后，全景片显示所有上颌后牙实现了远中向整体移动（图15.7）。

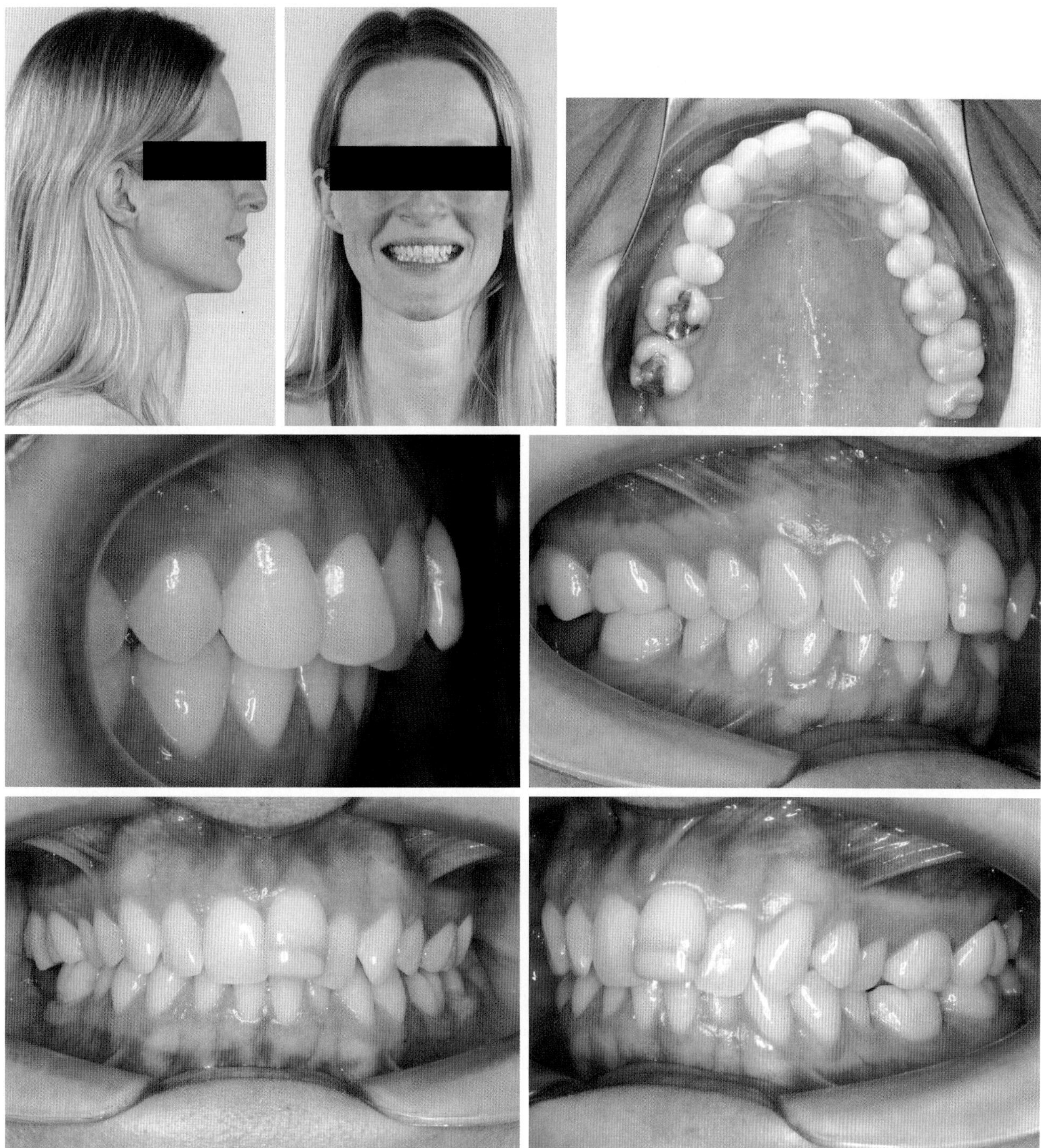

图15.4　患者女，37岁，安氏Ⅱ类错𬌗畸形，前牙拥挤，深覆𬌗。

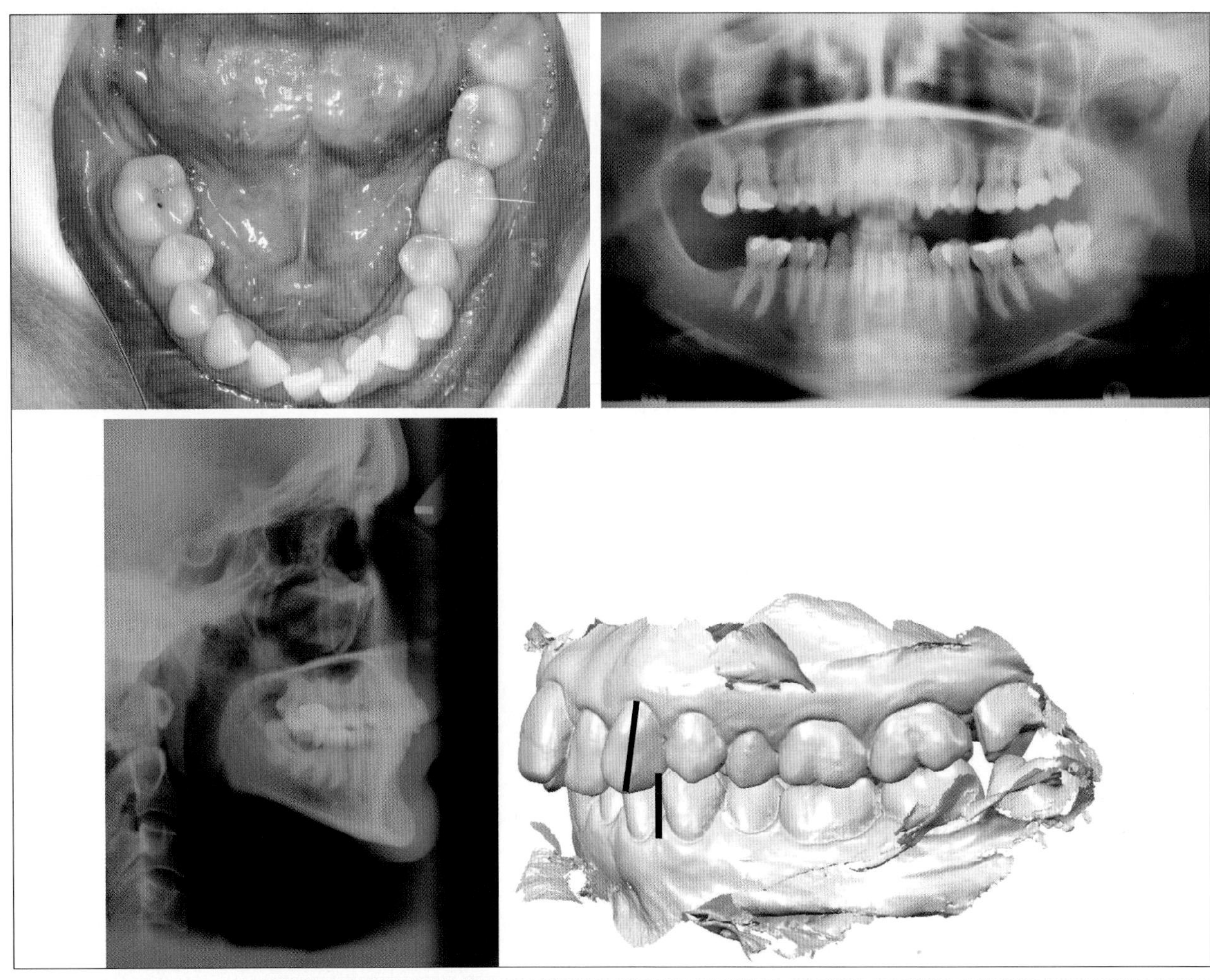

图15.4（续）

表15.1 头影测量总结

	治疗前	治疗后
NSBa	123.9°	124.5°
NL–NSL	7.9°	6.3°
ML–NSL	35.0°	38.3°
ML–NL	27.2°	32.1°
SNA	80.5°	78.5°
SNB	76.2°	74.0°
ANB	4.3°	4.6°
Wits	3.7mm	2.6mm
U1–NL	117.6°	106.6°
L1–ML	93.3°	94.5°
U1–L1	121.9°	126.8°
覆盖	6.1mm	3.9mm
覆殆	2.0mm	1.6mm

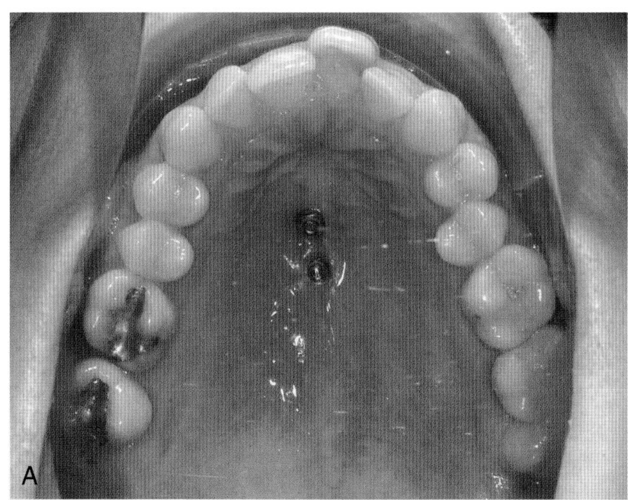
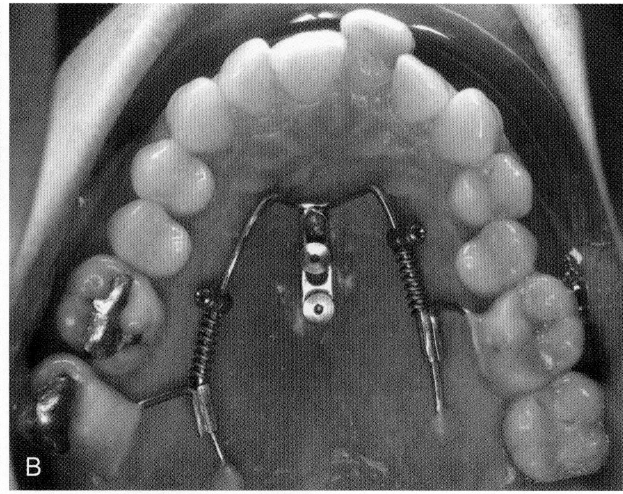
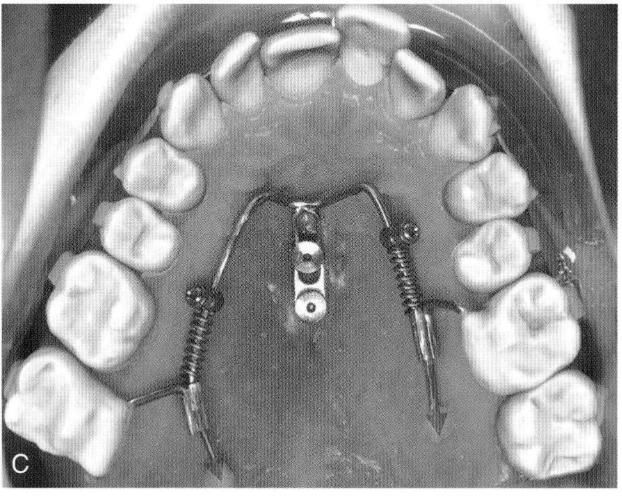

图15.5　在腭前部植入两枚Benefit支抗钉（A），并安装Beneslider矫治器（B）。上牙弓口内像与ClinCheck的重叠图，显示了期望的牙齿移动方向（C）。

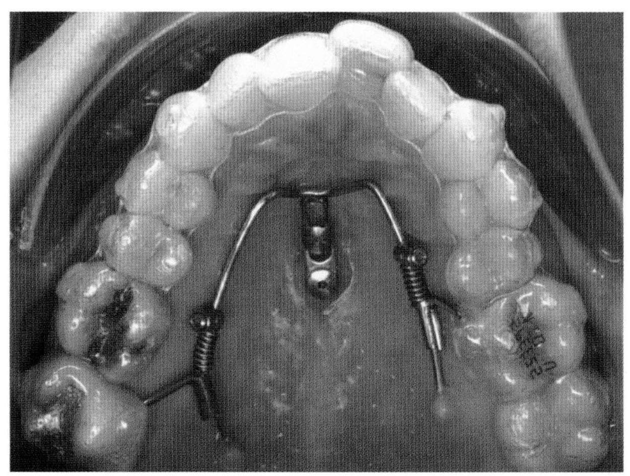

图15.6　戴用透明矫治器后，通过将弹簧推向远中以实现Beneslider矫治器的加力。Beneslider矫治器连接区域被透明矫治器覆盖（形成“大附件”）。

在复诊监控期间，可见磨牙和前磨牙间的散在间隙，提示正在实现磨牙序列远移（图15.8～图15.11）。当上颌磨牙远移达到安氏Ⅰ类关系时，通过结扎丝将加力锁与舌侧鞘之间结扎，以结束Beneslider矫治器的加力过程（图15.12；另见图15.10和图15.11）。此时Beneslider矫治器由远移装置转变为磨牙支抗装置。待所有间隙向远中关闭完成后，去除Beneslider矫治器，重新口内扫描以进行精调和磨牙的去扭转。最终，所有治疗在19个月完成，在无须局部麻醉的情况下，去除腭前部支抗钉（图15.13）。头颅侧位片重叠显示上切牙内收明显（U1-NL从117.1°减少至106.6°）（图15.14），患者对治疗效果非常满意。

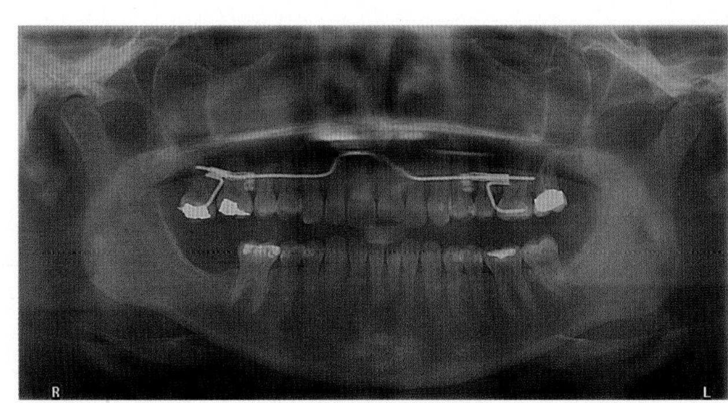

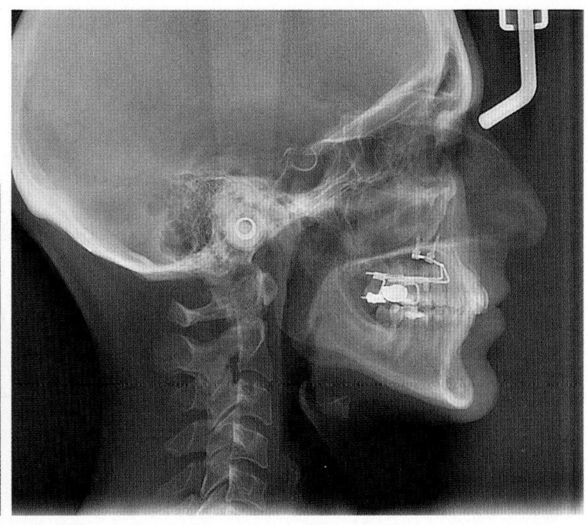

图15.7 治疗5个月后全景片和X线头颅侧位片。

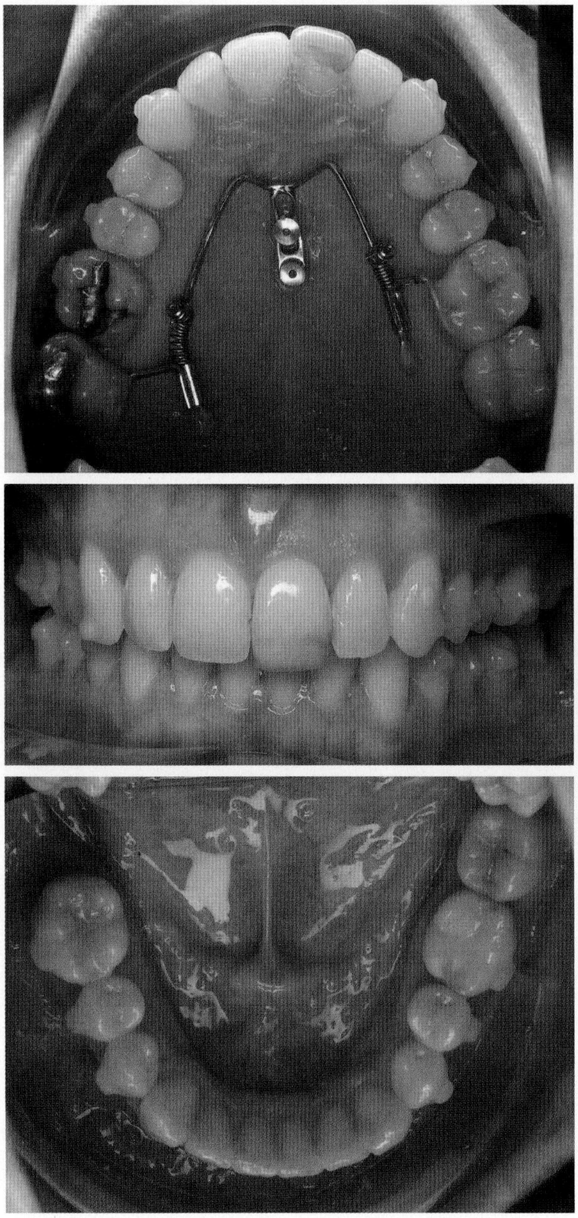

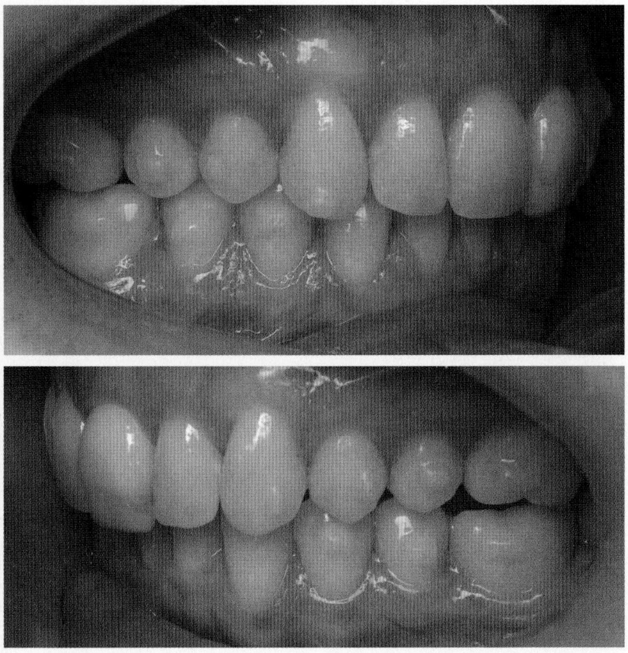

图15.8 治疗8个月后的口内像。

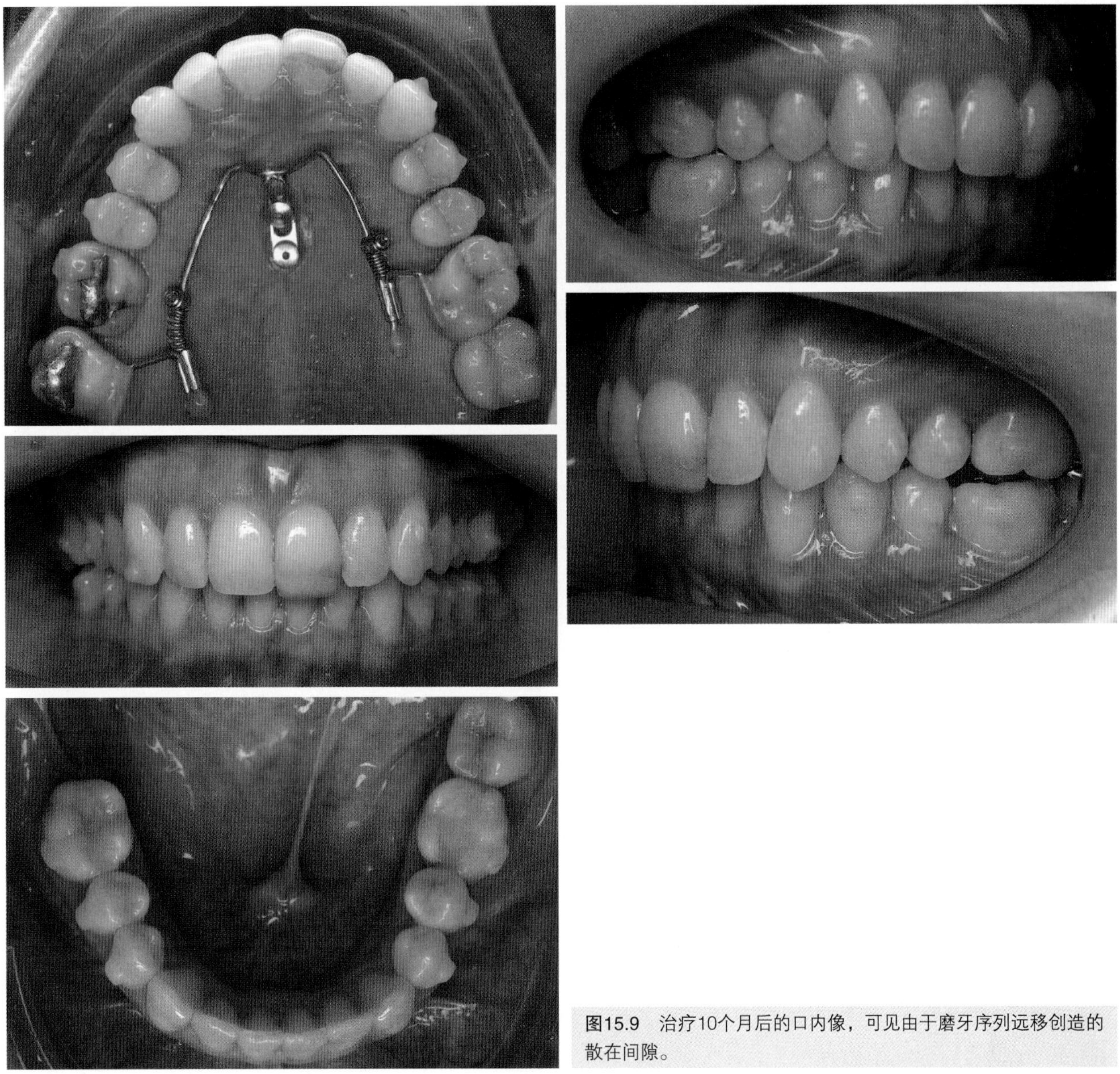

图15.9 治疗10个月后的口内像，可见由于磨牙序列远移创造的散在间隙。

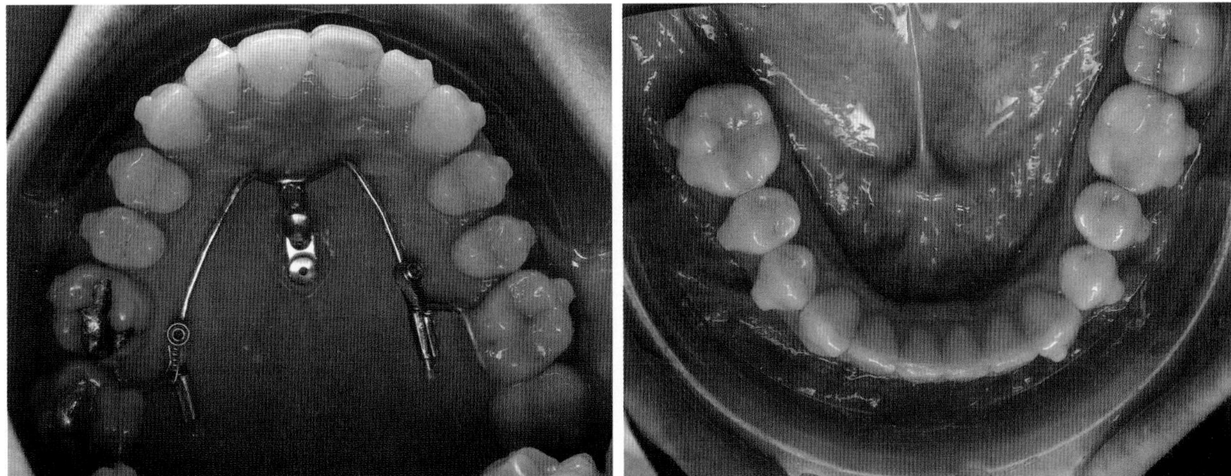

图15.10 治疗12个月后的口内像。磨牙远移达到Ⅰ类咬合关系。通过两侧的结扎丝结扎使Beneslider矫治器停止加力，将其转变为磨牙支抗装置。之后开始内收前磨牙、尖牙和切牙。

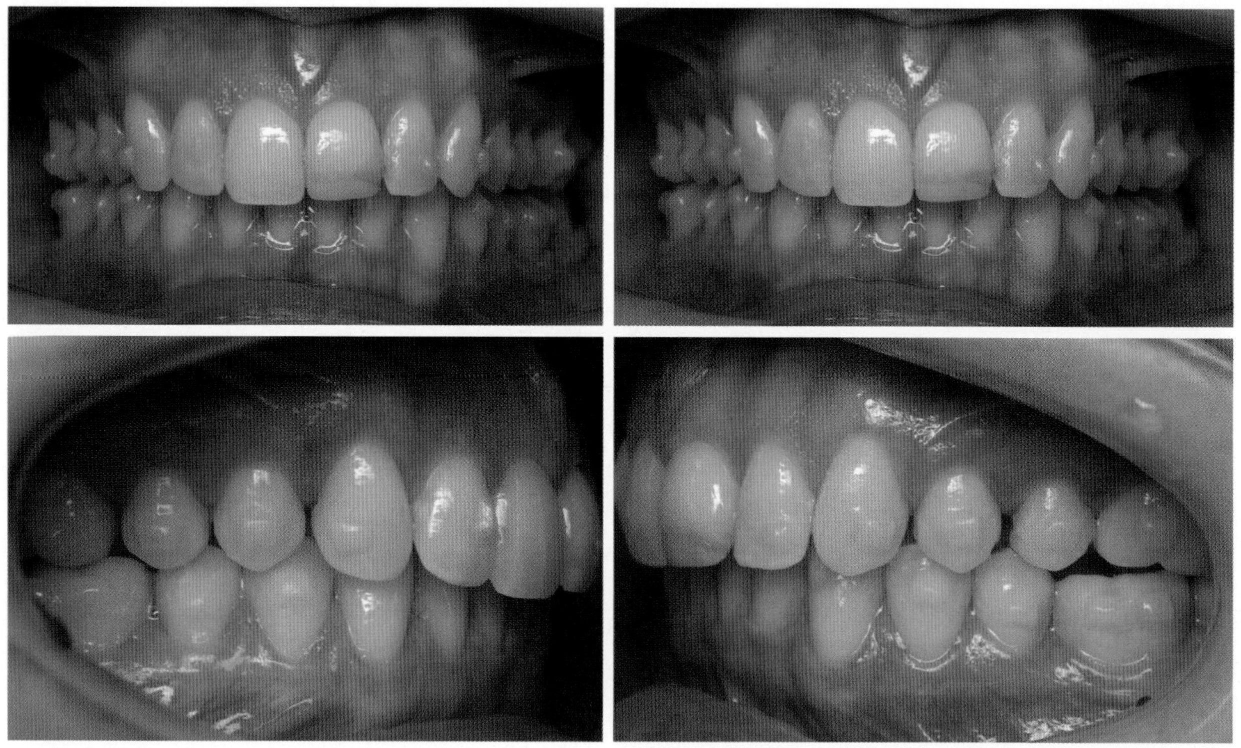

图15.10（续）

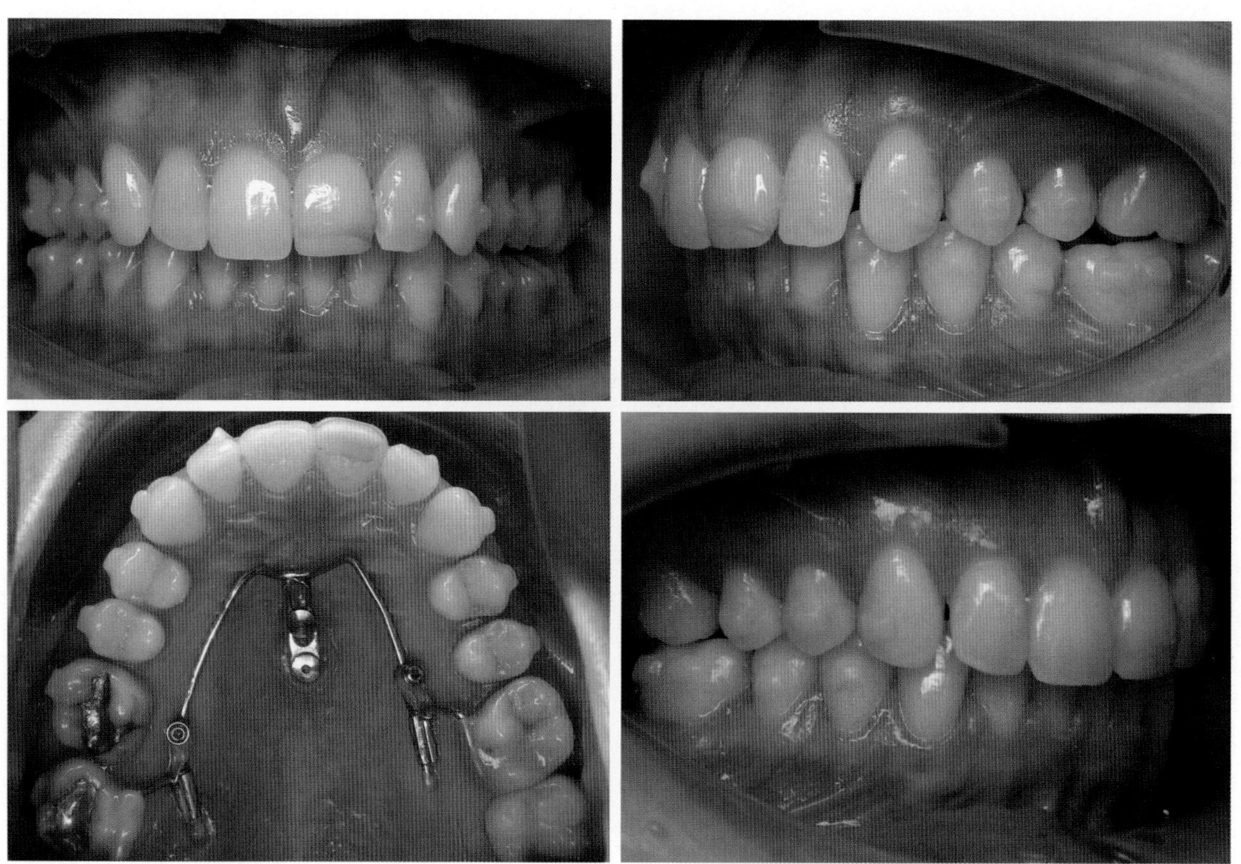

图15.11 治疗14个月后的口内像。

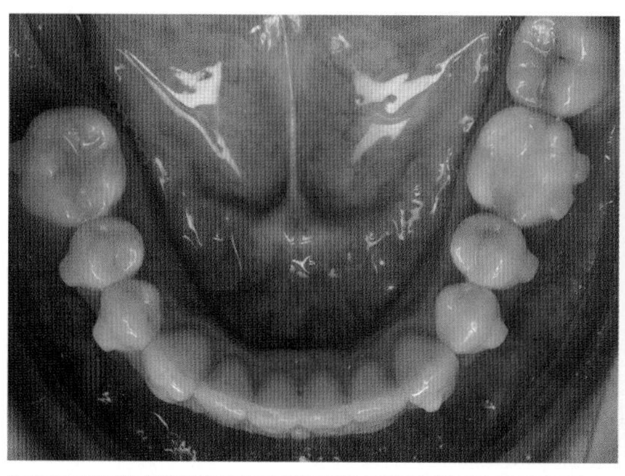
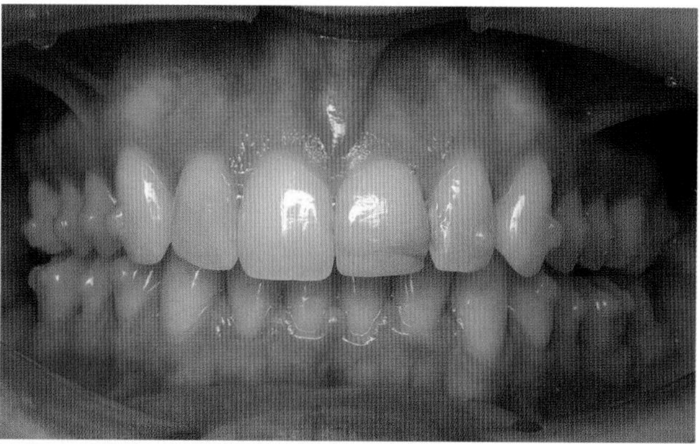

图15.11（续）

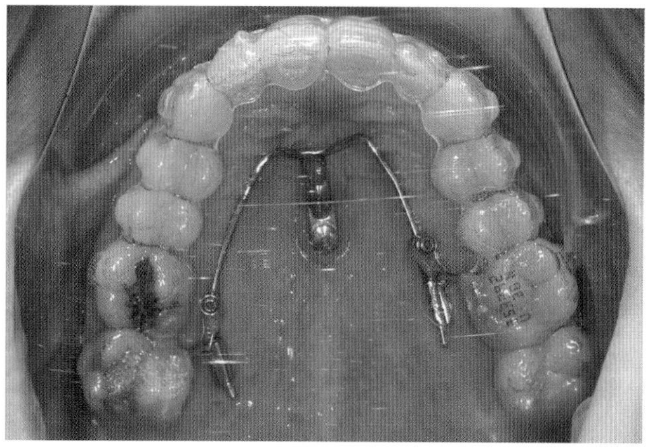

图15.12　治疗15个月后的上颌牙弓照片。所有的间隙向远中关闭。随后移除Beneslider矫治器，开始精调。

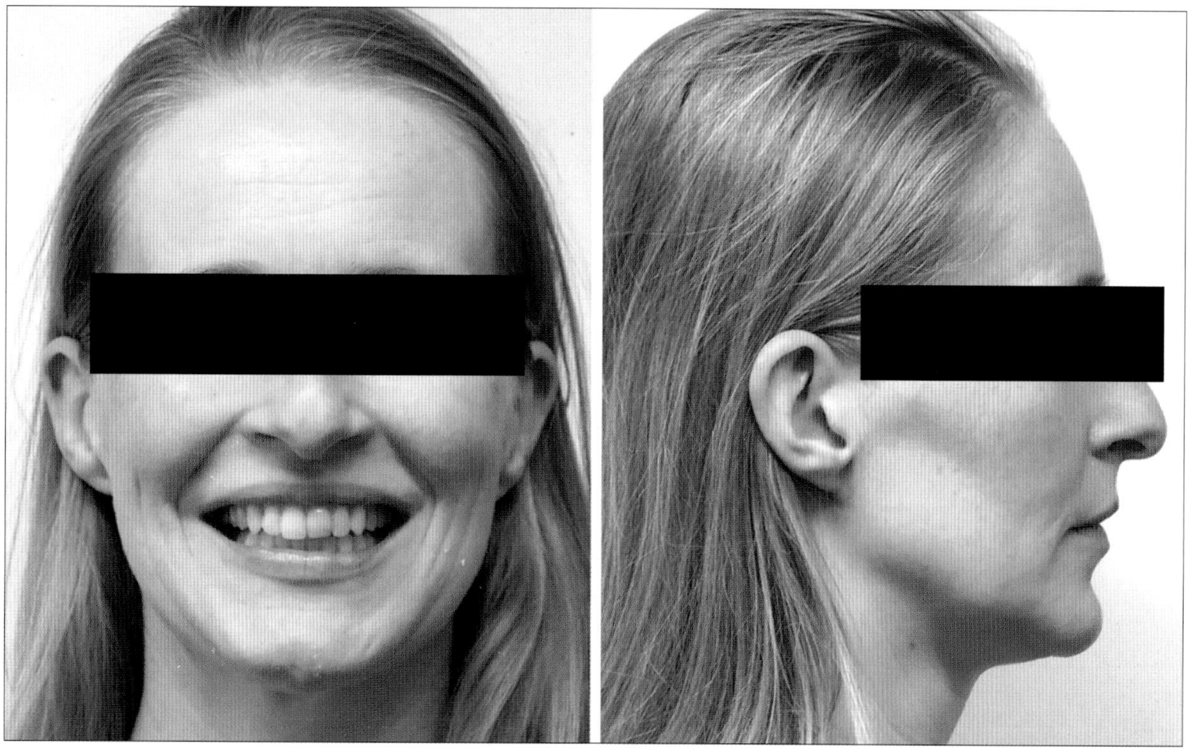

图15.13　19个月后，治疗结束。

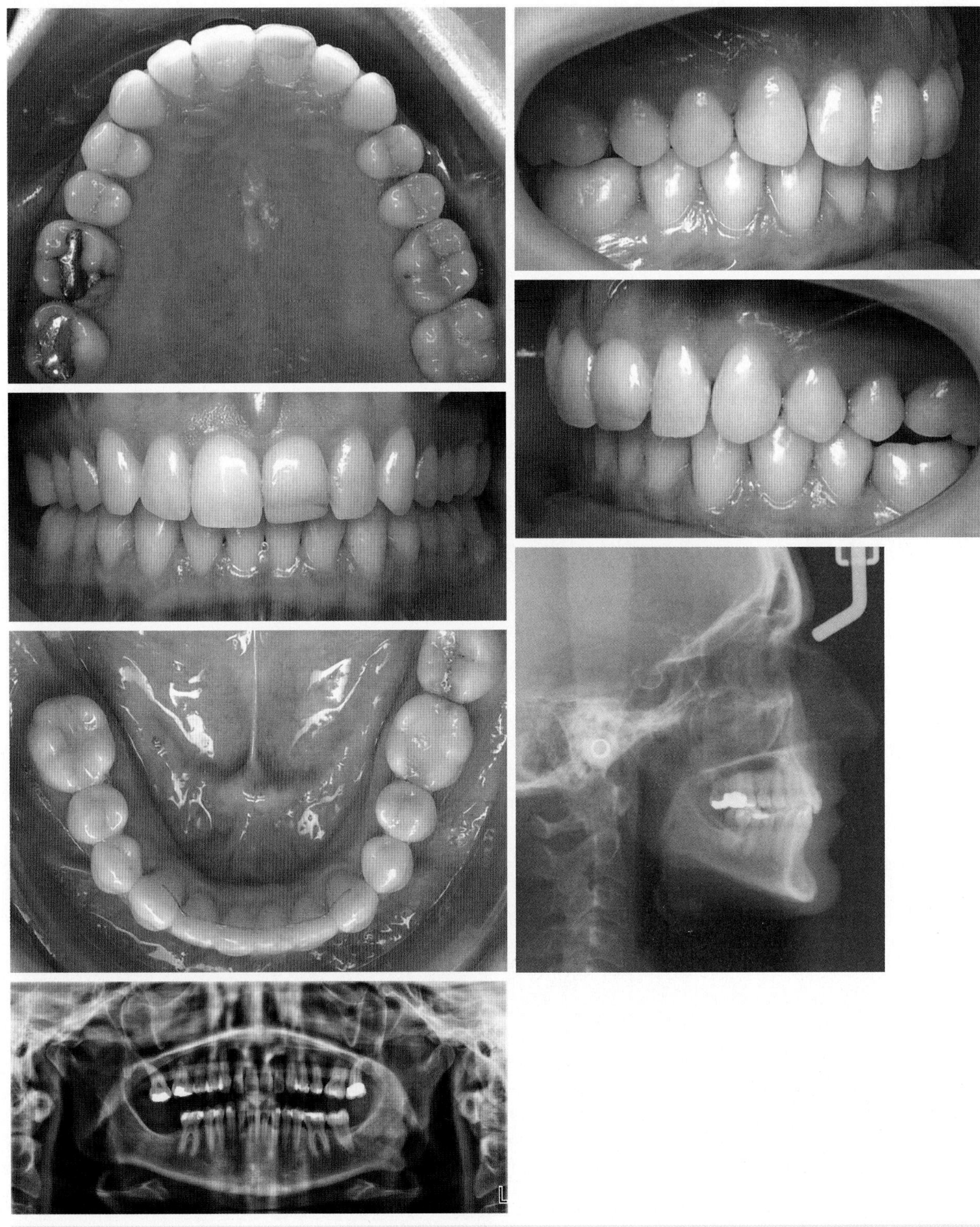

图15.13（续）

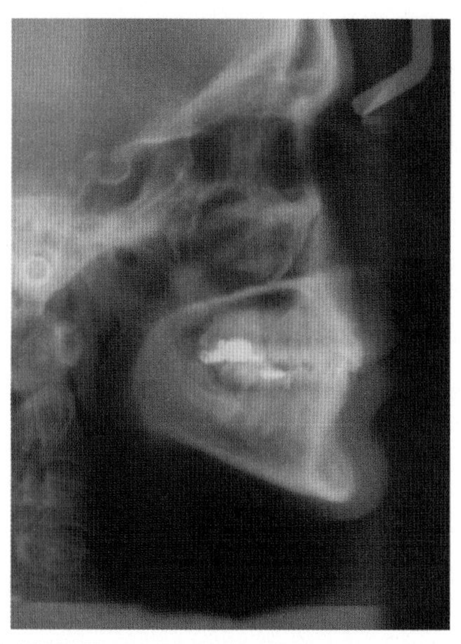

图15.14 治疗前后X线头颅侧位片重叠（S–N平面为基准）。上切牙内收明显。

临床考虑

对于磨牙的远中移动，可以选择磨牙序列远移，也可选择上牙弓的整体后移。在这个病例中，我们选择了磨牙序列远移。这种方法的优点在于由于所有牙齿均被透明矫治器充分包裹，矫治器往往更为贴合，因此前磨牙和尖牙的整体内收往往更加容易。其缺点在于治疗时间相对较长，这一点在上述病例中得到了体现。我们最开始设计的治疗方法为联合透明矫治器和Beneslider矫治器的双期矫治：①首先远移，上颌磨牙完成远移后；②取印模或口内扫描，通过隐形矫治完成治疗[17]。

双期矫治的优点在于：

- 无须协调Beneslider矫治器与透明矫治器之间的牙齿移动。
- 所需透明矫治器数量更少。

双期矫治缺点在于：

- 较长的治疗时间。

而同时使用Beneslider矫治器与透明矫治器的单期矫治，可能的缺点在于需要协调两者所带来牙齿移动并使其趋于一致。如果远移的作用力和/或磨牙远移率大于隐形矫治所设计的牙齿移动，那么透明矫治器的贴合程度和准确性将会大打折扣，表现为上颌牙列出现间隙。另外，需要考虑的因素是患者戴用隐形矫治器的时间可能不足。如果发现有这种情况，正畸医生需要减小Beneslider矫治器远移磨牙的速率，或要求患者延长每副牙套的戴用周期（如每副牙套戴用2周，而不是1周）。Beneslider矫治器产生的上颌磨牙远移速度约为每个月0.6mm[19]；在设计透明矫治器的牙齿移动时（ClinCheck）正畸医生应该明确记住该移动速度。

远移的力量可以直接施加在第一磨牙或第二磨牙。我们推荐Beneslider矫治器粘接在第一磨牙上而不是第二磨牙上，以实现矫治器与远中移动牙齿间最大限度地固位。如果远移力施加在第二磨牙上，且透明矫治器与第二磨牙不贴合，那么在上颌第一磨牙和第二磨牙之间就容易出现非预期的小间隙。这种情况下，需要减小远移力来恢复透明矫治器的贴合。

腭前部已经被证实是植入支抗钉的最佳部位[10–11]。由于此处无牙根、神经和血管，因此植入支抗钉发生并发症的概率较小。即使支抗钉穿通鼻腔，也并不会造成任何问题。近年来，随着基于CAD/CAM制作的种植导板引入临床（Easy Driver，Parma，Italy），在硬腭前部植入支抗钉的安全性和精准性也进一步提高，使经验较少的医生也可以使用腭部支抗钉。此外，这种导板可以实现一次就诊同时完成支抗钉的植入和矫治器的安置[20]。

结论

- 通过使用腭部支抗钉和Beneslider矫治器的应用，可以实现单/双侧的磨牙远移，既避免了支抗丧失，也无须使用Ⅱ类牵引。
- 通过在牙齿腭侧粘接舌侧鞘，Beneslider矫治器可以轻松整合于隐形矫治中。
- Beneslider矫治器和透明矫治器联用时，可实现单期矫治，即同时实现远移和排齐。

（曹凌云，赵婷婷，花放，贺红）

参考文献

[1] Fortini A, Lupoli M, Giuntoli F, et al. Dentoskeletal effects induced by rapid molar distalization with the first class appliance. Am J Orthod Dentofacial Orthop. 2004;125:697-704; discussion 704-695.

[2] Simon M, Keilig L, Schwarze J, et al. Forces and moments generated by removable thermoplastic aligners: incisor torque, premolar derotation, and molar distalization. Am J Orthod Dentofacial Orthop. 2014;145:728-736.

[3] Simon M, Keilig L, Schwarze J, et al. Treatment outcome and

efficacy of an aligner technique—regarding incisor torque, premolar derotation and molar distalization. BMC Oral Health. 2014;14:68.

[4] Kinzinger G, Gulden N, Yildizhan F, et al. Anchorage efficacy of palatally-inserted miniscrews in molar distalization with a periodontally/miniscrew-anchored distal jet. J Orofac Orthop. 2008;69:110-120.

[5] Aaboud M, Aad G, Abbott B, et al. Search for dark matter at [Formula: see text] in final states containing an energetic photon and large missing transverse momentum with the ATLAS detector. Eur Phys J C Part Fields. 2017;77:393.

[6] Costa A, Raffaini M, Melsen B. Miniscrews as orthodontic anchorage: a preliminary report. Int J Adult Orthodon Orthognath Surg. 1998;13:201-209.

[7] Kanomi R. Mini-implant for orthodontic anchorage. J Clin Orthod. 1997;31:763-767.

[8] Melsen B, Costa A. Immediate loading of implants used for orthodontic anchorage. Clin Orthod Res. 2000;3:23-28.

[9] Ludwig B, Glasl B, Bowman SJ, et al. Anatomical guidelines for miniscrew insertion: palatal sites. J Clin Orthod. 2011;45:433-441.

[10] Hourfar J, Bister D, Kanavakis G, et al. Influence of interradicular and palatal placement of orthodontic mini-implants on the success (survival) rate. Head Face Med. 2017;13:14.

[11] Wilmes B, Ludwig B, Vasudavan S, et al. The T-zone: median vs. paramedian insertion of palatal mini-implants. J Clin Orthod. 2016;50:543-551.

[12] Nienkemper M, Pauls A, Ludwig B, et al. Stability of paramedian inserted palatal mini-implants at the initial healing period: a controlled clinical study. Clin Oral Implants Res. 2015;26:870-875.

[13] Wilmes B, Drescher D. A miniscrew system with interchangeable abutments. J Clin Orthod. 2008;42:574-580; quiz 595.

[14] Wilmes B, Drescher D, Nienkemper M. A miniplate system for improved stability of skeletal anchorage. J Clin Orthod. 2009;43: 494-501.

[15] Wilmes B, Drescher D. Application and effectiveness of the Beneslider molar distalization device. World J Orthod. 2010;11:331-340.

[16] Wilmes B, Nienkemper M, Ludwig B, et al. Esthetic class II treatment with the Beneslider and aligners. J Clin Orthod. 2012;46:390-398.

[17] Wilmes B, Neuschulz J, Safar M, et al. Protocols for combining the Beneslider with lingual appliances in class II treatment. J Clin Orthod. 2014;48:744-752.

[18] Wilmes B, Katyal V, Willmann J, et al. Mini-implant-anchored Mesialslider for simultaneous mesialisation and intrusion of upper molars in an anterior open bite case: a three-year follow-up. Aust Orthod J. 2015;31:87-97.

[19] Nienkemper M, Wilmes B, Pauls A, et al. Treatment efficiency of mini-implant-borne distalization depending on age and second-molar eruption. J Orofac Orthop. 2014;75:118-132.

[20] De Gabriele O, Dallatana G, Riva R, et al. The easy driver for placement of palatal mini-implants and a maxillary expander in a single appointment. J Clin Orthod. 2017;51:728-737.

第16章 牙周炎患者的无托槽隐形矫治

Clear Aligner Orthodontic Treatment of Patients with Periodontitis

TOMMASO CASTROFLORIO, EDOARDO MANTOVANI, KAMY MALEKIAN

与牙周病相关的错殆畸形

错殆畸形与牙周组织的破坏并无直接关联；然而牙周病的快速进展与不良的咬合有关，通过调整咬合关系可以使牙周状况得到改善[1-2]。已有研究表明，与正常牙列相比，拥挤的牙列会导致菌斑堆积增加，牙周致病菌的种类增多[4]。此外，当牙列拥挤时，牙龈和牙槽骨的形态通常会发生改变[5]。

牙列拥挤与牙周炎之间有密切的关系：牙周病会促进前牙移动，导致下颌牙列进一步拥挤，从而破坏牙周健康[6]。Sanavi[7]的研究表明，深覆殆与牙周组织的破坏密切相关，这是由于深覆殆患者在咬合时，切牙会撞击牙周，破坏牙周健康（图16.1）。此外，多种咬合接触关系均与较深的牙周探诊深度有关：正中关系早接触、后牙伸长、平衡侧接触（balancing contacts）、工作侧与平衡侧同时接触（combined working and balancing contacts）、正中关系和正中咬合之间的滑动接触[8]。磨牙近中倾斜也与牙周破坏有关，其发生牙周破坏的程度较轴倾度正常的牙齿高10%[9]。

牙周病患者的正畸治疗

继发性错殆畸形或牙周病致错殆畸形加重患者的正畸治疗需要结合牙周与修复治疗[2]。尽管相关文献发表众多，但目前仍然缺乏关于牙周和正畸联合治疗的高质量证据[10]。

病理性牙齿移动（pathologic tooth migration，PTM）在牙周炎患者中患病率达30.03%～55.8%；牙槽骨吸收是PTM的主要病因[11]。在最近的一项研究中，Khorshidi等[12]发现病理性牙齿移动的患病率为11.1%（35/314位患者）；然而，轻度慢性牙周炎患者并没有出现病理性牙齿移动。PTM的患病率随着牙周病的严重程度而增加，不同性别之间无统计学差异。

早期PTM在牙周治疗后可出现移位牙齿的自发回位。轻度的病理性牙移位可能是由于牙周组织愈合时伤口收缩导致的（图16.2）[13]。来自舌、颊和唇的软组织力会导致牙齿移动，并在某些情况下导致PTM的发生。越隔纤维犹如链条，连接相邻的牙齿，保持牙间的接触，在PTM中也发挥关键的作用。如果牙周病削弱了这一“链条”的连续性，则力的平衡被破坏，牙齿可能发生移位（图16.3）。

此外，PTM还与后牙咬合塌陷、短牙弓、咬合干扰及夜磨牙等咬合因素有关。

牙周病患者通常表现为上切牙扇形散开、覆殆加深（有时会出现单颗牙的伸长）、覆盖增加，以及下切牙拥挤[14]。下唇插入到散开切牙的后方会加剧咬合情况的恶化。如果在没有良好口腔卫生的前提下进行正畸治疗可能会导致医源性损伤：将牙齿向受感染的骨下袋处移动会加剧结缔组织的破坏[15]。然而，正畸-牙周联合治疗能有效治疗牙周炎，并降低炎症细胞因子的水平[16]。此外，治疗计划应致力于满足患者的期望和美学目标。

正畸治疗可以优化的临床情况[17]，包括：

- 整平牙槽嵴。
- 牙齿直立于牙槽骨中。
- 预留种植间隙。

当牙齿错位加剧牙周恶化时，需要进行正畸治疗，如：

- 严重的牙列拥挤。
- 早接触。
- 与牙周创伤直接相关的严重深覆殆。
- 与角形吸收相关的磨牙近中倾斜。

以下情况是必须进行正畸治疗的：

- 牙周病已经导致了PTM和牙齿异常移动。
- 因之前不当的正畸治疗造成了进一步的牙周组织损伤。

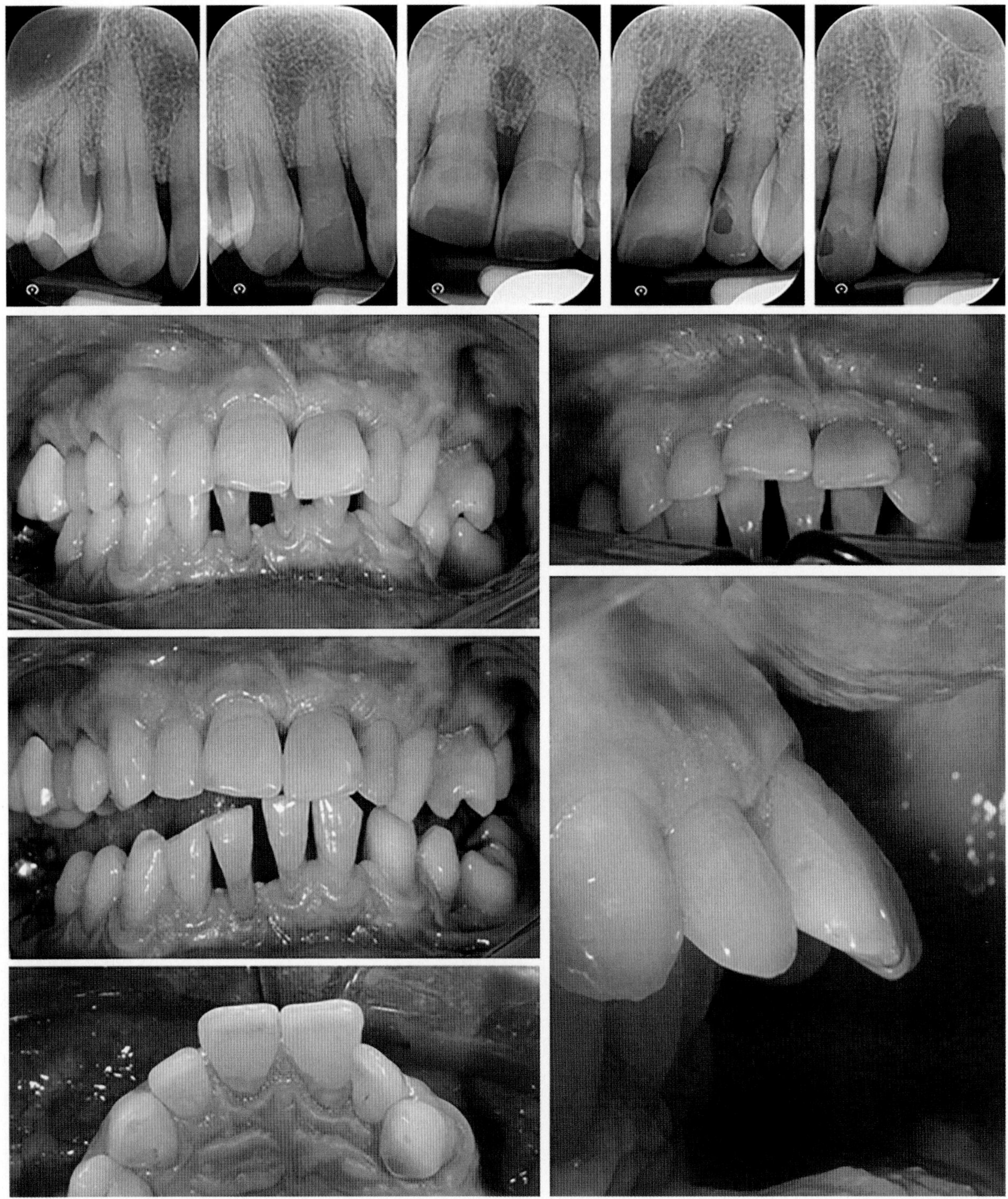

图16.1 发生在一位老年人口内的病理性牙齿移动。

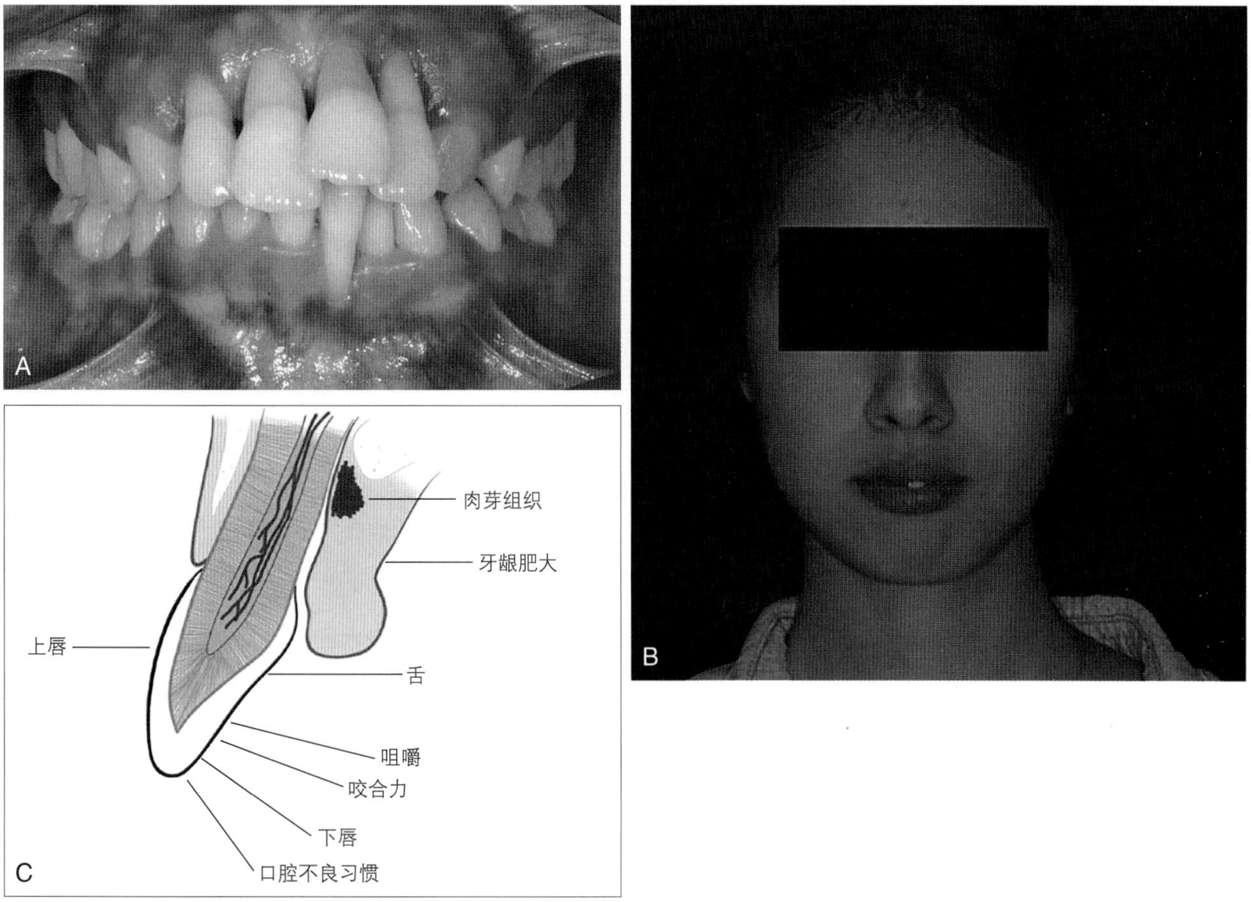

肉芽组织
牙龈肥大
上唇
舌
咀嚼
咬合力
下唇
口腔不良习惯

图16.2 发生在一位年轻女性口内的病理性牙齿移动。（A）口内像显示软组织崩解。（B）口外像（注意21的位置）。（C）软组织崩解示意图（来自Brunsvold MA. Pathologic tooth migration. J Periodontol. 2005;76[6]:859-866. doi:10.1902/jop.2005.76.6.859.）。

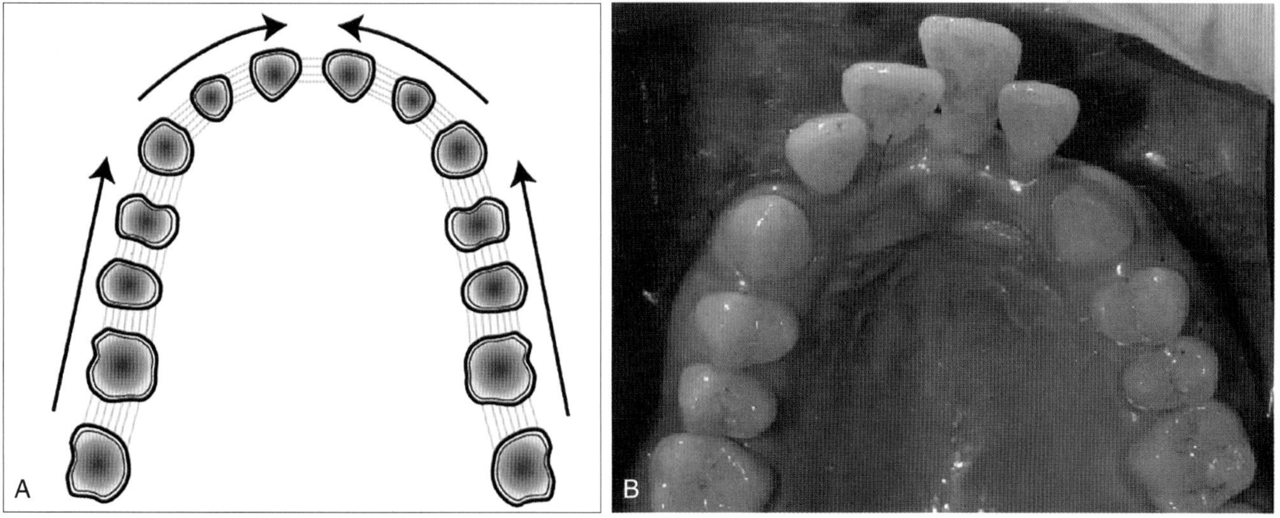

图16.3 越隔纤维平衡破坏及病理性牙齿移动。（A）病理性牙齿移动（来自Brunsvold MA的示意图）。（B）图16.2患者的殆面像（来自J Periodontol. 2005;76[6]:859-866. doi:10.1902/jop.2005.76.6.859.）。

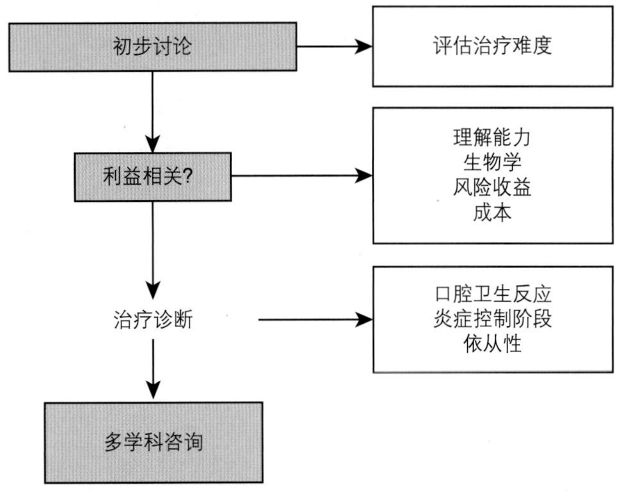

图16.4 正畸–牙周联合治疗患者的初步评估（来自Nanda R. Esthetics and Biomechanics in Orthodontics. 2nd ed. St. Louis, MO: Elsevier; 2015:500.）。

诊断和治疗计划

患者的期望

为了明确患者的需求并制定切实的治疗目标，了解患者的主诉至关重要[18]。治疗目标应兼顾经济、咬合、牙周以及修复[17]。初步的牙周评估是一个基本的筛查过程，医生在这个过程中可以确定患者口腔卫生依从性、定期复诊情况（图16.4）[19]。

多学科团队

完整治疗计划的制订涉及多种技能和知识，因此除了牙周医生和正畸医生外，还可能涉及牙体牙髓医生、修复医生和口腔颌面外科医生。多学科合作的重要性是不容忽视的，伴有骨吸收的正畸成人患者通过多学科诊疗可以实现最优化的治疗效果[20]。在这个阶段，专科医生之间必须进行良好的沟通，针对复杂病例还需要进行讨论[21]。

牙周评估

主要思想：正畸移动牙齿时不存在牙周炎症。

牙周炎主要表现为微生物相关的宿主介导的炎症，导致牙周附着丧失。细菌生物膜的形成会引发牙龈炎症并促进组织破坏（表16.1和表16.2）[22]。

牙周治疗的首要目标是消除牙周病，稳定牙列。在制订治疗计划之前，必须对牙周状况进行临床和影像学评估。通过牙周评估可以判断患者是否存在牙龈退缩，骨水平吸收或凹坑状吸收（一壁骨袋、二壁骨袋、三壁骨袋或根分叉病变）等问题。

限制正畸的因素有：

- 牙周袋深度＞4mm。
- 菌斑指数及出血指数＞10%。
- 薄龈生物型。
- 糖尿病无法控制。
- 每天吸烟数＞10根。
- 牙齿严重松动。

在正畸治疗前可进行：

- 口腔卫生宣教。
- 预防或治疗以控制感染。
- 手术消除深牙周袋。
- 附着龈增量。
- 系带切除术。
- 消除牙龈裂。

正畸医生和牙周医生必须一起讨论牙周问题的管理并制订治疗计划[23]。

先前存在膜龈问题或者牙周支持组织薄弱情况的错𬌗畸形患者，在正畸治疗期间或者治疗结束后易发生附着丧失（图16.5）[24]。适量的附着龈可以消除咀嚼和刷牙时引起的机械损伤。如果牙齿位于牙槽骨内，可考虑在正畸治疗前进行软组织移植术，如皮下结缔组织瓣移植术（subepithelial connective tissue graft，SCTG）、游离龈移植术（free gingival graft，FGG），防止牙龈萎缩[25]。

表16.1 牙周炎的分期和分级

		疾病严重程度和管理的复杂性			
		Ⅰ期：初始牙周炎	**Ⅱ期：中度牙周炎**	**Ⅲ期：存在额外牙列缺损可能性的重度牙周炎**	**Ⅳ期：伴广泛牙列缺损或牙列缺失可能性的重度牙周炎**
疾病进展速度、评估危险因素、预后判断和全身健康	A级	**确定个人分期及分级**			
	B级				
	C级				

表16.2 牙周炎分期诊断标准

牙周炎分期		Ⅰ期	Ⅱ期	Ⅲ期	Ⅳ期
严重程度	CAL（最重位点）	1～2mm	3～4mm	≥5mm	≥5mm
	影像学骨吸收	冠方1/3（＜15%）	冠方1/3（15%～30%）	根长1/2～2/3	根长1/2～2/3
	缺牙数	无因牙周炎导致的缺牙		因牙周炎导致的缺牙数≤4颗	因牙周炎缺牙数≥5颗
复杂程度	局部情况	最大PD≤4mm；大部分为水平型骨吸收	最大PD≤5mm；大部分为水平型骨吸收	在Ⅱ期的基础上：PD≥6mm；垂直型骨吸收≥3mm；根分叉病变Ⅱ至Ⅲ度；中度缺牙区牙槽嵴缺损	在Ⅲ期的基础上，需要更复杂的治疗：出现咀嚼功能障碍；继发性咬合创伤（牙齿松动超过Ⅱ度）；重度缺牙区牙槽嵴缺损；咬合紊乱；牙齿倾斜；扇形移位；余留牙＜20颗（10对）
范围和分布	追加描述分期	适用于每一期，局限型（受累牙位＜30%）、广泛型，或切牙/磨牙分布型			

注：PD，探诊深度；CAL，临床附着水平。

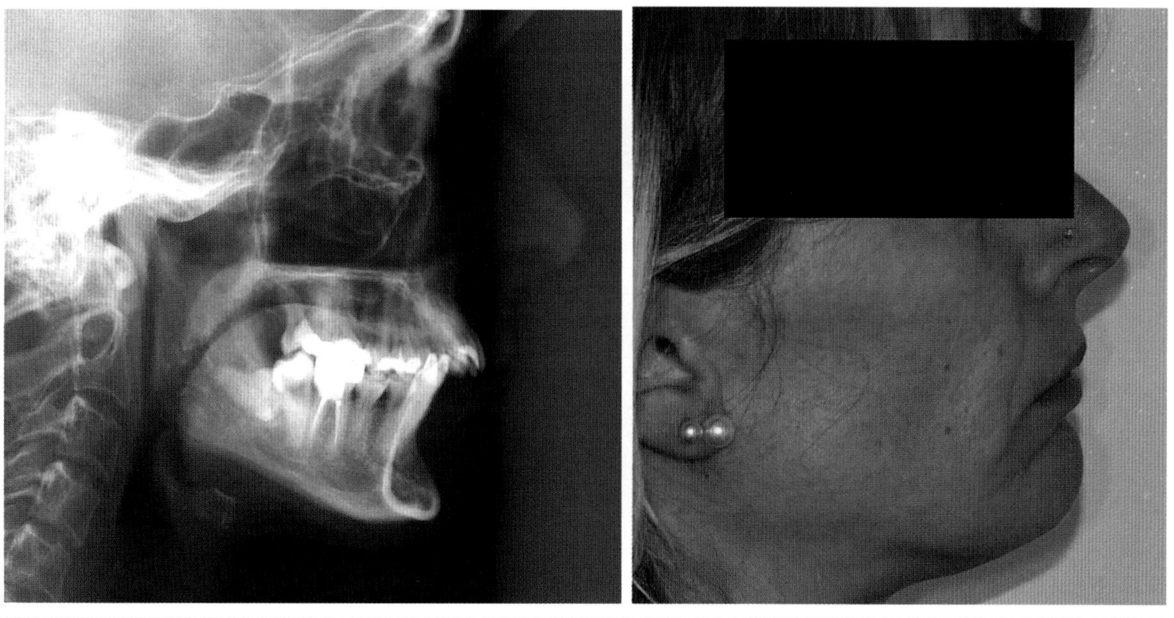

图16.5 安氏Ⅱ类成年患者，切牙拥挤、伸长、前倾。在正畸治疗前，软组织和硬组织移植术有助于防止牙龈萎缩程度加剧。

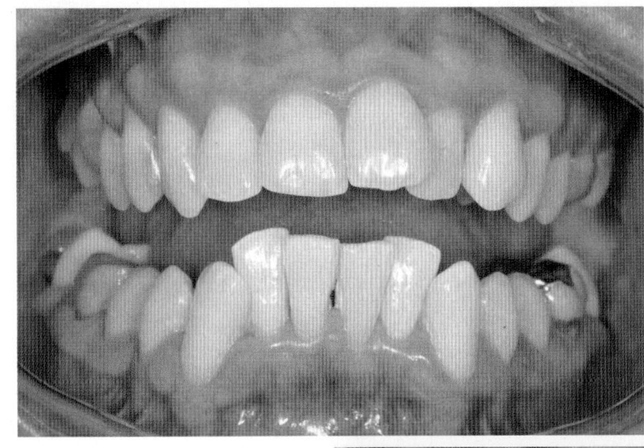

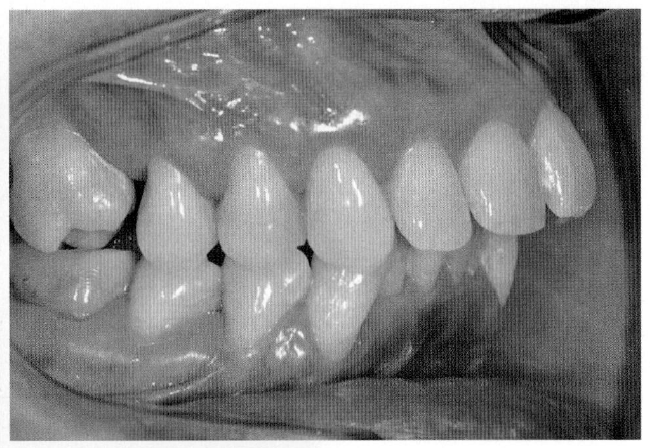

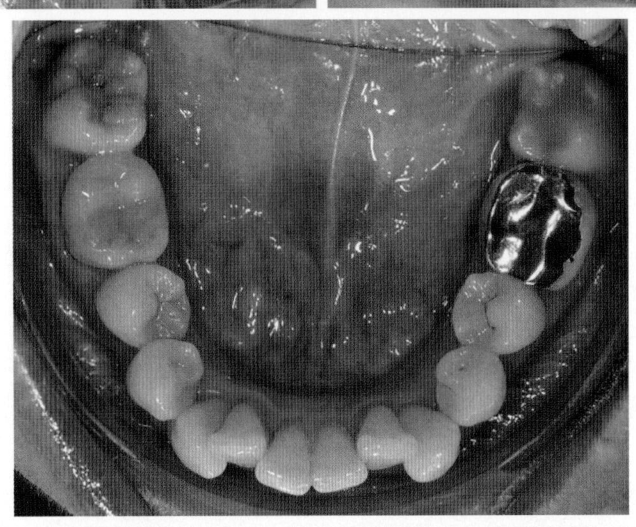

图16.5（续）

在一项系统评价中，Kloukos等[26]探究了正畸患者进行软组织增量的适应证和时机。但该系统评价没有纳入随机对照试验，仅有限的数据可用。此外，骨吸收让许多成年患者无法充分清洁牙齿，需要在正畸治疗之前或期间进行治疗。这些骨吸收包括邻面凹坑状骨吸收；一壁骨袋、二壁骨袋、三壁骨袋；根分叉区病变；水平型骨吸收。邻面凹坑状骨吸收是二壁骨袋，其附着丧失发生在相邻牙根的近中和远中面，而剩余颊和舌面骨壁。正畸通常无法改善邻面骨吸收，如果吸收程度达到轻至中度，则需要进行手术切除和骨重建。

在一壁骨袋中，4个邻面壁中的3个已被破坏，仅剩余一壁。由于手术切除破坏性较大，再生治疗也不适用，这类骨吸收的牙周治疗较为复杂。通过正畸治疗伸长患牙可以有效消除因咬合高度降低引起的骨吸收[27]。

三壁骨袋必须在正畸之前进行再生治疗[28]。对接受牙周手术的牙还需进行临时夹板固定以提供稳定性。Roccuzzo等[29]的研究表明单独使用釉基质衍生物（enamel matrix derivative，EMD），或与各种移植物联合使用可以为治疗骨内缺损提供最佳效果，并促进临床附着水平（clinical attachment level，CAL）的增加和牙周袋深度（pocket depth，PD）的减少。在这项研究中，正畸治疗于骨引导再生（guided tissue regeneration，GTR）手术后8～12个月开始，旨在排齐牙列，恢复牙齿邻面接触点，解除𬌗创伤。

在正畸开始前的牙周治疗中，成纤维细胞和成骨细胞的再生至关重要，但是再生治疗后正畸开始的时机一直存在争议[30–32]。Sanz等[33]建议等到牙周再生治疗完成至少6个月后开始正畸治疗，以便在完全愈合的牙槽骨中进行牙齿移动。

根分叉区病变通常被分为3类：1类、2类或3类。1类根分叉区病变通常在正畸治疗期间进行监测即可。存在2类或3类根分叉病变的患者，应在正畸治疗前先进行牙周治疗，恢复牙周的健康。对于无法保留的患牙，如果邻牙的牙周健康状态能够维持，可以在正畸治疗期间利用这些无保留价值的患牙来提供支抗或行使咬合功能。

由于水平型骨吸收会导致牙齿的冠根比会发生变化，正畸医生必须对水平型骨吸收程度进行评估。如果水平型骨吸收仅发生在一个区域，则可在整平后减少牙冠长度，以避免相邻牙齿之间产生骨吸收。

在正畸治疗过程中，可以进行以下牙周维护：

- 每个月预防和清除菌斑以控制炎症。
- 根据牙周状况对阻生牙进行手术暴露。
- 正畸牵引期间每10天进行一次牙龈纤维环切术。

正畸治疗后可进行：

- 牙周支持治疗。
- 临床冠延长术。
- 牙龈成形术。
- 根面覆盖。

正畸评估：确定最终咬合

成年患者的牙科病史以及修复要求是确定最终咬合的关键。必须对口腔不良习惯、颞下颌关节紊乱病、牙隐裂和磨损进行具体评估（表16.3）。正畸治疗评估需要特别关注以下方面：

- 牙齿在牙槽骨内移动。
- 椭圆形牙根（颊舌径宽于近远中径）。
- 咬合震颤的存在。
- 舌压力的评估。

注意事项

- 评估牙齿的牙周支持组织是完好还是缺损。
- 防止菌斑堆积（避免使用固定矫治器）。
- 防止过度扩弓。
- 防止过度唇倾。

正畸过程中应避免牙齿移动超出骨皮质。超出牙槽骨界限的牙性扩弓或牙齿移动可能会导致牙龈退缩（即骨开裂）（图16.6）[34]。Vanarsdall[35]认为上下颌骨横向宽度差异＞5mm的患者容易出现牙龈退缩，尤其是在需要上颌扩弓时。随着口腔正畸学中三维（three-dimensional，3D）影像技术的引入，可以在相对简便且最小辐射的情况下进行三维的诊断[36]。

表16.3 错殆畸形特征及正畸治疗方法

问题	目标
拥挤	排齐
扇形散开	关闭间隙，压低内收
“黑三角”	通过邻面去釉、内收、压低来解决
骨峰及龈缘不整平	压低/伸长
咬合干扰	压低内收，选择性调磨
磨损/缺失牙	修复/关闭间隙
复发	保持

最近一项针对青少年患者，使用锥形束计算机断层扫描（cone-beam computed tomography，CBCT）进行评估的研究表明，在正畸排牙后，切牙和第一磨牙近中颊根的釉牙骨质界到牙槽嵴的骨厚度（bone thickness，BT）减少，而骨高度（bone hight，BH）显著增加。牙弓通常随着牙齿唇倾度的增加而增长，通过扩弓排齐牙列可能会导致切牙和第一磨牙近中颊根处发生水平型和垂直型骨吸收。治疗前如果存在骨厚度较薄或者牙列严重拥挤的情况，可能会增加颊侧骨质流失的风险[37]。拔牙可能会使软组织侧貌恶化，尤其是成年患者，因此唇倾下切牙是处理下颌拥挤或深覆盖的一种替代方法。减小颏唇沟的深度能有效改善软组织的侧貌，但下切牙矫正的最佳位置仍不明确。

Artun和Grobéty[38]目前尚未发现唇倾下切牙与牙龈退缩之间存在关联，然而有人则认为下切牙唇倾是牙龈退缩的风险因素之一[39]。Diedrich[40]指出，必须考虑到牙龈组织的健康状况以及正畸的力学系统。

下颌前牙牙槽的形态在低角、高角及均角的患者中有所不同，但在头颅侧位片上评估下颌骨正中联合形态可能并非预测下颌前部牙龈退缩的可靠方法。在关于下切牙牙周状态与选定头影测量参数之间关系的研究中，角化牙龈宽度（width of keratinized gingiva，WKT）与ANB、Wits值及联合体长度有关，而牙龈厚度（gingival thickness，GT）与Wits值和联合体长度有关。WKT与GT被视为牙龈退缩的重要危险因素。

最近的一项研究发现在下切牙明显前倾，牙槽突的骨皮质未被明显破坏的情况下，牙龈并不会发生明显的退缩。由此可以推测，如果牙龈保持适当的厚度，将具有较强的抵抗力，受切牙前倾张力的影响也较小[41]。在一项回顾性研究中，Melsen[42]发现在正畸治疗期间，下切牙的牙龈并未发生明显退缩。薄龈生物型、肉眼可见的菌斑以及炎症可作为牙龈退缩的预测指标[42]。

关注牙周组织健康的医生会发现，使用恰当的力系统可以使牙周组织发生改建，实现牙齿移动[43]。当达到最佳口腔卫生时，即使结缔组织附着和牙槽骨高度减少，也可以施加正畸力[44-45]。传统的固定矫治器由于菌斑积聚和增加，会导致微生物向牙周致病性厌氧菌转变[46]。虽然拆除矫治器后这些影响可改善，并

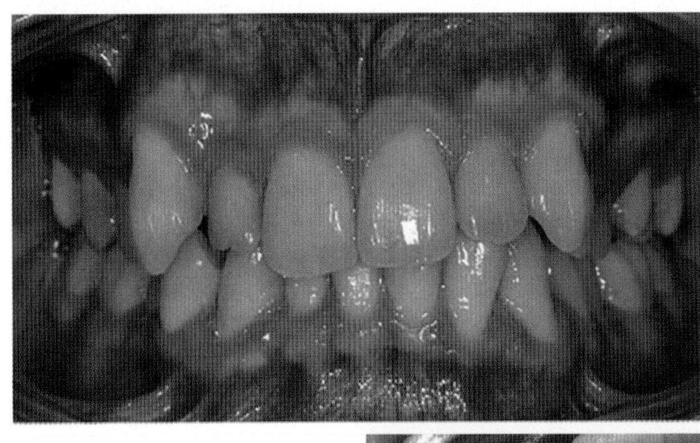
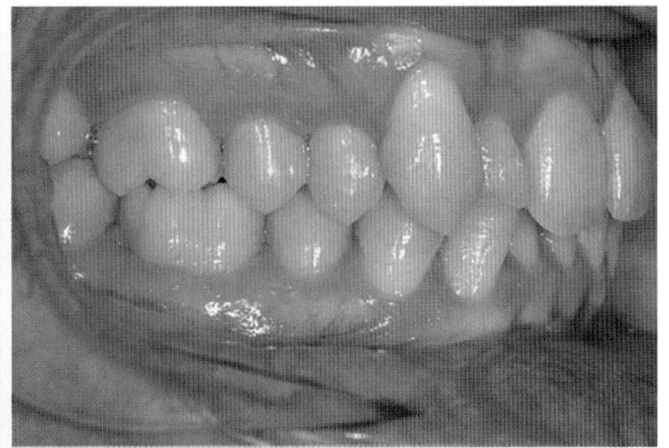
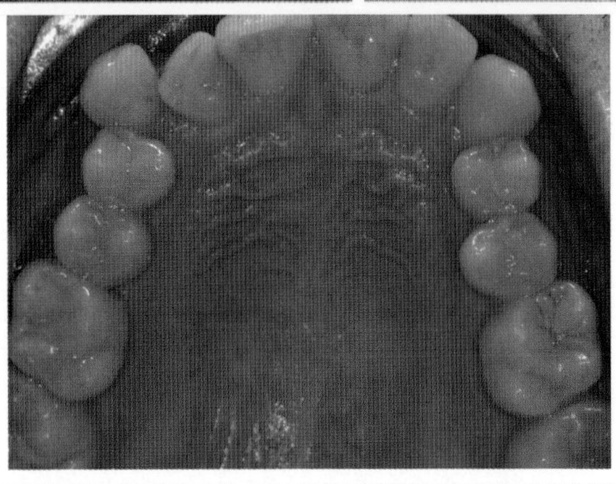

图16.6 过度的正畸扩弓导致该成年患者13、23对应的牙龈发生萎缩。咬合不稳定导致正畸复发。

无持续有害的影响，但在某些患者中存在显著不可逆性的牙周破坏风险[47]。因此，与固定矫治相比，无托槽隐形矫治技术有利于牙周健康的维护，是牙周病患者的最佳选择[48–50]。患者在隐形矫治过程中可以维持良好的口腔卫生，然而固定矫治患者往往在治疗开始的前几个月口腔卫生维护不佳[51]。

Invisalign系统的透明矫治器施加的力量以及牙齿移动均在正畸范围内[52]。透明矫治器施加的矫治力和力偶取决于牙冠的形状、特定的牙齿移动类型及移动量，还同牙齿与矫治器内表面之间的接触有关。热塑性的矫治器能有效控制牙齿的倾斜移动，但控根较难[53]。

由于透明矫治器的龈缘是有弹性的，所以矫治器很难控制施加在该区域的力。尽管透明矫治器的控根效果有限，但是压力嵴（Power Ridges）的使用能有效纠正10°以内的转矩，且几乎不会出现转矩丢失。热塑性透明矫治器纠正上切牙转矩产生的力偶包括龈缘附近的控根力和在切缘附近由牙齿相对矫治器内表面移动所产生的力[54]。通过序列化的根近中倾斜（实际导致牙冠的远中旋转），可以有效避免第一磨牙冠的不良近中移动[55]。

在一项体外研究中，Simon等[56]研究了附件和压力嵴（power ridges）等辅助装置对上中切牙转矩的控根影响。必须要考虑到隐形矫治的转矩丢失率高达50%，但需要注意的是，即便是固定矫治也不可能100%实现。传统的正畸托槽和弓丝并不能完全填满托槽的槽沟，因此弓丝会发生扭转，导致转矩丢失，称为转矩余隙（torque play）。0.019英寸×0.025英寸的弓丝（正畸治疗最后阶段的常用尺寸）和0.022英寸×0.028英寸的槽沟之间转矩丢失约为10°。

最近的一项研究表明，Invisalign能够在非拔牙病例中实现高精度的牙齿位置预测[57]。Lombardo等[58]指出，透明矫治器相较于其他矫治器更容易实现唇舌向转矩和扭转的纠正，有效率分别为72.9%和66.8%。在一项回顾性研究中，Sfondrini等[59]发现透明矫治器和托槽对上切牙的颊舌向倾斜控制没有差异。由于材料、技术和治疗方案的发展和改进，这些研究的结论不尽相同。决定牙齿成功移动的因素涉及：附件的形状和位置，矫治器的材料和厚度、激活量和生产技术[60]。

治疗结果还取决于患者的特征、骨密度和形态、牙冠和牙根形态，以及与临床医生相关的因素，例如邻面去釉（interproximal reduction，IPR）的准确度，这一点经常会被忽视。

塑料膜片通过热成型制成的矫治器在龈缘变薄，因此矫治器在此区域的刚性较低。此外，为避免支抗丢失，不应同时移动多颗牙齿。

使用虚拟排牙软件制订的无托槽隐形矫治（clear aligner therapy，CAT）方案有助于选择适当数量的牙齿作为支抗，设置正确的牙齿移动顺序，以最大限度地降低支抗丢失的风险[61]。然而，单依靠透明矫治器并不能提供适当的支抗控制，特别是在牙齿形态不利的情况下（即临床牙冠小、倒凹区减小）。为了克服透明矫治器的局限性，高效附件（如矩形和垂直附件）的开发提高了隐形矫治的支抗控制和控根效果。使用传统的大块充填树脂制作的附件可提高牙齿移动的精度[62]。

3D方案设计，尤其在与CBCT数据结合时，可有效实现对牙齿移动的适当控制。此外，牙齿移动速度可以选择性地减慢（每14天0.12mm/20g）。CBCT检查有助于评估牙齿在牙槽骨内的空间位置。牙齿可能位于偏轴的位置，并在影像上呈现骨开窗和骨开裂[24]。预期的正畸治疗可以改善牙齿在牙槽骨中的位置，之后可以重新评估膜龈的缺损情况（图16.7）[63]。

当患者存在邻面骨吸收的牙周问题时，牙周健康的改善比咬合调整更为重要。正畸医生的治疗目标应为排齐牙列、整平牙槽嵴。在确定后牙高度时，不能完全依赖边缘嵴进行定位。如果牙齿存在磨损，后牙高度的确定需要考虑到后续的修复治疗。

牙齿形态是治疗计划中另一个非常重要的因素。大多数患者牙齿形态分3种：方圆形、尖圆形和卵圆形。特别是当牙冠呈尖圆形时，骨嵴与接触点的距离比较大，易发生龈乳头缺失，出现“黑三角”。Tarnow[64]发现如果邻面接触点到骨嵴的距离≤5mm，那么可以确定龈乳头是一定存在的。由于成人的髓腔较窄，可以进行IPR并关闭“黑三角”（图16.8）。

正畸移动

对于健康的牙周组织，嵴上纤维可以通过施加水平方向的分力来控制牙齿的伸长。而当骨支持量减少时，力分布在更小的区域上，抵抗牙齿伸长的作用降低[65]。此外，由于骨吸收，牙周受累牙的阻抗中心向根尖移动。这就是咬合力会导致切牙倾斜和伸长的原因。在制订正畸治疗计划时，应考虑阻抗中心向根尖的移位，且必须根据个体情况调整力矩比（图16.9和图16.10）。

为了在牙周韧带上提供均匀的负载，应首选整体移动和控根移动[66]。牙周病患者戴用透明矫治器进行正畸治疗与片段弓方法类似。应确定主动和被动单元并通过3D设计力的传递系统。

优化生物力学控制

- 使用轻力。
- 力通过阻抗中心。
- 避免往返运动。
- 缓慢移动。
- 选择性移动。
- 必要时增强支抗，如支抗钉、临时支抗装置（temporary anchorage devices，TADs）、利用待拔除牙作为支抗（free anchorage lost teeth）。

以牙体长轴为参考，可进行3种移动方式。

近远中移动

近远中移动的主要目的是关闭间隙，通过IPR重建邻面接触面，消除黑三角[66]。隐形矫治可以精准模拟种植体预留间隙在牙弓中的形成过程，而且前牙区和后牙区可以同时进行牙齿移动[67]。由于新生骨厚度的个体差异很大，在正畸结束时可能需要进行骨增量手术[68]。

磨牙近中倾斜并不是导致牙周病的直接病因[69]；然而，在种植体植入之前，可以单独竖直磨牙以实现牙根平行。如果存在骨下袋，则应在正畸前进行GTR。必须严格控制需竖直牙齿远中的口腔卫生，以避免形成龈下菌斑。如果出现较为棘手的错位，可能需要使用支抗钉增强支抗。磨牙的近中整体移动可使用轻力（图16.11）；然而，考虑到骨开窗、骨吸收和根尖吸收等高风险并发症，应谨慎处理[70]。

颊/唇舌向移动

牙齿通过颊/唇舌运动移动到牙槽骨内。在对骨厚度进行适当评估后，可以通过在牙槽骨壁内进行牙齿内收来改善切牙牙龈的局部萎缩[71]。

正畸医生可以通过评估下颌联骨合体的形态（高度、厚度及角度），来实现下切牙最有效的移动——平行移动和控制根舌向转矩。可以在正畸治疗后进行膜龈手术以完全覆盖牙根。

在某些情况下，整体移动可以与皮质骨切开和骨移植联合使用以阻止进一步的牙周损伤[72]。在发生病理性牙移位后，扇形散开切牙的内收需要有效的转矩控制和压低。

垂直向移动

垂直向移动是牙周病患者的治疗关键，可用于恢复正确的牙槽骨和龈缘水平。移动有垂直型骨吸收的牙齿会进一步增加附着丧失的风险。如果牙齿需要压

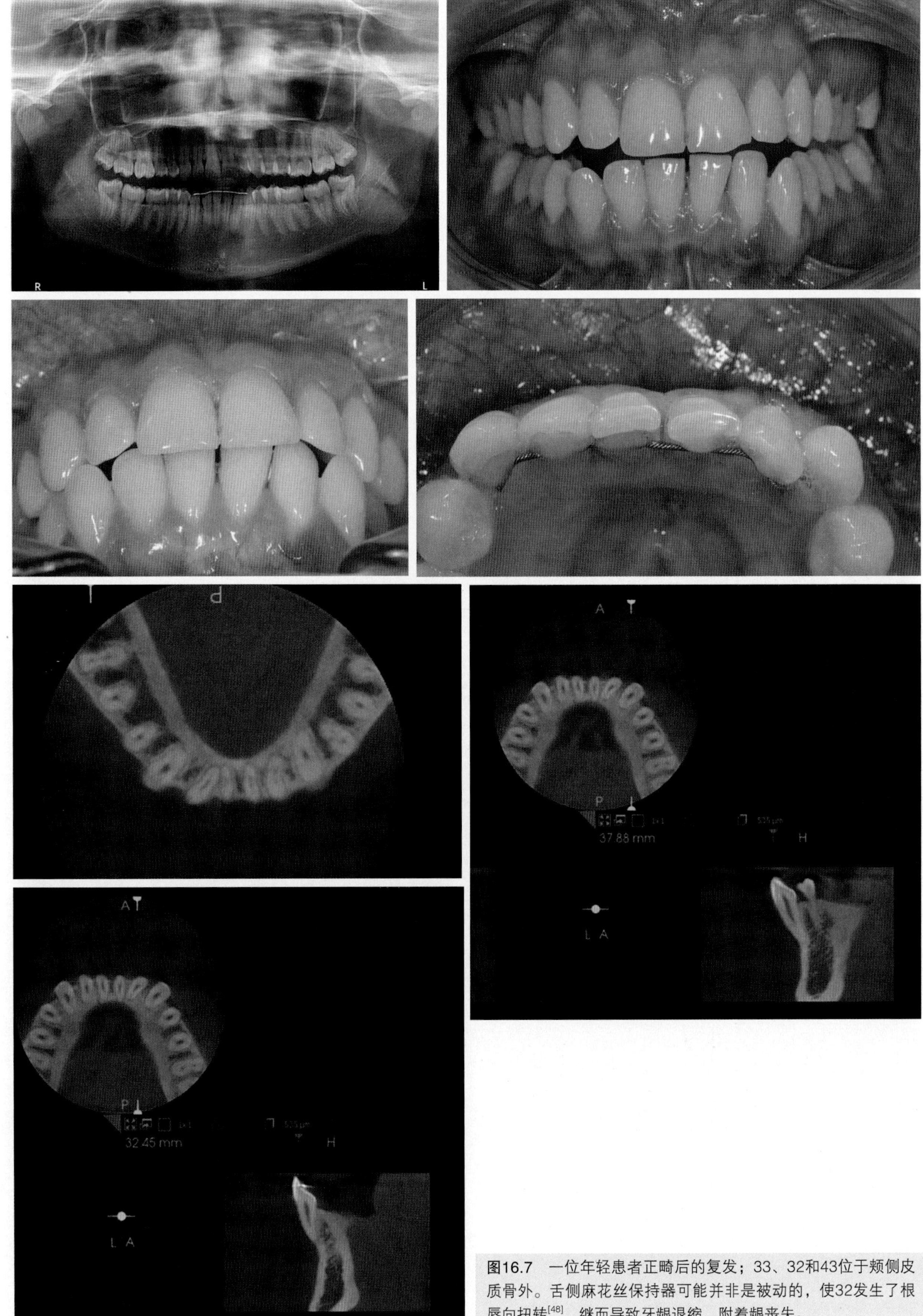

图16.7 一位年轻患者正畸后的复发；33、32和43位于颊侧皮质骨外。舌侧麻花丝保持器可能并非是被动的，使32发生了根唇向扭转[48]，继而导致牙龈退缩、附着龈丧失。

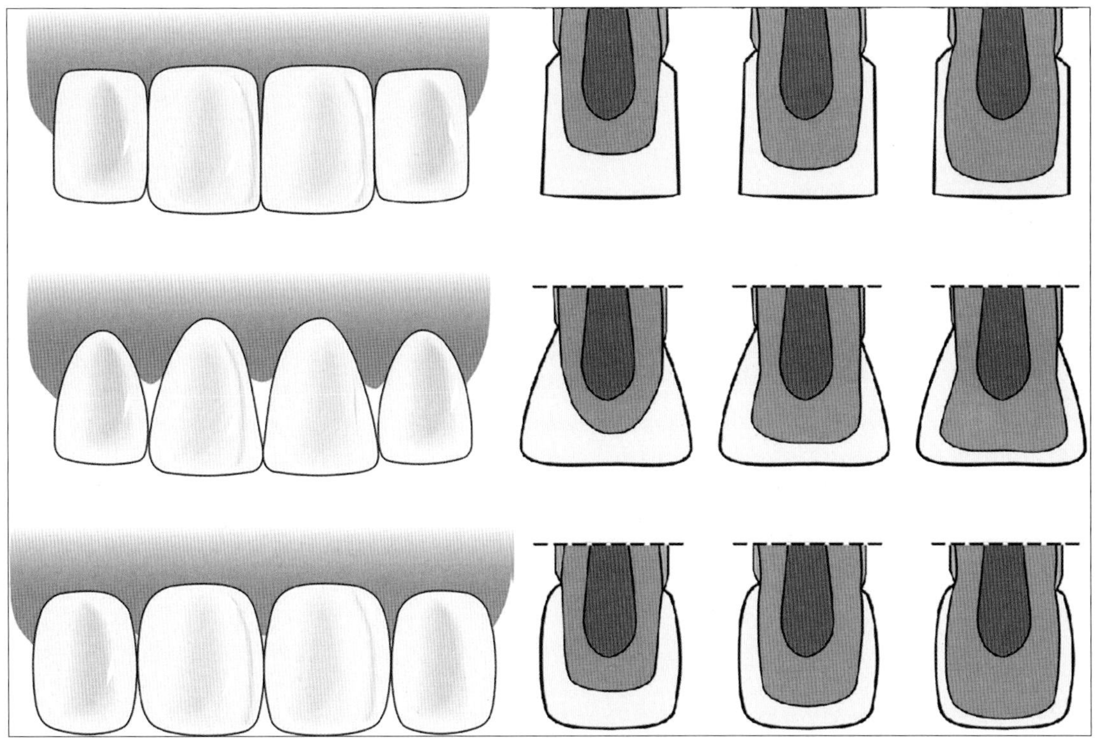

图16.8　不同牙齿形态（来自Nanda R. Esthetics and Biomechanics in Orthodontics. 2nd ed. St. Louis, MO: Elsevier; 2015:500.）。

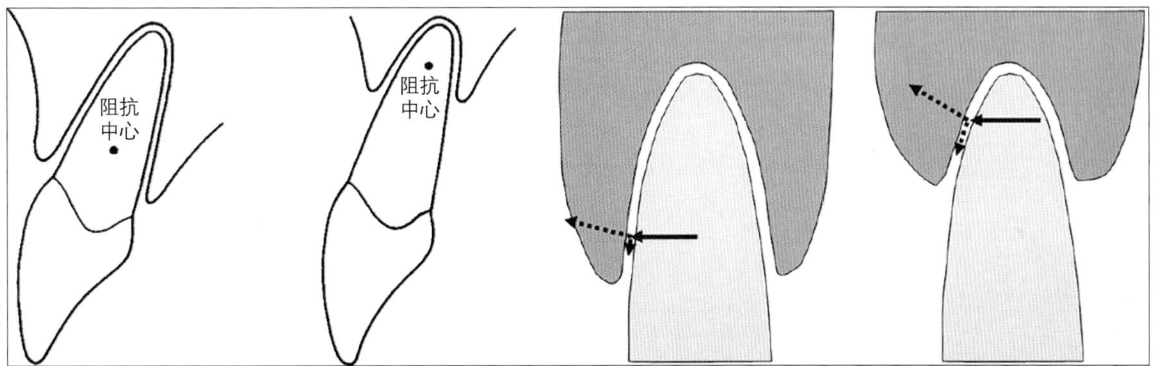

图16.9　骨吸收时阻抗中心的变化（来自Nanda R. Esthetics and Biomechanics in Orthodontics. 2nd ed. St. Louis, MO: Elsevier; 2015:500.）。

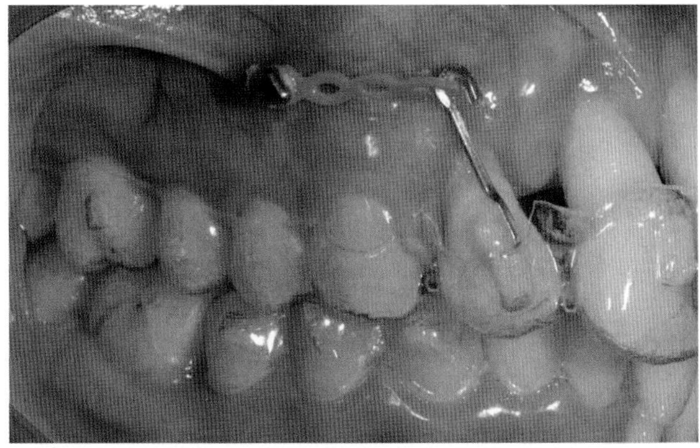

图16.10　该患者在12上粘接不锈钢丝弯制的牵引臂（power arm），并通过最强支抗进行内收。

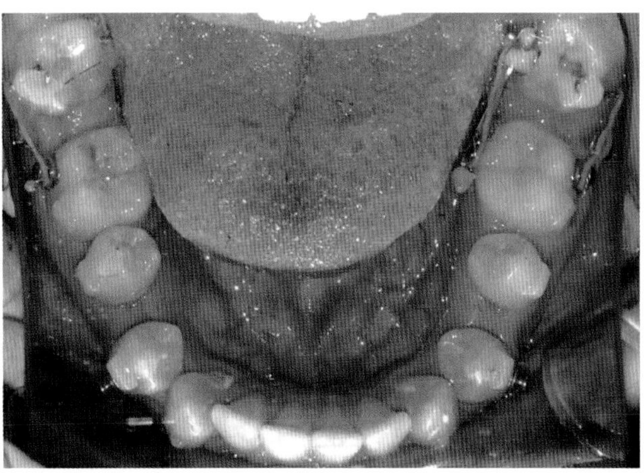

图16.11　下颌第三磨牙的近中移动。

低，必须在正畸之前减少探诊深度。三壁骨袋可以通过再生手术成功治疗，然后再进行正畸压低[73]。

当前牙区和后牙区牙齿伸长时需进行压低。在一项动物研究中，Melsen[74]证明如果在牙周健康的情况下进行牙齿压低，可以促进新附着龈的形成。施加的压低力应控制在每颗牙齿5～20g的范围内，并考虑其对牙周组织的影响。在进行垂直向移动之前，需要关注牙龈退缩的程度和上切牙颊侧龈沟的深度。如果没有发生牙龈退缩，龈缘可用来引导牙齿的定位。

如果龈沟深度均为1mm，龈缘高低不平可能是牙齿切缘磨损不均匀或者殆创伤造成的（图16.12）。针对此问题的治疗方法是压低牙齿。当龈缘整齐后，牙齿切缘会表现为高低不平，此时可以对较短的牙冠进行修复。

切缘磨损的下切牙也可通过正畸适当地压低牙齿进行治疗。这些牙齿往往会过度萌出以保持接触，并且没有留下修复空间。通过正畸提供正确的修复空间，可以避免根管治疗和牙周冠延长术。

牙周病患者往往表现为上切牙扇形散开、伸长以及水平型骨吸收[11]。此时需要对牙齿进行内收及压低，而单纯的内收会加深覆殆[2]。可以利用磨牙和前磨牙作为支抗。在主动压低期间，必须每2周进行一次额外的龈下刮治和根面平整。

尽管针对牙周支持组织减少的患者进行牙齿压低的证据存在矛盾，但Melsen[75]发现新生的附着龈可导致冠根比降低，且Cardaropoli等[76-77]证明在对存在骨下袋且过度伸长的牙齿，进行正畸-牙周联合治疗后，可以观察到牙周组织的探诊深度减少以及临床附着水平增加。这可能与使用持续轻力（15～50g）以及适当地控制转矩相关[78-81]。然而，龈上菌斑有可能转化为龈下菌斑，并存在角形吸收的风险[82]。此外，务必要关注牙根的形态，因为短根和吸管状根存在更高的吸收风险[83]。

当牙周受累的牙齿需要修复，或者其龈缘较邻牙退缩时，正畸伸长有益于牙槽骨的重塑。伸长移动有利于整平龈缘，恢复龈乳头，减少探诊深度[84]。伸长可以通过轻力或重力实现。但需要考虑到牙齿移动的方向和转矩的控制，因为不受控制的倾斜移动会导致牙根偏唇侧。为了避免早接触的发生可进行持续的调殆。在牙齿移动结束时，应进行至少3个月的固定保持，防止复发。

在牙周健康的情况下，因龋坏或者外伤引起的残

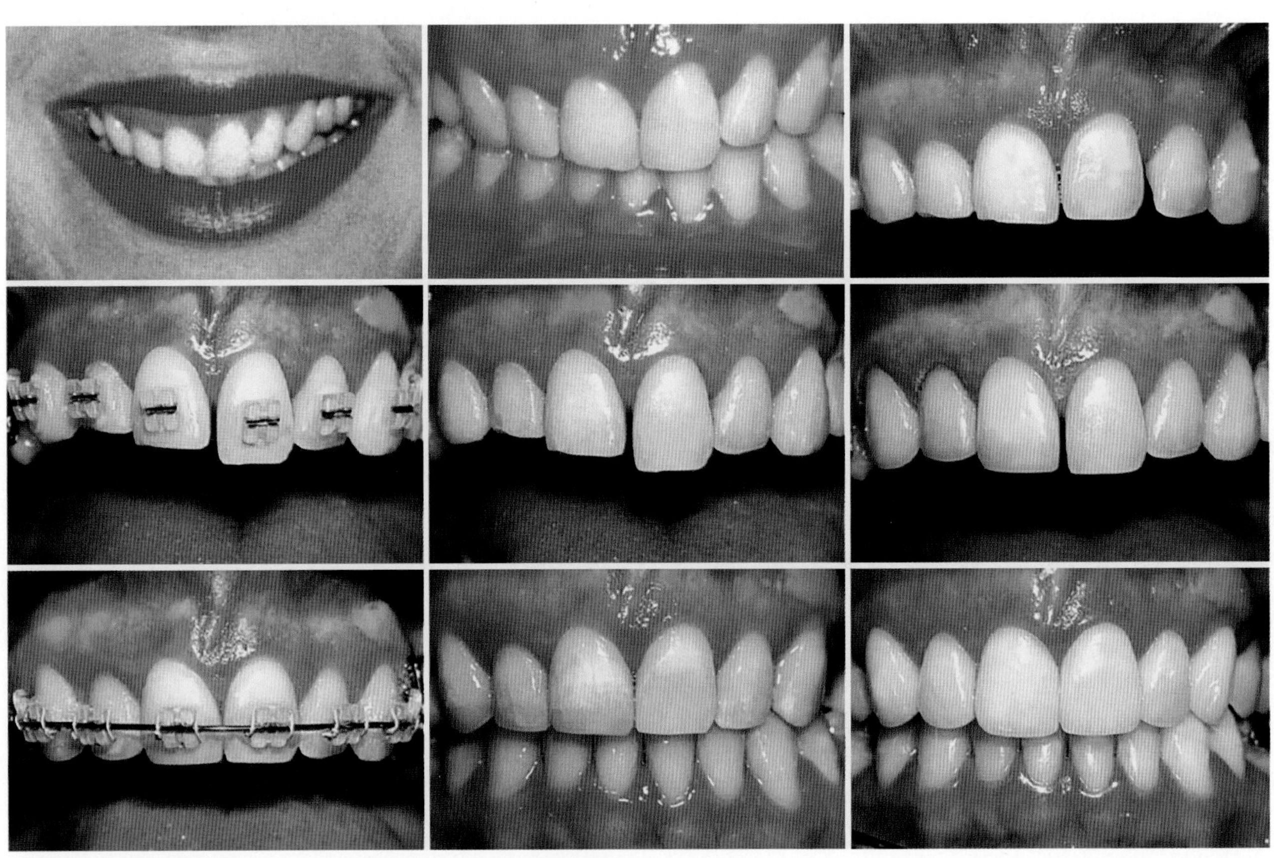

图16.12 磨损牙齿选择性的压低（来自Nanda R. Esthetics and Biomechanics in Orthodontics. 2nd ed. St. Louis, MO: Elsevier; 2015:500.）。

根，可通过正畸牵引和牙龈纤维环切术（每10天1次）或随后的牙冠延长术提升正畸牵引的效果，促进牙齿的移动和矫正[85]。如果存在附着丧失，则进行牙齿伸长以整平龈缘并减少角形吸收。再生治疗后，结缔纤维需要3～8个月才能愈合。单颗受损的牙齿可以通过伸长以整平龈缘，在种植体植入前进行软硬组织增量。此种情况建议使用轻力（每个月1mm）。

如果患者多颗牙齿缺失，治疗计划最终可包括植入支抗钉，以增强正畸支抗[86]。在正畸施力前，需要适当的时间进行骨整合。支抗钉和骨板等临时支抗装置可有效增强牙齿移动，且不会产生生物力学副作用。

最终流程

- 重建健康牙周。
- 牙周评估。
- 必要时进行牙周再生/膜龈手术/支抗钉植入。
- 正畸治疗。
- 牙周维护/支持治疗。
- 正畸保持。
- 最终修复。

保持

牙周组织减少是正畸复发的危险因素[87]。此外，牙周受累的牙齿可能非常松动。保持的目的是稳定牙列，减少牙齿移动。任何旨在防止复发的操作都应在完成正畸运动后立即进行[88]。

由于粘接在前牙的保持器存在增加菌斑积聚和牙龈炎的风险，当牙齿不存在松动时，应推荐使用可摘保持器[89]。此外，固定保持器可能会造成不利的牙齿移动，需要定期观察[90]。还需要注意患者的口腔不良习惯，如咬甲癖。

牙周受累的正畸患者可能会缺失一颗或多颗牙齿。由于缺乏后牙的咬合支撑会加剧病理性牙移位，应将最终的修复纳入治疗计划中。固定或可摘的修复体有利于稳定牙弓中剩余的牙齿，并为对颌牙提供咬合止点。

殆板最终可用于存在口腔不良习惯正畸患者的保持，包括：

- 可摘保持器。
- 牙齿松动度过大。
    - 下前牙固定保持器（深覆殆病例33-43、34-44）。
    - 其他位点的冠内或者冠外固定保持器（intra- or extracoronal fixed retainer in other sextant）。
- 鞍基区缺牙修复。
- 夜间殆垫。

结论

对于牙周病患者，在牙周组织保持稳定的情况下，无托槽隐形矫治比固定矫治更安全。透明矫治器能在长期的正畸治疗过程中有效维护患者的口腔卫生。Clinchek软件作为一种诊断工具，可以通过虚拟排牙来辅助制订正畸和修复计划。该软件提供了精确的三维牙齿移动路径和多种支抗选择，有助于正畸医生准确制订治疗方案。正畸成功的关键在于终身牙周支持治疗和正畸保持，患者必须坚持支持性牙周治疗才能保持稳定的长期疗效[91-93]。

病例报告

初诊

出生日期：2016年9月19日。

性别：男。

年龄：49岁。

职业：职员。

主诉：牙龈出血和前牙漂移。

态度：患者关注自己的牙齿，并且希望保留现有牙齿。

期望：患者的期望较为现实，并希望能够恢复口腔健康。

患者全身评估：身体健康。

既往史：高血压。

近期病史：无。

药物过敏史：无。

习惯：吸烟史，6个月前戒烟。

职业和压力水平：就职于跨国公司；中等压力水平。

上次体检：6个月前，健康。

口腔检查（图16.13和图16.14）。

上次牙科就诊日期及原因：6个月前，因前牙龈出血就诊。

主要牙科治疗：无。

缺牙（原因）：15（龋坏）。

不良牙科治疗史：无。

牙周病史：有。

牙周治疗史：仅龈上刮治。

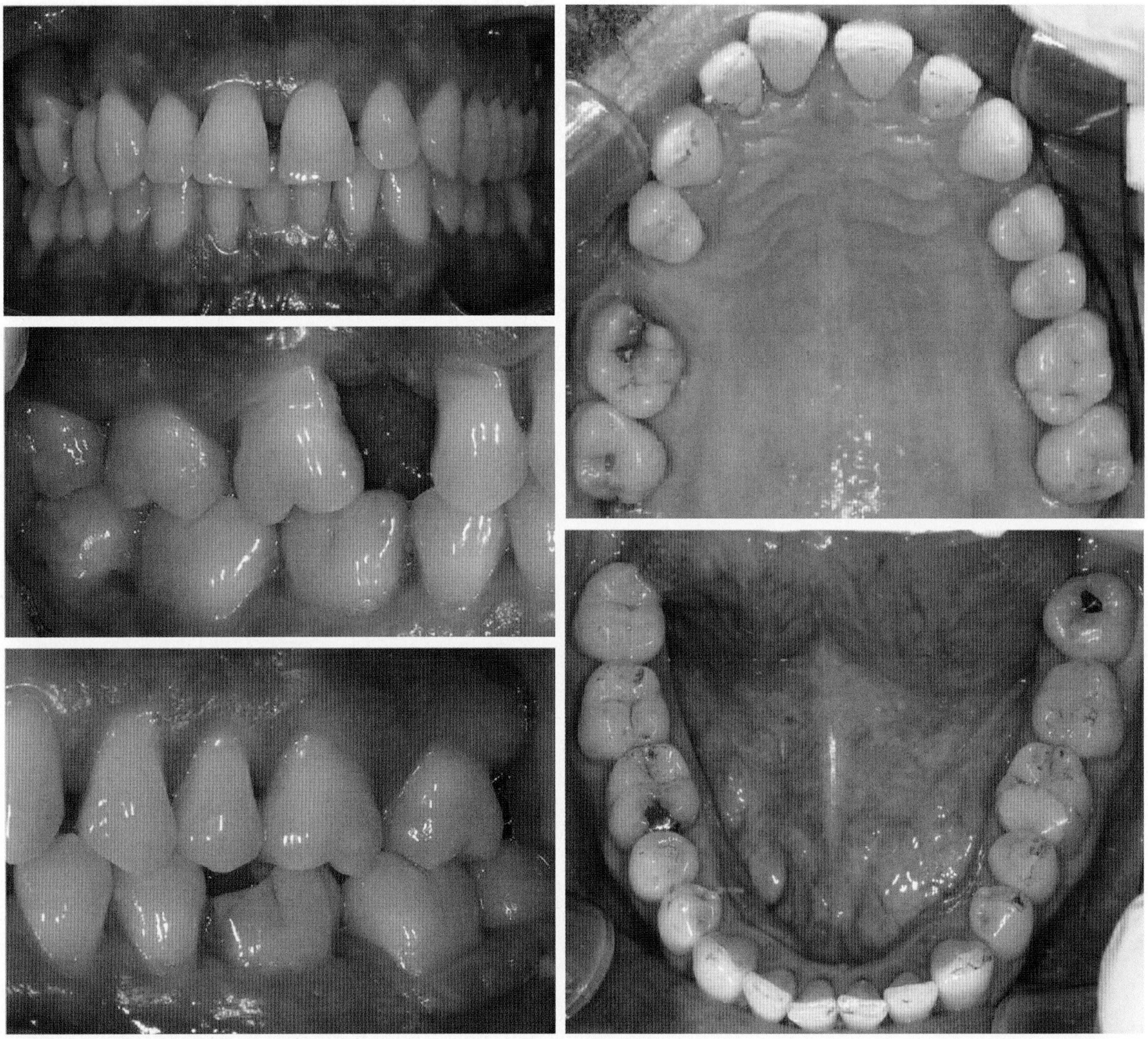

图16.13 初诊口内像。

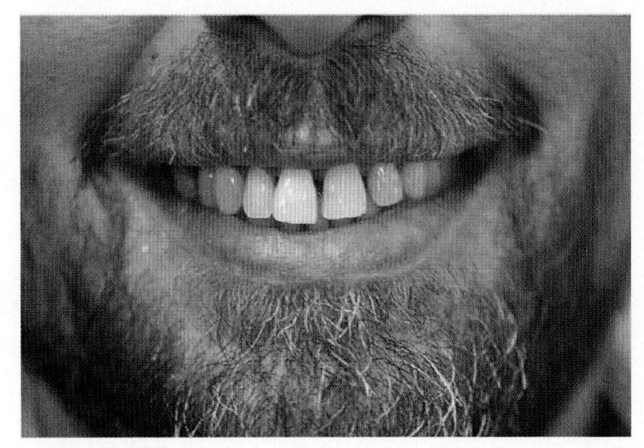

图16.14 初诊微笑像。

口腔习惯：无。

口腔卫生习惯：每天2次手动刷牙。

预防频率：每年1次。

颞下颌关节及咀嚼肌：均无明显异常。

口内检查

牙齿评估：

- 安氏分类：磨牙尖牙Ⅰ类关系。
- 缺失牙：15。
- 错位牙：11伸长、唇倾。
- 牙体缺损：无。
- 不良修复体：36。
- 正中𬌗早接触：无。
- 咬合创伤：无。
- 咬合磨损：无。

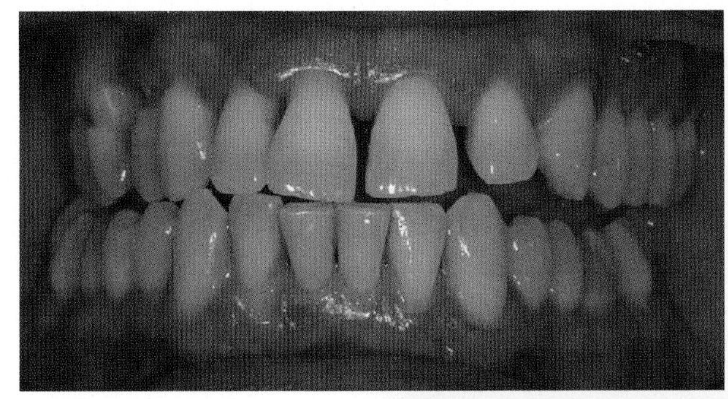
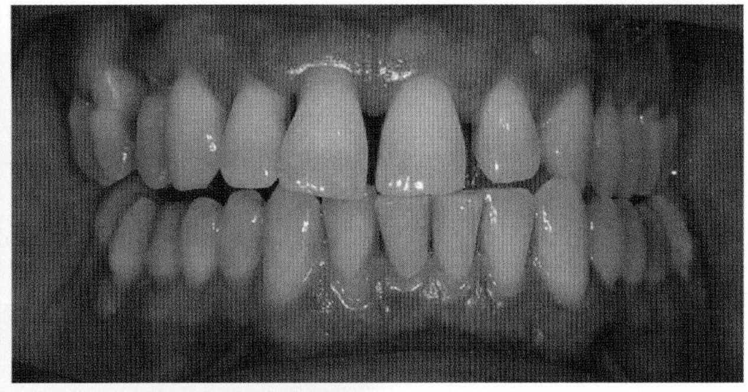
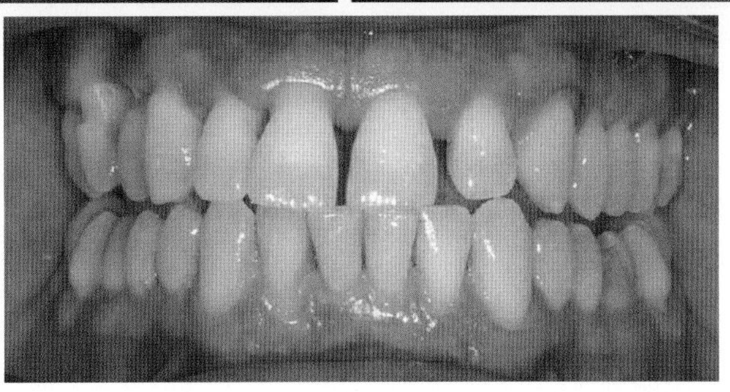

图16.15　工作殆。

右侧侧方殆接触：13（尖牙引导）（图16.15）。

- 右侧平衡殆：无。

左侧侧方殆接触：23（尖牙引导）。

- 左侧平衡殆：无。

前伸殆接触：11、12。

- 后牙咬合干扰：38、48。

X线表现

- 骨吸收量：60%骨吸收（垂直型和水平型）（图16.16）。
- 根尖暗影：无。
- 硬骨板和牙周韧带增宽：无。
- 根尖周病变：无。
- 滞留乳牙：无。
- 根尖碎片/异物：无。
- 牙体缺损：无。
- 失活牙：无。

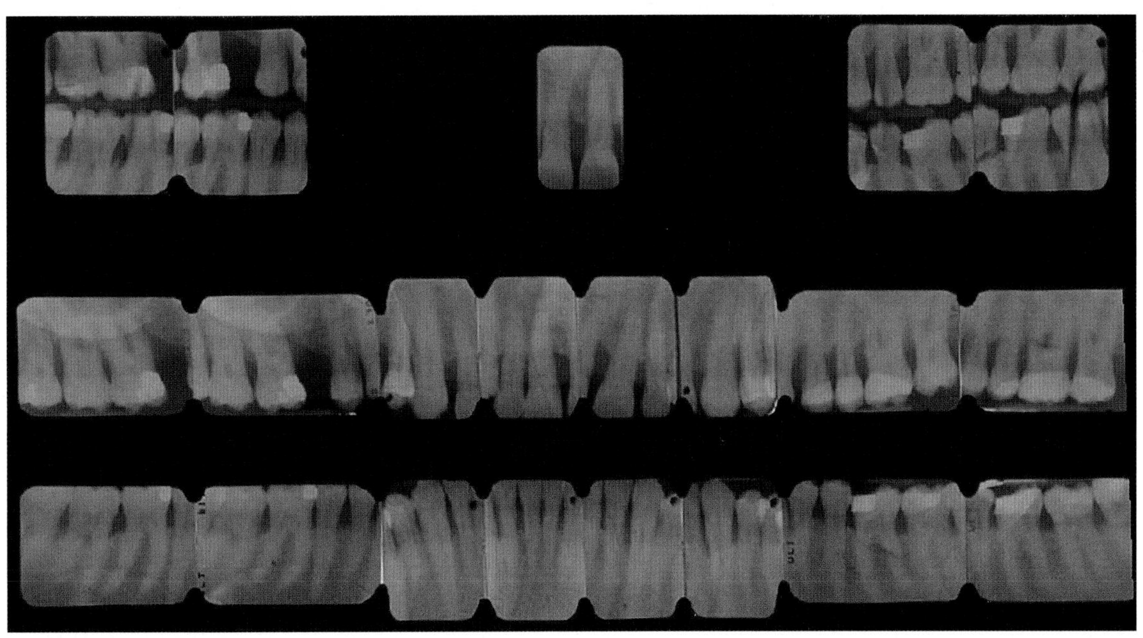

图16.16　初诊牙槽骨状态。

初诊牙周评估量表（图16.17）

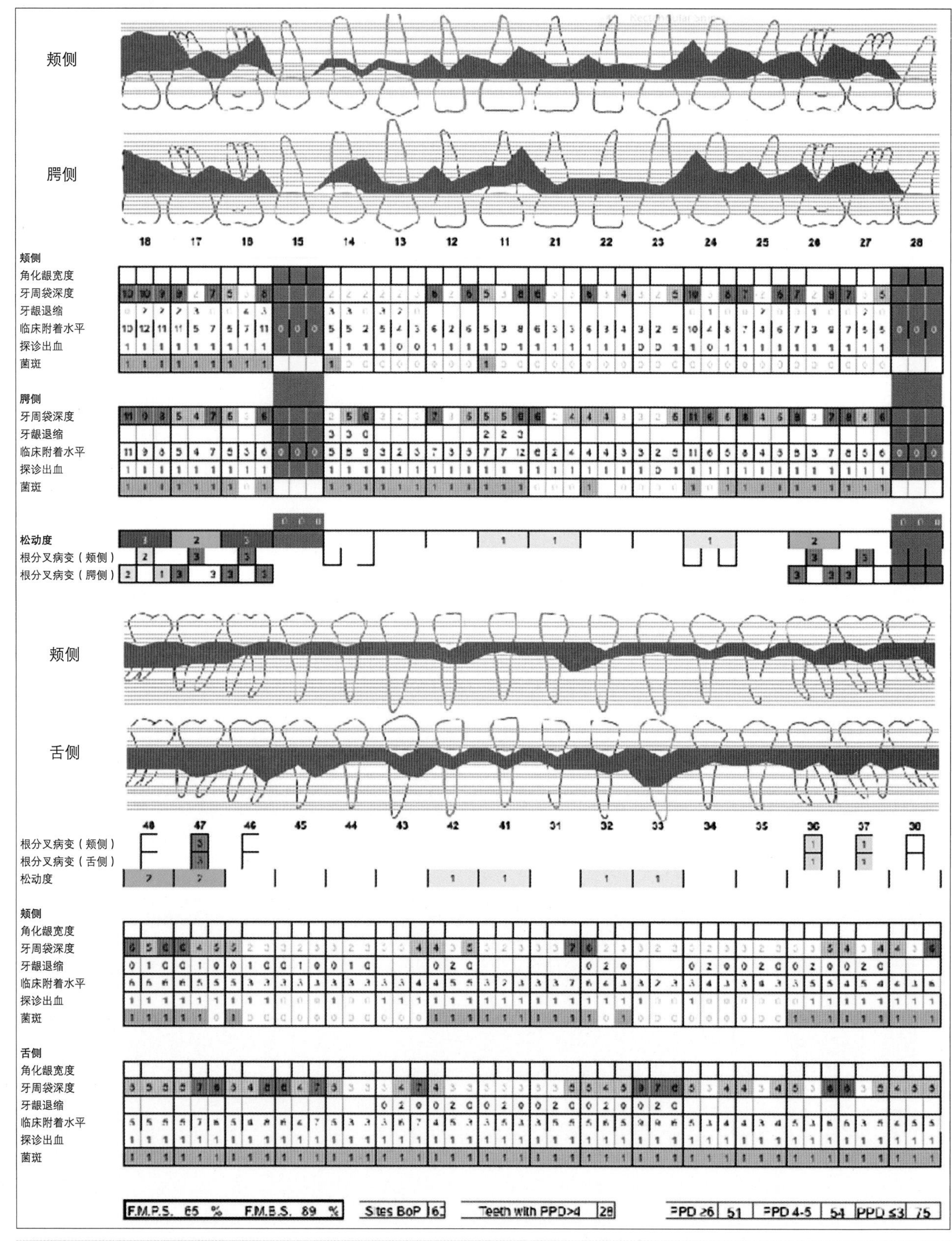

图16.17 初诊牙周评估量表。

牙周检查

- 牙齿数量：30。
- 牙周探诊深度（probing pocket depth，PPD）≥4mm的牙齿数量：28。

PD：

- ≤3mm的位点数量：75。
- 4～5mm的位点数量：54。
- ≥6mm的位点数量：51。

牙周再评估（图16.18和图16.19）

诊断

广泛性慢性重度牙周炎2级（存在2颗或以上非相邻牙齿近中附着丧失≥5mm）。

Ⅲ期B级（表16.4和表16.5）。

牙周治疗目标

（1）控制龈上和龈下感染。

（2）全口菌斑指数/全口出血指数（Full-mouth plaque score/full-mouth bleeding score，FMPS/FMBS）<20%。

（3）抑制牙周炎的进展。

（4）拔除无法保留的患牙。

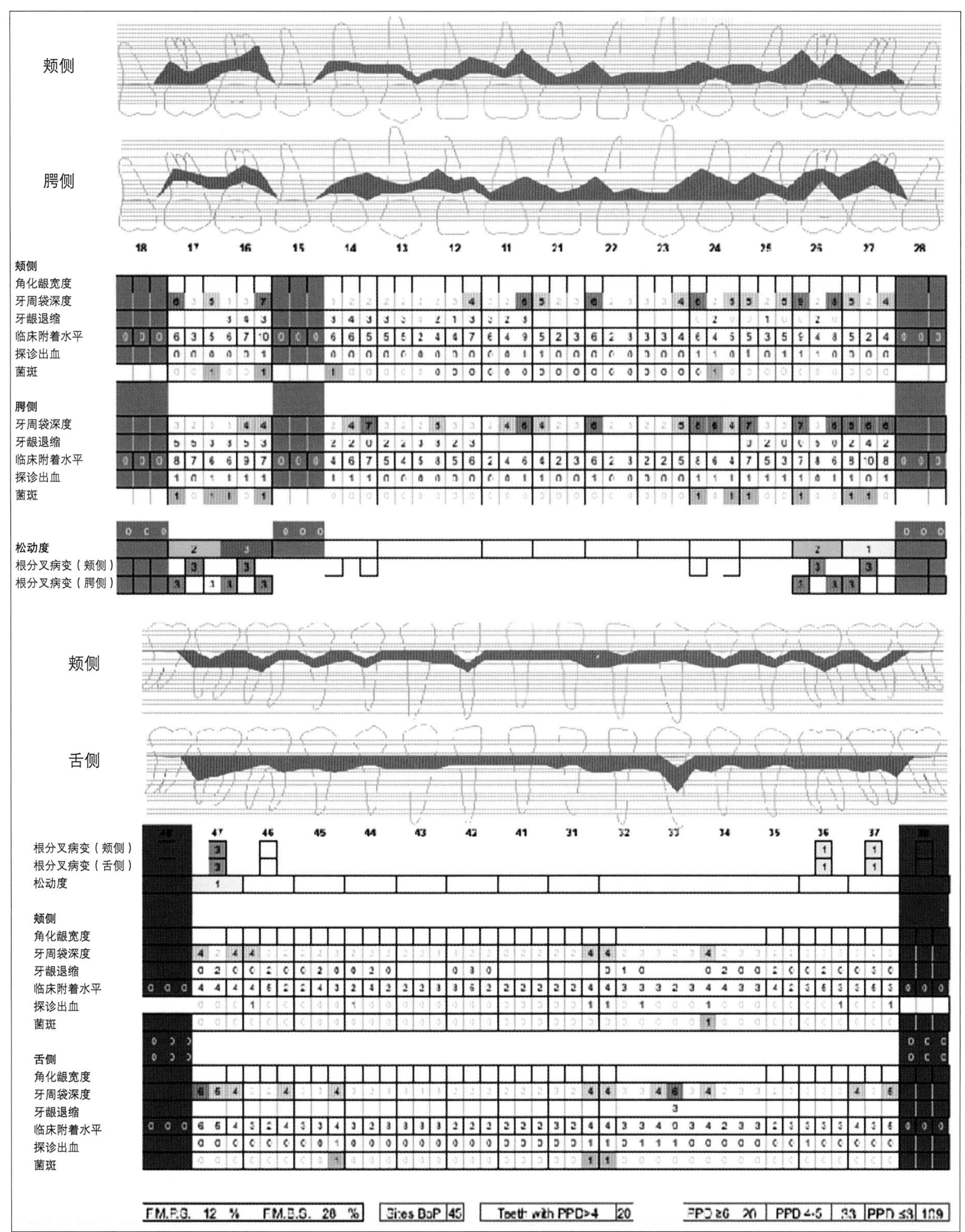

图16.18　牙周再评估量表。

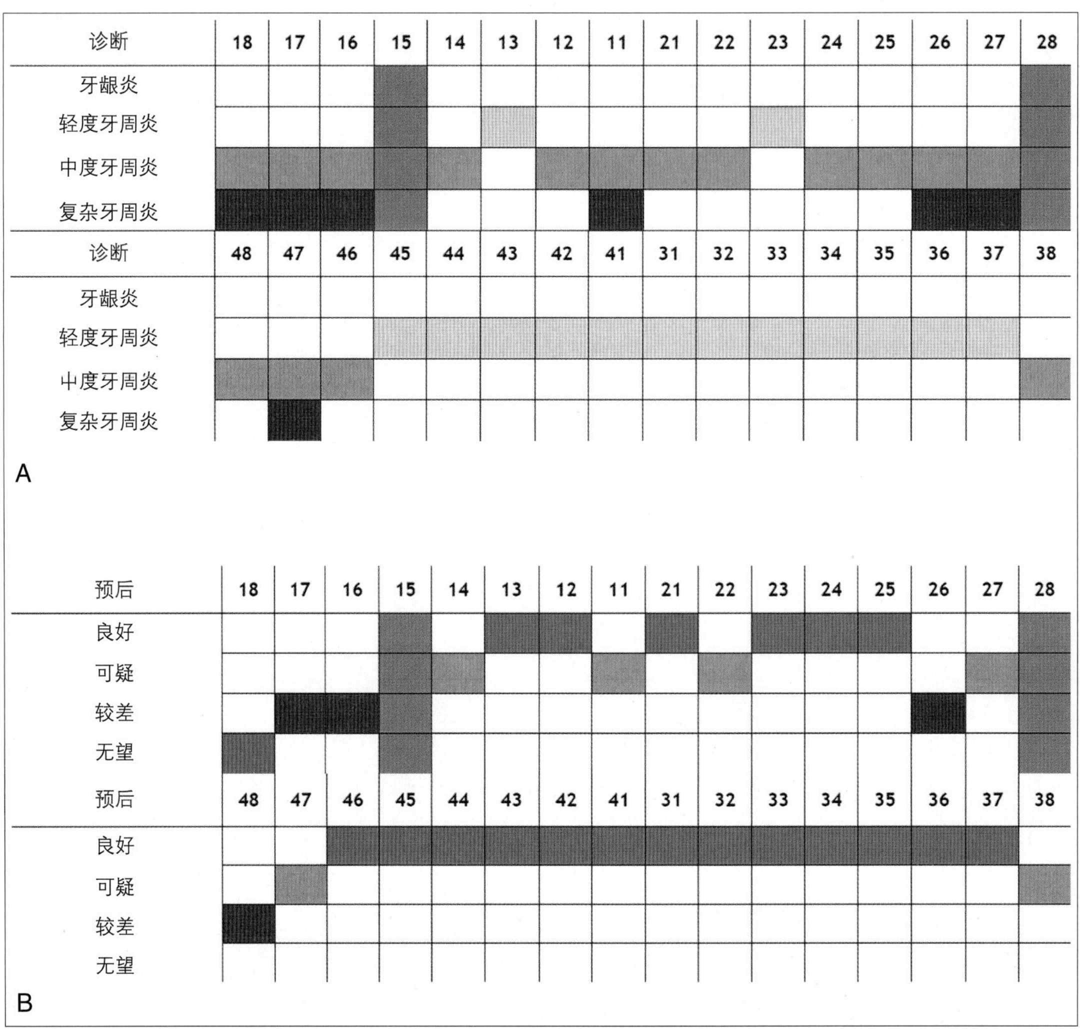

图16.19　（A）逐牙诊断。（B）逐牙预后（来自Kwok V, Caton JG. Commentary: prognosis revisited: a system for assigning periodontal prognosis. J Periodontol. 2007;87[11]:2063–2071.）。

表16.4　牙周炎分期诊断标准

牙周炎分期		**Ⅰ期**	**Ⅱ期**	**Ⅲ期**	**Ⅳ期**
严重程度	**CAL（最重位点）**	1～2mm	3～4mm	≥5mm	≥5mm
	影像学骨吸收	冠方1/3（＜15%）	冠方1/3（15%～30%）	根长1/2～2/3	根长1/2～2/3
	缺牙数	无因牙周炎导致的缺牙		因牙周炎导致的缺牙数≤4颗	因牙周炎缺牙数≥5颗
复杂程度	**局部情况**	▪最大PD≤4mm ▪大部分为水平型骨吸收	▪最大PD≤5mm ▪大部分为水平型骨吸收	在Ⅱ期的基础上： ▪PD≥6mm ▪垂直型骨吸收≥3mm ▪根分叉病变Ⅱ～Ⅲ度 ▪中度缺牙区牙槽嵴缺损	在Ⅲ期的基础上，需要更复杂的治疗： ▪出现咀嚼功能障碍 ▪继发性咬合创伤（牙齿松动超过Ⅱ度） ▪咬合紊乱 ▪牙齿倾斜 ▪扇形移位 ▪余留牙＜20颗（10对）
范围和分布	**追加描述分期**	适用于每一期，局限型（受累牙位＜30%）、广泛型或切牙/磨牙分布型。			

注：PD，探针深度；CAL，临床附着水平。

表16.5　牙周炎分级

	牙周炎分级		A级：缓慢进展	B级：中等程度进展	C级：快速进展
首要标准	与进展相关的直接证据	纵向数据（PA影像或CAL）	5年内无附着丧失	5年内附着丧失＜2mm	5年内附着丧失≥2mm
	与进展相关的间接证据	骨吸收/年龄	＜0.25	0.25～1.00	＞1.00
		疾病表型	牙周破坏程度较低，菌斑堆积严重	牙周破坏程度与菌斑堆积程度相符	牙周破坏与菌斑堆积程度不符，特定的临床模式提示处于快速进展和/或早期发病，对标准的细胞控制治疗缺乏预期反应
等级修订	危险因素	吸烟	不吸烟	吸烟＜10根/天	吸烟≥10根/天
	糖尿病	糖尿病	血糖正常，有或没有糖尿病的先前诊断	糖尿病患者的HbA1c＜7.0	糖尿病患者的HbA1c≥7.0

注：CAL，临床附着水平；PA，根尖周；HbA1c，糖化血红蛋白。

治疗方案

病因治疗

（1）口腔卫生宣教。

（2）非手术治疗：刮治和根面平整（逐象限）。

（3）拔除：18、38、48。

（4）充填治疗：36、46。

临床检查再评估（图16.20）

- 牙齿数量：27。
- PPD＞4mm的牙齿数量：20。

PD：

- ≤3mm的位点数量：109。
- 4～5mm的位点数量：33。
- ≥6mm的位点数量：20。

病因治疗后的治疗方案

- 再生治疗：14，拔除：16、17。
- 再生手术：11、12、22。
- 拔除：26，近中根切除术：27。
- 再生手术：24、25。
- 骨切除术+隧道成形术：47。
- 支持性牙周治疗。

正畸治疗

排齐上颌牙列，关闭间隙。

种植治疗

- 15、17、26。

牙周支持治疗

每3个月定期复诊（图16.21～图16.27）。

牙周治疗由意大利都灵大学（Torino，Italy）牙学院牙周病学系主任Mario Aimetti教授进行。

正畸诊断（图16.28）

骨性

- 骨性Ⅰ类，正常。

牙性

- 磨牙关系无法确认，尖牙中性关系，深覆殆，深覆盖，牙列间隙及“黑三角”，中线偏离。

面部

- 凸面型。

具体的治疗目标（图16.29～图16.39）

- 上颌：排齐牙列，压低牙齿，关闭间隙，纠正中线。
- 下颌：关闭间隙，压低下前牙，纠正中线。
- 面部美学：提高微笑曲线的美感。

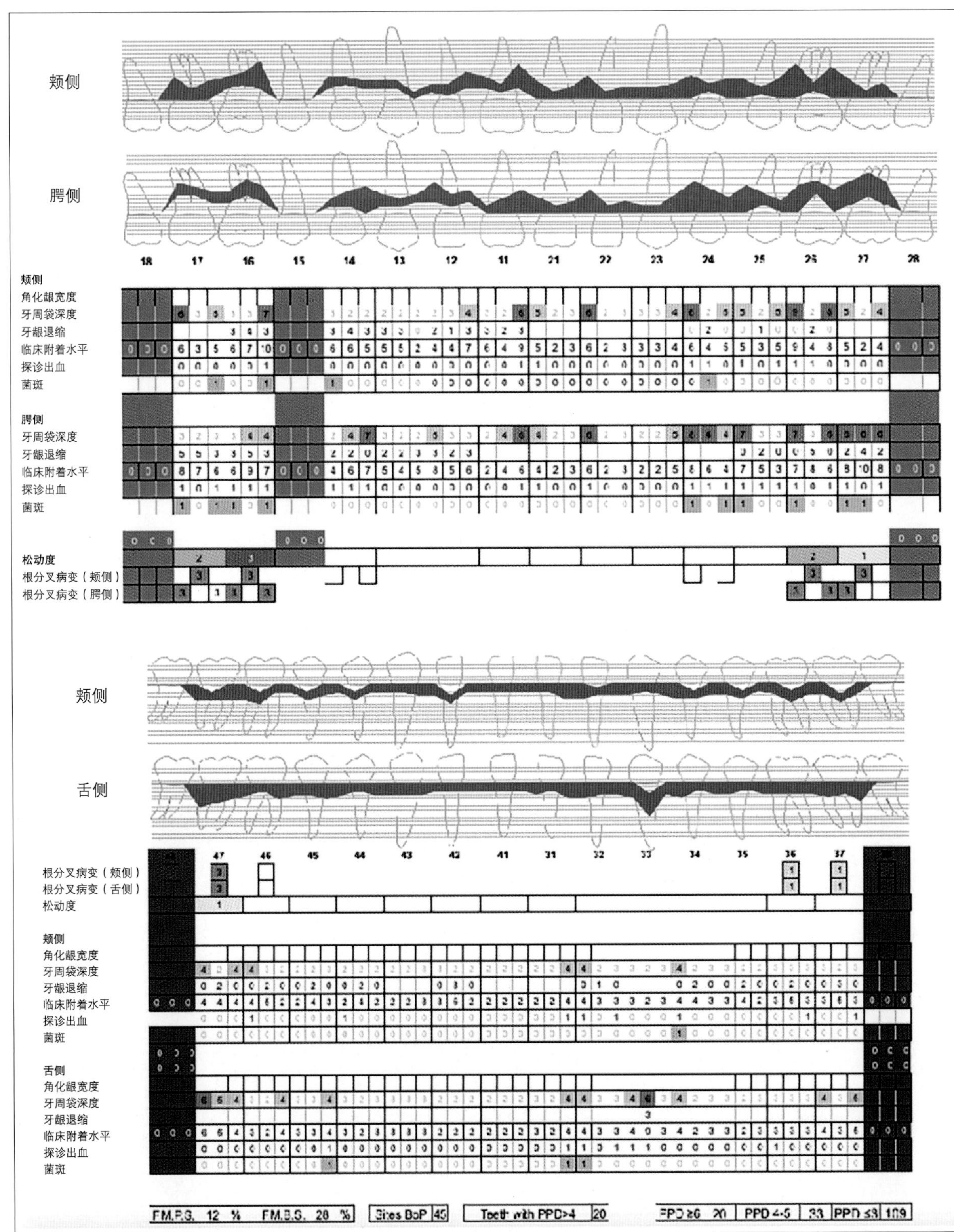

图16.20 牙周状况重新评估量表。

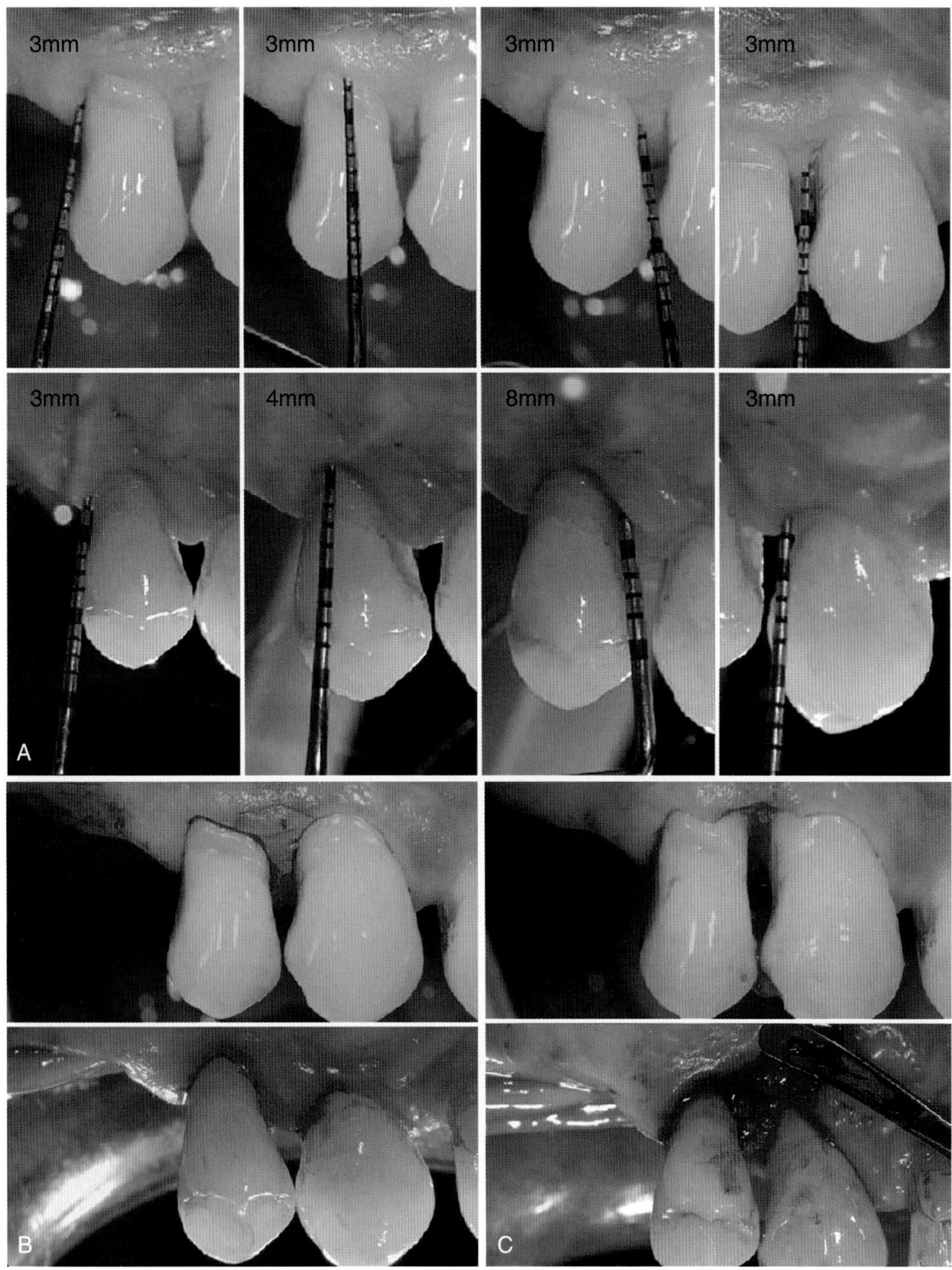

图16.21　14再生治疗。（A）牙槽骨探查。（B）牙龈切开。（C）翻瓣。

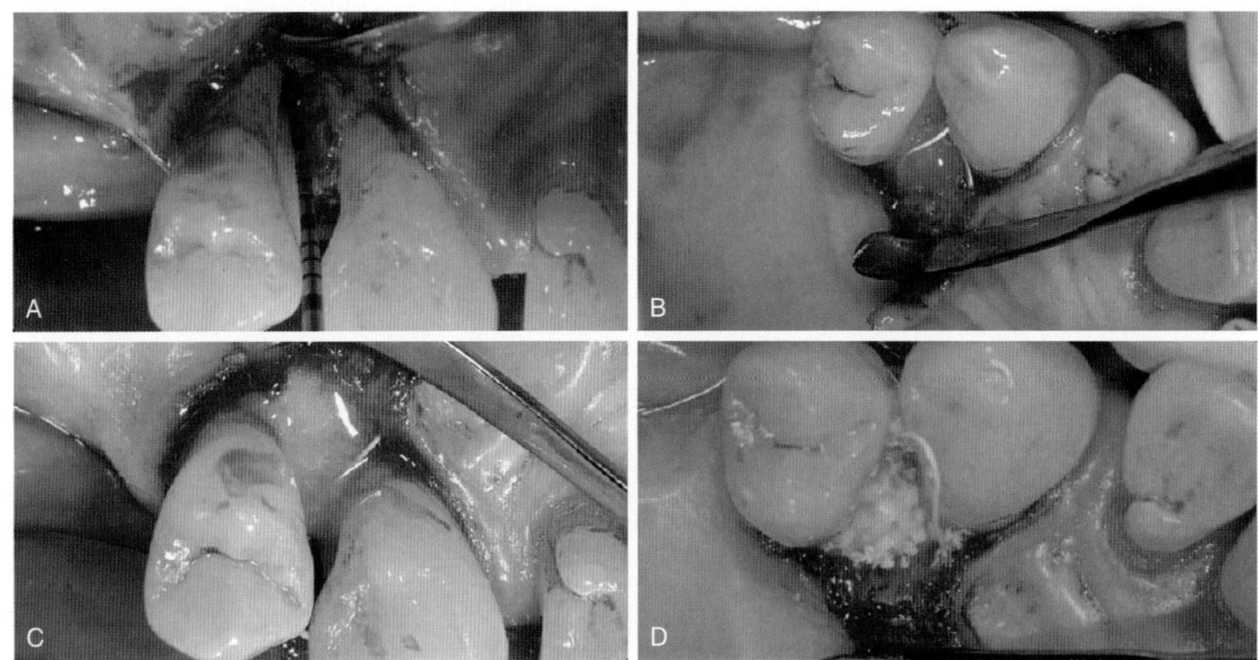

图16.22 14再生治疗：生物材料。（A）清理缺损处。（B）Emdogain（EMDs）。（C）Pred Gel（EDTA）。（D）Bio-Oss。

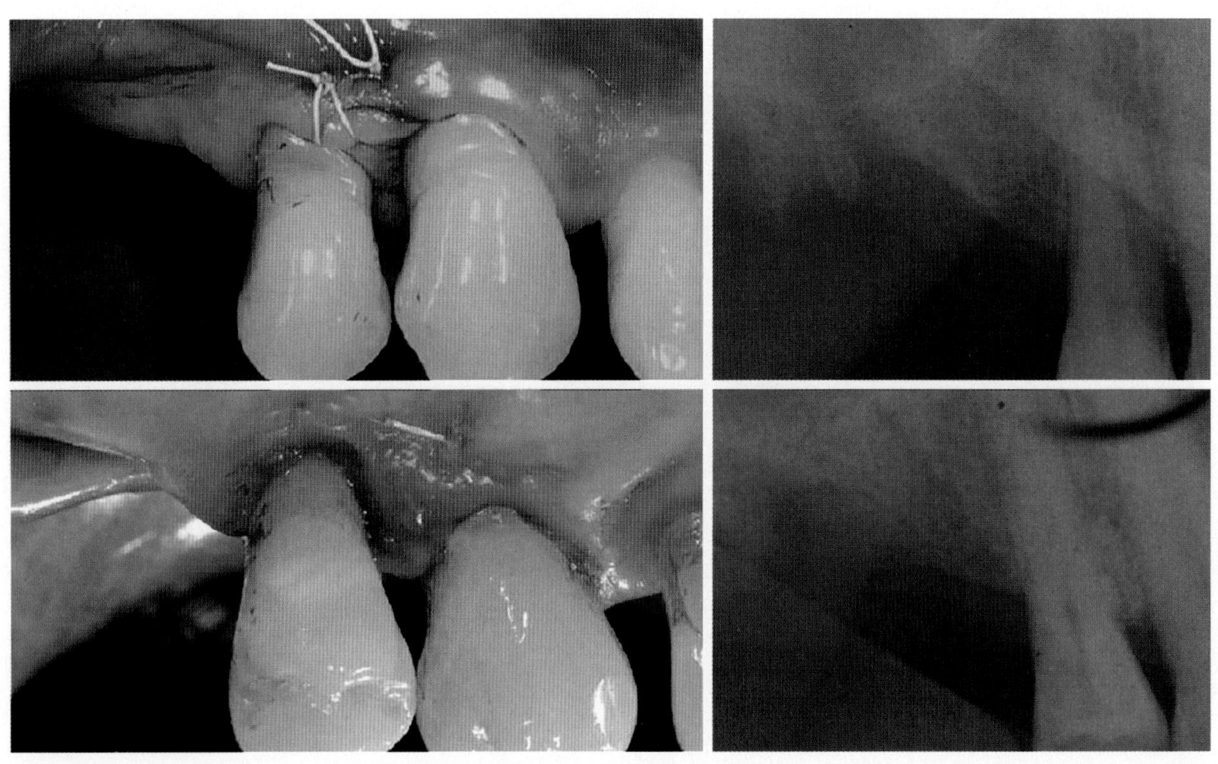

图16.23 牙再生治疗：缝合。

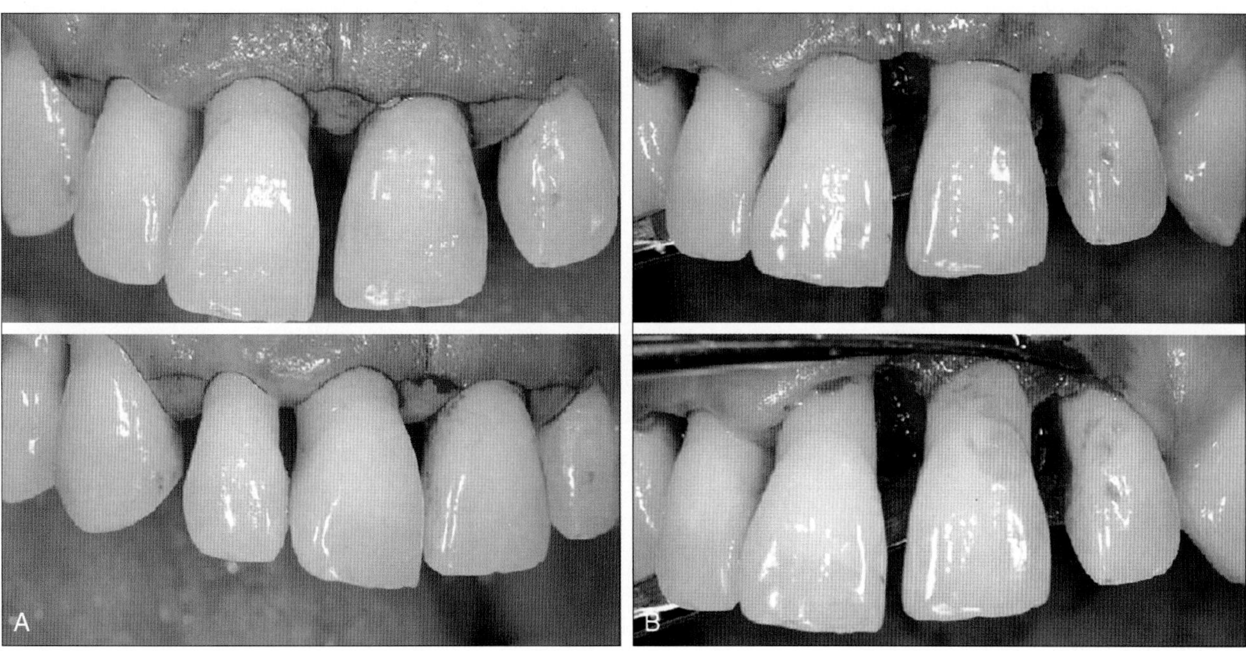

图16.24　切牙再生治疗。（A）切开，（B）翻瓣。

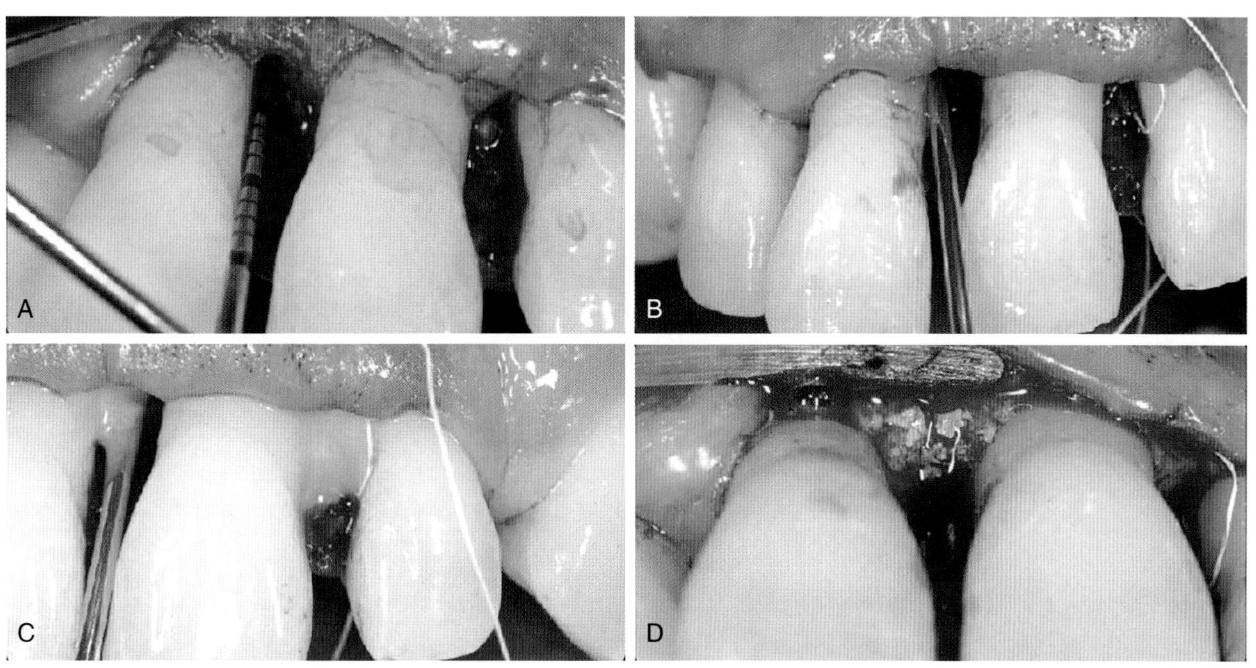

图16.25　切牙再生治疗：生物材料。（A）清理缺损处。（B）Emdogain（EMDs）。（C）Pred Gel（EDTA）。（D）Bio-Oss。

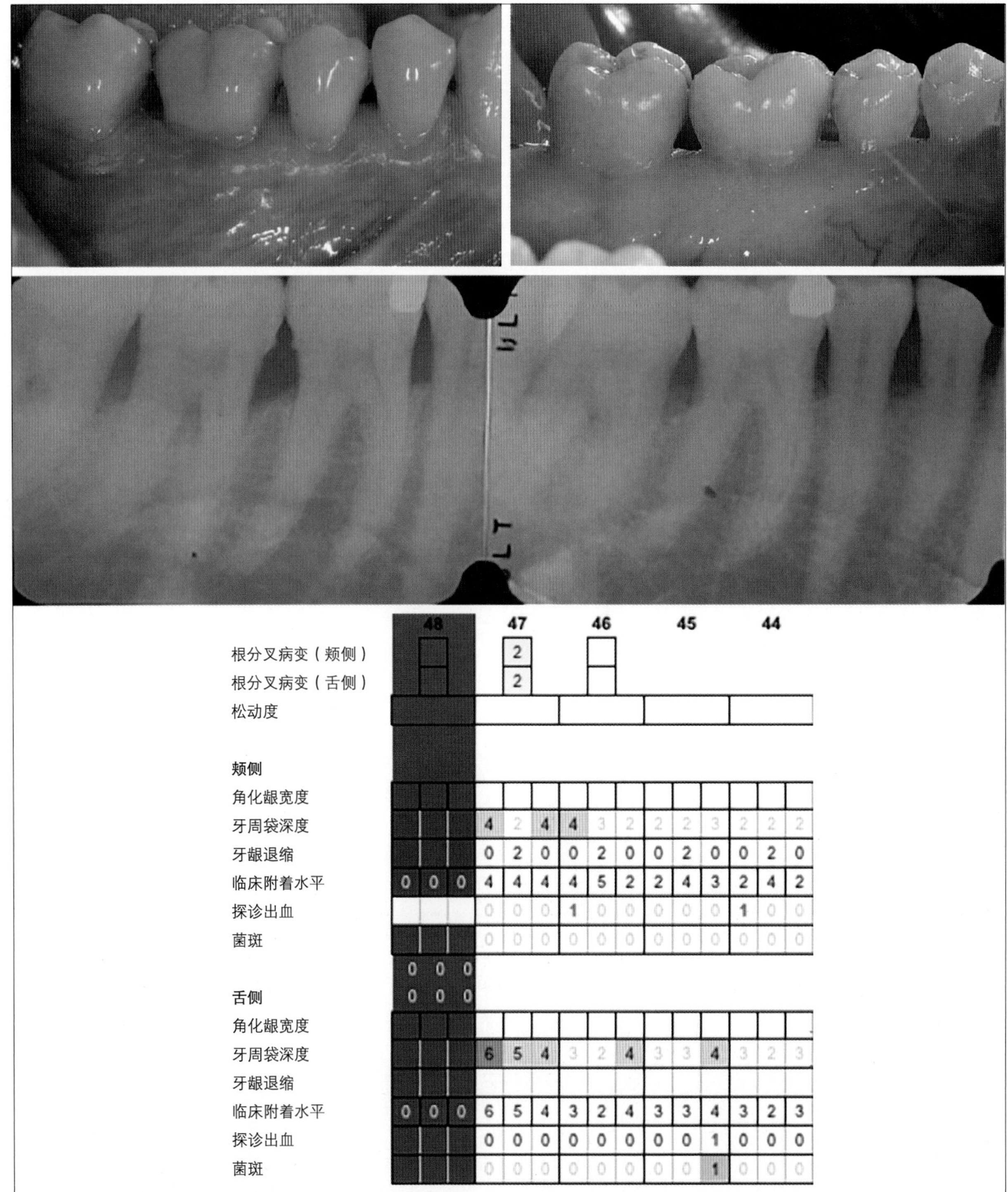

	48			47			46			45			44		
根分叉病变（颊侧）					2										
根分叉病变（舌侧）					2										
松动度															
颊侧															
角化龈宽度															
牙周袋深度				4	2	4	4	3	2	2	2	3	2	2	2
牙龈退缩				0	2	0	0	2	0	0	2	0	0	2	0
临床附着水平	0	0	0	4	4	4	4	5	2	2	4	3	2	4	2
探诊出血				0	0	0	1	0	0	0	0	0	1	0	0
菌斑				0	0	0	0	0	0	0	0	0	0	0	0
	0	0	0												
舌侧	0	0	0												
角化龈宽度															
牙周袋深度				6	5	4	3	2	4	3	3	4	3	2	3
牙龈退缩															
临床附着水平	0	0	0	6	5	4	3	2	4	3	3	4	3	2	3
探诊出血				0	0	0	0	0	0	0	0	1	0	0	0
菌斑				0	0	0	0	0	0	0	0	1	0	0	0

图16.26 右侧下颌后牙区骨切除手术[94–96]。替代疗法：牙周支持疗法[85,91,97]、保守手术[98–101]、骨切除术[94–96]。

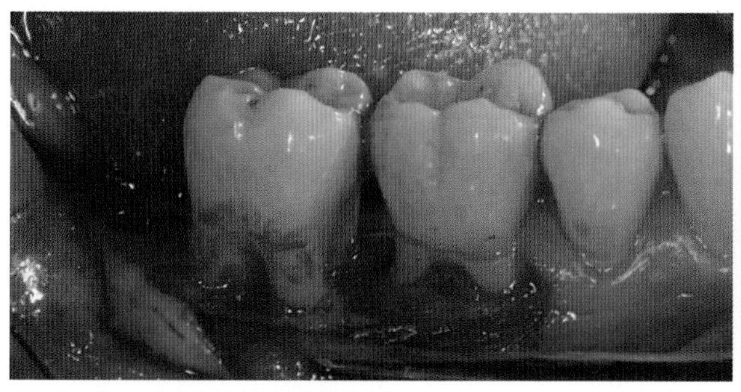
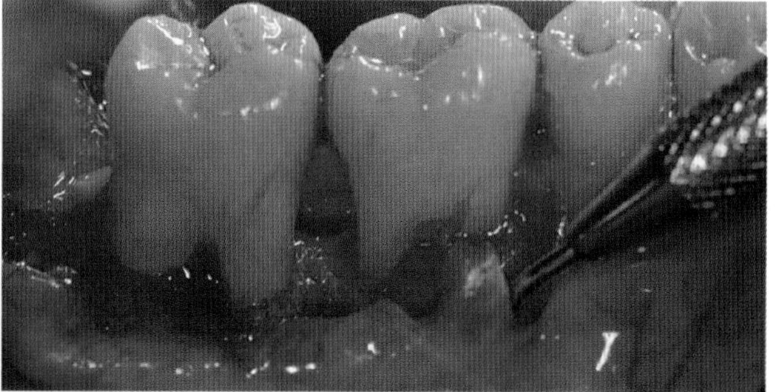

图16.27　牙切除手术：骨重建。

ID # 000000　#1

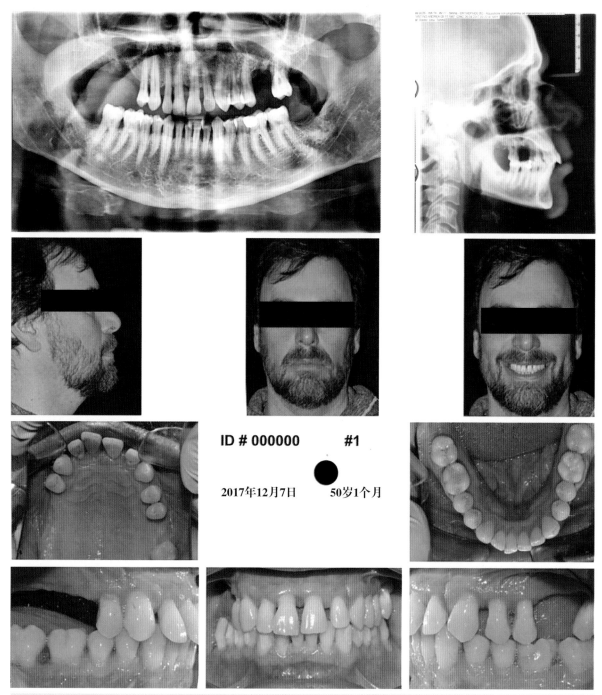

2017年12月7日　50岁1个月

图16.28　正畸记录。

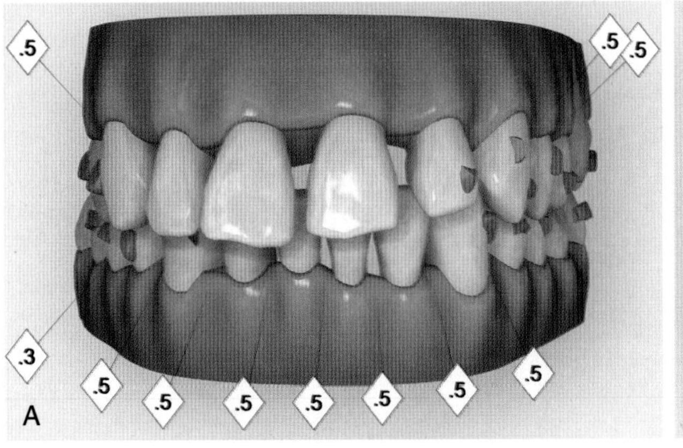

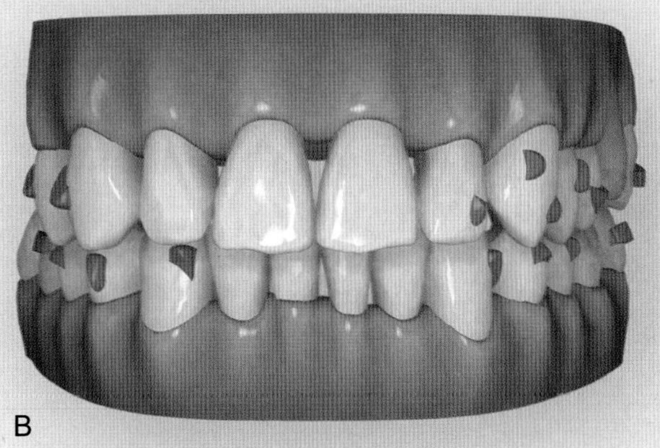

图16.29　ClinCheck初始（A）和结束（B）：正面像。

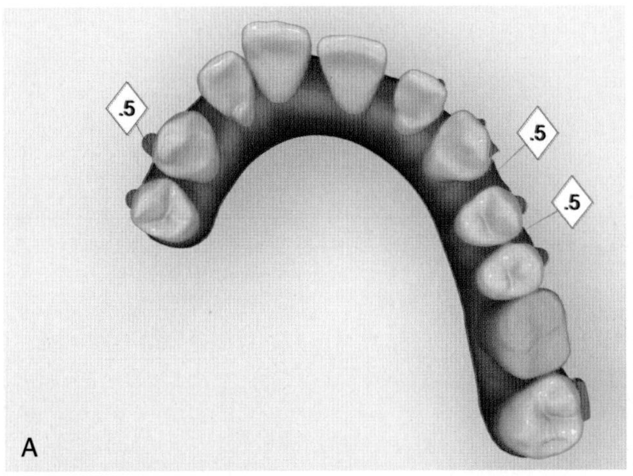

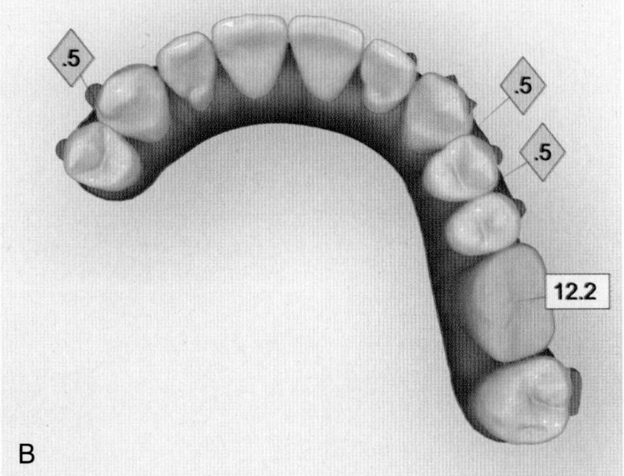

图16.30　ClinCheck初始（A）和结束（B）：上牙弓。

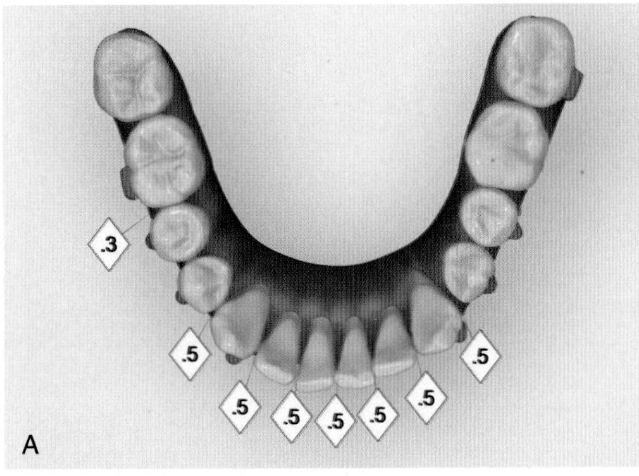

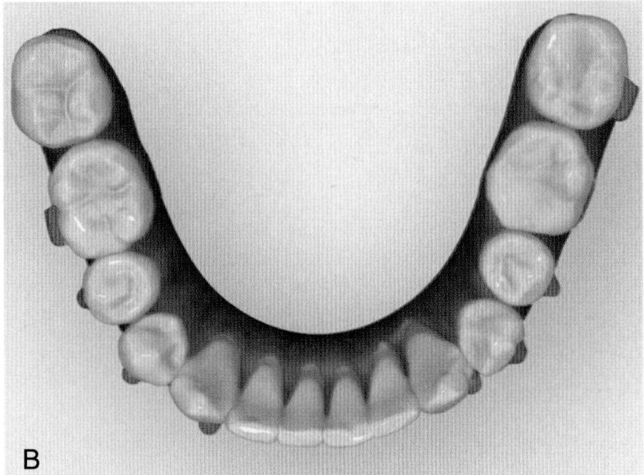

图16.31　ClinCheck初始（A）和结束（B）：下牙弓。

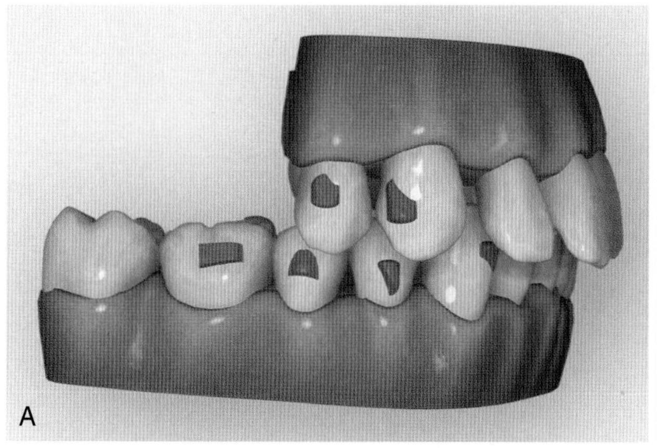

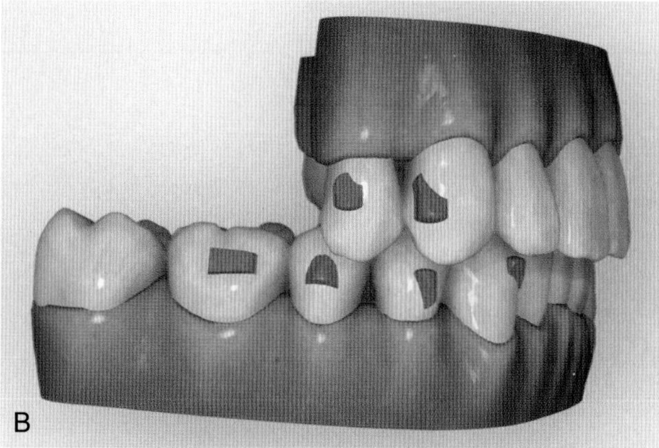

图16.32　ClinCheck初始（A）和结束（B）：右面像。

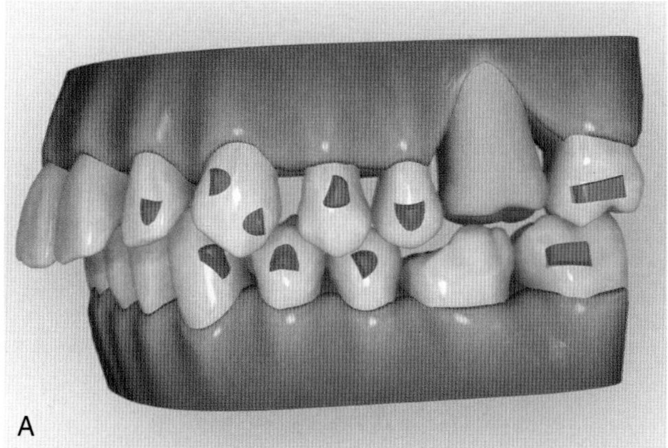

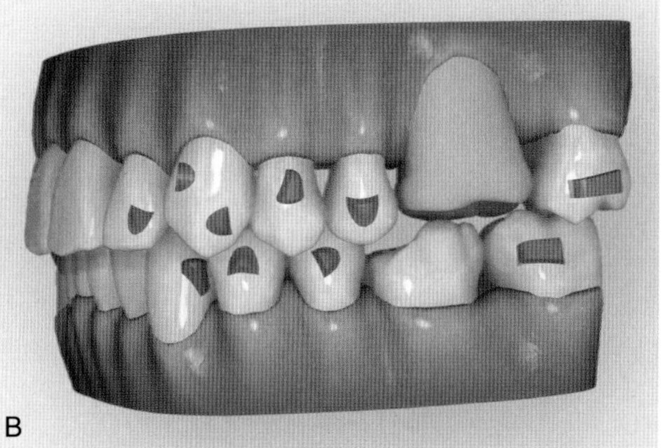

图16.33　ClinCheck初始（A）和结束（B）：左面像。

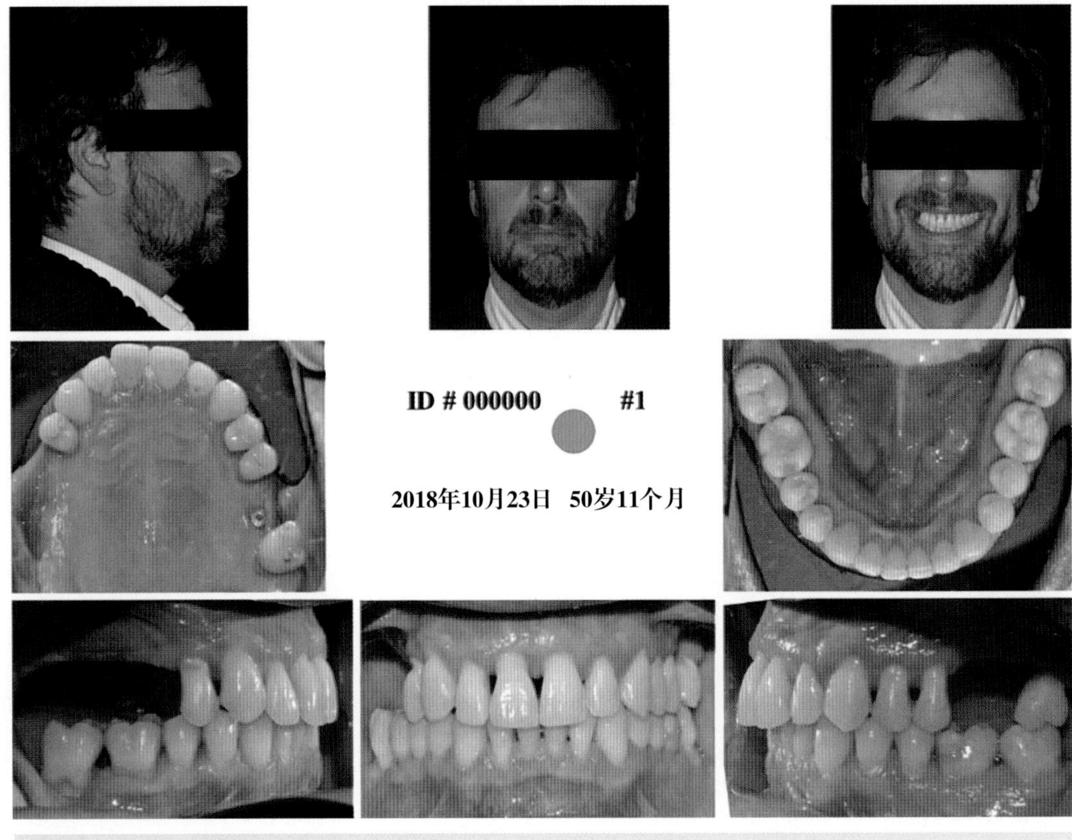

图16.34　正畸结束修复前。

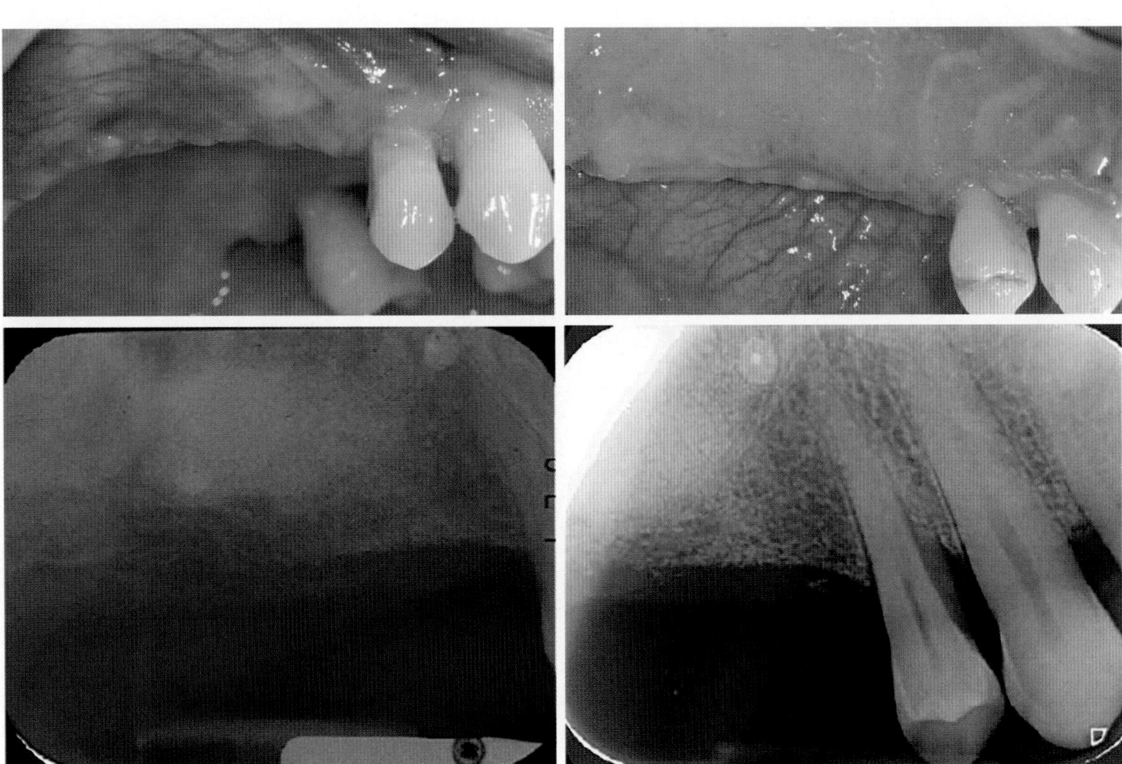

图16.35　15、17种植前。

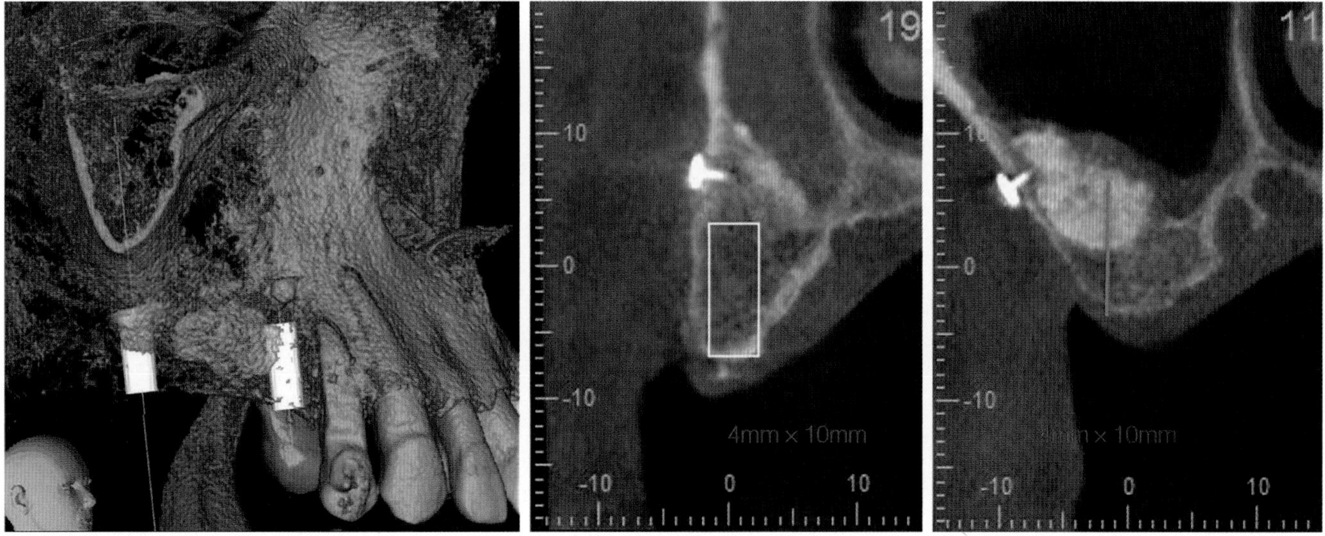

图16.36　种植体植入。

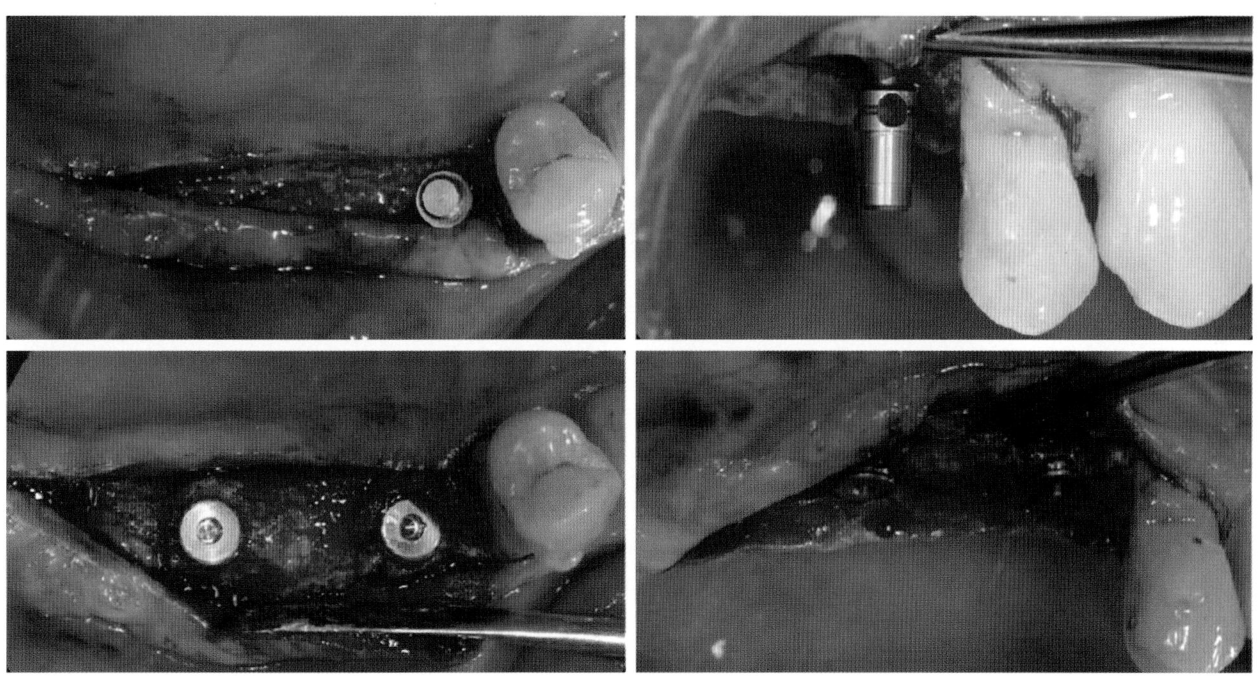

图16.37　种植体植入后。

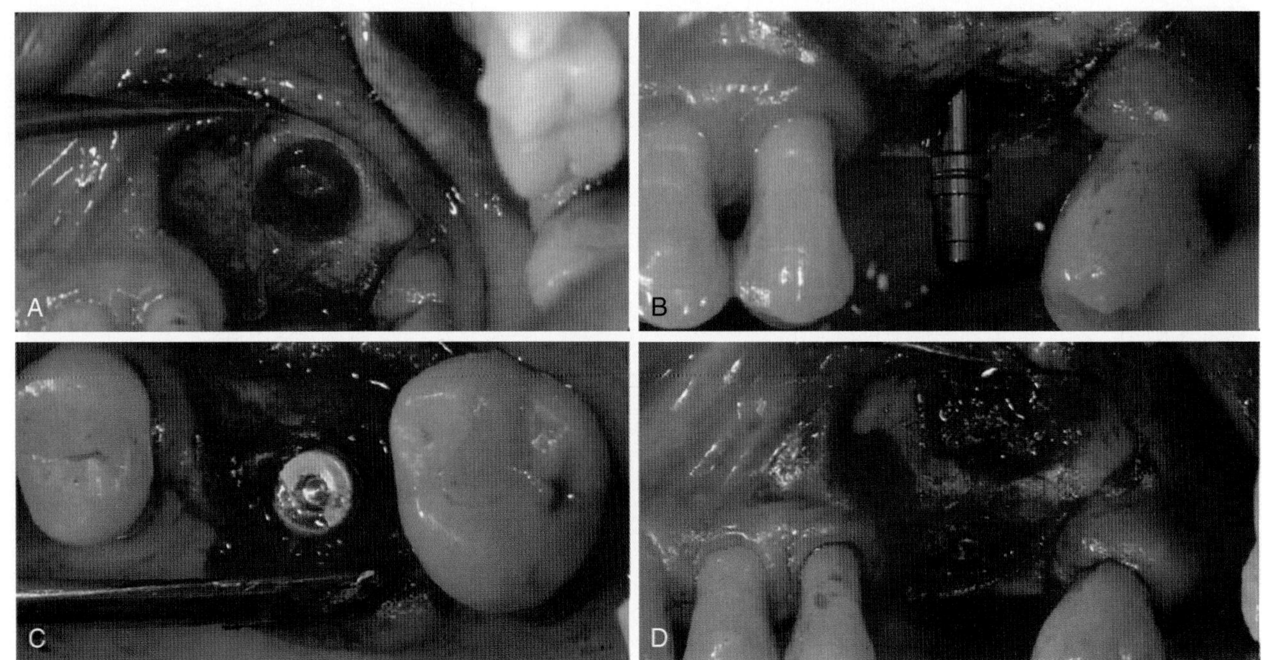

图16.38 种植体植入：生物材料。（A）骨窗。（B）窦膜抬高。（C）Bio-Oss。（D）Bio-Oss和膜定位。

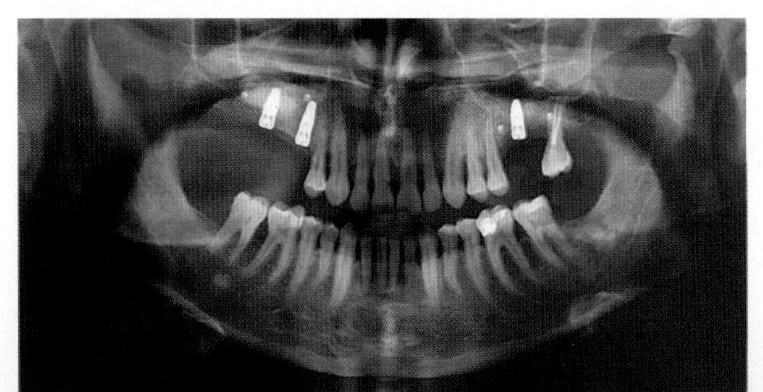

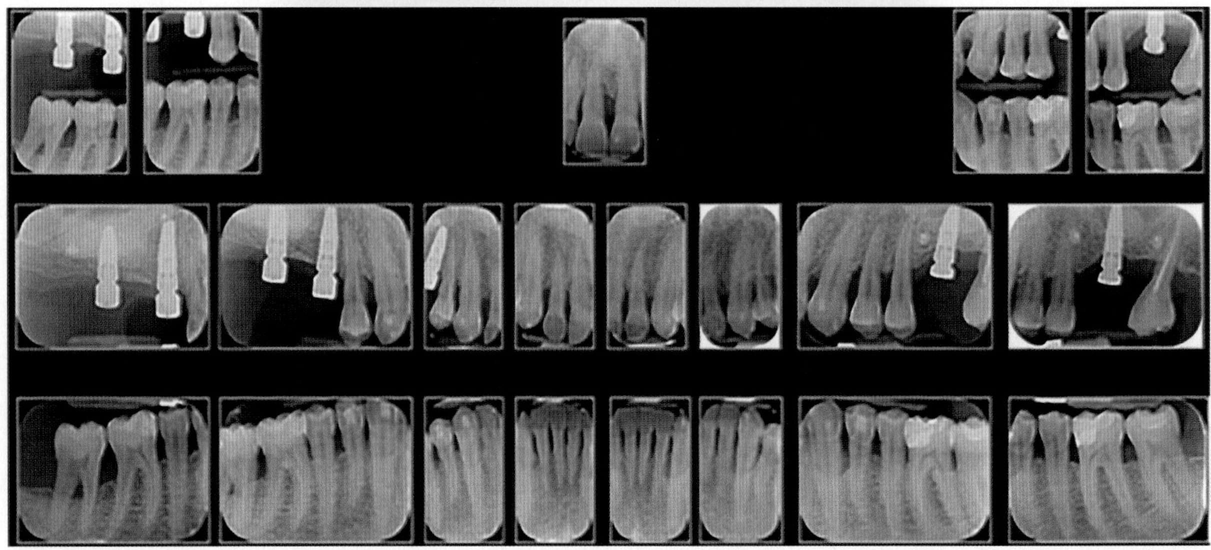

图16.39 正畸结束后拍摄的X线片。

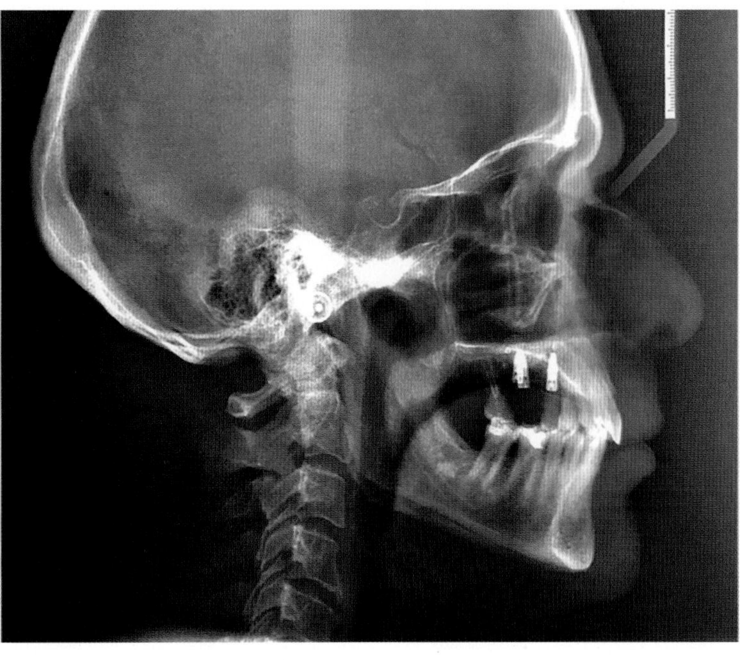

图16.39（续）

（郭飞扬，赵婷婷，花放，贺红）

参考文献

[1] Geiger AM, Wasserman BH, Thompson Jr RH, et al. Relationship of occlusion and periodontal disease. V. Relation of classification of occlusion to periodontal status and gingival inflammation. J Periodontol. 1972;43:554-560.

[2] Melsen B. Adult Orthodontics. 1st ed. Hoboken, NJ: Blackwell; 2013:205.

[3] Buckley LA. The relationships between malocclusion, gingival inflammation, plaque and calculus. J Periodontol. 1981;52:35-40.

[4] Chung CH, Vanarsdall RL, Cavalcanti EA, et al. Comparison of microbial composition in the subgingival plaque of adult crowded versus non-crowded dental regions. Int J Adult Orthod Orthog Surg. 2000;15:321-330.

[5] Diedrich P. Periodontal relevance of anterior crowding. J Orofac Orthop. 2000;61:69-79.

[6] Towfighi PP, Brunsvold MA, Storey AT, et al. Pathologic migration of anterior teeth in patients with moderate to severe periodontitis. J Periodontol. 1997;68:967-972.

[7] Sanavi F, Weisgold AS, Rose LF. Biologic width and its relation to periodontal biotypes. J Esthet Dent. 1998;10:157-163.

[8] Harrel SK, Nunn ME. The association of occlusal contacts with the presence of increased periodontal probing depth. J Clin Periodontol. 2009;36:1035-1042.

[9] Geiger AM, Wasserman BH. Relationship of occlusion and periodontal disease: part IX-incisor inclination and periodontal status. Angle Orthod. 1976;46(2):99-110.

[10] Gorbunkova A, Pagni G, Brizhak A, et al. Impact of orthodontic treatment on periodontal tissues: a narrative review of multidisciplinary literature. Int J Dent. 2016;2016:4723589.

[11] Brunsvold MA. Pathologic tooth migration. J Periodontol. 2005;76(6):859-866.

[12] Khorshidi H, Moaddeli MR, Golkari A, et al. The prevalence of pathologic tooth migration with respect to the severity of periodontitis. J Int Soc Prev Community Dent. 2016;6:S122-S125.

[13] Gaumet PE, Brunsvold MI, McMahan CA. Spontaneous repositioning of pathologically migrated teeth. J Periodontol. 1999;70(10):1177-1184.

[14] Diedrich P. The eleventh hour or where are our orthodontic limits? Case report. J Orofac Orthop. 1999;60:60-65.

[15] Wennström JL, Stokland BL, Nyman S, et al. Periodontal tissue response to orthodontic movement of teeth with infrabony pockets. Am J Orthod Dentofacial Orthop. 1993;103:313-319.

[16] Zhang J, Zhang AM, Zhang ZM, et al. Efficacy of combined orthodontic-periodontic treatment for patients with periodontitis and its effect on inflammatory cytokines: a comparative study. Am J Orthod Dentofacial Orthop. 2017;152(4):494-500.

[17] Ricci G, Aimetti M. Diagnosi e Terapia Parodontale. 1st ed. Rho: Quintessence; 2012:565-567.

[18] Nanda R. Esthetics and Biomechanics in Orthodontics. 2nd ed. St. Louis, MO: Elsevier; 2015:500.

[19] Pabari S, Moles DR, Cunningham SJ. Assessment of motivation and psychological characteristics of adult orthodontic patients. Am J Orthod Dentofacial Orthop. 2011;140(6):263-272.

[20] Cao T, Xu L, Shi J, et al. Combined orthodontic-periodontal treatment in periodontal patients with anteriorly displaced incisors. Am J Orthod Dentofacial Orthop. 2015;148:805-813.

[21] Mathews DP, Kokich VG. Managing treatment for the orthodontic patient with periodontal problems. Semin Orthod. 1997;3(1):21-38.

[22] Tonetti MS, Greenwell H, Kornman KS. Staging and grading of periodontitis: framework and proposal of a new classification and case definition. J Periodontol. 2018;89(1):S159-S172.

[23] Kokich VG, Spear FM. Guidelines for managing the orthodontic restorative patient. Semin Orthod. 1997;3(1):3-20.

[24] Evans M. 3D guided comprehensive approach to mucogingival problems in orthodontics. Semin Orthod. 2016;22:52-63.

[25] Vanchit J, Langer L, Rasperini G. Periodontal soft tissue non-root coverage procedures: practical applications from the AAP regeneration workshop. Clin Adv Periodontics. 2015;5:11-20.

[26] Kloukos D, Eliades T, Sculean A, et al. Indication and timing of soft tissue augmentation at maxillary and mandibular incisors in orthodontic patients. A systematic review. Eur J Orthod. 2014;36(4): 442-449.

[27] Kokich V. Enhancing restorative, esthetic and periodontal results with orthodontic therapy. In: Schluger S, Youdelis R, Page R, et al.,

eds. Periodontal Therapy. Philadelphia, PA: Lea and Febiger; 1990: 433-460.
[28] Becker W, Becker BE. Treatment of mandibular 3-wall intrabony defects by flap debridement and expanded polytetrafluoroethylene barrier membranes: long-term evaluation of 32 treated patients. J Periodontol. 1993;64:1138-1144.
[29] Roccuzzo M, Marchese S, Dalmasso P, et al. Periodontal regeneration and orthodontic treatment of severely periodontally compromised teeth: 10-year results of a prospective study. Int J Periodontics Restorative Dent. 2018;38(6):801-809.
[30] Matarasso M, Iorio-Siciliano V, Blasi A, et al. Enamel matrix derivative and bone grafts for periodontal regeneration of intrabony defects. A systematic review and meta-analysis. Clin Oral Investig. 2015;19:1581-1593.
[31] Ogihara S, Wang HL. Periodontal regeneration with or without limited orthodontics for the treatment of 2- or 3-wall infrabony defects. J Periodontol. 2010;81(12):1734-1742.
[32] Araújo MG, Carmagnola D, Berglundh T, et al. Orthodontic movement in bone defects augmented with Bio-Oss. An experimental study in dogs. J Clin Periodontol. 2001;28(1):73-80.
[33] Sanz M, Martin C. Tooth movement in the periodontally compromised patient. In: Lang PN, Lindhe J, eds. Clinical Periodontology and Implant Dentistry. 6th ed. Hoboken, NJ: John Wiley & Sons; 2015 [vol 2].
[34] Wennström JL. Mucogingival considerations in orthodontic treatment. Semin Orthod. 1996;2(1):46-54.
[35] Vanarsdall RL, Secchi AG. Periodontal-orthodontic interrelationship. In: Graber LW, Vanarsdall RL, Vig WL, eds. Orthodontics: Current Principles and Techniques. Philadelphia, PA: Mosby; 2012:807-841.
[36] Miner RM, Al Qabandi S, Rigali PH, et al. Cone-beam computed tomography transverse analysis. Part I: normative data. Am J Orthod Dentofacial Orthop. 2012;142(3):300-307.
[37] Morais JF, Melsen B, de Freitas KMS, et al. Evaluation of maxillary buccal alveolar bone before and after orthodontic alignment without extractions: a cone beam computed tomographic study. Angle Orthod. 2018;88(6):748-756.
[38] Artun J, Grobéty D. Periodontal status of mandibular incisors after pronounced orthodontic advancement during adolescence: a follow-up evaluation. Am J Orthod Dentofacial Orthop. 2001;119(1):2-10.
[39] Steiner GG, Pearson JK, Ainamo J. Changes of the marginal periodontium as a result of labial tooth movement in monkeys. J Periodontol. 1981;52(6):314-320.
[40] Diedrich P. Guided tissue regeneration associated with orthodontic therapy. Semin Orthod. 1996;2:39-45.
[41] Kalina E, Zadurska M, Sobieska E, et al. Relationship between periodontal status of mandibular incisors and selected cephalometric parameters: preliminary results. J Orofac Orthop. 2019;80(3):107-115.
[42] Melsen B, Allais D. Factors of importance for the development of dehiscences during labial movement of mandibular incisors: a retrospective study of adult orthodontic patients. Am J Orthod Dentofacial Orthop. 2005;127(5):552-561.
[43] Melsen B. Biological reaction of alveolar bone to orthodontic tooth movement. Angle Orthod. 1999;69(2):151-158.
[44] Artun J, Urbye KS. The effect of orthodontic treatment on periodontal bone support in patients with advanced loss of marginal periodontium. Am J Orthod Dentofac Orthop. 1988;93:143-148.
[45] Re S, Corrente G, Abundo R, et al. Orthodontic treatment in periodontally compromised patients: a 12-years report. Int J Periodontics Restorative Dent. 2000;20:31-39.
[46] Thornberg MJ, Riolo CS, Bayirli B, et al. Periodontal pathogen levels in adolescents before, during, and after fixed orthodontic appliance therapy. Am J Orthod Dentofacial Orthop. 2009;135(1):95-98.
[47] Gomes SC, Varela CC, da Veiga SL, et al. Periodontal conditions in subjects following orthodontic therapy. A preliminary study. Eur J Orthod. 2007;29(5):477-481.
[48] Rossini G, Parrini S, Castroflorio T, et al. Periodontal health during clear aligners treatment: a systematic review. Eur J Orthod. 2015;37(5):539-543.
[49] Azaripour A, Weusmann J, Mahmoodi B, et al. Braces versus Invisalign: gingival parameters and patients' satisfaction during treatment: a cross-sectional study. BMC Oral Health. 2015;24; 15:69.
[50] Abbate GM, Caria MP, Montanari P, et al. Periodontal health in teenagers treated with removable aligners and fixed orthodontic appliances. J Orofac Orthop. 2015;76(3):240-250.
[51] Chhibber A, Agarwal S, Yadav S, et al. Which orthodontic appliance is best for oral hygiene? A randomized clinical trial. Am J Orthod Dentofacial Orthop. 2018;153(2):175-183.
[52] Simon M, Keilig L, Schwarze J, et al. Forces and moments generated by removable thermoplastic aligners: incisor torque, premolar derotation, and molar distalization. Am J Orthod Dentofacial Orthop. 2014;145(6):728-736.
[53] Hahn W, Zapf A, Dathe H, et al. Torquing an upper central incisor with aligners—acting forces and biomechanical principles. Eur J Orthod. 2010;32(6):607-613.
[54] Castroflorio T, Garino F, Lazzaro A, et al. Upper-incisor root control with Invisalign appliances. J Clin Orthod. 2013;47(6): 346-351.
[55] Bowman SJ, Celenza F, Sparaga J, et al. Creative adjuncts for clear aligners, part 3: extraction and interdisciplinary treatment. J Clin Orthod. 2015;49(4):249-262.
[56] Simon M, Keilig L, Schwarze J, et al. Treatment outcome and efficacy of an aligner technique—regarding incisor torque, premolar derotation and molar distalization. BMC Oral Health. 2014;14:68.
[57] Grünheid T, Loh C, Larson BE. How accurate is Invisalign in nonextraction cases? Are predicted tooth positions achieved? Angle Orthod. 2017;87(6):809-815.
[58] Lombardo L, Arreghini A, Ramina F, et al. Predictability of orthodontic movement with orthodontic aligners: a retrospective study. Prog Orthod. 2017;13;18(1):35.
[59] Sfondrini MF, Gandini P, Castroflorio T, et al. Buccolingual inclination control of upper central incisors of aligners: a comparison with conventional and self-ligating brackets. Biomed Res Int. 2018;2018:9341821.
[60] Tepedino M, Paoloni V, Cozza P, et al. Movement of anterior teeth using clear aligners: a three-dimensional, retrospective evaluation. Prog Orthod. 2018;19(1):9.
[61] Mantovani E, Castroflorio E, Rossini G, et al. Scanning electron microscopy evaluation of aligner fit on teeth. Angle Orthod. 2018; 88(5):596-601.
[62] Mantovani E, Castroflorio E, Rossini G, et al. Scanning electron microscopy analysis of aligner fitting on anchorage attachments. J Orofac Orthop. 2019;80(2):79-87.
[63] Katsaros C, Livas C, Renkema AM. Unexpected complications of bonded mandibular lingual retainers. Am J Orthod Dentofacial Orthop. 2007;132(6):838-841.
[64] Tarnow DP, Magner AW, Fletcher P. The effect of the distance from the contact point to the crest of bone on the presence or absence of the interproximal dental papilla. J Periodontol. 1992;63(12): 995-996.
[65] Verna CA, Bassarelli T. Orthodontic mechanics in patient with periodontal disease. In: Eliades T, Katsaros C, eds. The Ortho-Perio Patient. Batavia, IL: Quintessence; 2019:175.
[66] Zachrisson BU, Lindhe J. Orthodontics and periodontics tooth movements in the periodontally compromised patient. In: Lindhe J, ed. Clinical Periodontology and Implant Therapy. 5th ed. Wiley Blackwell; 2008:1241-1279.
[67] Spear FM, Mathews DM, Kokich VG. Interdisciplinary management of single tooth implants. Semin Orthod. 1997;3:45-72.
[68] Uribe F, Chau V, Padala S, et al. Alveolar ridge width and height changes after orthodontic space opening in patients congenitally missing maxillary lateral incisors. Eur J Orthod. 2011;35(1). doi:10.1093/ejo/cjr072.
[69] Lundgreen D, Kurol J, Thorstensson B, et al. Periodontal conditions around tipped and upright molars in adults. A intra-individual retrospective study. Eur J Orthod. 1992;14:449-455.
[70] Lindskog-Stokland B, Wenstrom JL, Nyman S, et al. Orthodontic tooth movement into edentulous areas with reduced bone height. An experimental study in the dog. Eur J Orthod. 1993;15:89-96.
[71] Joss-Vassalli I, Grebenstein C, Topouzelis N, et al. Orthodontic

therapy and gingival recession: a systematic review. Orthod Craniofac Res. 2010;13:127-141.
[72] Gil APS, Haas Jr OL, Méndez-Manjón I, et al. Alveolar corticotomies for accelerated orthodontics: a systematic review. J Craniomaxillofac Surg. 2018;46(3):438-445.
[73] Diedrich P, Fritz U, Kinzinger G, et al. Movement of periodontally affected teeth after guided tissue regeneration (GTR)—an experimental pilot study in animals. J Orofac Orthop. 2003;64(3): 214-227.
[74] Melsen B, Agerbaek N, Eriksen J, et al. New attachment through periodontal treatment and orthodontic intrusion. Am J Orthod Dentofacial Orthop. 1998;94(2):104-116.
[75] Melsen B, Agerbaek N, Markenstam G. Intrusion of incisors in adult patients with marginal bone loss. Am J Orthod Dentofacial Orthop. 1989;96:232-241.
[76] Cardaropoli D, Re S, Corrente G, et al. Intrusion of migrated incisors with infrabony defects in adult periodontal patients. Am J Orthod Dentofacial Orthop. 2001;120:671-675.
[77] Corrente G, Re S, Abundo R, et al. Orthodontic movement into infrabony defects in patients with advanced periodontal disease: a clinical and radiological study. J Periodontol. 2003;74:1104-1109.
[78] Melsen B, Fiorelli G. Upper molar intrusion. J Clin Orthod. 1996; 30(2):91-96.
[79] Re S, Cardaropoli D, Abundo R, et al. Reduction of gingival recession following orthodontic intrusion in periodontally compromised patients. Orthod Craniofac Res. 2004;7:35-39.
[80] Cardaropoli D, Re S, Corrente G, et al. Intrusion of migrated incisors with infrabony defects in adult periodontal patients. Am J Orthod Dentofacial Orthop. 2001;120:671-675.
[81] Corrente G, Abundo R, Re S, et al. Orthodontic movement into infrabony defects in patients with advanced periodontal disease: a clinical and radiological study. J Periodontol. 2003;74:1104-1109.
[82] Ericsson I, Thilander B, Lindhe J. Periodontal condition after orthodontic tooth movements in the dog. Angle Orthod. 1978;48:201-218.
[83] Oyama K, Motoyoshi M, Hirabayashi M, et al. Effects of root morphology on stress distribution at the root apex. Eur J Orthod. 2007;29(2):113-117.
[84] Potashnick SR, Rosenberg ES. Forced eruption: principles in periodontics and restorative dentistry. J Prosthet Dent. 1982;48(2):141-148.
[85] Pontoriero R, Celenza F, Ricci G, et al. Rapid extrusion with fiber resection: a combined orthodontic-periodontic treatment modality. Int J Periodontics Restorative Dent. 1987;7:30-43.
[86] Melsen B, Costa A. Immediate loading of implants used for orthodontic anchorage. Clin Orthod Res. 2000;3:23-28.
[87] Rothe LE, Bollen AM, Little RM, et al. Trabecular and cortical bone as risk factors for orthodontic relapse. Am J Orthod Dentofacial Orthop. 2006;130(4):476-484.
[88] Gkantidis N, Christou P, Topouzelis N. The orthodontic-periodontic interrelationship in integrated treatment challenges: a systematic review. J Oral Rehabil. 2010;37:377-390.
[89] Rody Jr WJ, Elmaraghy S, McNeight AM, et al. Effects of different orthodontic retention protocols on the periodontal health of mandibular incisors. Orthod Craniofac Res. 2016;19(4):198-208.
[90] Shaughnessy T, Proffit W, Samar S. Inadvertent tooth movement with fixed lingual retainers. Am J Orthod Dentofacial Orthop. 2016; 149:277-286.
[91] Matuliene G, Pjetursson BE, Salvi GE. Influence of residual pockets on progression of periodontitis and tooth loss: results after 11 years of maintenance. J Clin Periodontol. 2008;35:685-695.
[92] Salvi GE, Mischler DC, Schmidlin K. Risk factors associated with the longevity of multi-rooted teeth. Long-term outcomes after active and supportive periodontal therapy. J Clin Periodontol. 2014;41: 701-707.
[93] Lee CT, Huang HY, Sun TC, et al. Impact of patient compliance on tooth loss during supportive periodontal therapy: a systematic review and metaanalysis. J Dent Res. 2015;94:777-786.
[94] Ochsenbein C. Osseous resection in periodontal surgery. J Periodontol. 1958;29(1):15-26.
[95] Carnevale G, Kaldahl WB. Osseous resective surgery. Periodontol 2000. 2000;22:59-87. doi:10.1034/j.1600-0757.2000.2220106.x.
[96] Carnevale G. Fibre retention osseous resective surgery: a novel conservative approach for pocket elimination. J Clin Periodontol. 2007;34(2):182-187. doi:10.1111/j.1600-051X.2006.01027.x.
[97] Renvert S, Persson GR. A systematic review on the use of residual probing depth, bleeding on probing and furcation status following initial periodontal therapy to predict further attachment and tooth loss. J Clin Periodontol. 2002;29(3):S82-S91. doi:10.1034/j.1600-051x.29.s-3.2.x.
[98] Ramfjord SP, Nissle RR. The modified Widman flap. J Periodontol. 1974;45(8):601-607. doi:10.1902/jop.1974.45.8.2.601.
[99] Lang NP. Focus on intrabony defects—conservative therapy. Periodontol 2000. 2000;22:51-58. doi:10.1034/j.1600-0757.2000.2220105.x.
[100] Heitz-Mayfield LJ, Trombelli L, Heitz F, et al. A systematic review of the effect of surgical debridement vs non-surgical debridement for the treatment of chronic periodontitis. J Clin Periodontol. 2002;29(3):S92-S162. doi:10.1034/j.1600-051x.29.s3.5.x.
[101] Trombelli L, Farina R, Franceschetti G, et al. Single-flap approach with buccal access in periodontal reconstructive procedures. J Periodontol. 2009;80(2):353-360. doi:10.1902/jop.2009.080420.

第17章 隐形矫治在手术优先病例中的应用

Surgery First with Aligner Therapy

FLAVIO URIBE, RAVINDRA NANDA

历史背景

中重度的牙颌面畸形通常需要正畸正颌联合治疗，其治疗目标为在实现功能性咬合的同时实现良好的面部美学效果。咬合关系是确定上下颌骨位置的参考，因此也是正畸正颌联合治疗过程中重要的考虑因素。传统固定矫治在术前正畸阶段被用来调整牙列，为手术时颌骨移动做准备，并在正颌外科术后用于调整咬合。具体而言，唇侧固定矫治器在术前阶段可去除牙齿代偿，为手术准备合适的牙弓形态。由于这类患者治疗的复杂程度较高，粘接在牙齿唇侧的正畸托槽和金属弓丝是临床医生在正畸正颌联合治疗过程中首选的正畸矫治器。

随着过去几十年间矫治器的不断发展和改进，以Invisalign（Align Technologies，San Jose，CA，USA）为代表的无托槽隐形矫治技术（clear aligner therapy，CAT）已成为正畸领域中的一种新治疗模式，并且得到了同行认可。通过添加优化附件，透明矫治器可以治疗更复杂的错𬌗畸形，例如在正畸正颌联合治疗中替代传统唇侧固定矫治器。

正颌外科手术结合透明矫治器的治疗手段被牙颌面畸形患者广泛接受。首先，患者多为成人，相较于唇侧固定矫治器，他们更倾向于选择透明矫治器。其次，接受正颌外科手术的患者往往在青少年阶段经历过长期的正畸掩饰性治疗，因此他们比较排斥传统正畸矫治器。

正畸正颌联合治疗有3个特定的阶段，包括术前正畸阶段、手术过程和术后正畸完成阶段。透明矫治器在正畸正颌联合治疗中的应用可以通过不同的方式完成，具体取决于使用的治疗阶段和手术的方式（手术优先或常规方法）。例如，其中一种方法是仅在术前阶段使用透明矫治器。通常这一阶段是正畸正颌联合治疗中持续时间最长的阶段，持续时间为12～25个月[1-2]。因此，如果患者在术前阶段接受隐形矫治治疗，固定矫治器只需在术后阶段短期使用。这种方法通常是首选的，因为在术后阶段使用唇侧固定矫治器通常能够更好地控制咬合。仅在手术进行前使用唇侧固定矫治器，有助于实现传统方法中截骨术后将手术稳定𬌗板固定到唇侧固定矫治器上以固定近端和远端骨段。第二种方法在术前和术后阶段均使用隐形矫治系统，没有固定唇侧矫治器，这面临着可用区域有限而无法稳妥地将手术稳定𬌗板固定在上下颌间的问题。

虽然临床医生正在将隐形矫治技术与正颌外科手术结合使用，但没有相关研究来评估这种方法的疗效。事实上，大多数已发表的文献都是病例报告。该方法的第一份病例报告于2005年发表，将Invisalign与正颌外科手术结合使用[3]。该文献报告了两位患者的治疗过程，其中Invisalign用于术前正畸阶段排齐、整平牙列。由于当时Invisalign矫治器还没有开发出相对应的优化附件，片段弓技术也被用作隐形矫治的补充，纠正牙齿的扭转。在术前粘接固定矫治器，并在术后精细调整阶段继续使用。其中一位患者的总治疗时间为44个月（Invisalign术前阶段为20个月），另一位患者为31个月（Invisalign术前阶段为27个月）。一位患者接受了近4年时间的治疗，主要原因是保险获批时间延长和手术排期的问题。此外，患者每2周更换一次透明矫治器。最后，该文献的学者建议，对于单颌手术患者，无须使用固定矫治器，可以完全使用Invisalign矫治器进行治疗。

2008年，Womack和Day[4]报告了另一位接受Invisalign和正颌外科手术联合治疗的患者，该患者存在Ⅱ类错𬌗畸形和睡眠呼吸暂停。该病例采用上颌骨两块截骨术及双颌前徙术并进行横向宽度不调的矫正。Invisalign矫治器完成了术前正畸阶段和术后正畸阶段。该患者的术前正畸阶段持续时间为8个月。截骨术后上颌骨和下颌骨手术期间的固定是通过将弓形杆固定在𬌗板上实现的。由于上颌骨被分开进行横向扩张，术中放置了一个软组织夹板并维持6周以稳定上颌骨的宽度。术后，使用硅橡胶（polyvinyl siloxane，

PVS）取模制作矫治器来进行咬合的精细调整，此阶段的治疗进行了6个月。总治疗时间为22个月，其中包括一段时间患者因工作日程安排无法就诊。在完成阶段，于后牙粘接舌钮并使用弹性牵引建立咬合。

2010年，Mancuzzi等[5]报告了一位患有多牙缺失和Ⅲ类错𬌗畸形患者的治疗过程，该患者接受了使用Invisalign矫治器的正畸正颌联合治疗。使用Invisalign矫治器进行术前正畸和术后正畸。术前正畸阶段持续6个月。为了将上颌骨和下颌骨固定到新的位置，在大部分后牙的颊面上粘接了舌钮。术后患者用𬌗板固定4周，然后使用动态功能正位器（dynamic functional positioner）3个月。治疗后期使用陶瓷托槽以帮助建立咬合。总治疗时间为10个月。

2016年，Pagani等[6]报告了另一位Ⅲ类错𬌗畸形患者在术前和术后阶段接受Invisalign治疗。术前排齐整平阶段的持续时间为10个月。术前一天粘接固定矫治器，术后1个月去除。总治疗时间为12个月。

无须固定矫治器的𬌗板辅助颌间固定

如果没有唇侧固定矫治器，截骨术后手术𬌗板的稳定性不佳。上下颌骨需要牢固地结扎在手术𬌗板上，以确保正确的上下颌骨对应关系，实现手术预期效果。手术稳定𬌗板转移三维（3D）设计的信息，引导游离截骨段到稳定的骨骼参考区。𬌗板必须结扎在牙列或牙冠上，以使上颌骨和下颌骨相互作为参照。当固定矫治器粘接到牙齿唇面上时，𬌗板与牙齿的固定通常很容易实现。使用透明矫治器时，没有对应的唇侧矫治器实现这种连接方式（图17.1）。有文献描述了克服此问题的不同方法[7]。最早采用的方法之一是用于上下颌骨折复位固定的弓形杆。这种方法的缺点是耗时较长，从而延长了患者的麻醉时间、增加了手术风险。另一种方法是在手术过程中于牙齿的唇面粘接多个舌钮。Hong等[8]在正畸正颌联合治疗中使用舌侧正畸矫治器时报告了这一方法。然而，由于没有弓丝连接舌钮，在操作过程中，当上下颌骨被牵引固定到𬌗板中时，可能会发生舌钮粘接失败。此外，其中一个舌钮的损坏可能导致其最终被黏骨膜瓣包裹，从而导致手术过程的严重并发症。

随着正畸领域中支抗钉的出现，牙列与手术𬌗板的连接变得更加容易。Paik等[9]报告了这一情况，他们在每个象限中植入了两枚支抗钉，分别位于第一

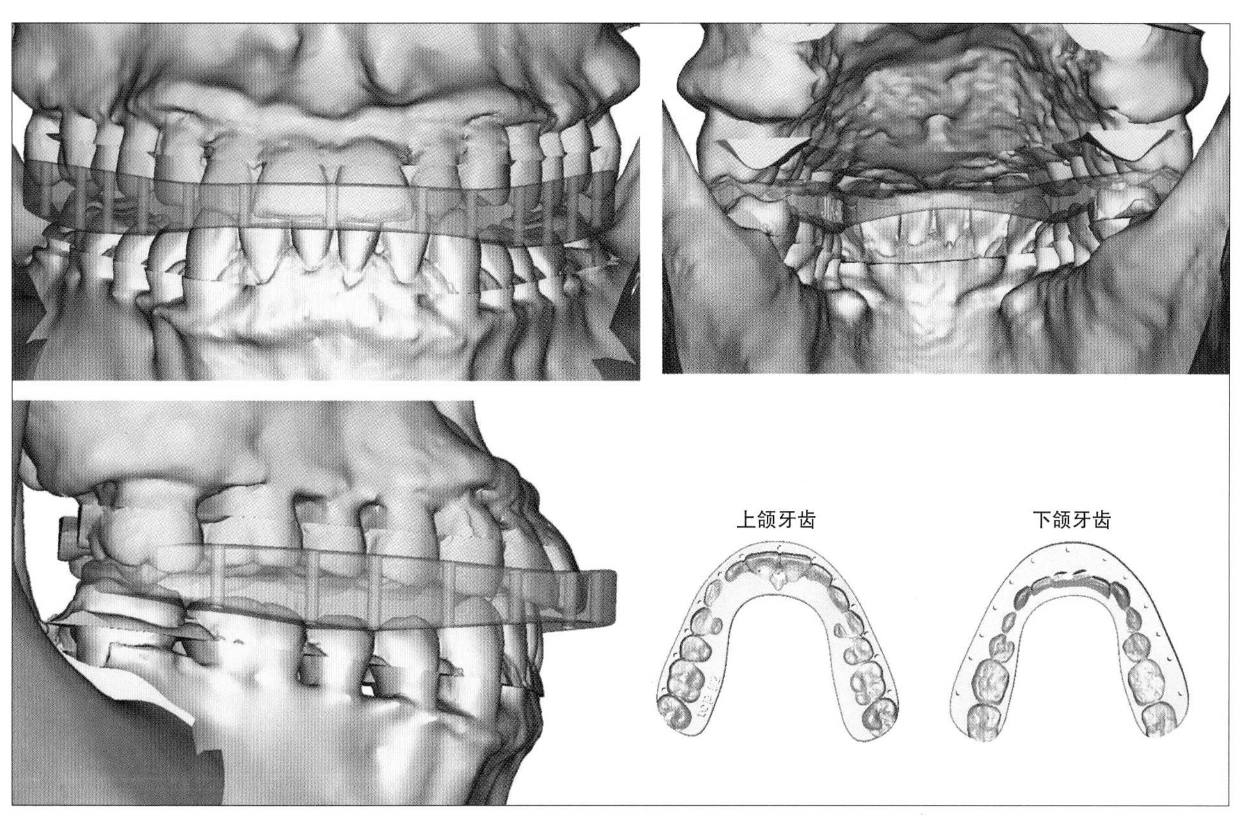

图17.1　上颌牙齿/下颌牙齿/带孔的手术𬌗板用于正畸正颌联合治疗，该治疗过程使用Invisalign作为正畸治疗的唯一矫治器。请注意没有使用唇侧固定矫治器。

磨牙和前磨牙的近中。这些支抗钉用于将殆板紧紧固定在牙齿上，并可在术后正畸阶段使用，以支持使用颌间弹性牵引，使牙列保持在术后计划的咬合状态。市面上有一种更复杂的设置，通过条形框架（bar framework）连接支抗钉[7]。Stryker公司（Kalamazoo，MI，USA）的Smartlock hybrid MMF和Depuy Synthes Craniomaxillofacial公司（West Chester，PA，USA）的MatrixWAVE MMF是相似的骨支持式弓形杆，可在术中使用。该框架需上下牙弓各植入4～6枚支抗钉，并固定在牙列的唇侧牙槽骨上。与仅使用支抗钉的方法相比，这两种产品的主要优势在于，有更多的位置可以通过弹性牵引将手术稳定殆板固定在上颌骨和下颌骨之间。这可能有助于截骨段与殆板之间更紧密地契合。通常在上颌骨和下颌骨截骨段与殆板固定后，需要移除网板（包括支抗钉），这有一个缺点，即术后阶段的弹性牵引需要施加到牙齿上，这会对戴用牵引的牙位产生不利的伸长作用。

围术期透明矫治器的应用

如上所述，与传统方法相比，CAT患者在正颌手术操作方面的主要差异在于缺乏固定手术殆板所需的唇侧固定矫治器。这些患者通常在术前阶段戴用一系列序列化的透明矫治器，并在术后阶段过渡到透明矫治器以完成正畸治疗。如果患者在术前阶段戴用透明矫治器，手术方案将包括上下颌骨的移动，以实现接近最终理想咬合的结果。术前，进行口内扫描或取模，设计手术后的牙齿移动来调整咬合，并用于制作透明矫治器。另一种方法是在手术后进行口内扫描或取制PVS印模。然而，由于患者术后前2个月存在张口受限，术后进行口内扫描或取模较为困难。因此，建议在手术前进行口内扫描，以便能够在手术后不久（大约2周后）开始戴用透明矫治器。虽然这种方法可以加快治疗速度，但模拟的初始咬合可能存在轻微的不可预测性，如果实际的术后咬合情况不同于模拟的初始咬合，则可能需要不同于最初设计的牙齿移动。然而，由于牙齿在术前阶段结束后通常会很好地排齐，因此模拟的初始咬合和实际获得的咬合之间的任何不协调都可以通过颌间牵引来解决。

另外，对于上颌骨需要进行两块或多块截骨术的患者，在设计透明矫治器的终末位时会更困难。尽管如此，仍然可以通过模拟手术的牙科模型制作手术稳定殆板和手术后的透明矫治器。然而，在上颌截骨超过两块的情况下，最好在手术后再进行口内扫描或取模，以确保透明矫治器的紧密贴合。

进行上颌分块截骨术的另一个重要考量因素是，患者通常需要在手术后戴用4～6周的手术稳定殆板才能继续正畸治疗。覆盖牙齿切端和殆面的殆板对于术后康复的患者来说既庞大又不舒适。在戴用新的透明矫治器之前，建议在术后阶段使用不覆盖殆面的手术殆板（图17.2）。

图17.3～图17.5显示了一例在正颌手术前后使用Invisalign矫治器的病例。该患者接受了LeFort Ⅰ型截骨术合并三块截骨术用于横向扩弓及后段垂直向压入（图17.3）。术后5周，殆板取出的咬合情况显示手术模拟与实际取得的结果之间存在轻微差异（图17.4）。3周后，当患者能够达到足够的张口度时，对其进行口内扫描。戴用透明矫治器，并通过手术中使用的支抗钉进行垂直牵引。术后约3个月，咬合建立良好，达到预期结果（图17.5）。

3D Systems（Rockville，SC，USA）设计了一种手术殆板，该殆板由3D打印的薄而硬的上下颌牙弓丙烯酸模板组成，连接在一起记录截骨术后终末咬合情况[10]。无须弓丝或支抗钉将截骨段牙列固定到殆板上。牙齿咬合到位后自然进入殆板。通过使用这种殆板，可以更容易地过渡到术后隐形矫治阶段。Caminiti和Lou最近报告了这种隐形矫治正畸殆板[10]，还提出了通过透明义齿基托树脂和Essix型托盘制作的低成本殆板。这种新型殆板的一个主要缺点是不能植入支抗钉，因此为了在手术后保持咬合效果，需要在透明矫治器上设计颌间牵引和精密切割或开窗并将舌钮或托槽粘接到某些牙齿的唇面上。

手术优先和隐形矫治

手术优先（the surgery first approach，SFA）与隐形矫治的结合应用在正畸正颌联合治疗中是比较新颖的一种方式。对于牙颌面部畸形的患者来说，这可能是最有吸引力的选择之一，因为面部美学和微笑美学是他们的主要诉求。手术优先从治疗开始就解决了牙颌面畸形，无须任何术前正畸。已经证明以这种方式进行正畸正颌联合治疗的患者的满意度高于传统方法[11]。没有术前正畸阶段意味着加重牙颌面畸形的典型去代偿阶段的消失。此外，患者的主诉会即刻得到

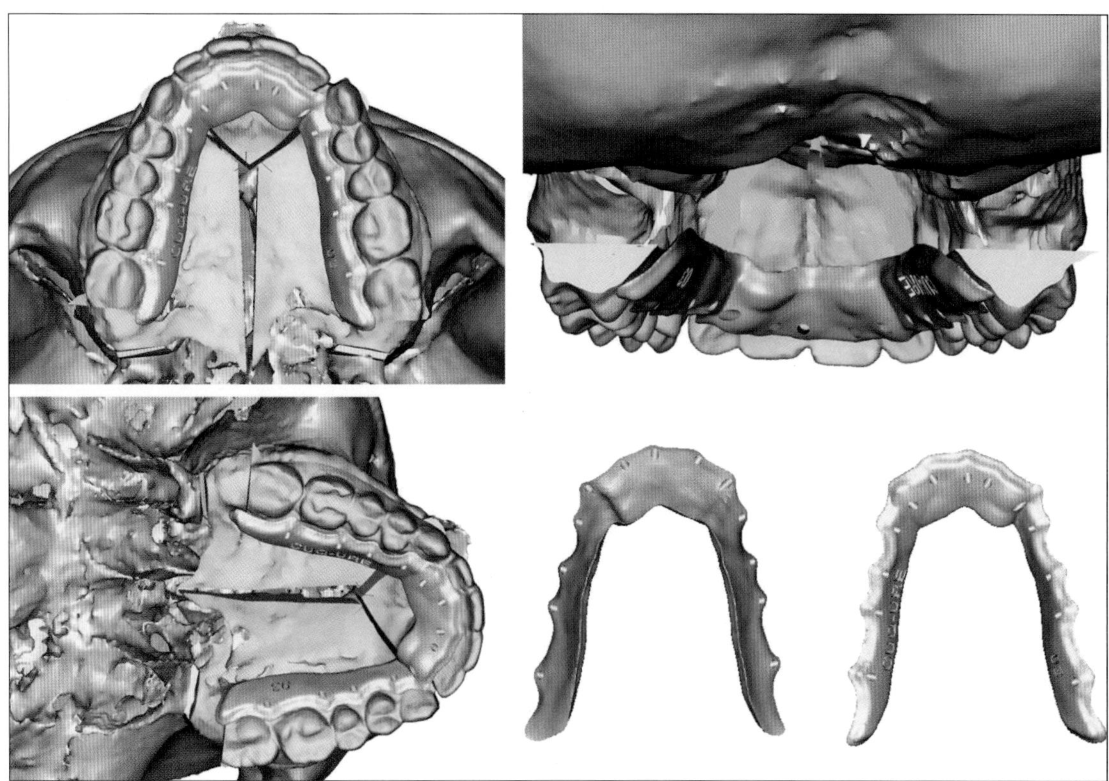

图17.2　由于上颌骨三块截骨术，手术后维持使用4～5周的不覆盖殆面的手术殆板。

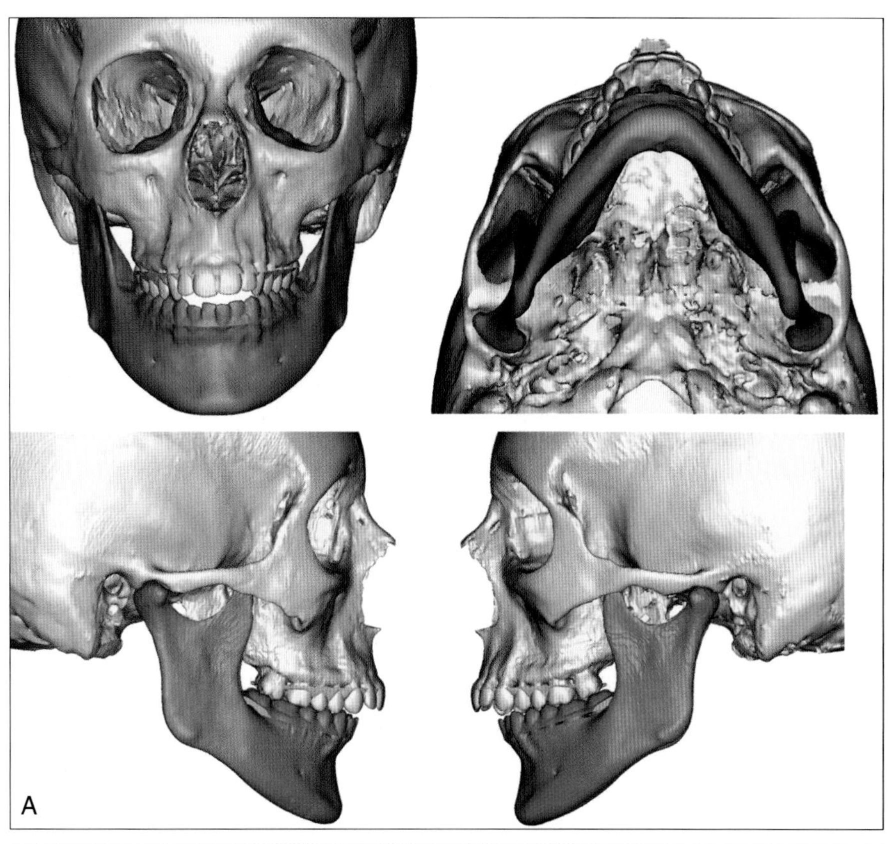

图17.3　三维虚拟手术方案。（A）手术前。

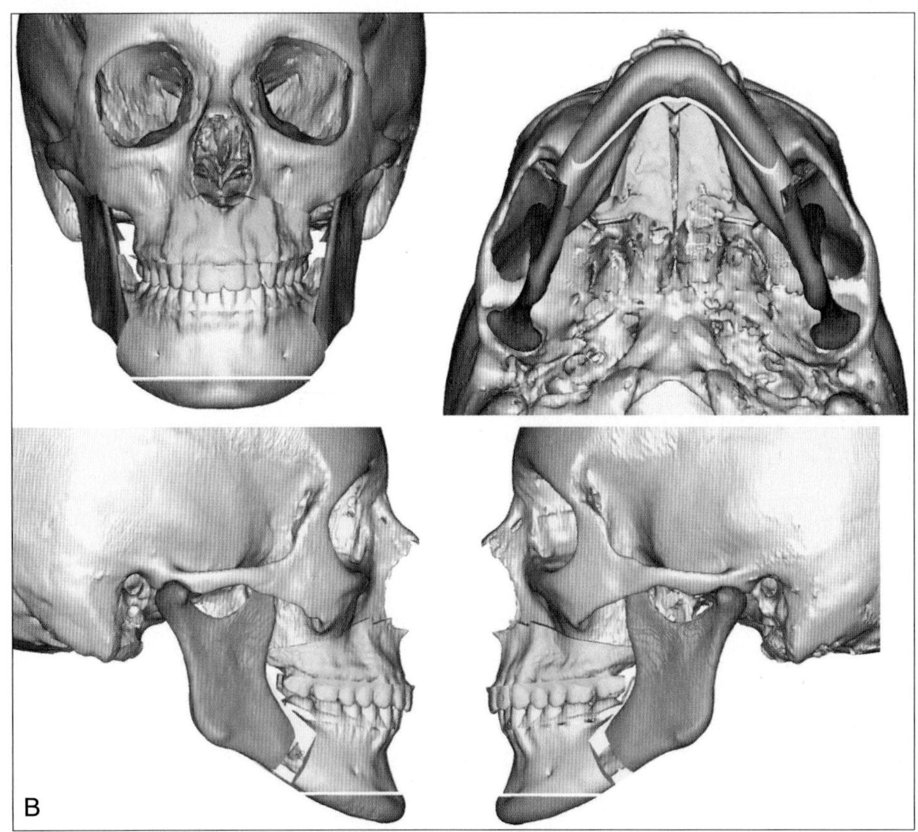

图17.3（续） （B）设计的截骨术式，包括上颌骨三块截骨术、上颌骨后段压入、下颌骨前徙伴颏成形术。

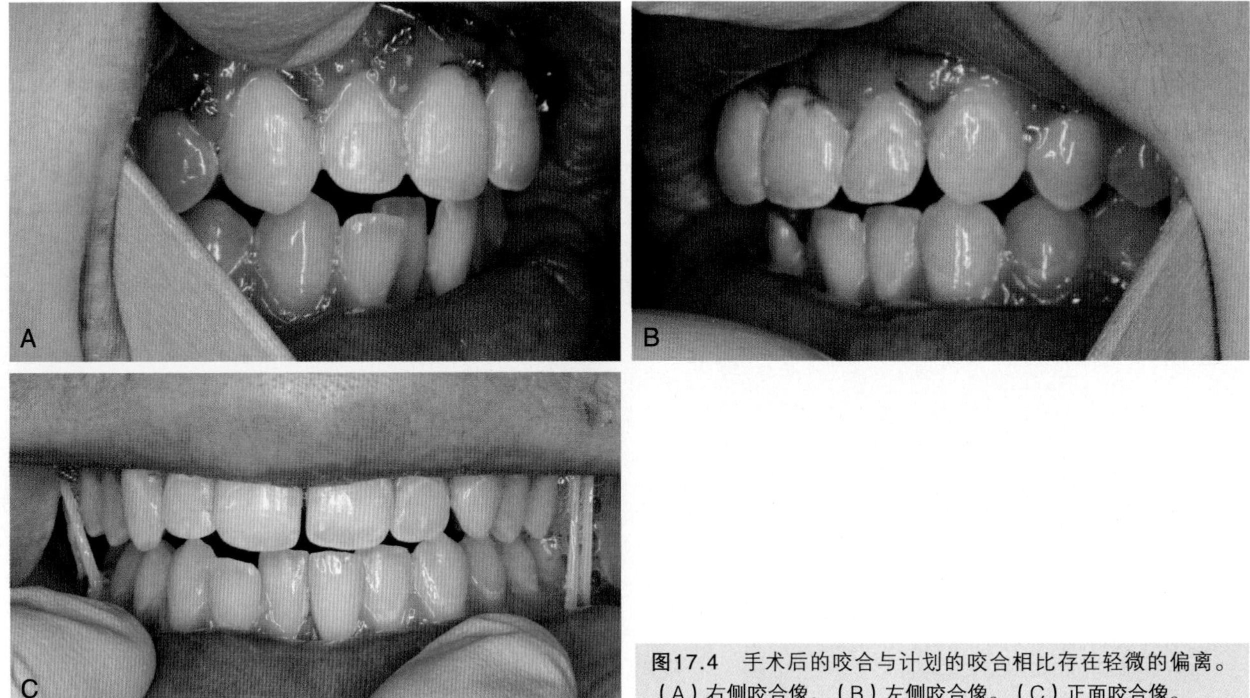

图17.4 手术后的咬合与计划的咬合相比存在轻微的偏离。（A）右侧咬合像，（B）左侧咬合像。（C）正面咬合像。

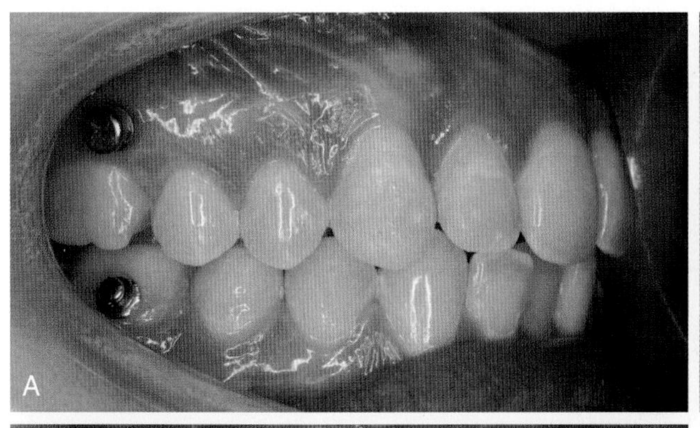

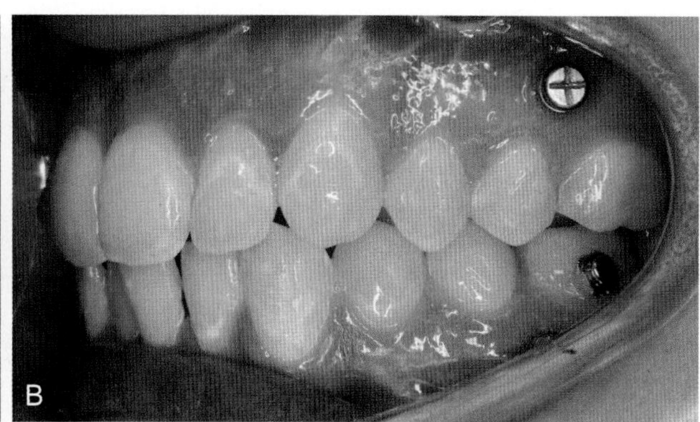

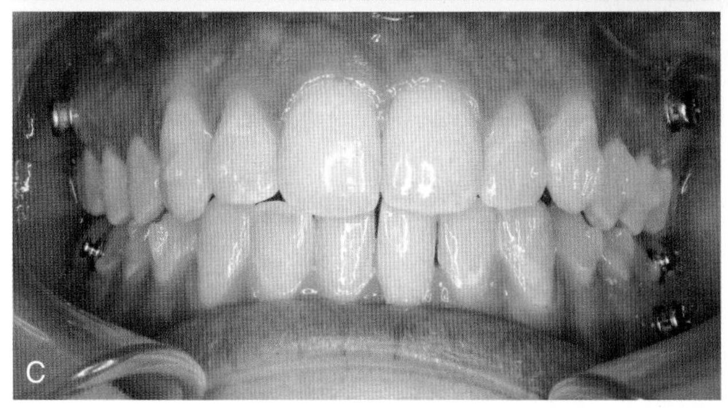

图17.5　使用颌间牵引和透明矫治器进行为期3个月的咬合调整后达到预期结果。（A）右侧咬合像。（B）左侧咬合像。（C）正面咬合像。

解决，而不会像传统方法那样推迟1年或更长时间。

另一种情况是，SFA和CAT的联合治疗在很大程度上适用于即将接受双颌前徙术的阻塞性睡眠呼吸暂停患者。首先，手术即刻解决了气道阻塞问题，无须术前正畸阶段。其次，这些患者在手术后使用透明矫治器可以实现良好的咬合，尤其是成年患者更容易接受透明矫治器。

在SFA/CAT（Invisalign）方法中，有两种常见的治疗模式。第一种治疗模式是在手术前（1～2周前）放置唇侧正畸矫治器进行矫治，并在手术后2～4个月使用固定矫治器完成主要的牙齿移动，同时使用垂直牵引固定咬合。这种方法还有一个优点，即外科医生能够在上下颌骨固定期间将手术粭板与正畸矫治器相连。在这短暂的正畸固定治疗阶段后，去除固定矫治器，并将透明矫治器提供给患者直至治疗完成。第二种治疗模式是使用Invisalign作为手术后唯一的正畸矫治器，不使用任何固定的唇侧矫治器。然后，对于手术期间没有使用唇侧正畸矫治器的患者，这种方法对上颌骨和下颌骨的固定具有挑战性。尽管如此，如前所述有不同的替代方案可以促进和提高透明矫治器的可预测性。

病例报告

一位19岁的女性患者前往口腔颌面外科医生处就诊，希望改善她的面部美观度（图17.6）。她在青春期时接受了拔除上颌第一前磨牙治疗Ⅱ类骨性关系的正畸掩饰性治疗。患者的牙弓排列较为整齐，Ⅱ类咬合关系，有5mm的深覆盖（图17.7）。然而，由于下颌发育不足，患者表现出明显的凸面型。下颌牙槽骨位于基骨前方，下切牙明显唇倾。患者还有陡峭的下颌平面和咬合平面。上中切牙在上颌骨中的垂直向和矢状向位置尚可，并且相对于颅底具有良好的倾斜度（图17.8）。所有第三磨牙均已拔除，牙根具有较好的平行度（图17.9）。

为了最大化的前移下颌，有两种方案可供选择。第一种方案需要拔除2颗下颌前磨牙，以内收下切牙，实现较大的深覆盖，从而通过手术获得显著的下颌前

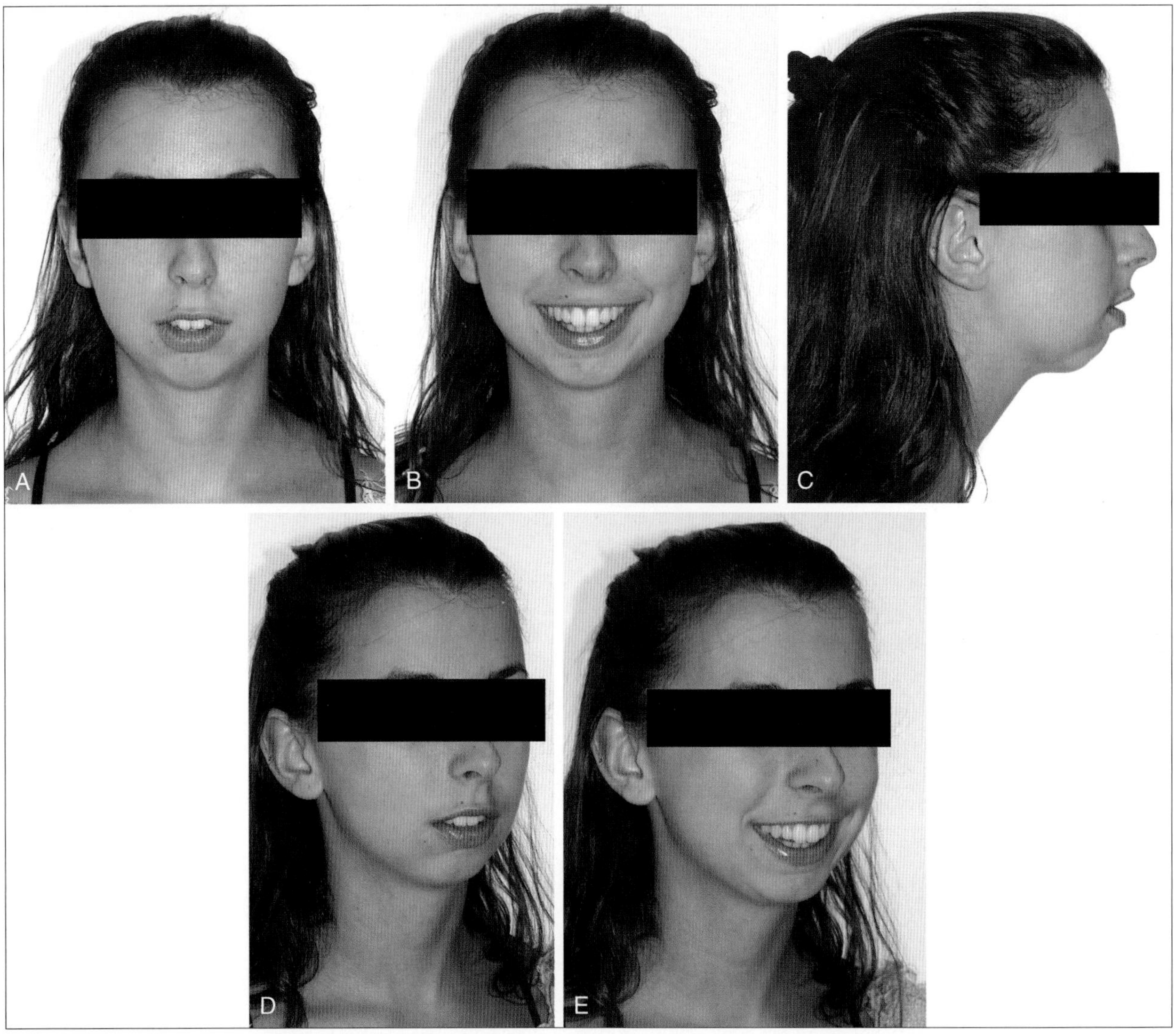

图17.6 治疗前口外像。（A）唇部放松的正面像。（B）正面微笑像。（C）侧面像。（D）侧面45° 像。（E）45° 微笑像。

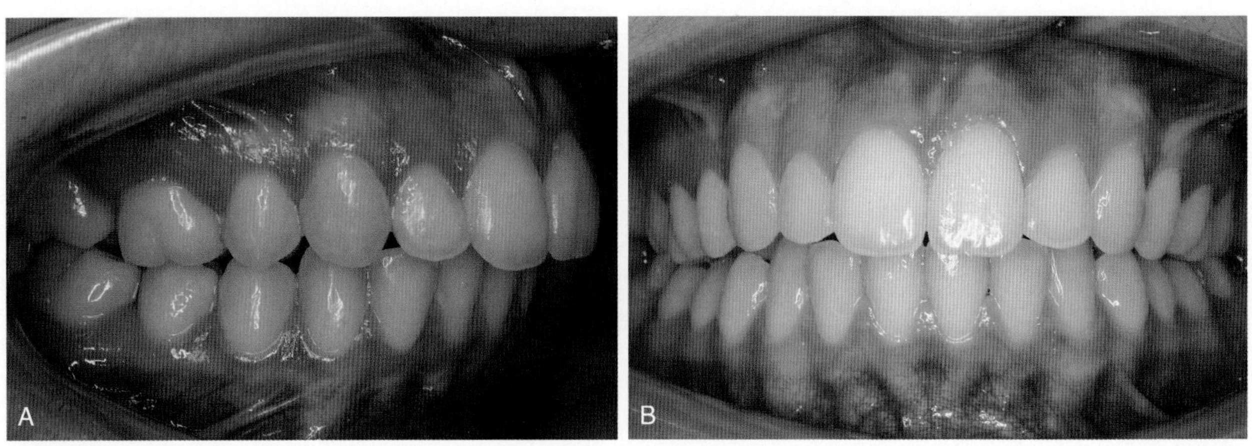

图17.7 治疗前口内像。（A）右侧咬合像。（B）正面咬合像。

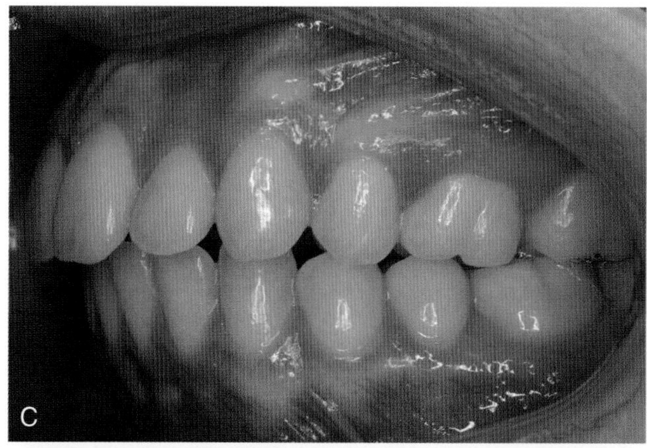

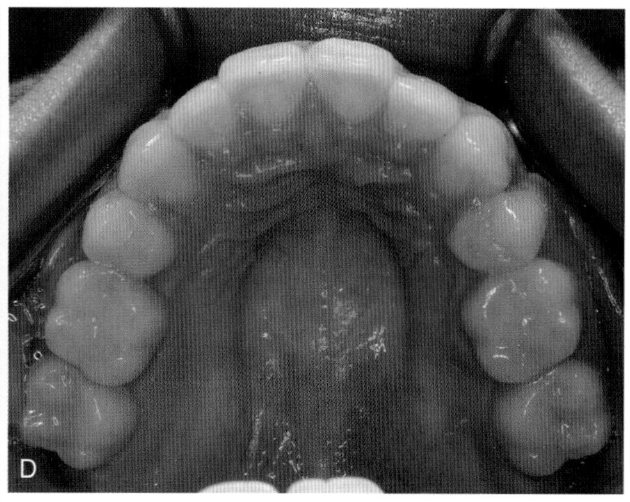

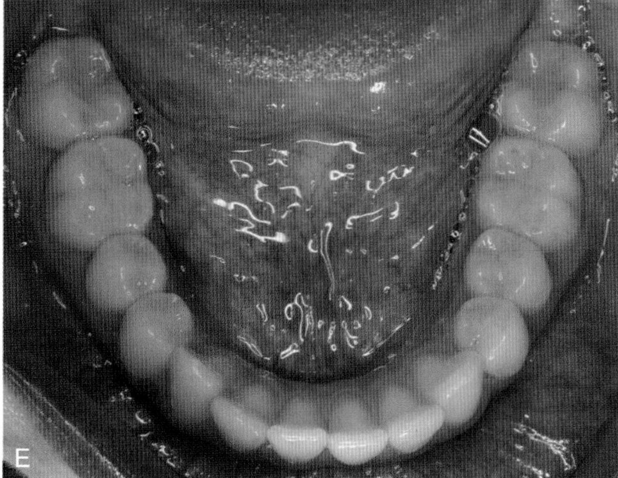

图17.7（续）　（C）左侧咬合像。（D）上颌骀面像。（E）下颌骀面像（来自Chang J, Steinbacher D, Nanda R, et al. "Surgery-first" approach with Invisalign therapy to correct a class II malocclusion and severe mandibular retrognathism. J Clin Orthod.2019,53[7]: 397-404.）。

移效果。第二种方案是非拔牙矫治，逆时针旋转上下颌骨复合体的同时行颏成形术。患者选择了第二种方案，因为她不想再拔牙，也不想要漫长的术前正畸关闭拔牙间隙的阶段。此外，采用非拔牙方案，手术优先可以解决患者的主诉，改善患者的面部美观。

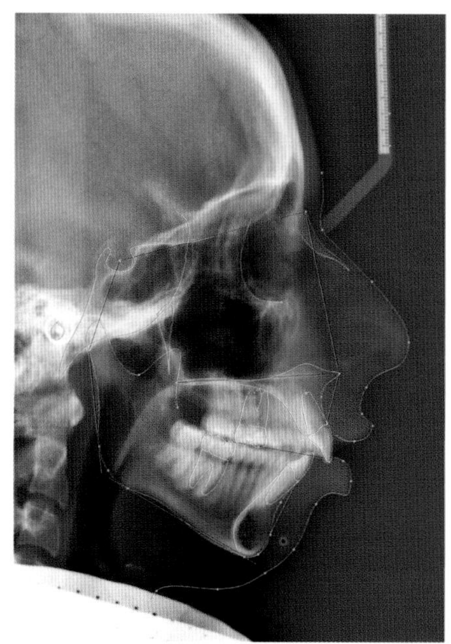

图17.8　治疗前X线头颅侧位片（来自Chang J, Steinbacher D, Nanda R, et al. "Surgery-first" approach with Invisalign therapy to correct a class II malocclusion and severe mandibular retrognathism. J Clin Orthod. 2019;53[7]:397-404.）。

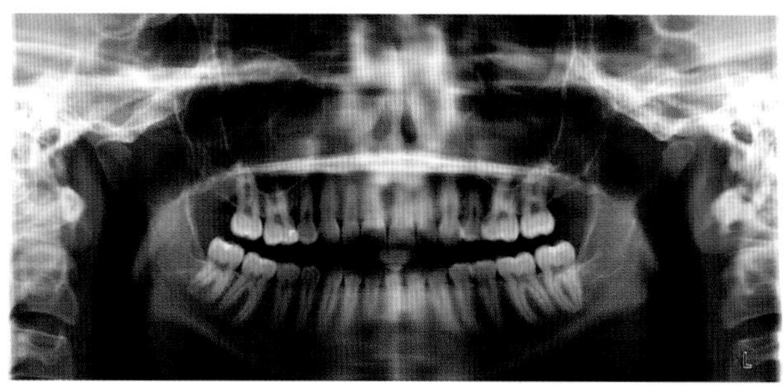

图17.9　治疗前全景片（来自Chang J, Steinbacher D, Nanda R, et al. "Surgery-first" approach with Invisalign therapy to correct a class II malocclusion and severe mandibular retrognathism. J Clin Orthod. 2019;53[7]:397-404.）。

为手术过程制订三维虚拟方案（图17.10）。当她的石膏模型处于术后模拟的咬合状态时，没有发现宽度问题，因此没有设计上颌骨分块截骨（图17.11）。图17.10B和C显示了为该患者设计的手术示意图。上下颌骨复合体的逆时针旋转与颏成形术相结合，使她的颏部前移量约为19mm。

手术前，取PVS印模用于制作透明矫治器，解决轻度拥挤问题，也可用于术后咬合状态的精细调整。

患者达到切对切的过矫正状态。每个象限上的4枚支抗钉被放置在牙根之间，以便在手术期间进行颌间固定。手术2周后，面部美学得到了明显改善（图17.12）。在咬合方面，右侧有轻微的开𬌗，这是术后预期的咬合状态（图17.13）。嘱患者从上颌前部的支抗钉到下颌后部的支抗钉进行Ⅱ类牵引。术后2个月，面部肿胀明显减轻（图17.14），患者下颌活动度接近90%。粘接Invisalign矫治器的所有附件，并粘接颊面管到下颌第一磨牙上。患者开始第一阶段的隐形矫治治疗，每周更换一次矫治器。来自右侧上颌支抗钉间的牵引用于竖直下颌牙、建立咬合（图17.15）。术后5个月，右侧后牙区颊侧开𬌗仍存在（图17.16）。右侧下颌第一磨牙的颊面管放置悬梁臂，与右侧上颌后牙支抗钉进行弹性牵引（图17.17）。这个悬梁臂的目的是为近中倾斜的右侧下颌磨牙提供一个垂直向力矩。在下颌前磨牙的舌钮与上颌矫治器精密切割之间进行颌间弹性牵引。于右下尖牙远中位置剪断透明矫治器，伸长下颌后牙。

手术后12个月，肿胀完全消退（图17.18）。在这一时间点上，咬合关系基本理想，仅需要进行一些细

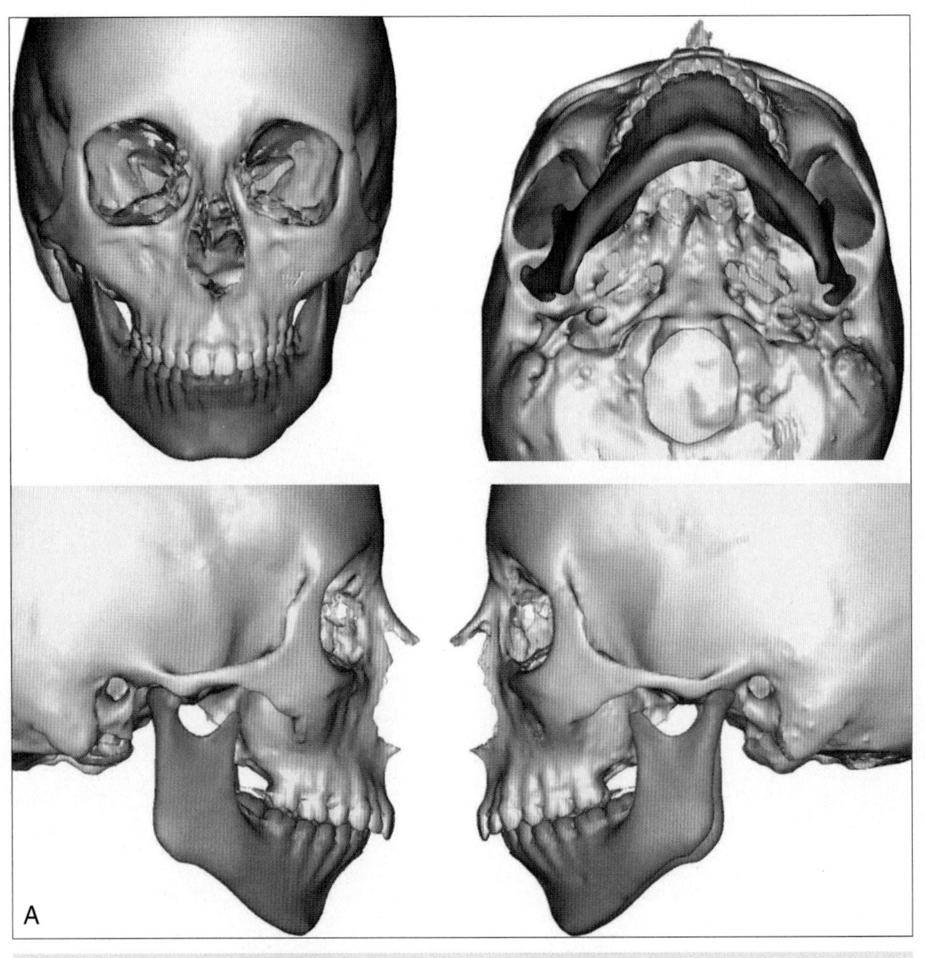

图17.10 （A）手术前三维虚拟方案。

名称	左移/右移（mm）	前移/后移（mm）	上移/下移（mm）
上牙槽座点	1.3 左移	1.0 前移	0.7 下移
前鼻棘点	1.4 左移	0.1 后移	0.0 上移
左上第一磨牙	0.8 左移	2.9 前移	4.3 下移
右上第一磨牙	0.8 左移	4.1 前移	4.2 下移
左上尖牙	1.2 左移	3.6 前移	1.6 下移
右上尖牙	1.2 左移	4.3 前移	1.5 下移
上牙列中线	1.3 左移	4.2 前移	0.3 下移
左上中切牙	1.2 左移	1.1 后移	1.4 下移
左上侧切牙	0.8 左移	0.0 前移	4.3 下移
右上中切牙	1.3 左移	0.9 后移	1.2 下移
右上侧切牙	0.8 左移	1.1 前移	4.5 下移
左下第一磨牙	0.5 左移	6.6 前移	6.2 下移
右下第一磨牙	0.6 左移	8.5 前移	6.9 下移
左下尖牙	1.4 左移	7.3 前移	2.8 下移
右下尖牙	1.4 左移	8.4 前移	3.4 下移
下牙列中线	1.7 左移	8.1 前移	2.2 下移
颏下点	1.4 左移	18.5 前移	6.1 下移
颏前点	1.6 左移	18.2 前移	5.8 下移

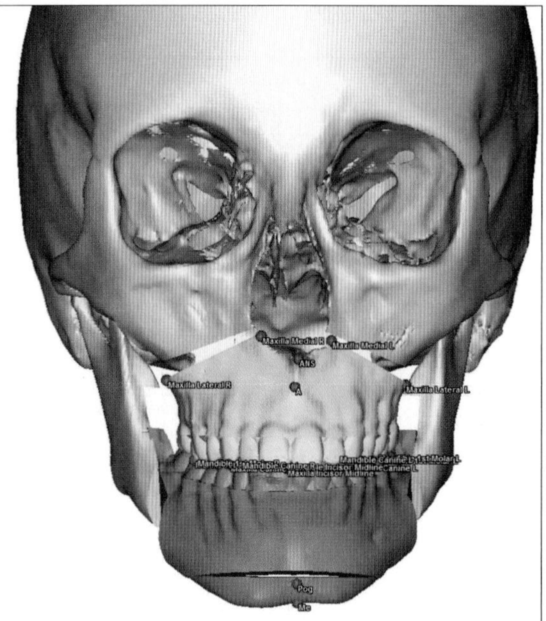

B

术前　　模拟术后

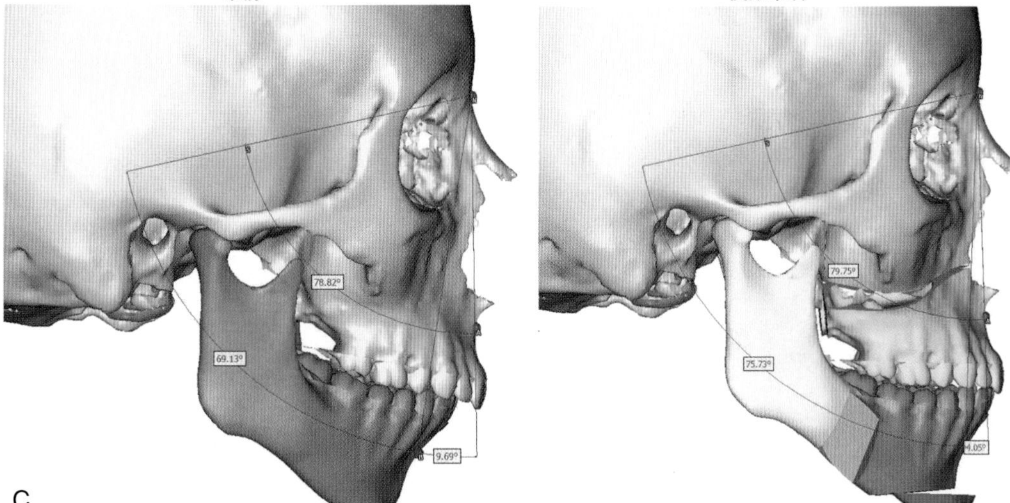

C

图17.10（续）　（B）术前/模拟术后/三维手术方案中标志点的变化。（C）上下颌复合体逆时针旋转（A来自Chang J, Steinbacher D, Nanda R, et al. “Surgery–first” approach with Invisalign therapy to correct a class II malocclusion and severe mandibular retrognathism. J Clin Orthod. 2019;53[7]:397–404.）。

微的调整（图17.19）。

在另一个精调阶段后，正畸治疗完成，咬合关系和面部美学效果良好（图17.20和图17.21）。X线头颅侧位片显示矢状向的软硬组织变化（图17.22），而口腔全景片显示良好的牙根平行度（图17.23）。重叠图揭示了显著的下颌软硬组织前移（图17.24）。

作为增加面部美学方式的一部分，患者在正颌手术后大约6个月进行了隆鼻手术。该患者采用SFA/CAT方法获得了非常好的美学效果和咬合关系。

有趣的是，这位患者在离我们机构很远的地方上大学。她的大部分访问都是在她离校的暑假期间进行的。在校期间她收到透明矫治器，医生通过她每2个月提供的照片来评估治疗进展。患者进行了大约10次复诊。

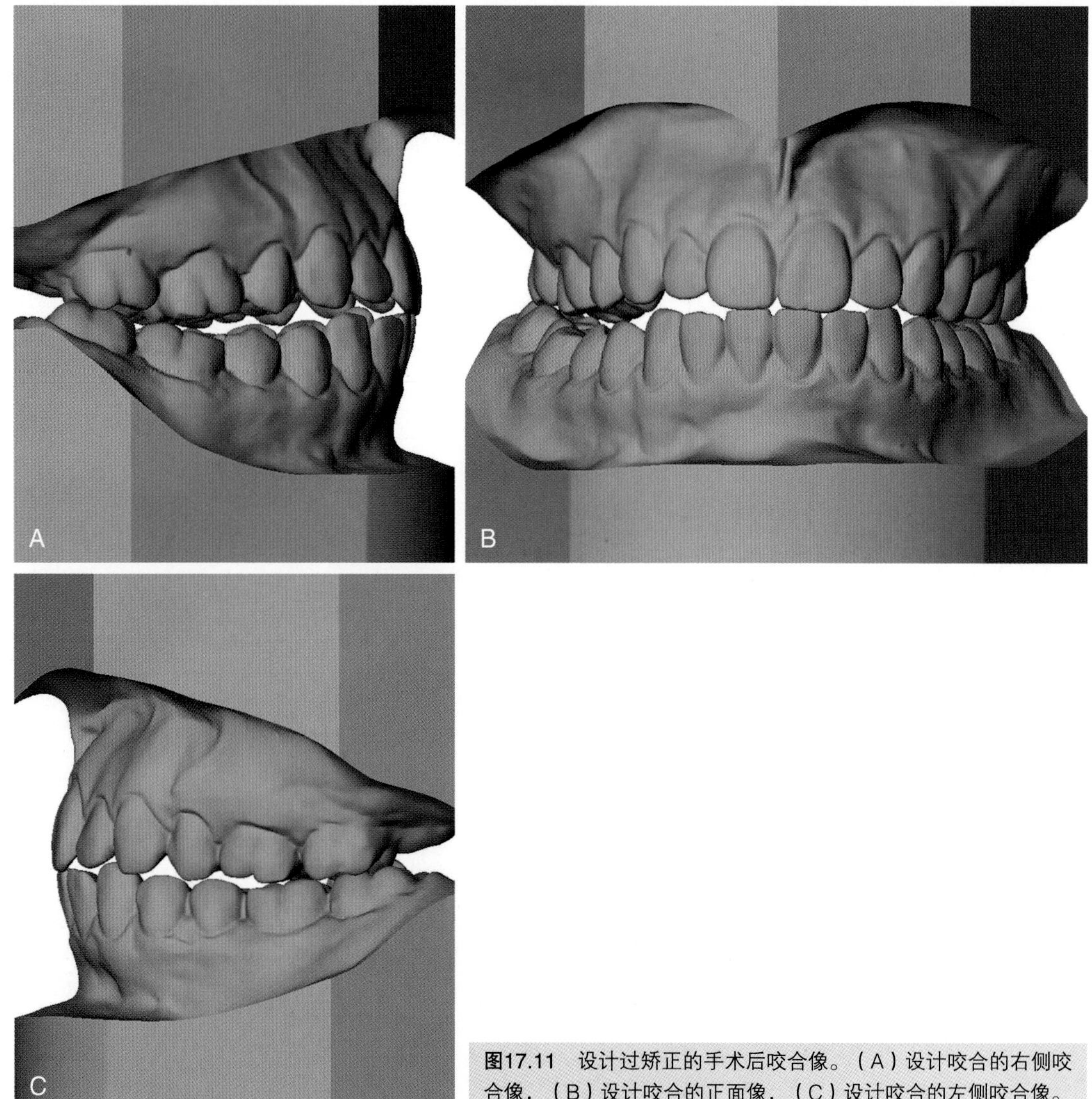

图17.11　设计过矫正的手术后咬合像。（A）设计咬合的右侧咬合像，（B）设计咬合的正面像，（C）设计咬合的左侧咬合像。

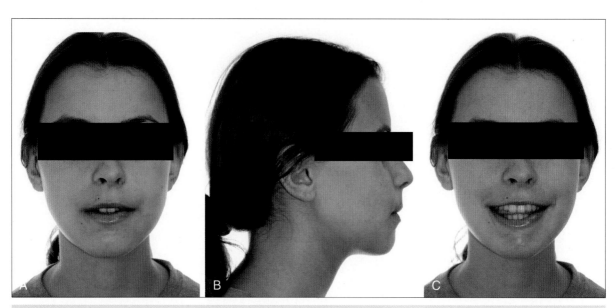

图17.12　手术后2周的口外像。（A）正面像。（B）侧面像。（C）正面微笑像。

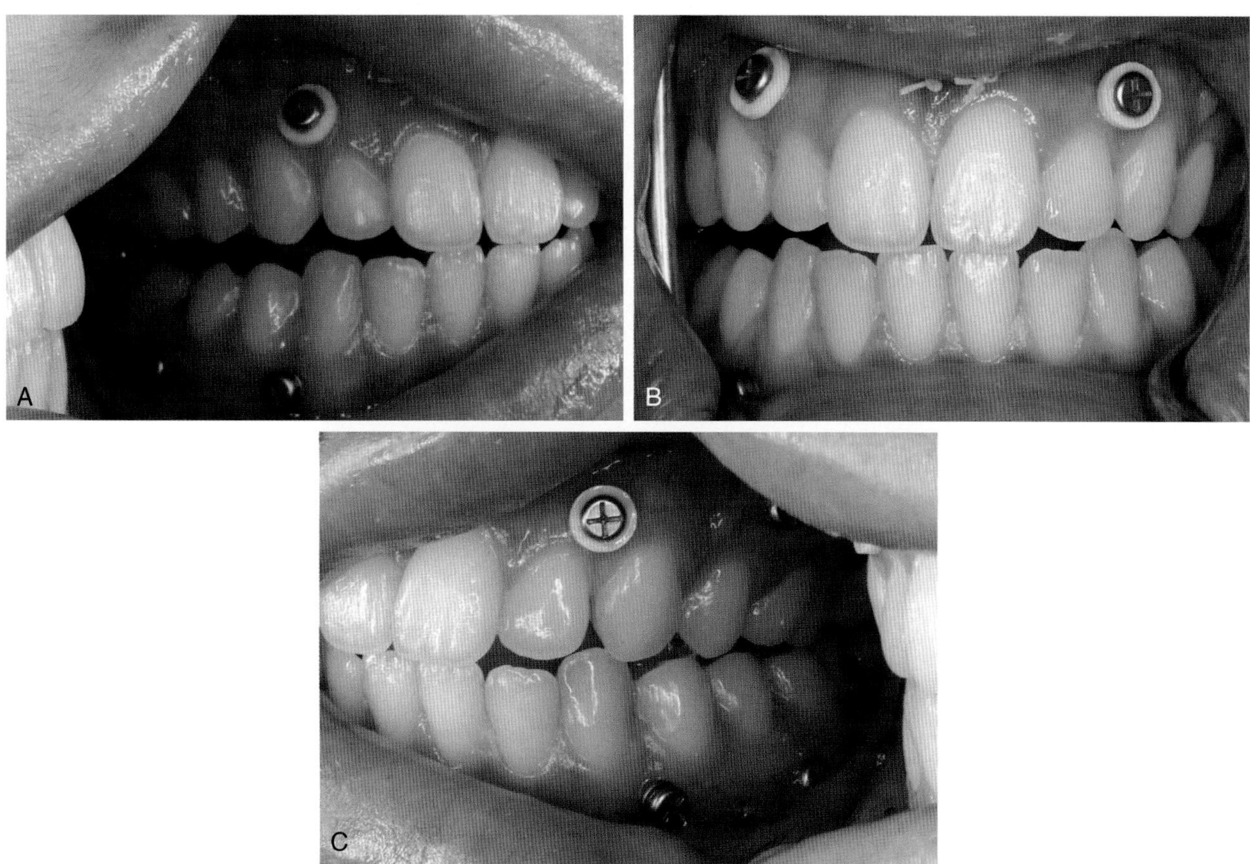

图17.13　手术后2周的口内像。（A）右侧咬合像。（B）正面咬合像。（C）左侧咬合像。

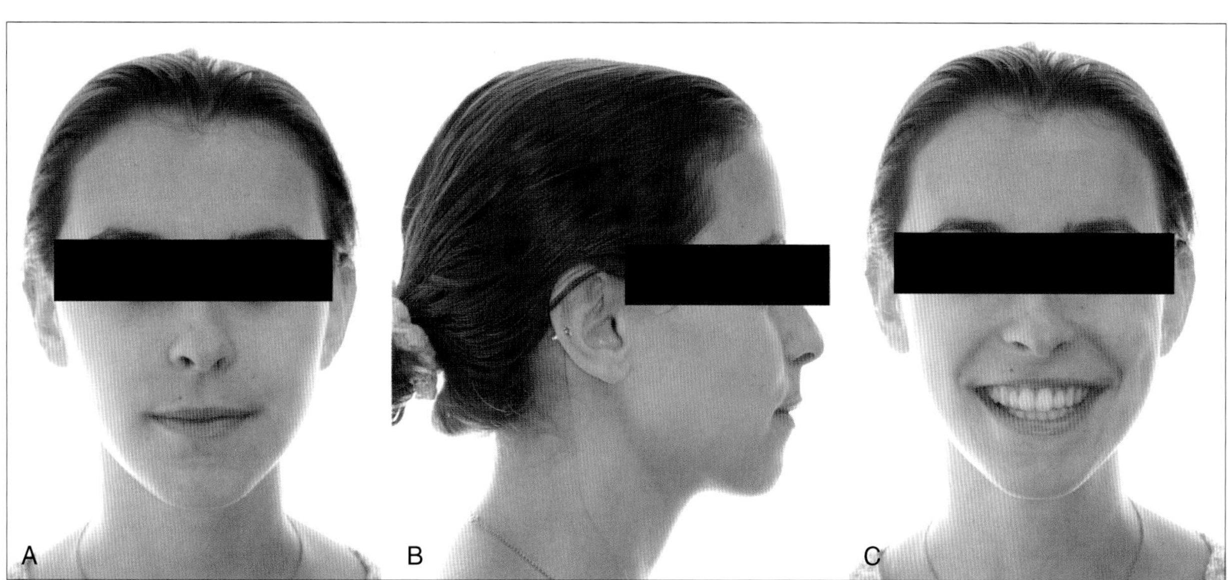

图17.14　手术后2个月面部肿胀减轻。（A）正面像，（B）侧面像。（C）正面微笑像（来自Chang J, Steinbacher D, Nanda R, et al. "Surgery-first" approach with Invisalign therapy to correct a class II malocclusion and severe mandibular retrognathism. J Clin Orthod. 2019;53[7]:397-404.）。

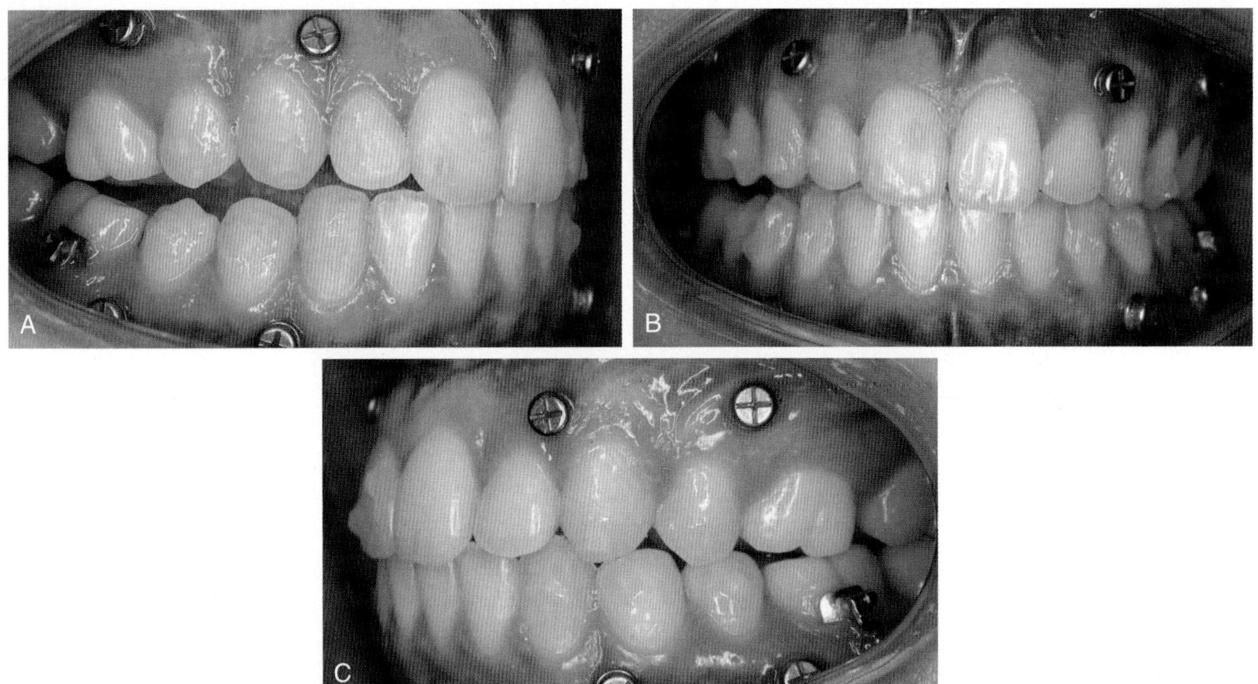

图17.15 手术后2个月的口内像。（A）右侧咬合像。（B）正面咬合像。（C）左侧咬合像（来自Chang J, Steinbacher D, Nanda R, et al. "Surgery-first" approach with Invisalign therapy to correct a class II malocclusion and severe mandibular retrognathism. J Clin Orthod. 2019;53[7]:397-404.）。

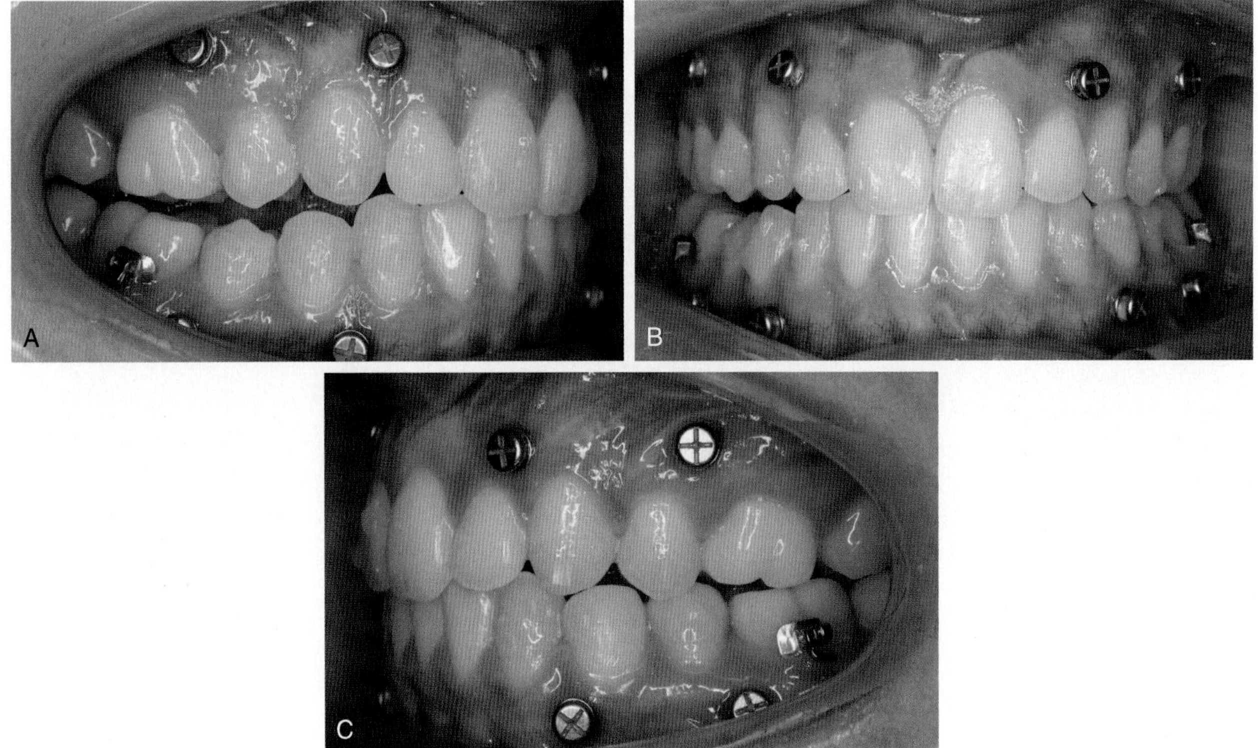

图17.16 手术后5个月仍存在右侧开䝉。（A）右侧咬合像。（B）正面咬合像。（C）左侧咬合像。

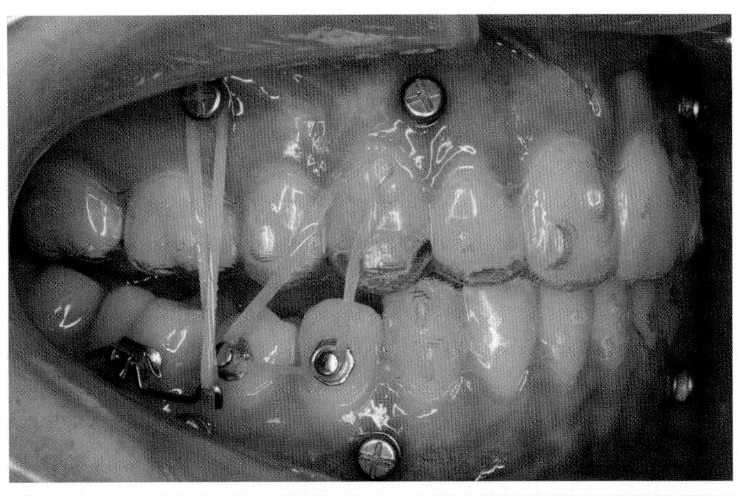

图17.17 悬梁臂从粘接的右侧下颌磨牙颊面管向前延伸，使用弹性牵引连接上颌微种植钉，竖直右侧下颌磨牙；于右下尖牙远中位置剪断透明矫治器，伸长下颌后牙。

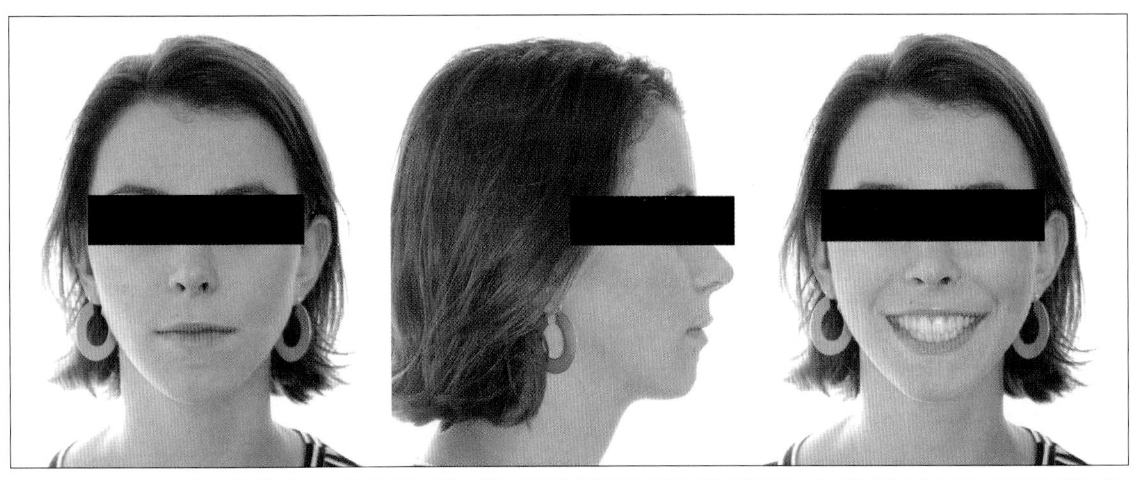

图17.18 手术后12个月的口外像。

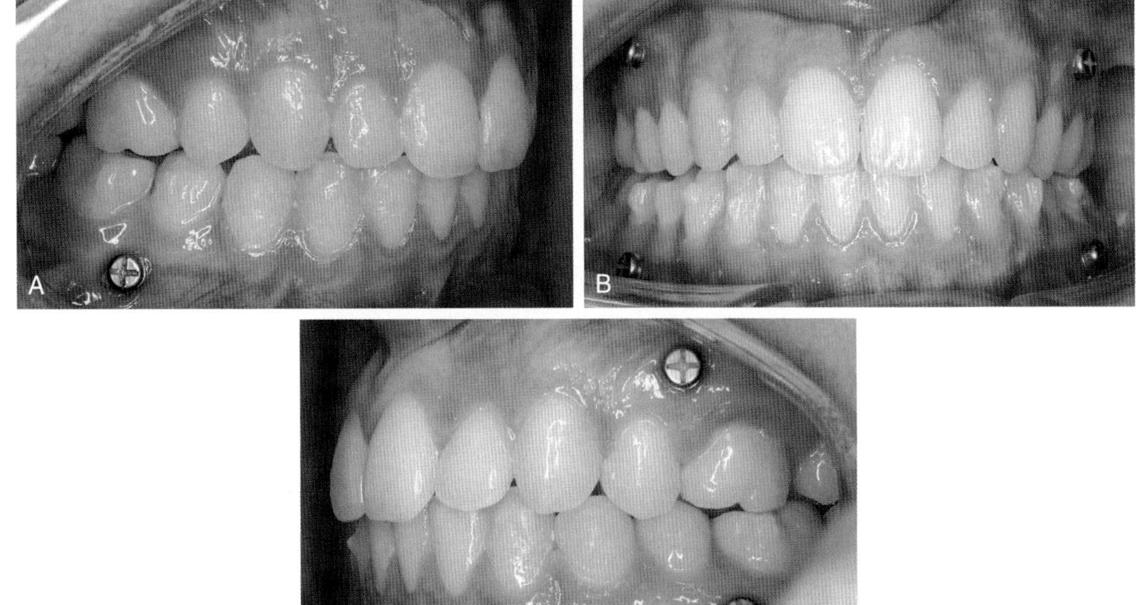

图17.19 手术后12个月的口内像。（A）右侧咬合像。（B）正面咬合像。（C）左侧咬合像。

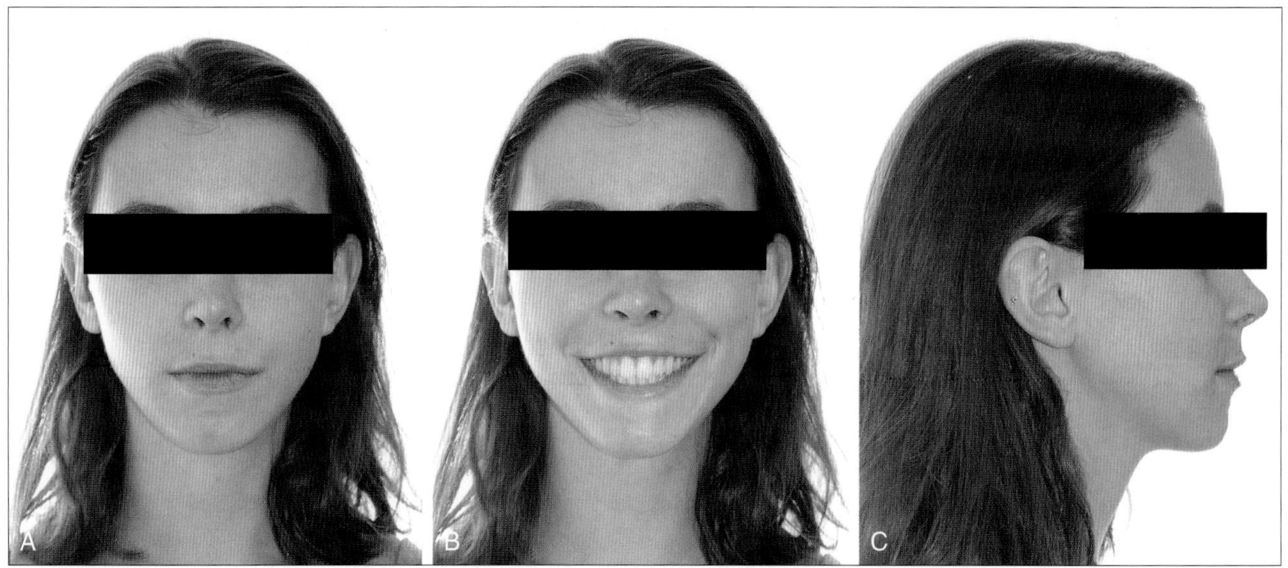

图17.20 治疗后口外像。（A）正面像。（B）微笑像。（C）侧面像（来自Chang J, Steinbacher D, Nanda R, et al. "Surgery-first" approach with Invisalign therapy to correct a class II malocclusion and severe mandibular retrognathism. J Clin Orthod. 2019;53[7]:397–404.）。

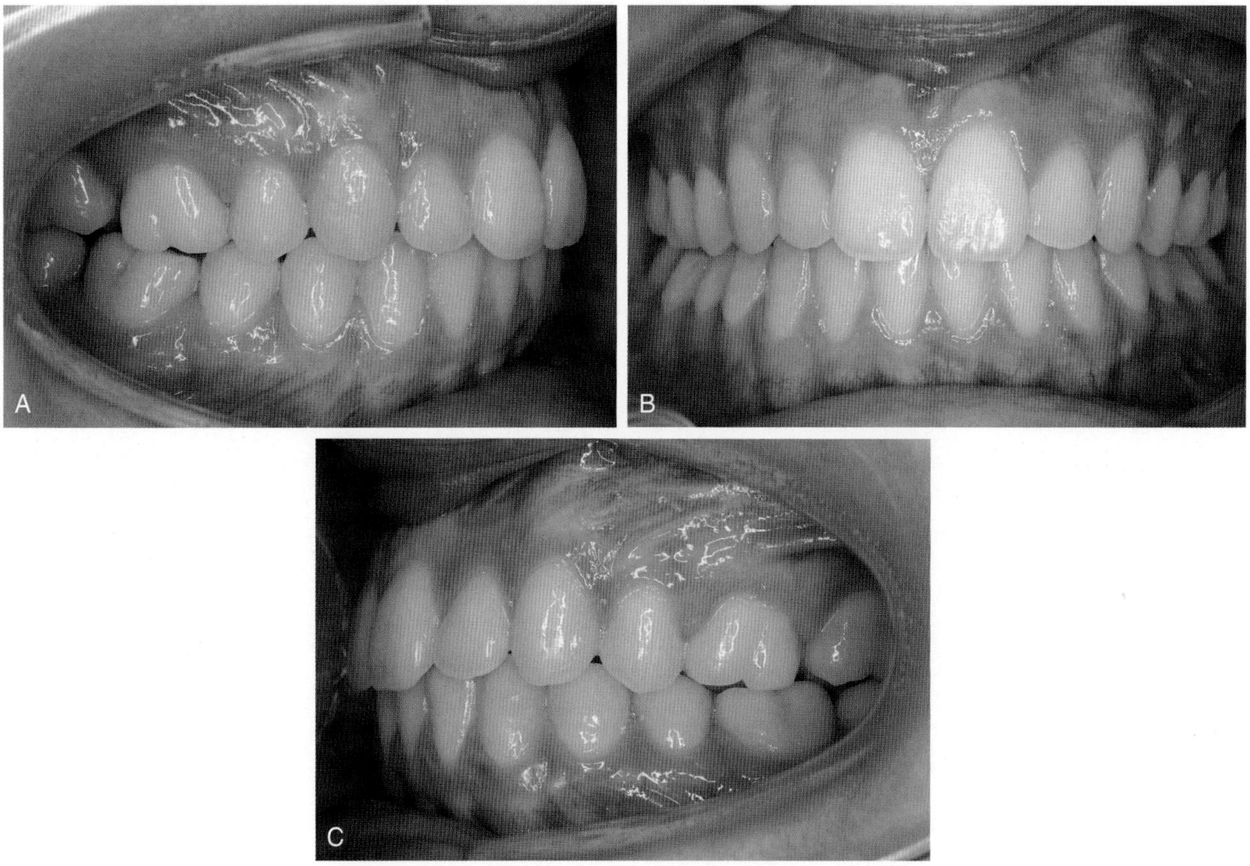

图17.21 治疗后口内像。（A）右侧咬合像。（B）正面咬合像。（C）左侧咬合像。

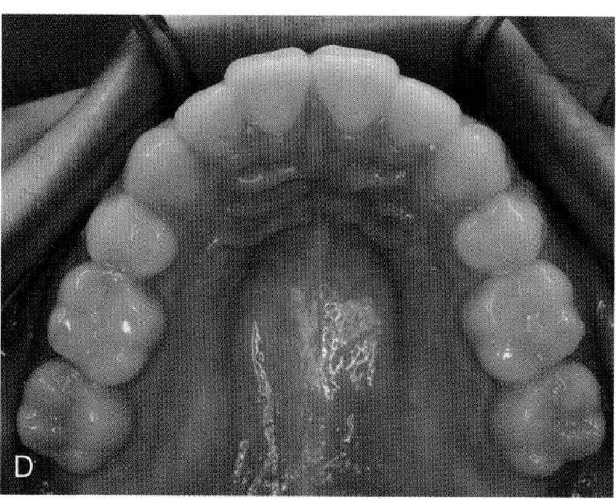

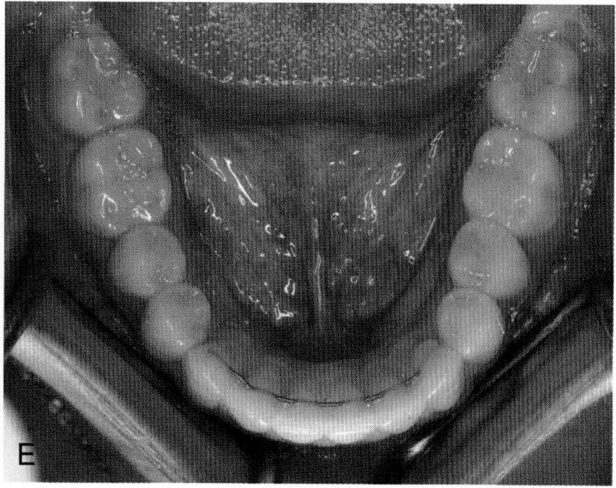

图17.21（续）　（D）上颌殆面像。（E）下颌殆面像（来自Chang J, Steinbacher D, Nanda R, et al. "Surgery-first" approach with Invisalign therapy to correct a class II malocclusion and severe mandibular retrognathism. J Clin Orthod.2019,53[7]:397–404.）。

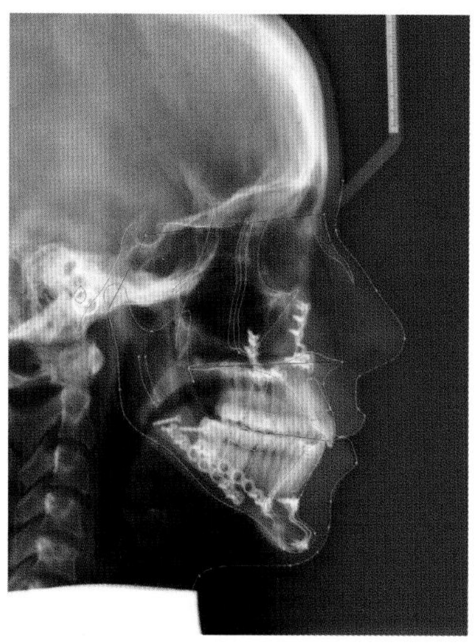

图17.22　治疗后X线头颅侧位片（来自Chang J, Steinbacher D, Nanda R, et al. "Surgery-first" approach with Invisalign therapy to correct a class II malocclusion and severe mandibular retrognathism. J Clin Orthod . 2019;53[7]:397–404.）。

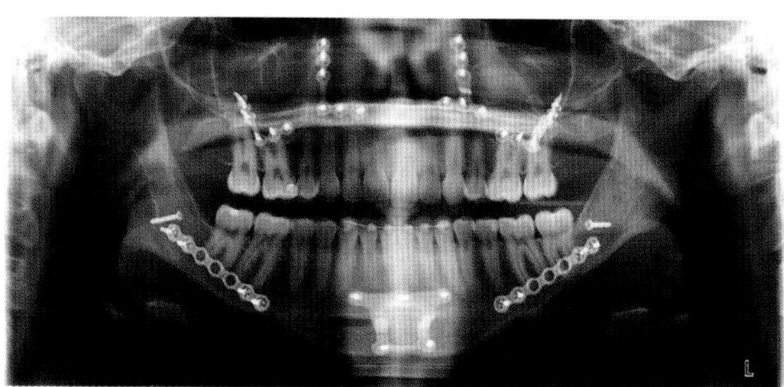

图17.23　治疗后全景片（来自Chang J, Steinbacher D, Nanda R, et al. "Surgery-first" approach with Invisalign therapy to correct a class II malocclusion and severe mandibular retrognathism. J Clin Orthod. 2019;53[7]:397–404.）。

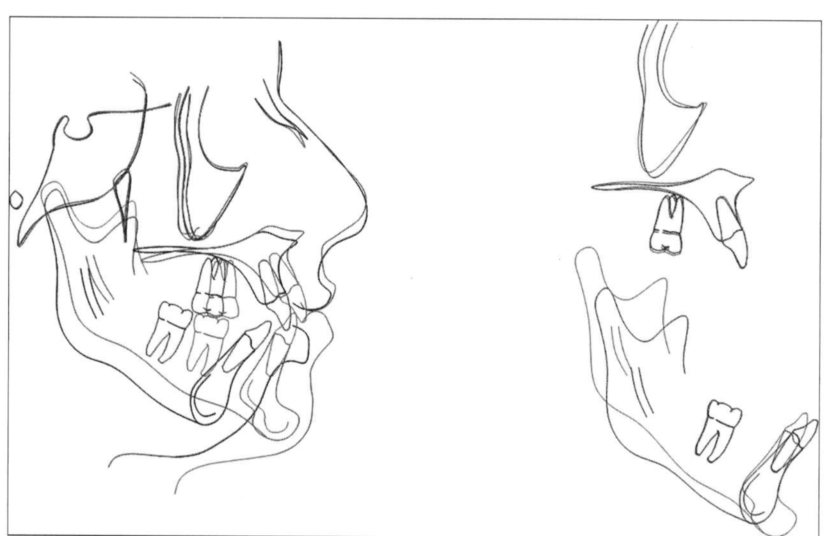

图17.24　软硬组织变化重叠图（来自Chang J, Steinbacher D, Nanda R, et al. "Surgery-first" approach with Invisalign therapy to correct a class II malocclusion and severe mandibular retrognathism. J Clin Orthod. 2019;53[7]:397–404.）。

结论

对于接受正畸正颌联合治疗的成年患者，手术优先与隐形矫治的结合应用是一种非常有吸引力的治疗方式。骨骼移动的三维设计与牙齿移动的三维设计可以相互关联，以实现良好的咬合关系和美学效果。此外，该方法可以避免术前正畸阶段，立即解决牙颌面畸形问题。随着隐形矫治技术的改进和发展、治疗结果可预测性的提高，这种方法在未来可能会成为主流。

（黄鑫亮，赵婷婷，花放，贺红）

参考文献

[1] Dowling PA, Espeland L, Krogstad O, et al. Duration of orthodontic treatment involving orthognathic surgery. Int J Adult Orthodon Orthognath Surg. 1999;14:146-152.

[2] Luther F, Morris DO, Hart C. Orthodontic preparation for orthognathic surgery: how long does it take and why? A retrospective study. Br J Oral Maxillofac Surg. 2003;41:401-406.

[3] Boyd RL. Surgical-orthodontic treatment of two skeletal class III patients with Invisalign and fixed appliances. J Clin Orthod. 2005;39:245-258.

[4] Womack WR, Day RH. Surgical-orthodontic treatment using the Invisalign system. J Clin Orthod. 2008;42:237-245.

[5] Marcuzzi E, Galassini G, Procopio O, et al. Surgical-Invisalign treatment of a patient with class III malocclusion and multiple missing teeth. J Clin Orthod. 2010;44:377-384.

[6] Pagani R, Signorino F, Poli PP, et al. The use of Invisalign system in the management of the orthodontic treatment before and after class III surgical approach. Case Rep Dent. 2016;2016:9231219.

[7] Taub DI, Palermo V. Orthognathic surgery for the Invisalign patient. Semin Orthod. 2017;23:99-102.

[8] Hong RK, Lee JG, Sunwoo J, et al. Lingual orthodontics combined with orthognathic surgery in a skeletal class III patient. J Clin Orthod. 2000;34:403-408.

[9] Paik CH, Woo YJ, Kim J, et al. Use of miniscrews for intermaxillary fixation of lingual-orthodontic surgical patients. J Clin Orthod. 2002;36:132-136, quiz 145.

[10] Caminiti M, Lou T. Clear aligner orthognathic splints. J Oral Maxillofac Surg. 2019;77:1071.

[11] Pelo S, Gasparini G, Garagiola U, et al. Surgery-first orthognathic approach vs traditional orthognathic approach: oral health-related quality of life assessed with 2 questionnaires. Am J Orthod Dentofacial Orthop. 2017;152:250-254.

第18章 正畸治疗中的疼痛：生物学机制与临床处理

Pain During Orthodontic Treatment: Biologic Mechanisms and Clinical Management

TIANTONG LOU, JOHNNY TRAN, ALI TASSI, IACOPO CIOFFI

正畸疼痛的重要性

国际疼痛研究协会（IASP）将疼痛定义为“一种与实际或潜在的组织损伤相关的不愉快的感觉和情绪情感体验，或与此相似的经历”[1]。大多数患者在正畸治疗过程中会经历不同程度和频率的疼痛[2]。疼痛是一种非常复杂的体验[3]，是正畸患者治疗时经常担忧的问题[2,4-7]。疼痛的体验受到多因素的调节，如有害刺激的程度、情绪、认知、过去的经历和疼痛记忆，以及其他伴随的感官体验[8]。

正畸疼痛（如正畸牙齿移动相关的牙齿疼痛）会对患者的依从性和口腔卫生产生负面影响[8-10]，导致患者错失预约的频率增加[11]，以及影响治疗效果[12-13]。害怕疼痛是患者放弃正畸治疗的主要原因之一[6,14-15]。一项调查显示，患者将疼痛列为牙齿矫正中最不喜欢的一项，且疼痛在患者主要恐惧和忧虑的事件中排第四名[16]。在正畸治疗中，正畸疼痛程度降低的患者往往能够更好地配合治疗[12,17-18]。因此，临床医生应以减少疼痛体验为目标，提高患者的依从性，减少治疗时间，并提高患者的整体满意度。

在过去的几十年里，潜在正畸患者对于正畸矫治器美观度的要求越来越高[19-20]。透明矫治器可能会提高患者的接受度和生活质量[21-23]。近年来，该专业的发展促使人们使用计算机辅助设计和计算机辅助制造（CAD/CAM）技术来制造正畸矫治器。这使得无托槽隐形矫治技术（clear aligner theraphy，CAT）能够进入大众市场，成为正畸患者理想的治疗选择[24]。自1997年首次引入以来，CAT在全球范围内迅速增长，许多正畸医生正在使用透明矫治器代替传统的托槽矫治器来治疗各种各样的错殆畸形患者[25]。

本章旨在概述正畸有关疼痛、疼痛与CAT的关系，以及正畸治疗期间疼痛的药理学和非药理学的临床治疗方法。

正畸疼痛的生物学机制及其临床相关性

正畸牙齿移动过程中疼痛的潜在机制是中枢与外周神经系统中大量神经元和化学介质之间复杂相互作用的结果。众所周知，正畸疼痛主要是由于正畸牙齿移动的牙周组织的炎症反应所引起的[12]。施加正畸力会导致牙周膜局部区域缺血、炎症和水肿[26]，并激活一系列炎症介质。其中一种介质是环氧合酶-2（cyclooxygenase-2，COX-2），它是合成前列腺素的关键成分[27]，是非甾体类抗炎药（NSAIDs）的靶点。正畸矫治器施加的伤害性刺激主要由感觉纤维感受[28]，如牙髓和牙周韧带中的C类无髓鞘纤维和有细髓鞘的A类δ纤维[29]。其他在炎症期间激活或使伤害感受器敏感的物质包括肿瘤坏死因子（TNF-α）、白细胞介素6（IL-6）、IL-1β、缓激肽、脑啡肽、血清素、多巴胺、γ-氨基丁酸和组胺[30-34]。研究表明，这些化合物水平的升高与痛觉过敏有关[35-36]。此外，激活的促炎介质可以刺激神经肽从传入神经末梢释放到周围组织中[37]。P物质和降钙素基因相关肽（calcitonin gene-related peptide，CGRP）是两种能引起神经源性炎症的有效神经肽[37-42]。这些感觉神经肽通过与上皮细胞的相互作用，诱导血管扩张并增加血管通透性从而促进炎症[43-44]。它们还导致肥大细胞脱颗粒，并进一步释放组胺和血清素等促炎症介质[45]。这些炎症介质触发更多神经肽的释放，有助于炎症过程的持续和强化[28]。P物质还会增加各种细胞因子的水平，如TNF-α、IL-1β和IL-6[33,42]。降钙素基因相关肽（CGRP）刺激IL-6、IL-8和TNF-α的释放[42]。这些细胞因子充当免疫细胞之间的信使，在骨吸收、沉积和重塑中发挥着重要作用[46]。IL-1β在正畸牙齿移动过程中，由牙齿周围牙龈成纤维细胞释放，并参与骨重塑[47-48]。IL-6是炎症期间免疫反应的调节因子，参与破骨细胞的形成和活化[49-51]。TNF-α由单核细胞和巨噬细胞合成并释放，可能与骨重塑有关[52]。

传入纤维的细胞体位于Meckel腔的三叉神经节中，并将电信号传递给中枢神经系统。它们沿着三叉神经脊髓束向上，进入三叉神经感觉主核。痛觉伤害性信号从三叉神经脑干复合体传递到丘脑，最终传递到大脑初级躯体感觉皮层，并在那里识别位置信号。自上而下的神经通路调节来自周围的痛觉伤害性刺激[53]。尽管大脑中有一些区域参与了疼痛处理，但人们对疼痛是如何在大脑中编码的仍知之甚少。目前可以明确的是，疼痛信号区域和脑突显网络存在重叠[54]。

接受传统托槽矫治器治疗的患者所经历的最初疼痛模式已被长期研究并有据可查[2,9,55-58]。疼痛在正畸力作用于牙齿后2~3小时出现，并常常在弓丝放置后的最初24小时内出现峰值，在随后7天内稳步下降至基线水平（图18.1）[2,59-63]。这些发现通过使用生态瞬时评估法评估[68]，已在几个种族和族裔群体中得到证实[56,64-67]。患者所经历的疼痛似乎也存在昼夜变化，晚上的疼痛程度更高[69]。

总体而言，患者通常能够在矫治器或弓丝放置后1周内适应[70]。然而，有研究显示，在正畸治疗过程中，青春发育中期的女性患者比同龄男性及更年轻的患者对疼痛更敏感[71]。此外，正畸疼痛受生理期影响显著，黄体期疼痛程度更高[72]。关于年龄与正畸疼痛的关系仍存在争议[3]，但是大量证据表明，错殆畸形的种类和拥挤程度的差异对正畸疼痛几乎没有影响[73-74]。这些发现表明，疼痛可能受其他因素的影响，包括激素和心理因素[12]。其中一个例子就是焦虑[75]，患者与正畸医护之间的关系可能导致焦虑[76]。

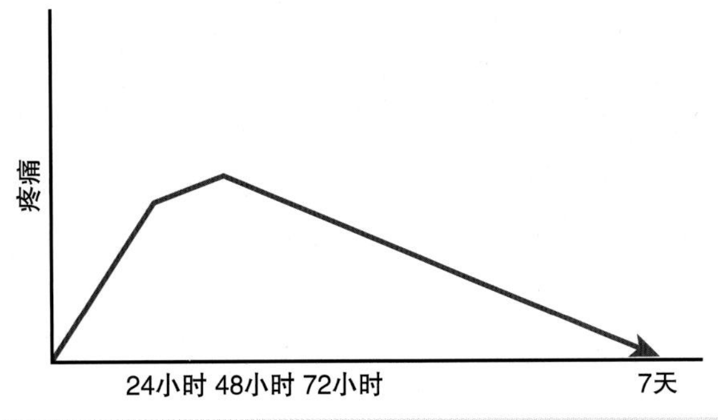

图18.1 正畸矫治中的疼痛轨迹。

无托槽隐形矫治中的牙齿疼痛

关于无托槽隐形矫治相关正畸疼痛的研究相对有限。无托槽隐形矫治似乎遵循与传统矫治器类似的疼痛进展模式，在前24小时达到峰值，7天后趋于基线水平[21,60-62,77]。然而，尽管一些公司正在专注于开发提供更温和、更持续的力的材料，但是到目前为止，与传统托槽矫治相比，透明矫治器产生更多的是间歇力。只有少量的研究使用Invisalign公司最新一代多层聚氨酯基聚合物（SmartTrack）检测正畸患者的疼痛。这些研究的结果显示，运用100mm视觉模拟量表（visual analog scale，VAS）评分，患者的最大疼痛评分为20mm，这被认定为轻微的疼痛，其临床意义有限[62,77]。既往文献显示，使用旧一代热塑性材料Exceed-30矫治器的患者，报告的疼痛评分在治疗的第1周明显较高（VAS评分高达40mm）[21,60-61]。上述证据表明，SmartTrack可能比旧一代材料更舒适[78]，但需要进一步的研究来验证这一点。

研究显示，在无托槽隐形矫治中，初始阶段疼痛较后续牙齿主动矫治阶段更明显，即使初始阶段并未加力（未设计主动牙齿移动）[77]。这可能与初始阶段矫治器的准确性、贴合和变形[61]以及医源性后牙咬合干扰的引入有关[79-80]，或者是由于使用新矫治器开始正畸治疗时产生的忧虑情绪和压力所致[16,75]。事实上，隐形矫治的疼痛感知，特别是在第一阶段，与个体的心理压力和焦虑显著相关[77]。

一般来说，与传统托槽矫治器相比，透明矫治器可以减少疼痛，从而改善患者体验。Miller等[60]首次评估了接受无托槽隐形矫治和传统固定矫治的患者在疼痛水平和生活质量上的差异。这是一项前瞻性纵向队列研究，有33位无托槽隐形矫治患者和27位传统托槽矫治患者。参与者需在7天内记录每日日记，测量矫治器对患者口腔功能、心理社会和疼痛相关的影响[81]。该日记包括改编的老年口腔健康评价指数[82]、统计人口数据的5分制李克特量表和评价疼痛的视觉模拟量表。结果显示，在无托槽隐形矫治过程中，疼痛的进展遵循与传统托槽矫治类似的规律，疼痛在2小时达到峰值后逐渐恢复正常。此外，传统托槽矫治的初始疼痛水平较高，通过较高频率的服用止痛药，两组均在7天内回复到基线水平。

在Shalish等的后续研究中[21]，研究人员招募了68位接受口腔颊侧托槽、舌侧托槽或CAT治疗的患者，完成一份与健康相关的生活质量问卷[22,23,83-85]，并在第1周和第14天完成李克特量表，以评估对患者功能的影响。结果显示，舌侧托槽矫治和CAT矫治的平均初始疼痛程度一致，均高于唇侧托槽矫治（尽管差异无统计学意义），且镇痛药的消耗频率与疼痛水平的动态变化一致。各组患者的疼痛水平均在1周内下降。上述结果与Miller[60]等的观点相矛盾，作者将其归因于透明矫治器治疗组比传统颊侧托槽组施加了更大的机械力。各组患者的疼痛水平均在1周内下降。这些结果与Miller[60]等的观点相矛盾，学者将其归因于透明矫治器治疗组比颊侧传统托槽组施加了更大的机械力。

为了进一步阐明和比较这些正畸治疗方式之间的疼痛水平，Fujiyama等[61]进行了1项前瞻性临床试验，145位患者接受无托槽隐形矫治、传统固定矫治，或两种方式的混合治疗。研究人员要求受试者在加力后60秒、6小时、12小时、1～7天采用VAS评分记录疼痛水平。在第3周和第5周更换矫治器（再次加力）后再次进行同样的操作。他们的结果显示了所有研究组在使用矫治器的第1周出现类似的疼痛进展模式。然而，与无托槽隐形矫治组或混合组相比，传统托槽矫治组的整体疼痛水平明显更强烈，持续时间更长[61]。

在White等[62]最近的一项研究中，患者被随机分配到无托槽隐形矫治组或传统托槽矫治组，以评估他们疼痛水平的差异。研究人员要求受试者在以下时间点采用VAS评分记录疼痛水平：矫治器安装后即刻、矫治器安装后第1周的每天、后续2次复诊后的前4天。初始装置激活后第1周疼痛进展模式与先前的研究基本一致[2,21,55–56,60,86]。无托槽隐形矫治组在第1周的大部分时间内，不适程度低于传统托槽矫治组，2～3天后差异有统计学意义。此外，在传统托槽矫治组中，镇痛药的服用更为频繁，这与第1周疼痛进展的模式密切相关。同样，在更长的2个月时间内，无托槽隐形矫治组的疼痛水平低于传统托槽矫治组。传统托槽矫治组的患者可能经历了更强烈的初始炎症反应，这导致疼痛感受器的致敏性增加，并在随访中出现了更强烈的疼痛感[62]。

White等[62]、Fujiyama等[61]和Miller等[60]也比较了透明矫治器治疗和传统托槽矫治两者之间的疼痛和不适，他们的研究结果基本上是一致的，也正如过去的研究表明传统托槽矫治可能比无托槽隐形矫治引起更多的疼痛[12,70,87–88]。如前所述，这些结果与Shalish等[21]的结果相反，后者报告使用无托槽隐形矫治的患者疼痛比传统托槽矫治更大。这种差异的一个可能解释是研究之间使用的初始弓丝的不同。例如，相较于White等的研究中使用的超弹性铜镍钛丝，Shalish等的研究中使用的经典镍钛丝或镍钛合金丝显示出了更高峰值的不适感[89–90]。此外，White等的研究是唯一使用SmartTrack材料的研究，这是Align Technology在2013年上市的一种新的隐形材料[91–92]，而之前的研究使用的是较老的Exceed–30材料。有限的证据表明，SmartTrack可能比以前的材料更舒适[93]，尽管还需要进一步的研究来验证这一点。最后，Shalish等[62]推测，观察到的疼痛水平的差异可能是由于无托槽隐形矫治在治疗早期施加了更高水平的机械力。

总之，目前的证据似乎表明，虽然无托槽隐形矫治可导致疼痛，但其疼痛程度低于传统托槽矫治，这种差异在第1周更为明显。然而，仍需更多的研究加以证实。隐形矫治中出现疼痛和不适最常见的原因是矫治器的加力。其他原因可能包括矫治器边缘不光滑、牙套和附件变形。

疼痛的调节因素：心理因素

关于临床疼痛的评估，文献主要根据特定认知与心理因素识别和管理个体疼痛体验。疼痛是正畸治疗常见的副作用之一，在治疗中是可预期的。然而，在临床实践中，当给予相同的刺激（如初始弓丝被激活时），不同个体对疼痛的感知有显著差异。通常正畸引起的疼痛相对较轻且具有自限性。然而，部分患者会报告截然不同的经历[75]。人们普遍认为，特定的情感和认知行为因素导致了个体疼痛感知的差异[94]。尤其与医疗和牙科环境相关，疼痛感知受到躯体感觉放大、焦虑、抑郁和灾难化等因素的影响[95–104]。

研究表明，在正畸治疗过程中，长期疼痛的患者比短期疼痛的患者表现出更高水平的焦虑[105]。此外，在弹性牵引诱发的正畸疼痛实验中，具有较高水平特质焦虑和躯体感觉放大（感知一般躯体与内脏感觉相对强烈、有害和令人不安的倾向[106]）的个体，比其具有较低水平的个体感受疼痛更强烈[75]。重要的是，有研究发现焦虑和其他情绪障碍与觉醒状态下口腔副功能行为的频率增加有关（如日间紧咬牙[107–109]），也与颞下颌关节紊乱有关[79,110–111]。然而，关于焦虑、正畸疼痛和下颌运动之间的关系目前仍存在争议。

近期，一项大型网络调查[112]招募了45位患者，并将其分为高、中、低水平特质焦虑组[113–114]。在受试者磨牙上使用弹性牵引，记录5天的疼痛和紧咬牙发作的频率。正畸疼痛与紧咬牙频率有显著相关性。在高焦虑的参与者中，正畸疼痛的减少与清醒时紧咬牙次数的减少是一致的。这些结果表明，具有高特质焦虑的个体可能会对矫正刺激产生一种回避行为（下颌运动活动减少），作为减少疼痛体验的一种方式。最近的一项研究证实了下颌运动活动与正畸疼痛之间的关系，该研究表明，当疼痛和龈沟液IL-1β达到最高水平期间，正畸患者的咀嚼能力下降[115]。然而，也有一些证据表明无托槽隐形矫治使下颌肌肉活动增加[116-117]，导致下颌肌肉压痛，但是临床意义有限[77]。

Beck等评估了心理因素对正畸疼痛的影响[96]。研究显示，疼痛灾难化评分量表（pain catastrophizing scale，PCS）放大评分每增加1个单位，成为高疼痛反应者的相对风险为1.6[96]。放大是指个体倾向于夸大伤害性输入的威胁程度[95]。研究发现冷敏感能显著预测正畸疼痛，冷敏感得分较高者正畸疼痛更强。该结果为体感放大在正畸疼痛体验中起主要作用这一假设提供了支撑[75]。因此在临床环境中使用有效的问卷对上述心理进行评估，能够识别在正畸治疗中可能对疼痛和不适更敏感的个体，并推荐易感个体进行焦虑和症状感知管理。

正畸疼痛治疗的临床考量

在过去的10年中，正畸疼痛治疗相关综述和临床研究均有报道。众所周知，使用非处方镇痛药可有效控制正畸疼痛。通常使用乙酰氨基酚（扑热息痛）代替非甾体抗炎药，以避免对牙齿移动速度的可能影响[118-119]。事实上，据报道，非甾体抗炎药会干扰前列腺素E2（PGE2）的合成，而前列腺素E2是骨重塑过程中的一种重要化学介质[120-121]。近期一项系统评价[122]，纳入了32项随机对照试验（RCT）和3110位9～34岁的患者，结果发现尚无任何证据表明非甾体抗炎药和对乙酰氨基酚在干预后2小时、6小时或24小时的疗效存在差异。止痛药在减轻正畸疼痛方面比安慰剂或不治疗更有效。

Sandhu和Leckie[123]检测了85位正畸患者日间疼痛变化。与上述研究一致，24小时后疼痛达到峰值。而在疼痛高峰期间，下午正畸疼痛较早晚低。因此，学者建议患者按需服用镇痛药，而不必据处方每6～8小时常规服用镇痛药。此外，他们认为预先给药可能比正畸治疗后给药更有效，因为传统的定期给药没有考虑到正畸疼痛的时间变化。而上述综述表明[122]，极低等级的证据支持预先服用布洛芬比正畸治疗后服用布洛芬在2小时内能更好地缓解疼痛。最后，值得一提的是，对乙酰氨基酚和布洛芬的联合使用比单独使用对乙酰氨基酚或布洛芬的镇痛效果更好[124]。

应特别注意有定期服用止痛药病史的患者。近期一篇文献综述（包括动物研究）显示，长期服用止痛药将显著影响正畸牙移动速度[125]。与以往研究临床试验结果不同，在动物实验中使用布洛芬治疗并不会导致正畸牙移动量显著减少。但是，长期服用吲哚美辛、酮咯酸和大剂量依托考昔会减少牙移动量。然而，由于当前证据质量存疑，在解读这些结果时应持谨慎态度。

一些非药理学的方法已经被用于治疗正畸疼痛。在近期另一篇系统评价中[126]，Fleming等纳入了14项共931位参与者的随机对照试验。通过对低强度激光治疗、振动辅助装置、实验性咀嚼辅助治疗（如正畸咬片及口香糖等）以及心理和生理干预牙齿矫正疼痛效果的分析，结果显示激光照射可能有助于在短期内减轻牙齿矫正疼痛，而支持其他方法的证据质量较低。

笔者认为，只要非药物性干预措施对患者无害、不会增加治疗过程中的额外费用，医生应尽可能采用非药物性干预措施帮助患者缓解正畸疼痛，特别是当患者身体状况不允许使用推荐的止痛药时（表18.1）。最重要的是，临床医生应与患者建立信任关系、提高沟通技巧，以减少安慰剂和反安慰剂效应。总之，适当的疼痛治疗方法需要对疼痛预测因素、心理因素和患者期望进行仔细的基线评估。此外，在与患者沟通时，应考虑安慰剂和反安慰剂效应。Blasini等强调，医生应避免与患者进行负面互动，与患者的沟通应保持平衡，合理提供有关副作用的负面信息和相关有益的信息[127]。

表18.1　正畸治疗过程中减少疼痛的策略

药物治疗	对乙酰氨基酚或布洛芬（如有需要时）	高等级的证据支持用这种治疗减轻疼痛
非药物治疗	▪咀嚼辅助剂 ▪低强度激光治疗 ▪振动刺激	低等级的证据支持用这种治疗减少正畸疼痛
医患沟通	改善治疗前后沟通	高等级的证据支持用这种方法来减轻疼痛

（罗萍，赵婷婷，花放，贺红）

参考文献

[1] Merskey H, Albe Fessard D, Bonica J, et al. Pain terms: a list with definitions and notes on usage. Recommended by the IASP Subcommittee on Taxonomy. Pain. 1979;6:249.

[2] Scheurer PA, Firestone AR, Bürgin WB. Perception of pain as a result of orthodontic treatment with fixed appliances. Eur J Orthod. 1996;18:349-357.

[3] Moayedi M, Davis KD. Theories of pain: from specificity to gate

control. J Neurophysiol. 2013; 109(1):5-12.
[4] Kvam E, Gjerdet NR, Bondevik O. Traumatic ulcers and pain during orthodontic treatment. Community Dent Oral Epidemiol. 1987;15:104-107.
[5] Lew KK. Attitudes and perceptions of adults towards orthodontic treatment in an Asian community. Community Dent Oral Epidemiol. 1993;21:31-35.
[6] Oliver RG, Knapman YM. Attitudes to orthodontic treatment. Br J Orthod. 1985;12:179-188.
[7] Kluemper GT, Hiser DG, Rayens MK, et al. Efficacy of a wax containing benzocaine in the relief of oral mucosal pain caused by orthodontic appliances. Am J Orthod Dentofacial Orthop. 2002;122:359-365.
[8] Chow J, Cioffi I. Pain and orthodontic patient compliance: a clinical perspective. Semin Orthod. 2018;24:242-247.
[9] Sergl HG, Klages U, Zentner A. Pain and discomfort during orthodontic treatment: causative factors and effects on compliance. Am J Orthod Dentofacial Orthop. 1998;114:684-691.
[10] Ukra A, Bennani F, Farella M. Psychological aspects of orthodontics in clinical practice. Part one: treatment-specific variables. Prog Orthod. 2011;12:143-148.
[11] Krukemeyer AM, Arruda AO, Inglehart MR. Pain and orthodontic treatment. Angle Orthod. 2009;79:1175-1181.
[12] Krishnan V. Orthodontic pain: from causes to management—a review. Eur J Orthod. 2007;29:170-179.
[13] Cozzani M, Ragazzini G, Delucchi A, et al. Self-reported pain after orthodontic treatments: a randomized controlled study on the effects of two follow-up procedures. Eur J Orthod. 2016;38:266-271.
[14] Asham AA. Readers' forum: orthodontic pain. Am J Orthod Dentofacial Orthop. 2004;125:18A.
[15] Keim RG. Managing orthodontic pain. J Clin Orthod. 2004;38:641-642.
[16] O'Connor PJ. Patients' perceptions before, during, and after orthodontic treatment. J Clin Orthod. 2000;34:591-592.
[17] Albino JE, Lawrence SD, Lopes CE, et al. Cooperation of adolescents in orthodontic treatment. J Behav Med. 1991;14:53-70.
[18] Giannopoulou C, Dudic A, Kiliaridis S. Pain discomfort and crevicular fluid changes induced by orthodontic elastic separators in children. J Pain. 2006;7:367-376.
[19] Ziuchkovski JP, Fields HW, Johnston WM, et al. Assessment of perceived orthodontic appliance attractiveness. Am J Orthod Dentofacial Orthop. 2008;133:S68-S78.
[20] Rosvall MD, Fields HW, Ziuchkovski J, et al. Attractiveness, acceptability, and value of orthodontic appliances. Am J Orthod Dentofacial Orthop. 2009;135:276, e271-e212, discussion 276-277.
[21] Shalish M, Cooper-Kazaz R, Ivgi I, et al. Adult patients' adjustability to orthodontic appliances. Part I: a comparison between labial, lingual, and Invisalign. Eur J Orthod. 2012;34:724-730.
[22] O'Brien K, Kay L, Fox D, et al. Assessing oral health outcomes for orthodontics—measuring health status and quality of life. Community Dent Health. 1998;15:22-26.
[23] Cunningham SJ, Hunt NP. Quality of life and its importance in orthodontics. J Orthod. 2001;28:152-158.
[24] Wong BH. Invisalign A to Z. Am J Orthod Dentofacial Orthop. 2002;121:540-541.
[25] Morton J, Derakhshan M, Kaza S, et al. Design of the Invisalign system performance. Semin Orthod. 2017;23:3-11.
[26] Park HJ, Baek KH, Lee HL, et al. Hypoxia inducible factor-1 alpha directly induces the expression of receptor activator of nuclear factor-kappa B ligand in periodontal ligament fibroblasts. Mol Cells. 2011;31:573-578.
[27] Lee JJ, Natsuizaka M, Ohashi S, et al. Hypoxia activates the cyclooxygenase-2-prostaglandin E synthase axis. Carcinogenesis. 2010;31:427-434.
[28] Kyrkanides S, Huang HC, Faber RD. Neurologic regulation and orthodontic tooth movement. In: Kantarci A, Will L, Yen S, eds. Tooth Movement. Basel: Karger; 2016:64-74.
[29] Norevall LI, Matsson L, Forsgren S. Main sensory neuropeptides, but not VIP and NPY, are involved in bone remodeling during orthodontic tooth movement in the rat. Ann N Y Acad Sci. 1998; 865:353-359.
[30] Yamasaki K, Shibata Y, Imai S, et al. Clinical-application of prostaglandin-E1 (PGE1) upon orthodontic tooth movement. Am J Orthod. 1984;85:508-518.
[31] Walker JA, Tanzer FS, Harris EF, et al. The enkephalin response in human tooth-pulp to orthodontic force. Am J Orthod Dentofacial Orthop. 1987;92:9-16.
[32] Davidovitch Z, Nicolay OF, Ngan PW, et al. Neurotransmitters, cytokines, and the control of alveolar bone remodeling in orthodontics. Dent Clin North Am. 1988;32:411-435.
[33] Nicolay OF, Davidovitch Z, Shanfeld JL, et al. Substance-P immunoreactivity in periodontal tissues during orthodontic tooth movement. Bone Miner. 1990;11:19-29.
[34] Alhashimi N, Frithiof L, Brudvik P, et al. Orthodontic tooth movement and de novo synthesis of proinflammatory cytokines. Am J Orthod Dentofacial Orthop. 2001;119:307-312.
[35] Grieve III WG, Johnson GK, Moore RN, et al. Prostaglandin E (PGE) and interleukin-1 beta (IL-1 beta) levels in gingival crevicular fluid during human orthodontic tooth movement. Am J Orthod Dentofacial Orthop. 1994;105:369-374.
[36] Vandevska-Radunovic V. Neural modulation of inflammatory reactions in dental tissues incident to orthodontic tooth movement. A review of the literature. Eur J Orthod. 1999;21:231-247.
[37] Kato J, Ichikawa H, Wakisaka S, et al. The distribution of vasoactive intestinal polypeptides and calcitonin gene-related peptide in the periodontal-ligament of mouse molar teeth. Arch Oral Biol. 1990;35:63-66.
[38] Kvinnsland I, Heyeraas KJ, Byers MR. Effects of dental trauma on pulpal and periodontal nerve morphology. Proc Finn Dent Soc Suomen Hammaslaakariseuran Toimituksia. 1992;88(1): S125-S132.
[39] Kvinnsland I, Kvinnsland S. Changes in CGRP-immunoreactive nerve-fibers during experimental tooth movement in rats. Eur J Orthod. 1990;12:320-329.
[40] Kvinnsland S, Heyeraas K, Ofjord ES. Effect of experimental tooth movement on periodontal and pulpal blood-flow. Eur J Orthod. 1989;11:200-205.
[41] Saito I, Ishii K, Hanada K, et al. Responses of calcitonin gene-related peptide-immunopositive nerve-fibers in the periodontal-ligament of rat molars to experimental tooth movement. Arch Oral Biol. 1991;36:689-692.
[42] Norevall LI, Forsgren S, Matsson L. Expression of neuropeptides (CGRP, substance P) during and after orthodontic tooth movement in the rat. Eur J Orthod. 1995;17:311-325.
[43] Maggi CA, Giuliani S, Santicioli P, et al. Peripheral effects of neurokinins—functional evidence for the existence of multiple receptors. J Auton Pharmacol. 1987;7:11-32.
[44] Gray DW, Marshall I. Human alpha-calcitonin gene-related peptide stimulates adenylate-cyclase and guanylate-cyclase and relaxes rat thoracic aorta by releasing nitric-oxide. Br J Pharmacol. 1992;107:691-696.
[45] Assem ESK, Ghanem NS, Abdullah NA, et al. Substance-P and Arg-Pro-Lys-Pro-NH-C12-H25-induced mediator release from different mast-cell subtypes of rat and guinea-pig. Immunopharmacology. 1989;17:119-128.
[46] Yamaguchi M, Kasai K. Inflammation in periodontal tissues in response to mechanical forces. Arch Immunol Ther Exp (Warsz). 2005;53:388-398.
[47] Gowen M, Wood DD, Ihrie EJ, et al. An interleukin-1 like factor stimulates bone-resorption invitro. Nature. 1983;306:378-380.
[48] Stashenko P, Obernesser MS, Dewhirst FE. Effect of immune cytokines on bone. Immunol Invest. 1989;18:239-249.
[49] Ishimi Y, Miyaura C, Jin CH, et al. IL-6 is produced by osteoblasts and induces bone-resorption. J Immunol. 1990;145:3297-3303.
[50] Kurihara N, Bertolini D, Suda T, et al. IL-6 stimulates osteoclast-like multinucleated cell-formation in long-term human marrow cultures by inducing IL-1 release. J Immunol. 1990;144:4226-4230.
[51] Lowik C, van der Pluijm G, Bloys H, et al. Parathyroid-hormone (PTH) and PTH-like protein (PLP) stimulate interleukin-6 production by osteogenic cells—a possible role of interleukin-6 in osteoclastogenesis. Biochem Biophys Res Commun. 1989;162:1546-1552.

[52] Takeichi O, Saito I, Tsurumachi T, et al. Expression of inflammatory cytokine genes in vivo by human alveolar bone-derived polymorphonuclear leukocytes isolated from chronically inflamed sites of bone resorption. Calcif Tissue Int. 1996;58:244-248.
[53] Sessle BJ. The neurobiology of facial and dental pain: present knowledge, future directions. J Dent Res. 1987;66:962-981.
[54] Davis KD, Moayedi M. Central mechanisms of pain revealed through functional and structural MRI. J Neuroimmune Pharmacol. 2013;8:518-534.
[55] Jones M, Chan C. The pain and discomfort experienced during orthodontic treatment: a randomized controlled clinical trial of two initial aligning arch wires. Am J Orthod Dentofacial Orthop. 1992;102:373-381.
[56] Ngan P, Kess B, Wilson S. Perception of discomfort by patients undergoing orthodontic treatment. Am J Orthod Dentofacial Orthop. 1989;96:47-53.
[57] Wilson S, Ngan P, Kess B. Time course of the discomfort in young patients undergoing orthodontic treatment. Pediatr Dent. 1989;11:107-110.
[58] Stewart FN, Kerr WJ, Taylor PJ. Appliance wear: the patient's point of view. Eur J Orthod. 1997;19:377-382.
[59] Shalish M, Cooper-Kazaz R, Ivgi I, et al. Adult patients' adjustability to orthodontic appliances. Part I: a comparison between labial, lingual, and Invisalign. Eur J Orthod. 2012;34:724-730.
[60] Miller KB, McGorray SP, Womack R, et al. A comparison of treatment impacts between Invisalign aligner and fixed appliance therapy during the first week of treatment. Am J Orthod Dentofacial Orthop. 2007;131:302, 301-e309.
[61] Fujiyama K, Honjo T, Suzuki M, et al. Analysis of pain level in cases treated with Invisalign aligner: comparison with multibracket edgewise appliance therapy. Prog Orthod. 2014;15:64.
[62] White DW, Julien KC, Jacob H, et al. Discomfort associated with Invisalign and traditional brackets: a randomized, prospective trial. Angle Orthod. 2017;87:801-808.
[63] Bergius M, Kiliaridis S, Berggren U. Pain in orthodontics. A review and discussion of the literature. J Orofac Orthop. 2000;61:125-137.
[64] Ngan P, Wilson S, Shanfeld J, et al. The effect of ibuprofen on the level of discomfort in patients undergoing orthodontic treatment. Am J Orthod Dentofacial Orthop. 1994;106:88-95.
[65] Firestone AR, Scheurer PA, Bürgin WB. Patients' anticipation of pain and pain-related side effects, and their perception of pain as a result of orthodontic treatment with multibracket appliances. Eur J Orthod. 1999;21:387-396.
[66] Erdinç AME, Dinçer B. Perception of pain during orthodontic treatment with fixed appliances. Eur J Orthod. 2004;26:79-85.
[67] Polat O, Karaman AL. Pain control during fixed orthodontic appliance therapy. Angle Orthod. 2005;75:214-219.
[68] Sew Hoy W, Anoun JS, Lin W, et al. Ecological momentary assessment of pain in adolescents undergoing orthodontic treatment using a smartphone app. Semin Orthod. 2018;24:209-216.
[69] Jones ML, Chan C. Pain in the early stages of orthodontic treatment. J Clin Orthod. 1992;26:311-313.
[70] Sergl HG, Zentner A. A comparative assessment of acceptance of different types of functional appliances. Eur J Orthod. 1998;20:517-524.
[71] Sandhu SS, Sandhu J. Orthodontic pain: an interaction between age and sex in early and middle adolescence. Angle Orthod. 2013;83:966-972.
[72] Long H, Gao M, Zhu Y, et al. The effects of menstrual phase on orthodontic pain following initial archwire engagement. Oral Dis. 2017;23:331-336.
[73] Abdelrahman RSh, Al-Nimri KS, Al Maaitah EF. Pain experience during initial alignment with three types of nickel-titanium archwires: a prospective clinical trial. Angle Orthod. 2015;85:1021-1026.
[74] Cioffi I, Piccolo A, Tagliaferri R, et al. Pain perception following first orthodontic archwire placement—thermoelastic vs superelastic alloys: a randomized controlled trial. Quintessence Int. 2012;43:61-69.
[75] Cioffi I, Michelotti A, Perrotta S, et al. Effect of somatosensory amplification and trait anxiety on experimentally induced orthodontic pain. Eur J Oral Sci. 2016;124:127-134.
[76] Roy J, Dempster L. Dental anxiety associated with orthodontic care: prevalence and contributing factors. Semin Orthod. 2018;24:233-241.
[77] Tran J, Lou T, Nebiolo B, Castroflorio T, Tassi A, Cioffi I. Impact of clear aligner therapy on tooth pain and masticatory muscle soreness. J Oral Rehabil. 2020; 47(12):1521-1529.
[78] Brascher AK, Zuran D, Feldmann RE, et al. Patient survey on Invisalign treatment compare the SmartTrack material to the previous aligner material. J Orofac Orthop. 2016;77:432-438.
[79] Michelotti A, Cioffi L, Landino D, et al. Effects of experimental occlusal interferences in individuals reporting different levels of wake-time parafunctions. J Orofac Pain. 2012;26:168-175.
[80] Clark GT, Tsukiyama Y, Baba K, et al. Sixty-eight years of experimental occlusal interference studies: what have we learned? J Prosthet Dent. 1999;82:704-713.
[81] Carp FM, Carp A. The validity, reliability and generalizability of diary data. Exp Aging Res. 1981;7:281-296.
[82] Atchison KA, Dolan TA. Development of the geriatric oral health assessment index. J Dent Educ. 1990;54:680-687.
[83] Jokovic A, Locker D, Stephens M, et al. Validity and reliability of a questionnaire for measuring child oral-health-related quality of life. J Dent Res. 2002;81:459-463.
[84] Locker D. Applications of self-reported assessments of oral health outcomes. J Dent Educ. 1996;60:494-500.
[85] Locker D, Jokovic A. Using subjective oral health status indicators to screen for dental care needs in older adults. Community Dent Oral Epidemiol. 1996;24:398-402.
[86] Young AN, Taylor RW, Taylor SE, et al. Evaluation of preemptive valdecoxib therapy on initial archwire placement discomfort in adults. Angle Orthod. 2006;76:251-259.
[87] Caniklioglu C, Oztürk Y. Patient discomfort: a comparison between lingual and labial multibracket appliances. Angle Orthod. 2005;75:86-91.
[88] Wu AK, McGrath C, Wong RW, et al. A comparison of pain experienced by patients treated with labial and lingual orthodontic appliances. Eur J Orthod. 2010;32:403-407.
[89] Fernandes LM, Ogaard B, Skoglund L. Pain and discomfort experienced after placement of a conventional or a superelastic NiTi aligning archwire. A randomized clinical trial. J Orofac Orthop. 1998;59:331-339.
[90] Nakano H, Satoh K, Norris R, et al. Mechanical properties of several nickel-titanium alloy wires in three-point bending tests. Am J Orthod Dentofacial Orthop. 1999;115:390-395.
[91] Align Technology. Align Technology receives U.S. patents for SmartTrack Invisalign aligner material. https://www.invisalign.ca/the-invisalign-difference/smarttrack-material. Accessed May 24, 2017.
[92] Align Technology. Align Technology announces January 21st availability of SmartTrack Invisalign aligner material. https://investor.aligntech.com/news-releases/news-release-details/align-technology-receives-us-patents-smarttrackr-invisalignr/. Accessed January 18, 2013.
[93] Brascher AK, Zuran D, Feldmann Jr RE, et al. Patient survey on Invisalign treatment compare the SmartTrack material to the previous aligner material. J Orofac Orthop. 2016;77:432-438.
[94] Sturgeon JA, Zautra AJ. Psychological resilience, pain catastrophizing, and positive emotions: perspectives on comprehensive modeling of individual pain adaptation. Curr Pain Headache Rep. 2013;17:317.
[95] Sullivan M, Bishop S, Pivik J. The pain catastrophizing scale: development and validation. Psychol Assess. 1995;7:524-532.
[96] Beck VJ, Farella M, Chandler NP, et al. Factors associated with pain induced by orthodontic separators. J Oral Rehabil. 2014;41:282-288.
[97] Baeza-Velasco C, Gely-Nargeot MC, Vilarrasa AB, et al. Joint hypermobility syndrome: problems that require psychological intervention. Rheumatol Int. 2011;31:1131-1136.
[98] Sullivan MJL, Thorn B, Haythornthwaite JA, et al. Theoretical perspectives on the relation between catastrophizing and pain. Clin J Pain. 2001;17:52-64.
[99] Jacobsen PB, Butler RW. Relation of cognitive coping and catastrophizing to acute pain and analgesic use following breast

cancer surgery. J Behav Med. 1996;19:17-29.
[100] Turk DC, Rudy TE. Assessment of cognitive-factors in chronic pain—a worthwhile enterprise. J Consult Clin Psychol. 1986; 54:760-768.
[101] Heyneman NE, Fremouw WJ, Gano D, et al. Individual-differences and the effectiveness of different coping strategies for pain. Cognit Ther Res. 1990;14:63-77.
[102] Katon WJ. Clinical and health services relationships between major depression, depressive symptoms, and general medical illness. Biol Psychiatry. 2003;54:216-226.
[103] Beck AT. A systematic investigation of depression. Compr Psychiatry. 1961;2:163-170.
[104] Wang J, Jian F, Chen J, et al. Cognitive behavioral therapy for orthodontic pain control: a randomized trial. J Dent Res. 2012;91:580-585.
[105] Bergius M, Broberg AG, Hakeberg M, et al. Prediction of prolonged pain experiences during orthodontic treatment. Am J Orthod Dentofacial Orthop. 2008;133:339, e1-e8.
[106] Barsky AJ, Goodson JD, Lane RS, et al. The amplification of somatic symptoms. Psychosom Med. 1988;50:510-519.
[107] Markiewicz MR, Ohrbach R, McCall WD. Oral behaviors checklist: reliability of performance in targeted waking-state behaviors. J Orofac Pain. 2006;20:306-316.
[108] Endo H, Kanemura K, Tanabe N, et al. Clenching occurring during the day is influenced by psychological factors. J Prosthodont Res. 2011;55:159-164.
[109] Winocur E, Uziel N, Lisha T, et al. Self-reported bruxism—associations with perceived stress, motivation for control, dental anxiety and gagging. J Oral Rehabil. 2011;38:3-11.
[110] Michelotti A, Cioffi I, Festa P, et al. Oral parafunctions as risk factors for diagnostic TMD subgroups. J Oral Rehabil. 2010;37:157-162.
[111] Slade GD, Ohrbach R, Greenspan JD, et al. Painful temporomandibular disorder: decade of discovery from OPPERA studies. J Dent Res. 2016;95:1084-1092.
[112] Chow JC, Cioffi I. Effects of trait anxiety, somatosensory amplification, and facial pain on self-reported oral behaviors. Clin Oral Investig. 2019;23:1653-1661.
[113] Spielberg CD, Gorsuch RL, Re L. Manual of the State-Trait Anxiety Inventory. Palo Alto: Consulting Psychologists Press; 1970.
[114] Chow J. Effects of Anxiety and Daytime Clenching on Orthodontic Pain Perception. University of Toronto; 2018.
[115] Gameiro GH, Schultz C, Trein MP, et al. Association among pain, masticatory performance, and proinflammatory cytokines in crevicular fluid during orthodontic treatment. Am J Orthod Dentofacial Orthop. 2015;148:967-973.
[116] Castroflorio T, Bargellini A, Lucchese A, et al. Effects of clear aligners on sleep bruxism: randomized controlled trial. J Biol Regul Homeost Agents. 2018;32:21-29.
[117] Lou T, Tran J, Castroflorio T, Tassi A, Cioffi I. Evaluation of masticatory muscle response to clear aligner therapy using ambulatory electromyographic recording. Am J Orthod Dentofacial Orthop. 2021;159(1):e25-e33.
[118] Arias OR, Marquez-Orozco MC. Aspirin, acetaminophen, and ibuprofen: their effects on orthodontic tooth movement. Am J Orthod Dentofacial Orthop. 2006;130:364-370.
[119] Roche JJ, Cisneros GJ, Acs G. The effect of acetaminophen on tooth movement in rabbits. Angle Orthod. 1997;67:231-236.
[120] Leiker BJ, Nanda RS, Currier GF, et al. The effects of exogenous prostaglandins on orthodontic tooth movement in rats. Am J Orthod Dentofacial Orthop. 1995;108:380-388.
[121] Tyrovola JB, Spyropoulos MN. Effects of drugs and systemic factors on orthodontic treatment. Quintessence Int. 2001;32:365-371.
[122] Monk AB, Harrison JE, Worthington HV, et al. Pharmacological interventions for pain relief during orthodontic treatment. Cochrane Database Syst Rev. 2017;11:CD003976.
[123] Sandhu S, Leckie G. Diurnal variation in orthodontic pain: clinical implications and pharmacological management. Semin Orthod. 2018;24:217-224.
[124] Ong CK, Seymour RA, Lirk P, et al. Combining paracetamol (acetaminophen) with nonsteroidal antiinflammatory drugs: a qualitative systematic review of analgesic efficacy for acute postoperative pain. Anesth Analg. 2010;110:1170-1179.
[125] Makrygiannakis MA, Kaklamanos EG, Athanasiou AE. Does long-term use of pain relievers have an impact on the rate of orthodontic tooth movement? A systematic review of animal studies. Eur J Orthod. 2019;41(5):468-477.
[126] Fleming PS, Strydom H, Katsaros C, et al. Non-pharmacological interventions for alleviating pain during orthodontic treatment. Cochrane Database Syst Rev. 2016;12:CD010263.
[127] Blasini M, Movsas S, Colloca L. Placebo hypoalgesic effects in pain: potential applications in dental and orofacial pain management. Semin Orthod. 2018;28:259-268.

第19章 无托槽隐形矫治后的保持与稳定

Retention and Stability Following Aligner Therapy

JOSEF KUČERA, IVO MAREK

正畸治疗的保持与稳定

前言

正畸治疗属于医学和牙科的交叉领域，不仅要解决健康和功能问题，还要解决美观问题。一般患者是出于美观的考虑进而寻求正畸治疗。为了获得良好的美学和功能效果可能需要很长的时间和昂贵的费用，因此正畸治疗疗效保持长期稳定，不仅符合患者也符合临床医生的利益。然而，保持的重要性经常被低估，实际上对患者来说保持与正畸治疗本身一样重要。

正畸治疗完成后可分为保持期（retention period）和保持后期（postretention period）。主动正畸治疗后保持的目的是防止复发，其定义为牙齿在牙弓中恢复到原始位置的自然趋势，并消除可能破坏治疗结果其他因素的影响。很难说应该保持多久。以往的文献提供了许多建议，尽管研究的结果相差很大，而且十分模糊。一些学者建议，在正畸治疗后，为了维持治疗效果，牙齿应该长期维持在正畸治疗所实现的位置[1]，或者根据需要延长保持阶段，同时尽可能减短保持时长[2]。也有人建议应该戴用保持器直到患者停止生长发育、第三磨牙萌出[3]、正畸治疗结束后10年[4]或20年[5]，或单纯地根据患者保持牙齿排列整齐的意愿[6]。

一般建议成人患者戴用保持器至少1年来完成牙齿周围骨和牙周韧带的重组[7]。胶原纤维将在保持阶段的前3～4个月重组[6]。这个阶段十分关键，必须戴用保持器，因为在此阶段复发的可能性很大。在这个关键时期之后，复发的风险将大大地降低[8]。然而，弹性嵴上纤维的重组可能需要1年以上的时间，这使得严重扭转的保持特别困难。一些学者建议进行辅助性手术（如牙周纤维切断术），以减少复发[9-10]。在生长发育期的患者应戴用保持器，直到停止生长[6]。当患者停止戴用保持器时，就进入了保持后阶段。在这个阶段，我们才能真正了解正畸治疗结果的稳定性。在保持后阶段，许多因素及其相互作用的复杂性最终可能会破坏治疗结果。

影响长期稳定性的因素

已经有一些关于正畸治疗稳定性的指南和建议，只要在制订和执行治疗计划时遵循这些指南和建议，往往会得到稳定的治疗效果，复发风险相对较小。在这种情况下，接受与未接受正畸治疗患者牙弓的长期变化相似。

在开始正畸治疗之前，正畸医生需要牢记牙齿的位置和牙弓的形态是众多因素影响下平衡的结果，尤其是周围软组织施加力的影响（即来自颊部、唇部和舌体的压力），进而形成“中性区”（neutral zone）或“稳定区”（zone of stability）。当正畸使牙齿移动到中性区之外，牙齿处于不平衡区，则容易复发[6,11]。因此，在治疗的计划和实施中应该顺应牙弓的形态，尤其是下颌，因为长期而言，牙弓形态往往倾向于恢复到原本的状态[12-13]。在特定情况下（快速上颌扩弓），上牙弓的扩展可能大于下牙弓。然而，即使在这些情况下，长期稳定性似乎也存在问题[14]。任何下颌尖牙间距离的改变也很容易复发[15-16]，部分的原因是由于自然地增龄性改变使得下颌尖牙间距离减小[17-18]。咬合接触和上下牙列之间的尖窝关系（intercuspation）也对长期稳定性有着重要的作用[16,19-20]。在横向和矢状向上，形态良好的颊侧牙尖在正确的尖窝关系中提供了最好的保持作用[2]。协调垂直向也很重要，特别是充分打开深覆秴患者的咬合，因为随着咬合的加深下切牙的空间将减少[20]。切牙的形态也是治疗后不稳定的因素之一。尖圆形的切牙通过修整邻接面（即邻面去釉）可以提供更加稳定的切牙间接触。根据一些研究，下切牙邻面去釉的保持效果与粘接式保持器相同[21-22]。同样，上切牙较大邻面边缘嵴的调整对于切牙区的稳定性也很重要[23]。

生长潜力是一个需要单独讨论的问题，对于有明显骨性错𬌗畸形，特别是有矢状向和垂直向骨性错𬌗畸形的患者需要特别注意，矢状向和垂直向生长发育的持续时间比横向更长。由于牙槽骨代偿过程，颌骨的不利生长会对咬合关系和切牙位置产生负面影响[24]。这也是为什么建议患者在生长发育完成后再开始对严重的错𬌗畸形进行综合治疗的原因之一。然而，即使在生长结束后，牙弓也会受到增龄性相关变化的影响，牙弓的增龄性改变实际上贯穿了整个生命周期，可能会导致前牙段出现拥挤，这通常需要进行正畸再治疗[17-18,25-26]。

保持方案和保持装置的选择

保持方案

迄今为止，没有通用的保持方案，也没有足够的高质量文献在保持的时长、戴用方式和保持装置类型的选择方面可以很好地提供一个保持的方案[27-28]。我们需要根据诊断、错𬌗畸形严重程度、年龄、生长类型、治疗类型和治疗结果等制订不同的保持方案。因此，应该个性化地选择保持装置，并考虑到前面提到的所有潜在不稳定因素。这种方法被称为“个性化保持”，这意味着对于每一位患者，正畸医生必须将保持的重点与目标放在对患者造成最大威胁和复发风险的问题上（图19.1）[4]。

根据对保持方案的调查，最常见的保持装置是Hawley保持器（Hawley retainer）和透明压膜保持器（clear thermoplastic retainers）。对于下颌而言，通常需要使用固定式保持器，可以单独使用，也可以与可摘式保持器联合使用[29-30]。透明压膜保持器的应用呈现上升的趋势，越来越多患者选择透明压膜保持器，原因是其美观且并不显眼[31]。在双颌的固定式保持器也发现类似的趋势。就各种保持器的使用频率而言，大多数临床医生建议永久地戴用固定式保持器[29,32-33]。如果决定长期使用保持装置，固定式保持器似乎是最佳选择，因为这类保持器可以非常有效地

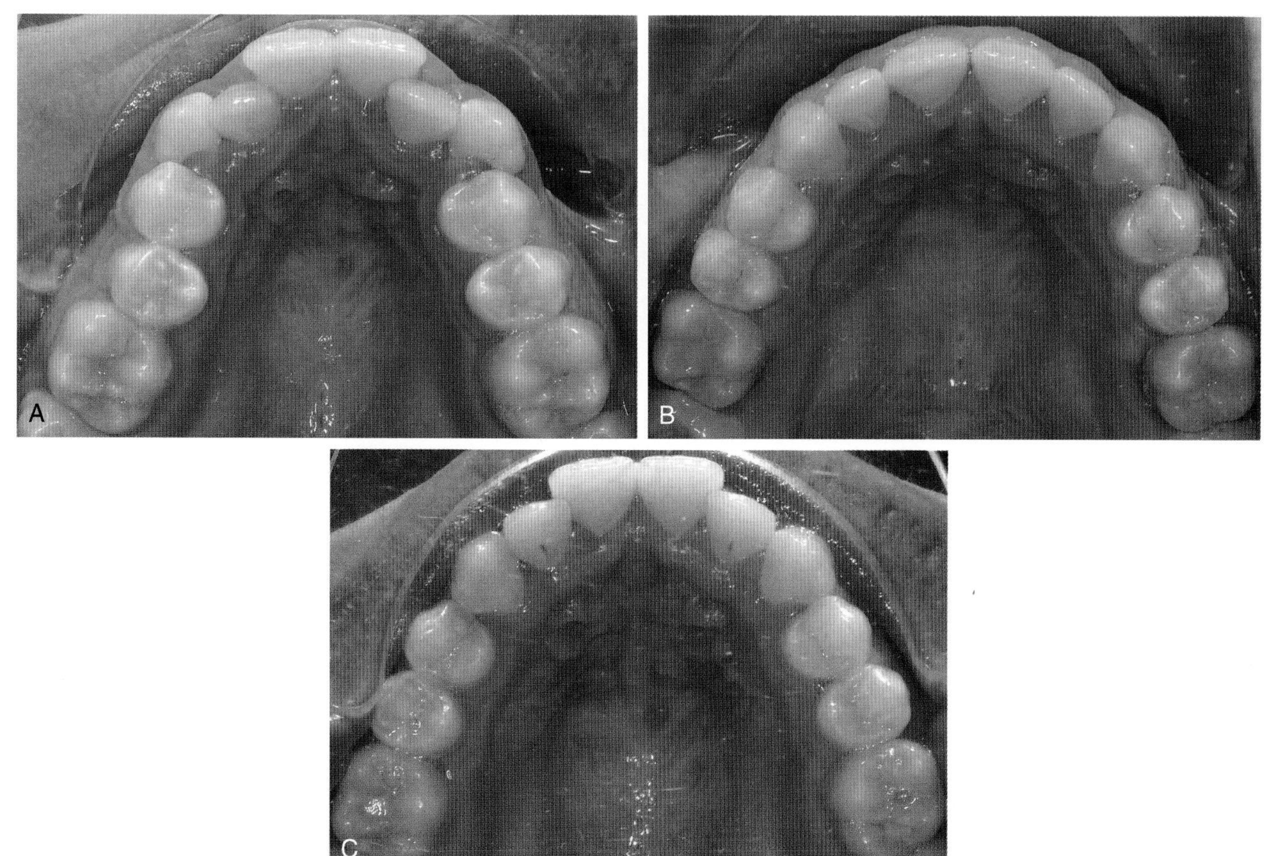

图19.1　正畸治疗后复发的例子，患者在上颌快速扩弓后未能戴用保持装置（A～C），或者对不配合的患者来说选择的保持方式不合适；侧切牙旋转复发。

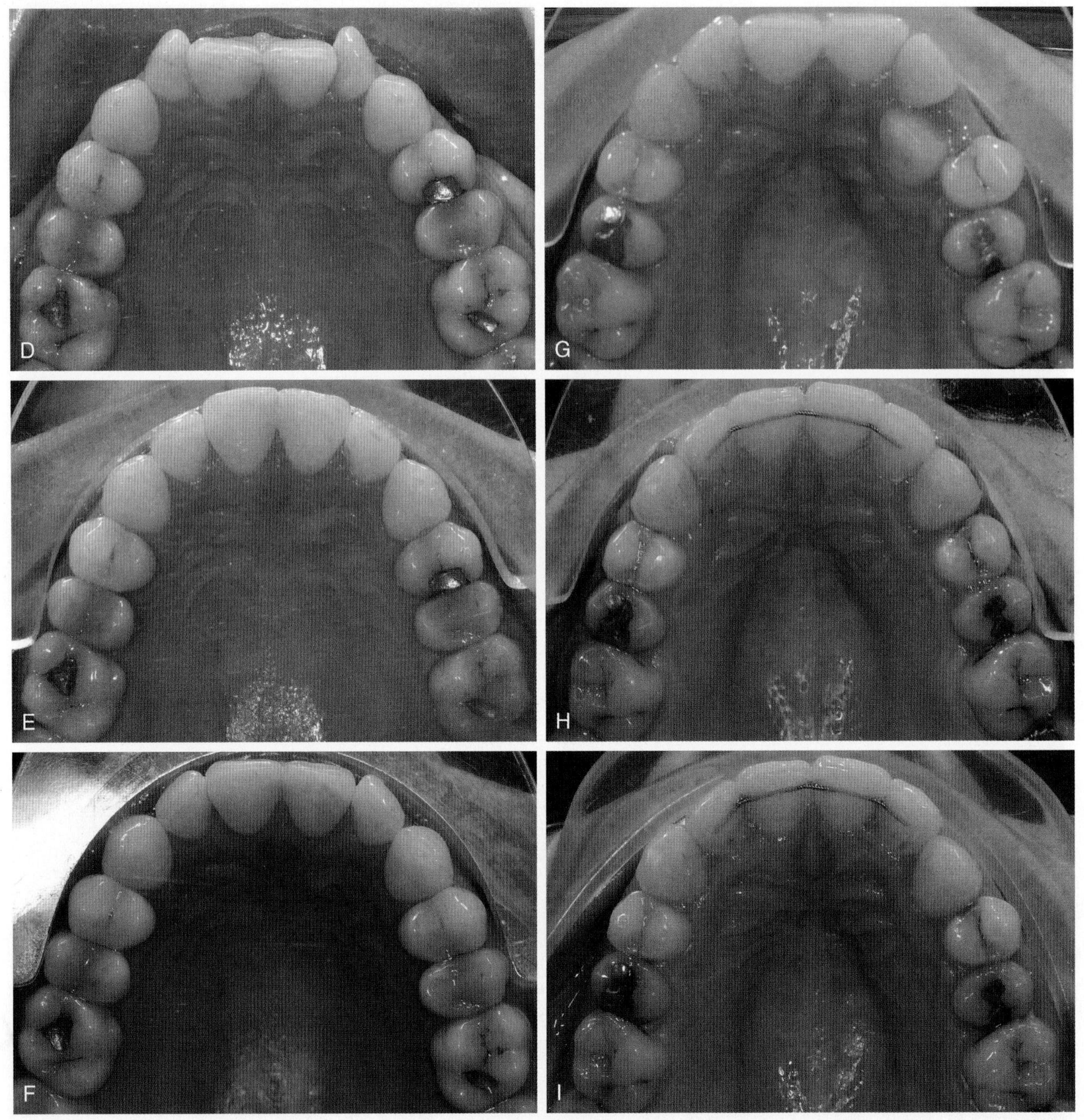

图19.1（续） （D~F）和左侧上颌尖牙的腭向移动（G~I）可以通过粘接固定保持器并纳入有问题的牙齿来预防。

防止前牙美学区的复发，并且无须患者配合[34-35]。文献中也描述了粘接式保持器的安全性和可预测性，并且不会造成患者口腔健康的风险[4-5,36]。然而，也有一些研究表明在粘接式保持器周围有增加菌斑和牙结石的风险（图19.2），对牙周组织产生负面的影响[37]，但是可以通过患者和洁牙师进行的定期口腔卫生保健来避免。

粘接式保持器长期或永久使用的最大缺点是脱落率。根据文献的研究结果，粘接式保持器的脱落率差异很大，为0.1%~53%[38-39]。随着时间的推移，粘接式保持器脱落的概率逐渐增加，其主要原因是咀嚼食物或咬合接触都会磨耗粘接的树脂（图19.3）。长期使用粘接式保持器的其他相关风险是意外的并发症。即使粘接式保持器没有任何损坏，仍然会发生不可预测地牙齿移动。这些并发症的发生率很小，发生在1%~5%的病例中[40-41]，但是所造成的临床结果可能非

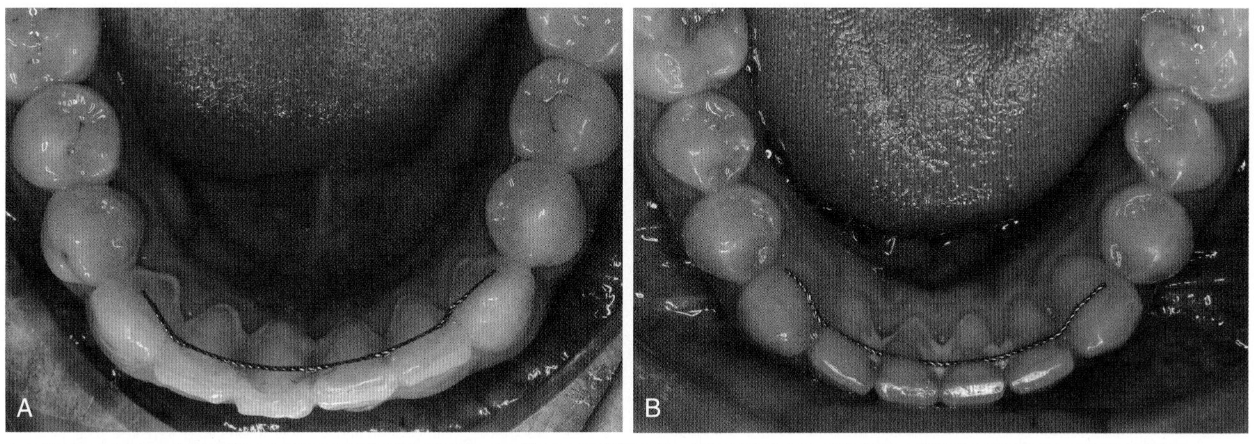

图19.2 下颌粘接式保持器周围的牙结石堆积和牙龈炎症（A，B）。

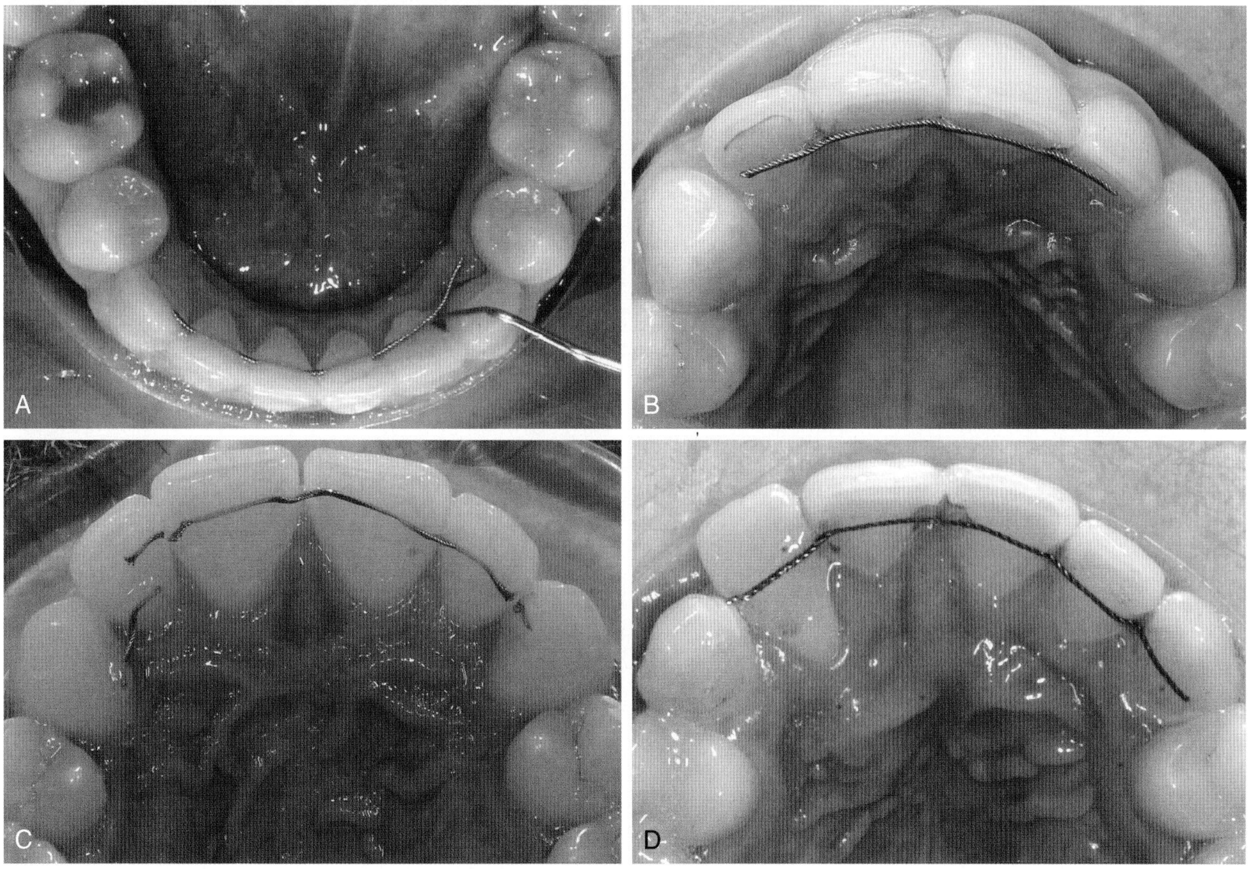

图19.3 粘接式保持器失败的病例。（A）通常粘接不当会导致复合树脂脱落，（B）由于咀嚼或早接触导致粘接式保持器的粘接层脱落，（C）保持丝的早接触、钢丝疲劳或选择的钢丝机械性能不足会导致钢丝断裂（直径小且极软的金属丝），（D）将上颌保持器延伸到尖牙会增加折断的风险，从而导致钢丝激活和不必要的牙齿移动（来自Kučera J, Littlewood SJ, Marek I. Fixed retention: pitfalls and complications. British Dental Journal 2021; 230（11）: 703–708.）。

常严重。据估计高达50%的此类病例都需要进行再治疗[41]。可能会出现两个主要的问题（图19.4），一个是两颗相邻切牙之间的转矩差（X效应），另一个是对侧尖牙向相反方向倾斜（扭转效应）[40,42]。这些并发症可能在相对较长的保持期后才会出现，通常在保持的几年后发生[40–41,43]。不必要的牙齿移动可以非常明显，以至于牙根被移到牙槽骨之外（图19.5），在多数情况下还会伴随牙龈退缩的发生。在极端的情况下，必须进行正畸再治疗，一般还需要牙周手术进行干预（图19.6）[43–44]。

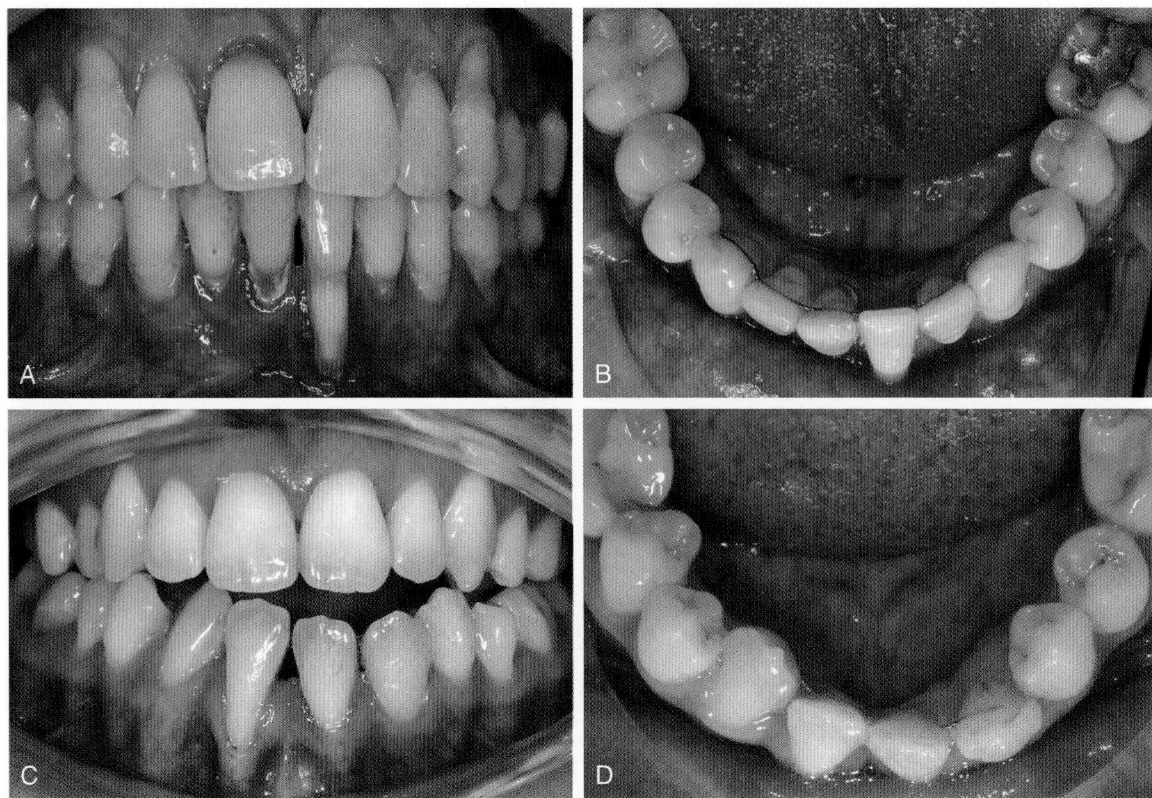

图19.4 下颌粘接式保持器的两种不同类型的意外并发症：两颗相邻切牙上的相反转矩（X效应；A，B）和对侧尖牙相反的倾斜度（扭转效应；C，D）。X效应和扭转效应都可能伴随着严重的牙龈退缩（A，C）（C, D来自Kucera J, Streblov J, Marek I, et al. Treatment of complications associated with lower fixed retainers. J Clin Orthod. 2016;50[1]:54-59.）。

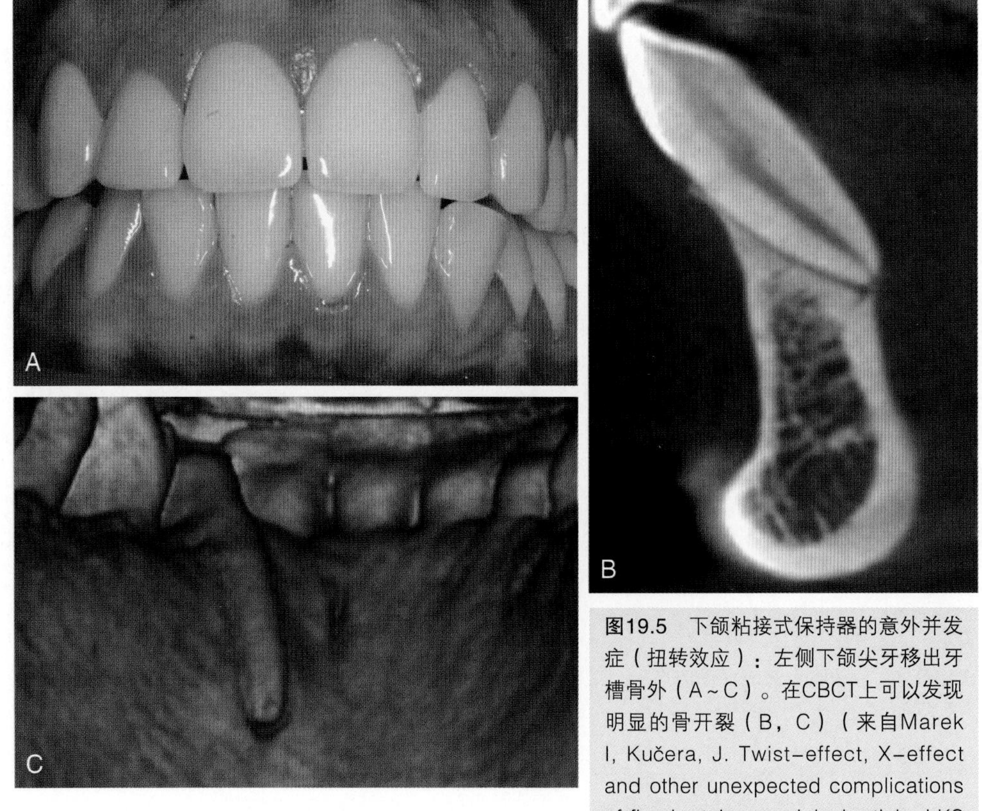

图19.5 下颌粘接式保持器的意外并发症（扭转效应）：左侧下颌尖牙移出牙槽骨外（A～C）。在CBCT上可以发现明显的骨开裂（B，C）（来自Marek I, Kučera, J. Twist-effect, X-effect and other unexpected complications of fixed retainers-original article. LKS 2015, 25（5）：98-106.）。

长期或永久保持并非没有风险，应该谨慎地选择。固定保持器必须由正畸医生定期检查或在常规口腔保健或洁牙时进行检查。重要的是，无论风险多么小，最常见到患者的口腔医生和洁牙师需要了解其所使用的保持装置及其相关风险。口腔医生帮助患者进行管理也十分重要，因为许多患者在移除固定矫治器当下就认为正畸治疗已经完成，并且要求患者在保持阶段定期进行复查是很难做到的（图19.7）[40]。早期发现这些并发症可以最大限度地减少对邻近组织的损害，并有利于后续的治疗。

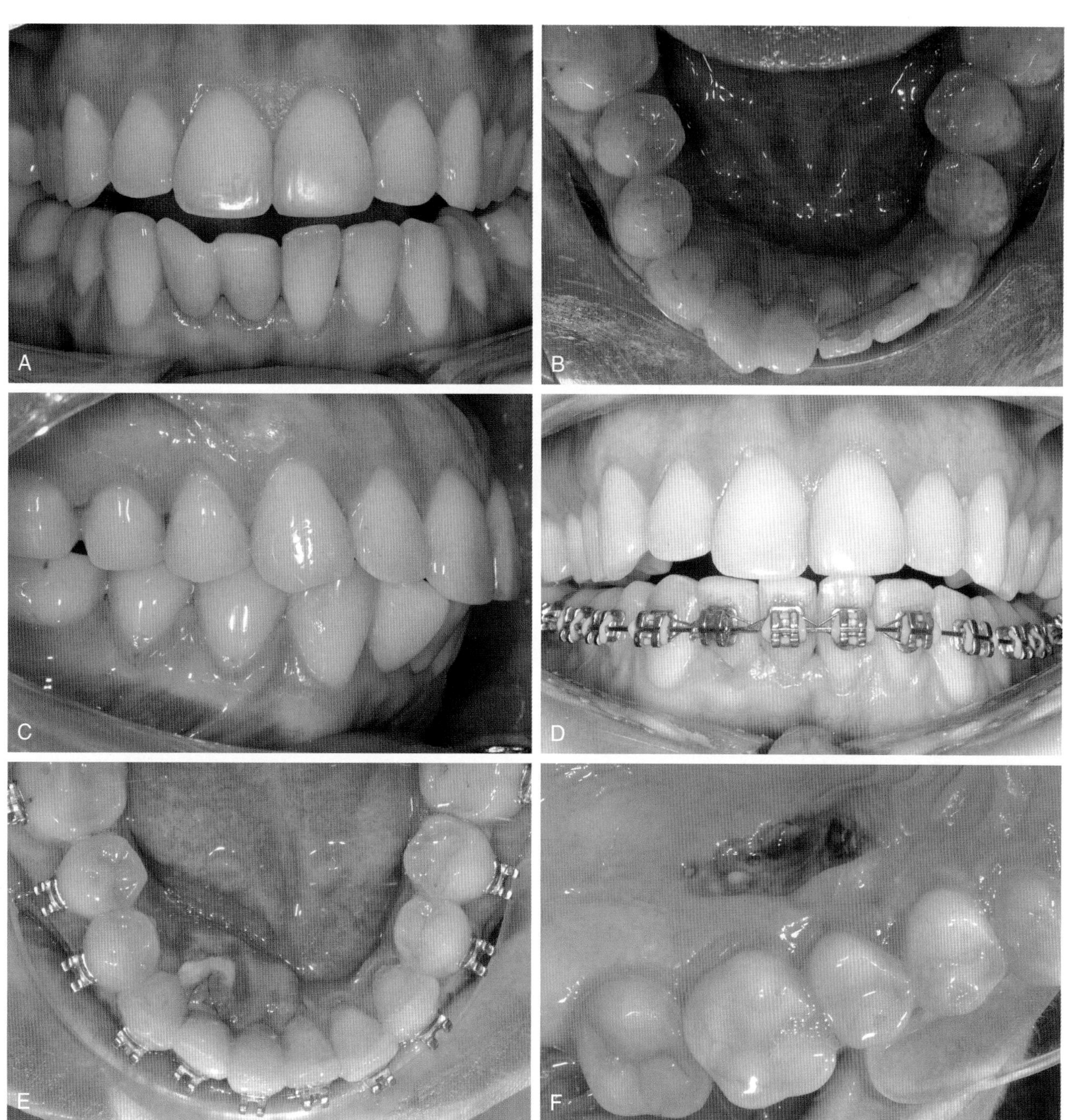

图19.6　下颌粘接式保持器相关并发症的治疗。（A～C）左侧下颌中切牙和侧切牙因粘接式保持器断裂而严重倾斜，两颗切牙的舌侧牙龈都出现了退缩。（D～F）用下颌固定矫治器进行再治疗，纠正了切牙的转矩，随后进行了牙周重建手术。

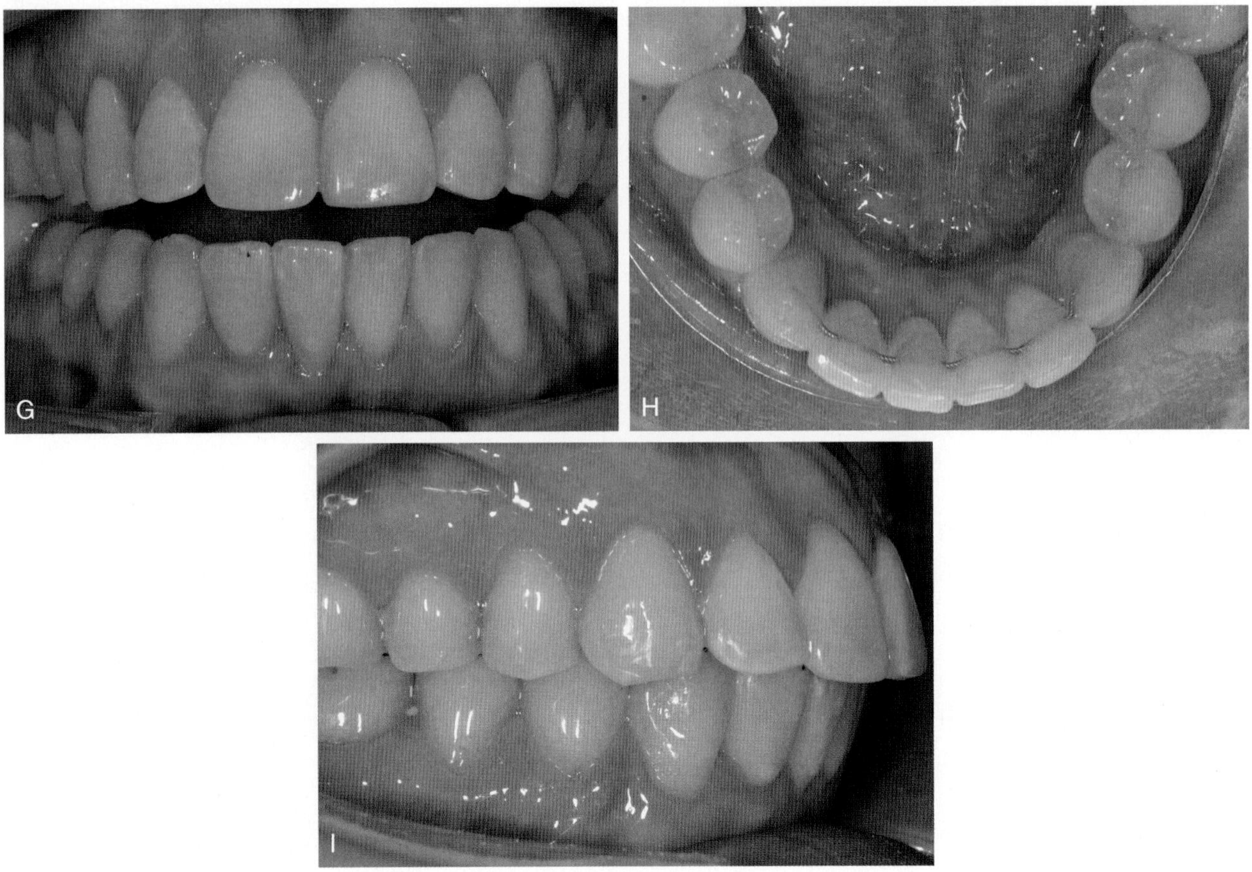

图19.6（续）　（G~I）用全瓷冠进行最终重建，并粘接一个新的下颌固定保持器。

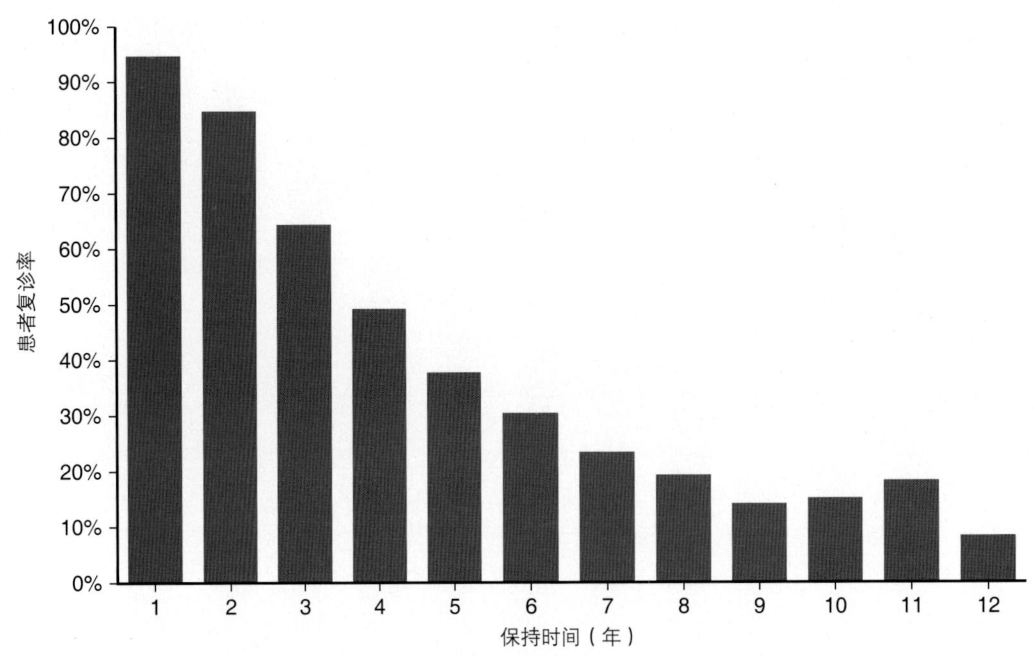

图19.7　当需要长期保持时，有必要进行定期复查以检查保持器的状态。然而，从这张图上可以看出，患者的复诊率在保持期间有所下降。

保持装置和各种保持器的适应证

基于对在保持阶段的生物学原理和影响复发因素的了解，我们推荐几种保持装置的组合。大多数情况下，上颌和下颌都使用带有van der Linden唇弓（van der Linden labial bow）和改良式箭头卡环（adams clasps）的可摘式Hawley保持器（图19.8），Hawley保持器主要只在夜间戴用。还有一种选择是透明压膜保持器，适合夜间和白天戴用（图19.9）。Hawley保持器特别适用于需要增加尖牙位置稳定性的患者。其他典型适应证是对于扩弓后以及深覆𬌗治疗后的患者，Hawley保持器还可以用作𬌗板。在使用颌间弹性前移或咬合跳跃装置的安氏Ⅱ类病例中，应考虑使用带有van der Linden唇弓和上颌磨牙改良式箭头卡环的肌激动器（图19.10）或两个具有Ⅱ类精密翼托的透明压膜保持器。在大多数患者中，可摘式保持器中都与上下颌粘接式保持器联合使用。粘接式保持器通常由具有各种强度和横截面的多股柔性钢丝制成（通常横截面为0.0155～0.021英寸）。金属丝通过流动树脂被动地连接到上下颌前牙的舌面（尖牙和切牙），建议放置在牙冠的根1/3处。此外可以使用仅粘接在尖牙上的单股粗不锈钢、钴铬或钛钼弓丝（横截面为0.025～0.036英寸）。在上牙弓中，固定保持器通常仅用于切牙段，但是对于一些需要增加尖牙稳定的患者，如尖牙腭侧或颊侧阻生，正畸治疗后应将尖牙包含在粘接式保持器中（图19.11）。对于有牙周问题的患者，使用固定保持器尤为必要，它们可用作牙周夹板起到固定作用。固定保持器还适用于为有间隙或中线间隙、拔牙后经历复杂的间隙关闭阶段、严重的牙齿扭转、开𬌗或阻生尖牙的患者提供良好的保持作用，甚至在进行种植体义齿修复前可作为间隙保持器使用（图19.12）。

无托槽隐形矫治后保持的细节

固定或隐形矫治的基本原则在治疗计划的设计、影响正畸治疗后复发和治疗的稳定性方面是相同的。然而，无托槽隐形矫治后的保持在一定程度上不同于固定矫治。

在制订无托槽隐形矫治（clear aligner therapy，CAT）后的保持方案时，最大的不利因素是很难达到最终的咬合接触和后牙的尖窝关系，与固定矫治相反，固定矫治可以通过颌间牵引在治疗后期达到理想的咬合接触。在CAT中，经常发生后牙开𬌗。这可能

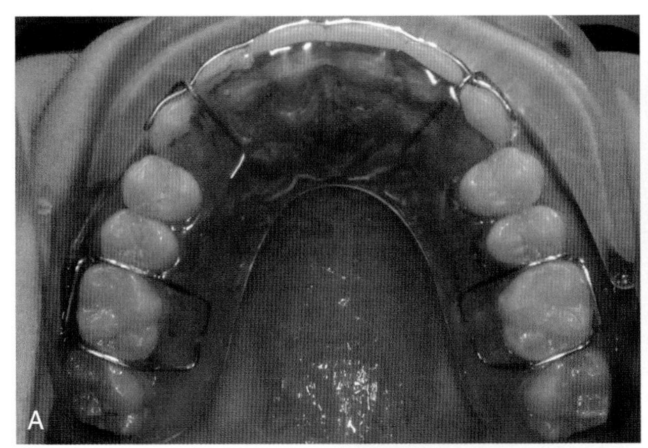

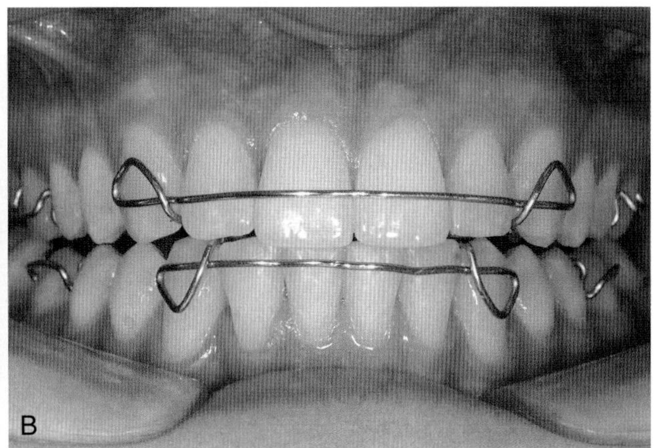

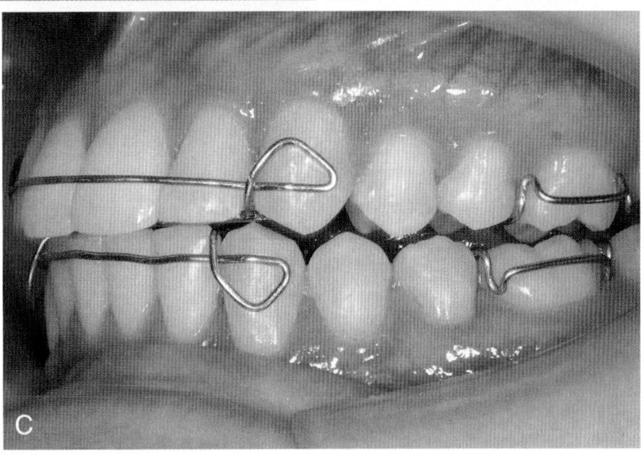

图19.8　带有𬌗板的Hawley保持器，口内𬌗面像（A），正面像（B）和侧面像（C）。

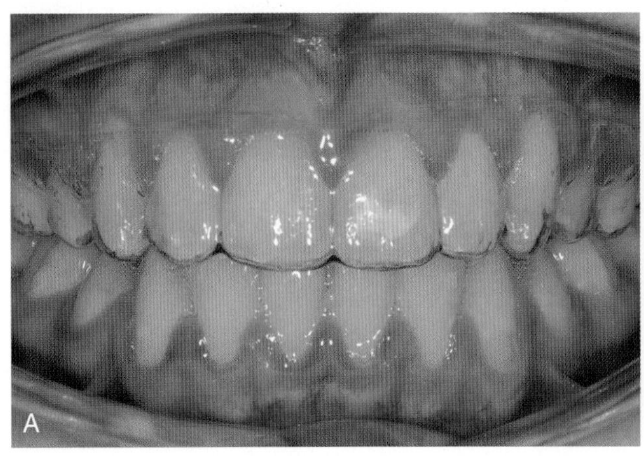

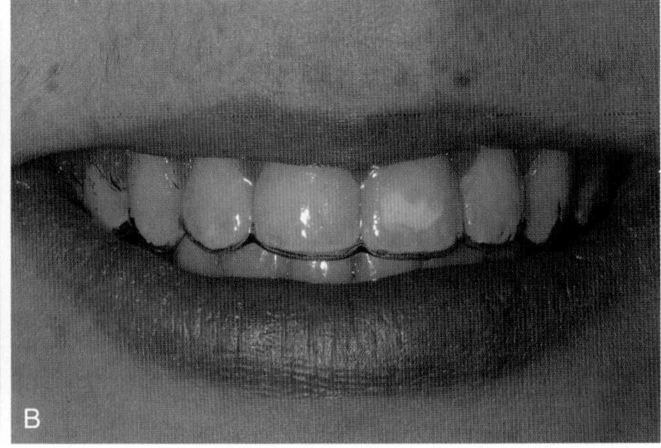

图19.9　戴用上颌热压膜保持器的口内正面像（A）和正面微笑像（B）。

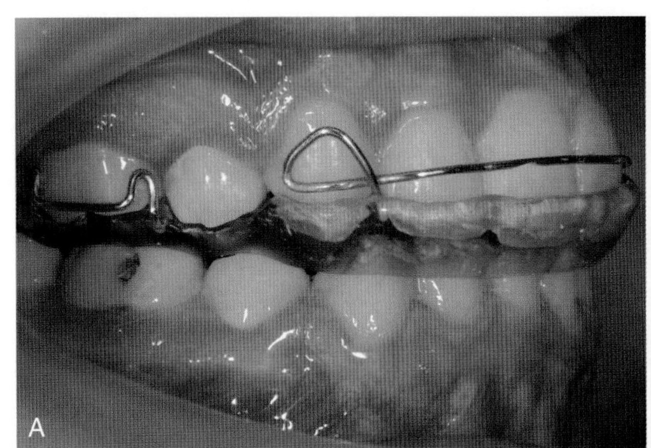

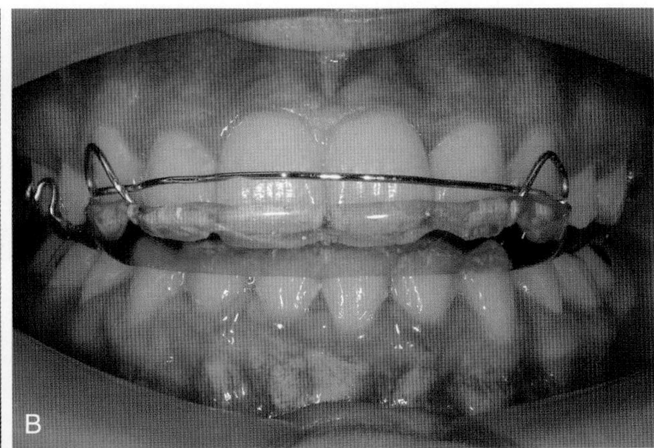

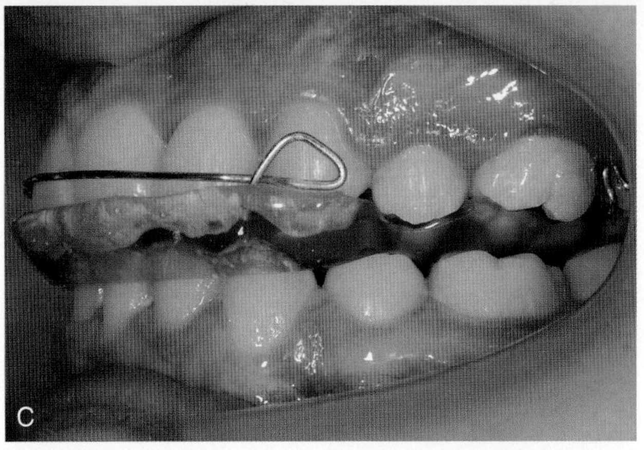

图19.10　Ⅱ类治疗后戴用肌激动保持器的右侧咬合像（A）、正面咬合像（B）和左侧咬合像（C）。

是多种因素所导致的结果，包含下切牙压低不到位或上下切牙转矩异常而导致的前牙早接触（图19.13）。此外，咀嚼力对后牙段透明矫治器的压低效应也起着重要作用。尽管可以通过附加矫治器来解决，但轻微的开𬌗仍然存在。因此，需要允许后牙实现最佳的咬合接触（自然建立咬合）。就这一点而言，仍然选择透明保持器进行保持可能不太合适，因为它会阻碍这一自然建立咬合的过程，从而使建立咬合的效果不如Hawley保持器（图19.14）[45]。

另外，上述透明矫治器对后牙段的压低效应有利于治疗开𬌗病例。与固定矫治器相比，即使不使用临时支抗装置，也可以实现具有临床意义的磨牙和前磨

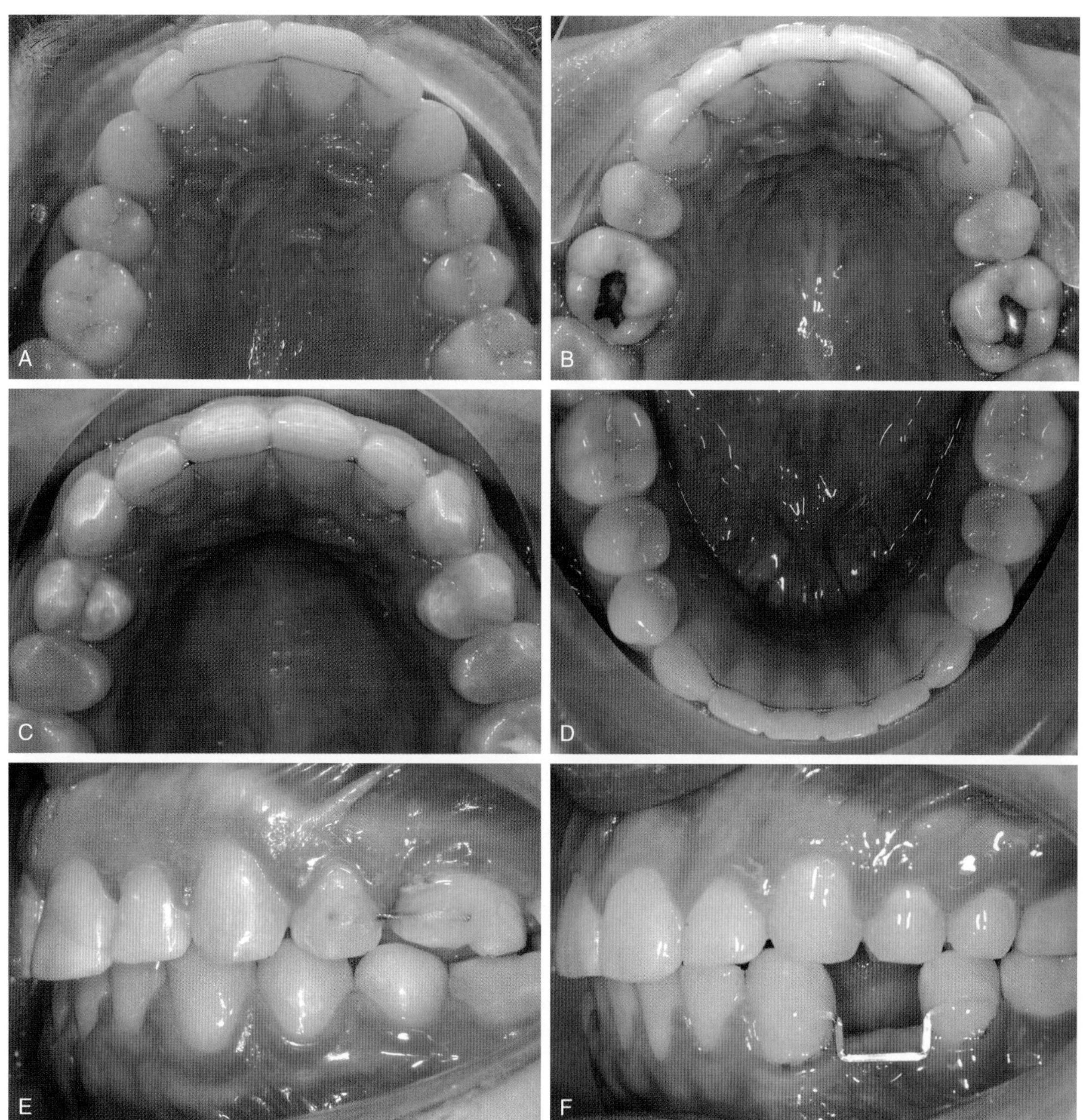

图19.11　常用固定保持器的不同类型。上颌保持器可以只包括切牙（A），或还包括两颗尖牙，可以是连续的（B），也可以是分段的（C）。分段式更好，因为可以避免保持器造成的早接触，从而可以减少断裂的发生率和脱落率。（D）下颌固定式保持器通常包括切牙和尖牙。颊侧保持器可以在拔牙间隙关闭困难的病例中使用（E）或作为种植体植入前的间隙保持器（F）。

牙压低，并且压低的效果似乎也非常稳定，尽管目前尚缺乏有效数据来证实（图19.15）。通过切牙伸长治疗开殆的病例中，需要在上下颌使用从一侧尖牙延伸到另一侧尖牙的固定保持器作为保持方案的一部分。此外，重要的是上下牙列都需要包含在透明压膜保持器中，防止最后一颗磨牙意外萌出而导致的开殆复发（图19.16）。

CAT的明显优势是可以在方案设计期间非常精确地预测下切牙的最终位置，从而使临床医生能够预测和减少不想要的切牙唇倾以及复发（图19.17）[46]。因此，在设计牙列拥挤或使用弹性牵引的Ⅱ类非拔牙病例时，应常规使用方案设计软件中的网格（grip）和叠加功能。尽管提供了对下切牙位置的精确控制，但仍建议使用固定保持器作为长期稳定下切牙位置的方

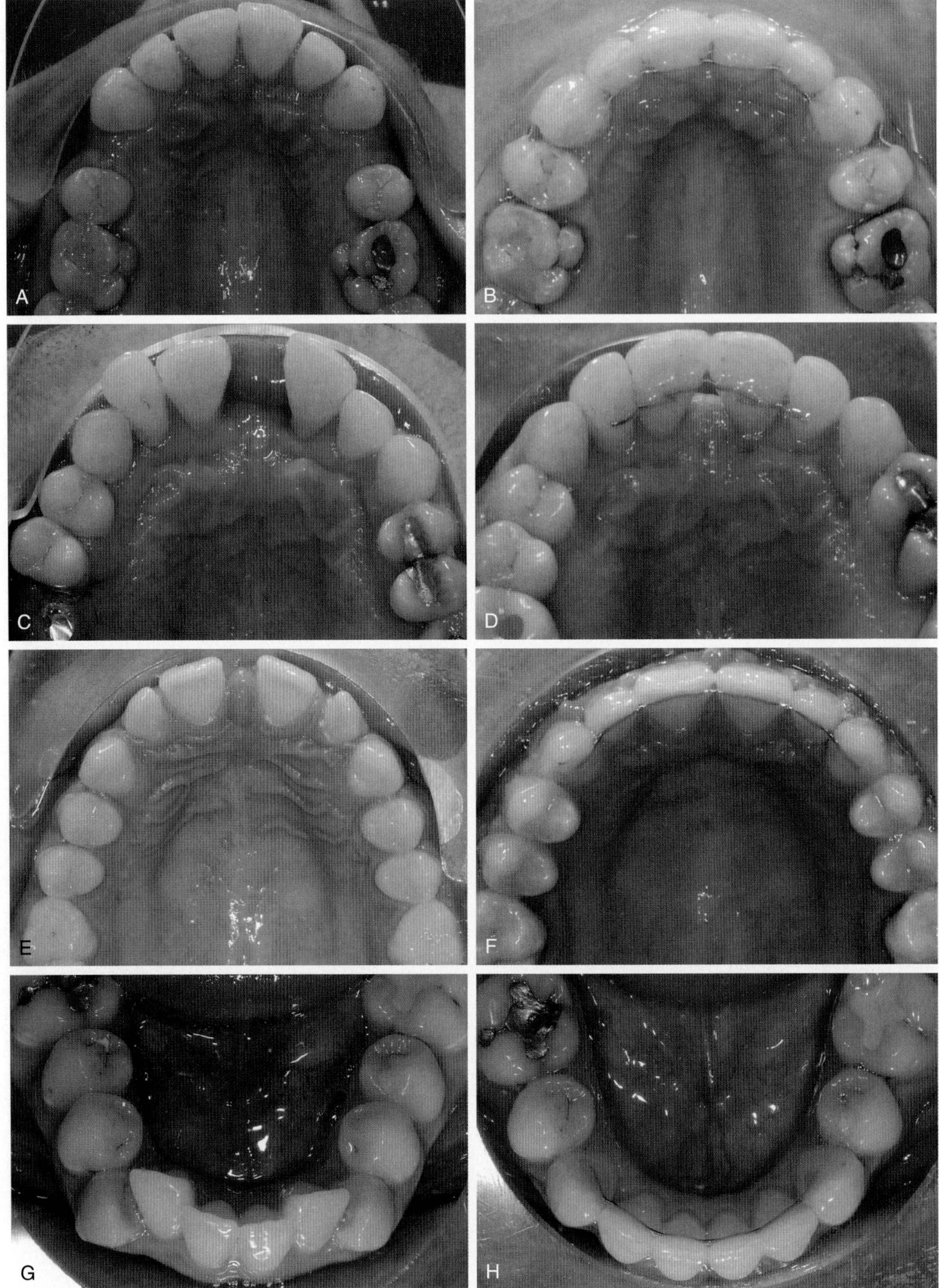

图19.12　建议使用固定保持器的典型病例。（A，B）拔牙间隙关闭困难的。（C，D）牙周状况不佳需要关闭大量中缝间隙的。（E，F）存在广泛散隙需要关闭的。（G，H）存在严重的拥挤和牙齿扭转的。

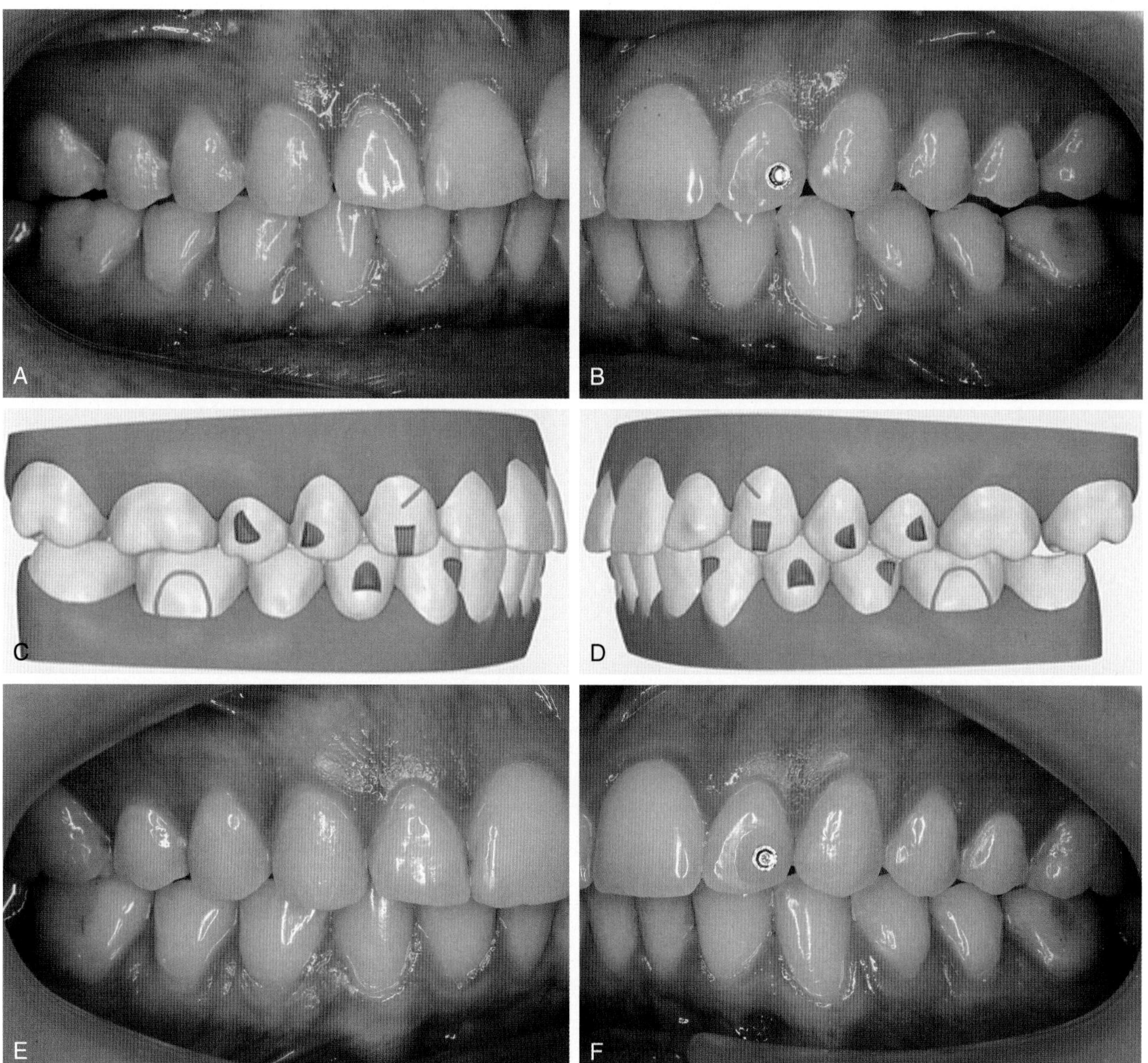

图19.13　（A，B）隐形矫治后经常出现侧方开<ruby>𬌗</ruby>。（C，D）因此，治疗结束时的临床情况可能与方案设计软件中展现的最终情况不同。（E，F）然而，2年后的临床随访发现牙齿最终会稳定在理想的位置。

法。在Ⅱ类治疗后，应考虑在建立咬合的过程中使用肌激动器或带有精密翼托的透明压膜保持器来维持上下颌之间的咬合。通过扩弓解决反𬌗的患者更适合使用可摘式保持板，因为它更加坚硬，可以更好地维持最终的横向宽度，并且可以通过选择性调磨建立最终的咬合。

保持方案和保持期间的复诊时间表

一般情况下我们的保持方案是：在患者没有粘接上颌固定保持器的情况下，建议前3个月全天戴用保持器（包括白天使用透明压膜保持器，夜间戴用Hawley保持器，实现24小时戴用保持器，除了饮食、刷牙和特定的体育活动时间）。经过3个月的保持，要求患者在第1年的保持期间每晚戴用保持器，第2年每隔一晚

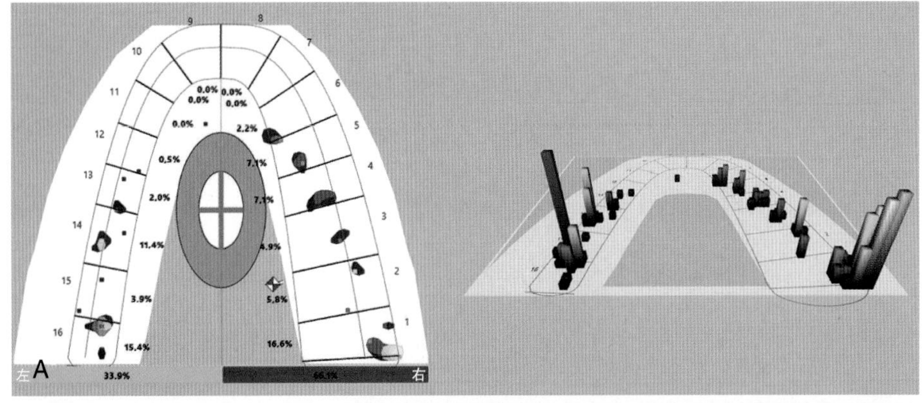

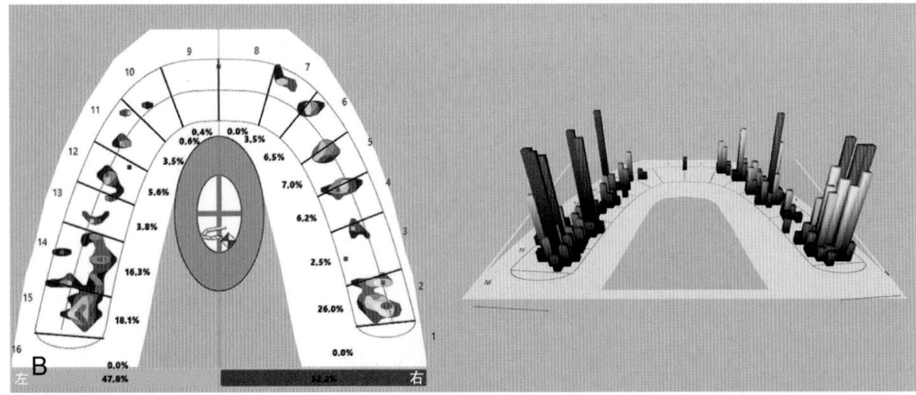

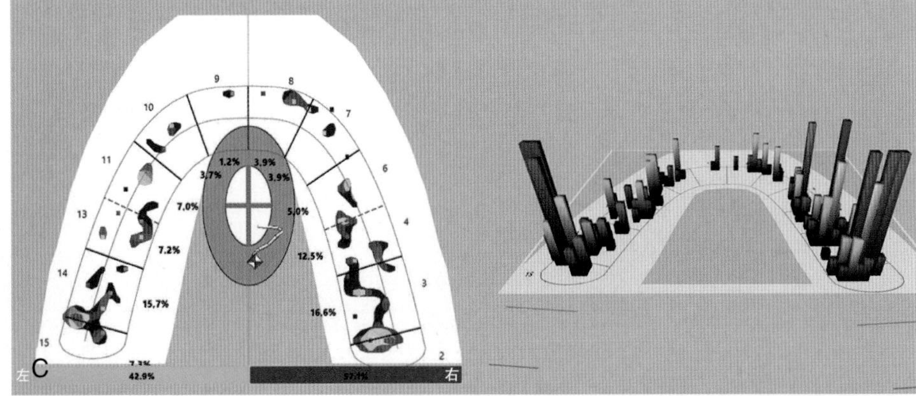

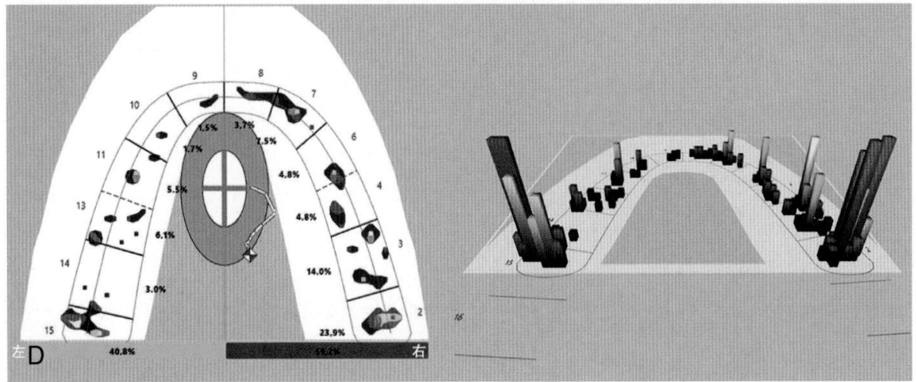

图19.14 正畸治疗完成后6个月随访，从患者的T扫描（T Scans）中可以看出夜间戴用Hawley保持器（A，B）和压膜保持器（C，D）在牙齿自然建立咬合情况上的区别。

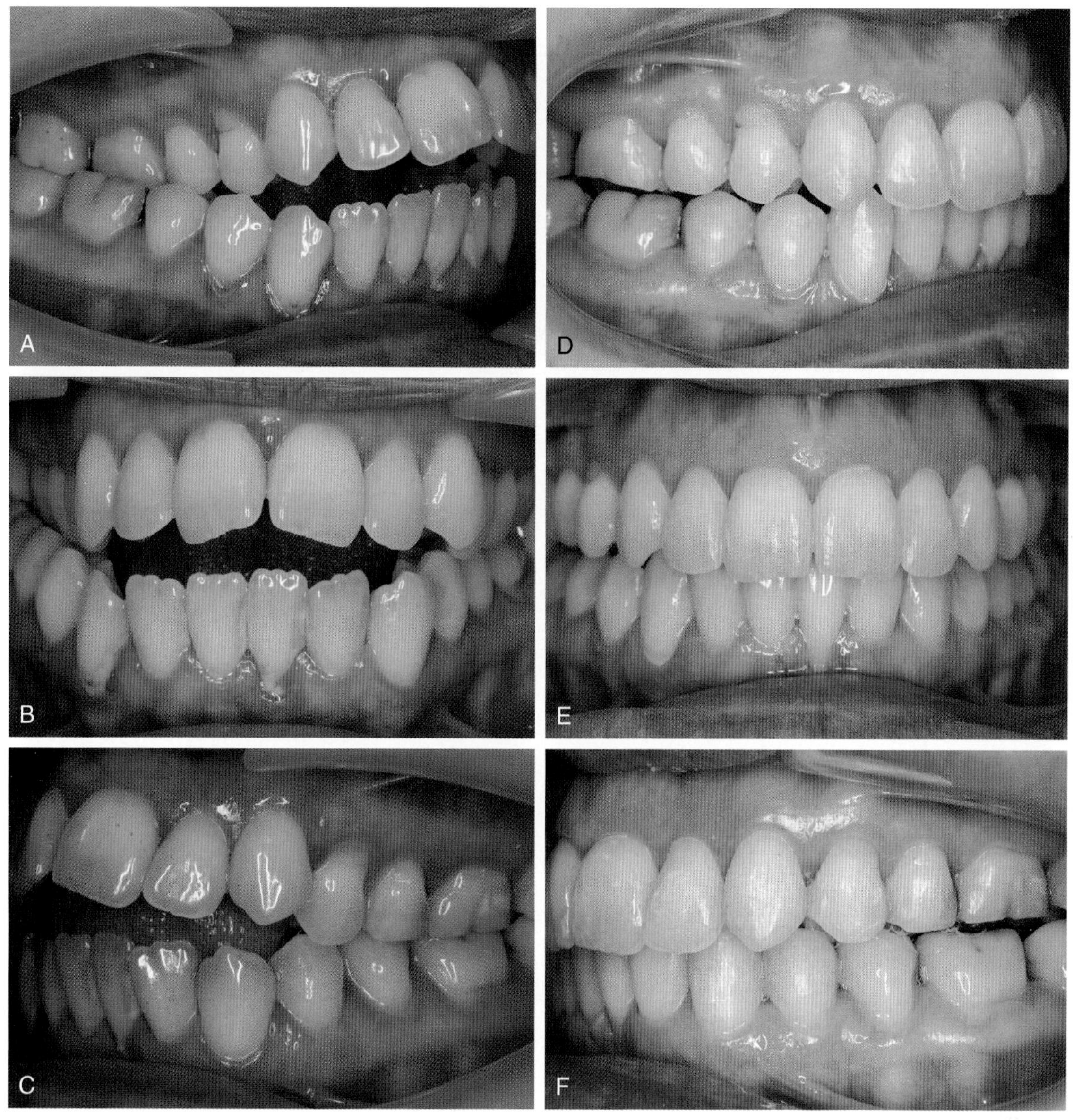

图19.15　（A～F）后牙段的压入力促进了透明矫治器对开殆的治疗。

戴用，第三年每周两次，之后则每周一次。使用固定保持器时，保持方案基本不变，除了一开始只需要在夜间戴用可摘式保持器即可。例外的情况是，对于存在矢状向或垂直向不调的生长发育期患者，应该持续戴用保持器直到生长发育完成。此外，已经接受正颌手术治疗或治疗效果不佳的患者有较高的复发趋势，也建议增加保持的时长。

嘱咐患者在保持期间定期检查，建议是在第一年的每3～4个月复诊一次，第二年每半年一次，之后每年至少复诊一次。目前有一种趋势是不考虑初始错殆畸形，永久地保留粘接式保持器，但是需要患者知情同意。医生还需要告知患者可能会在某一个时间点停止保持，但是牙列在一生中是不断变化的，这种变化可能会表现为前牙美学区的拥挤。因此，患者必须要接受这些变化带来的风险或者持续使用粘接或可摘式保持器以维持牙列的整齐。然而，考虑到与长期使用粘接式保持器相关的预期与非预期的并发症，他们需要定期复诊，至少每年一次。

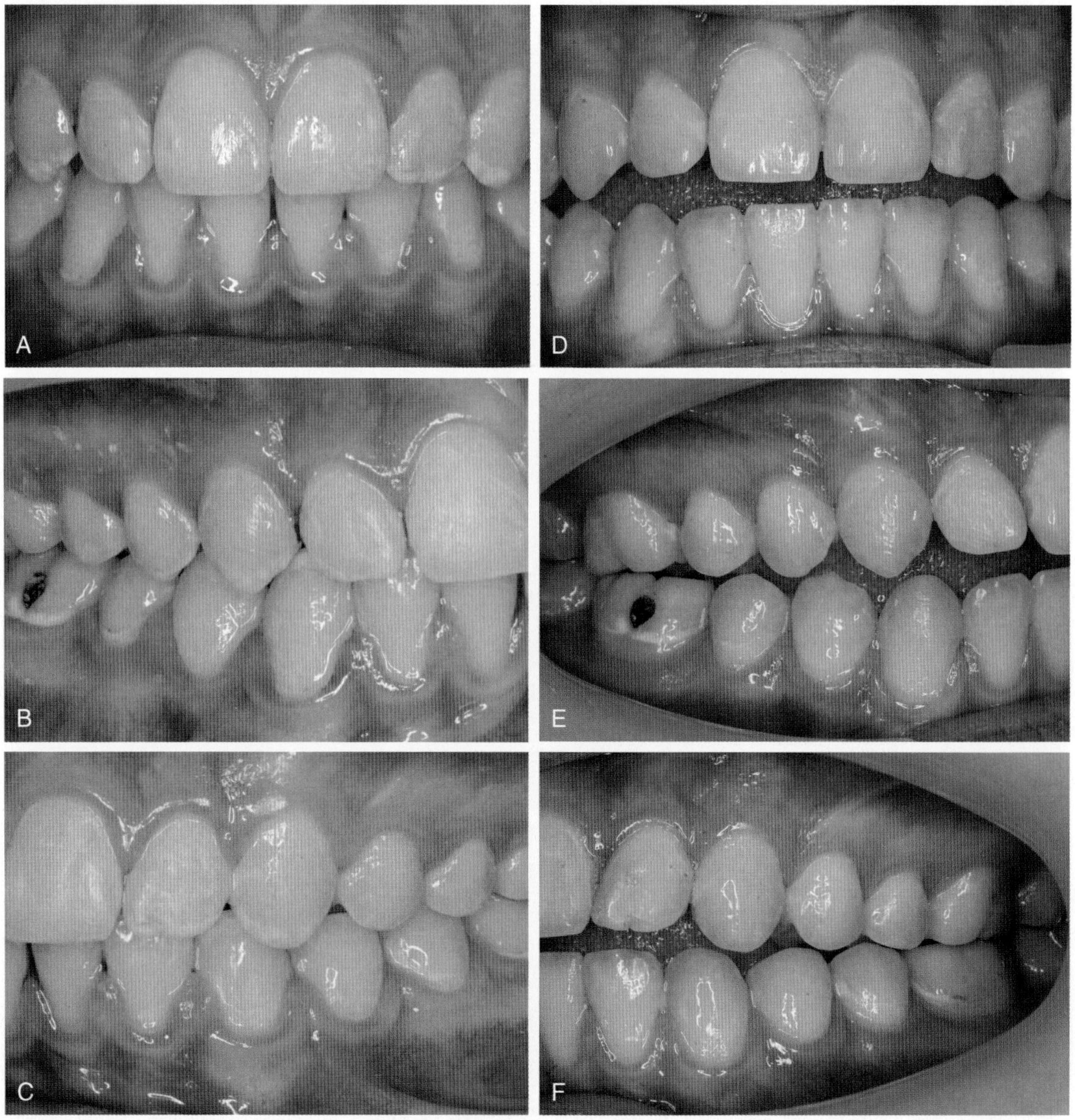

图19.16 由于压膜保持器较短和由此引起的第二磨牙伸长，导致前牙开𬌗的复发。治疗后的情况（A~C）和1年半以后的随访（D~F）。

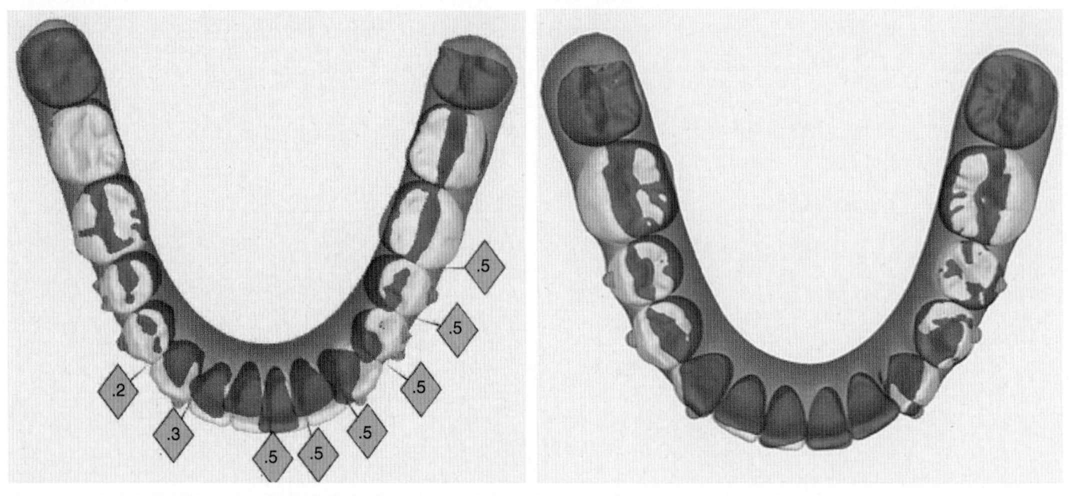

图19.17 方案设计软件可用于准确设计下切牙的位置，避免下切牙不必要的唇倾，从而防止复发的风险。

（汤博钧，赵婷婷，花放，贺红）

参考文献

[1] Moyers RE. Handbook of Orthodontics for the Student and General Practitioner. 3rd ed. Chicago: Yearbook Medical Publishers; 1973.
[2] Kamínek M. Ortodoncie. 1st ed. Praha: Galén; 2014.
[3] Zachrisson BU, Büyükyilmaz T. Bonding in orthodontics. In: Graber LW, Vanarsdall RL, Vig KLW, eds. Orthodontics Current Principles and Techniques. 5th ed. Philadelphia, PA: Mosby Elsevier; 2012:727-784 [chap 21].
[4] Zachrisson BU. Long-term experience with direct bonded retainers: update and clinical advice. J Clin Orthod. 2007;41(12):728-737.
[5] Booth FA, Edelman JM, Proffit WR. Twenty-year follow-up of patients with permanently bonded mandibular canine-to-canine retainers. Am J Orthod Dentofacial Orthop. 2008;133(1):70-76.
[6] Proffit WR, Fields HW, Sarver DM. Contemporary Orthodontics. 4th ed. St. Louis, MO: Mosby Elsevier; 2007.
[7] Reitan K. Clinical and histologic observations on tooth movement during and after orthodontic treatment. Am J Orthod. 1967; 53(10):721-745.
[8] van Leeuwen EJ, Maltha JC, Kuijpers-Jagtman AM, et al. The effect of retention on orthodontic relapse after the use of small continuous or discontinuous forces. An experimental study in beagle dogs. Eur J Oral Sci. 2003;111(2):111-116.
[9] Boese LR. Increased stability of orthodontically rotated teeth following gingivectomy in Macaca nemestrina. Am J Orthod. 1969;56(3):273-290.
[10] Edwards JG. A long-term prospective evaluation of the circumferential supracrestal fiberotomy in alleviating orthodontic relapse. Am J Orthod Dentofacial Orthop. 1988;93(5):380-387.
[11] Weinstein S, Haack DC, Morris LY, et al. On an equilibrium theory of tooth position. Angle Orthod. 1963;33(1):1-26.
[12] de la Cruz A, Sampson P, Little RM, et al. Long-term changes in arch form after orthodontic treatment and retention. Am J Orthod Dentofacial Orthop. 1995;107(5):518-530.
[13] Alexander RG. The Alexander Discipline: Long-Term Stability. Hanover Park: Quintessence; 2011.
[14] Lagravére MO, Major PW, Flores-Mir C. Long-term dental arch changes after rapid maxillary expansion treatment: a systematic review. Angle Orthod. 2005;75(2):155-161.
[15] Little RM, Riedel RA, Årtun J. An evaluation of changes in mandibular anterior alignment from 10-20 years post-retention. Am J Orthod. 1988;93(5):423-428.
[16] Kahl-Nieke B, Fischbach H, Schwarze CW. Post-retention crowding and incisor irregularity: a long-term follow-up evaluation of stability and relaps. Br J Orthod. 1995;22(3):249-257.
[17] Sinclair PM, Little RM. Maturation of untreated normal occlusions. Am J Orthod. 1983;83(2):114-123.
[18] Bishara SE, Treder JE, Damon P, et al. Changes in the dental arches and dentition between 25 and 45 years of age. Angle Orthod. 1996;66(6):417-422.
[19] de Freitas KM, Janson G, de Freitas MR, et al. Influence of the quality of the finished occlusion on postretention occlusal relapse. Am J Orthod Dentofacial Orthop. 2007;132(4):428.e9-428.e14.
[20] Zachrisson BU. Important aspects of long-term stability. J Clin Orthod. 1997;31(9):562-583.
[21] Aasen TO, Espeland L. An approach to maintain orthodontic alignment of lower incisors without the use of retainers. Eur J Orthod. 2005;27(3):209-214.
[22] Edman Tynelius G, Petrén S, Bondemark L, et al. Five-year postretention outcomes of three retention methods—a randomized controlled trial. Eur J Orthod. 2015;37(4):345-353.
[23] Zachrisson BU. Important aspects of long-term stability. J Clin Orthod. 1997;31(9):562-83.
[24] Enlow DH, Kuroda T, Lewis AB. Intrinsic craniofacial compensations. Am J Othod. 1971;41(4):271-285.
[25] Eslambolchi S, Woodside DG, Rossouw PE. A descriptive study of mandibular incisor alignment in untreated subjects. Am J Orthod Dentofacial Orthod. 2008;133(3):343-353.
[26] Behrents RG. Growth in the aging craniofacial skeleton. Monograph 17, Craniofacial Growth series. Ann Harbour: Center for Human Growth and Development: University of Michigan; 1985. In: Nanda RS, Nanda SK. Considerations of craniofacial growth in long-term retention and stability: is active retention needed? Am J Orthod Dentofacial Orthop. 1992;101(4):297-302.
[27] Littlewood SJ. Evidence-based retention: where are we now? Semin Orthod. 2017;23(2):229-236.
[28] Littlewood SJ, Millett DT, Doubleday B, et al. Retention procedures for stabilising tooth position after treatment with orthodontic braces. Cochrane Database Syst Rev. 2016;29(1):1-139.
[29] Pratt MC, Kluemper GT, Hartsfield Jr JK, et al. Evaluation of retention protocols among members of the American Association of Orthodontists in the United States. Am J Orthod Dentofacial Orthop. 2011;140(4):520-526.
[30] Renkema AM, Sips ET, Bronkhorst E, et al. A survey on orthodontic retention procedures in the Netherlands. Eur J Orthod. 2009;31(4): 432-437.
[31] Rowland H, Hichens L, Williams A, et al. The effectiveness of Hawley and vacuum-formed retainers: a single-center randomized controlled trial. Am J Orthod Dentofacial Orthop. 2007;132(6):730-737.
[32] Lai CS, Grossen JM, Renkema A-M, et al. Orthodontic retention procedures in Switzerland. Swiss Dent J. 2014;124(6):655-661.
[33] Padmos JAD, Fudalej PS, Renkema AM. Epidemiologic study of orthodontic retention procedures. Am J Orthod Dentofacial Orthop. 2018;153(4):496-504.
[34] Årtun J, Spadafora AT, Shapiro PA. A 3-year follow-up study of various types of orthodontic canine-to-canine retainers. Eur J Orthod. 1997;19(5):501-509.
[35] Renkema AM, Renkema A, Bronkhorst E, et al. Long-term effectiveness of canine-to-canine bonded flexible spiral wire lingual retainers. Am J Orthod Dentofacial Orthop. 2011;139(5):614-621.
[36] Årtun J. Caries and periodontal reactions associated with long-term use of different types of bonded lingual retainers. Am J Orthod. 1984;86(2):112-118.
[37] Pandis N, Vlahopoulos K, Madianos P, et al. Long-term periodontal status of patients with mandibular lingual fixed retention. Eur J Orthod. 2007;29(5):471-476.
[38] Rogers MB, Andrews LJ. Dependable technique for bonding a 3 x 3 retainer. Am J Orthod Dentofacial Orthop. 2004;126(2):231-233.
[39] Störmann I, Ehmer U. A prospective randomized study of different retainer types. J Orofac Orthop. 2002;63(1):42-50.
[40] Kucˇera J, Marek I. Unexpected complications associated with mandibular fixed retainers: a retrospective study. Am J Orthod Dentofacial Orthop. 2016;149(2):202-211.
[41] Katsaros C, Livas C, Renkema AM. Unexpected complications of bonded mandibular lingual retainers. Am J Orthod Dentofacial Orthop. 2017;132(6):838-841.
[42] Marek I, Kucˇera J. Twist-effect, X-effect and other unexpected complications of fixed retainers. LKS. 2015;25(5):98-106.
[43] Pazera P, Fudalej P, Katsaros C. Severe complication of a bonded mandibular lingual retainer. Am J Orthod Dentofacial Orthop. 2012;142(3):406-409.
[44] Kucˇera J, Streblov J, Marek I, et al. Treatment of complications associated with lower fixed retainers. J Clin Orthod. 2016;50(1): 54-59.
[45] Vrátná D, Marek I, Tycová H. Settling after orthodontic therapy according to type of retention. Ortodoncie. 2015;24(2):93-106.
[46] Hannessy T, Garvey T, Al-Awadhi EA. A randomized clinical trial comparing mandibular incisor proclination produced by fixed labial appliances and clear aligners. Angle Orthod. 2016;86(5):706-712.

第20章 克服无托槽隐形矫治的局限性：一种混合疗法

Overcoming the Limitations of Aligner Orthodontics: A Hybrid Approach

LUCA LOMBARDO, GIUSEPPE SICILIANI

前言

1945年，Kesling[1]首次使用了透明矫治器来纠正牙列拥挤。后来，Ponitz[2]报告了可摘塑料保持器的使用（Essix，Dentsply，York，PA，USA）。然而，直至20世纪90年代，当Sheridan[3]等将这些保持器与邻面去釉（interproximal reduction，IPR）结合起来使用时，无托槽隐形矫治才开始流行起来。随后，在1999年，Zia Chishti和Kelsey Wirth联合一名计算机专家一起在美国加利福尼亚州（Palo Alto，CA，USA）创立了Align Technology[4]。自从他们将Invisalign推向市场以来，患者对无托槽隐形矫治的需求一直在增长；无托槽隐形矫治以其特有的美学特性和临床疗效，在成年人中备受欢迎[5]。

起初，透明矫治器被作为传统固定矫治器的替代产品在市场上销售，仅适用于纠正轻度牙列拥挤或关闭少量间隙的简单错殆畸形病例[6]。然而，随着时间的推移，可以通过无托槽隐形矫治技术治疗的错殆畸形病例的范围在扩大。临床研究者已经设计出了针对复杂病例的无托槽隐形矫治方案，包括纠正前磨牙的扭转、控制上切牙转矩、远移和/或关闭拔牙间隙[7]。但部分临床医生对其临床疗效仍持怀疑态度。支持上述观点的人根据临床成功治疗的病例认为其有效，而反对者则指出该技术在治疗复杂错殆畸形方面存在局限性[8-11]。正畸公司声称，无托槽隐形矫治可以在不使用额外技术的情况下，解决上下中切牙40°、尖牙和前磨牙45°、侧切牙30°、磨牙20°的扭转问题。有研究报告，在前牙区可以已经实现2.5mm的伸长和压低，后牙区可以实现4mm或2mm的牙根移动[12]。

然而，这些治疗效果缺乏其他临床从业者的经验支持，并且支持这类说法的相关研究数量较为有限。相反，一些正畸医生指出，除了无托槽隐形矫治计划外，还需要配合其他形式的治疗，甚至有70%～80%的患者需要接受固定矫治[5,13]。Kravitz报告说，就实现治疗计划结果的效果来看，Invisalign透明矫治器的平均准确率为41%，最可预测的运动是内收（47.1%），最不可预测的运动是伸长（29.6%）[14]。

为了验证这种情况，Lagravère和Flores-Mir[15]在2005年首次发表了关于这一主题的系统评价。自此，一些学者提供了关于透明矫治器疗效的最新证据[12,16-18]。最近对透明矫治器可实现的正畸牙齿移动准确性的系统评价得出结论，通过远中移动上颌磨牙、唇倾前牙，增加尖牙间、前磨牙间和磨牙间的宽度，隐形矫治可以有效解决前牙拥挤的问题。另外，透明矫治器通过对后牙进行整体移动，实现横向扩弓的效果较差。此外，透明矫治器纠正尖牙和前磨牙扭转的能力也较为有限，并且似乎在伸长运动、控制覆殆和咬合接触方面存在不足。

基于这些证据、临床经验以及无托槽隐形矫治的日益流行，开发一种新的混合疗法，综合应用不同的矫治器克服透明矫治器自身的局限性。

后牙横向扩弓

研究表明，透明矫治器无法在扩弓的同时实现前磨牙和磨牙的整体移动。数字化模拟的牙齿运动往往不能在实际扩弓时完全表达，会发生比计划中更多的倾斜移动[19-21]。但在后牙严重舌倾的临床病例中（图20.1），可以设计上下尖牙、前磨牙和磨牙的倾斜移动。此外，可以通过单独使用透明矫治器（图20.2）来对牙齿的舌面施加压力，从而创造间隙，解决拥挤。无托槽隐形矫治可以通过增加尖牙间、前磨牙间和磨牙间的宽度，改善弓形（图20.3）。Lombardo等[22]已经证明，这种颊舌向倾斜的有效表达率为72.9%。

对于上颌发育不足、上颌横向宽度不调的年轻患者（图20.4），通过使用隐形矫治来解决颌骨问题是不现实的。可以先使用上颌快速扩弓（图20.5），然后通过骨支持式扩弓[23]（图20.6），使上颌宽度达到正常，促进恒牙正确萌出，改善横向和矢状向的咬

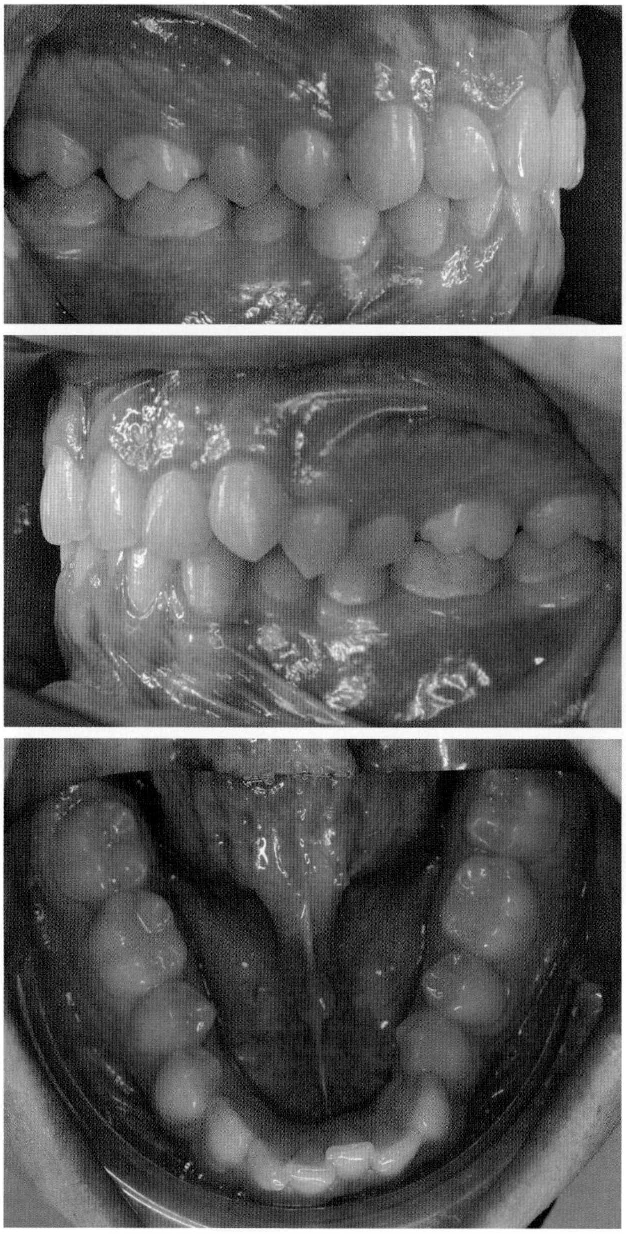

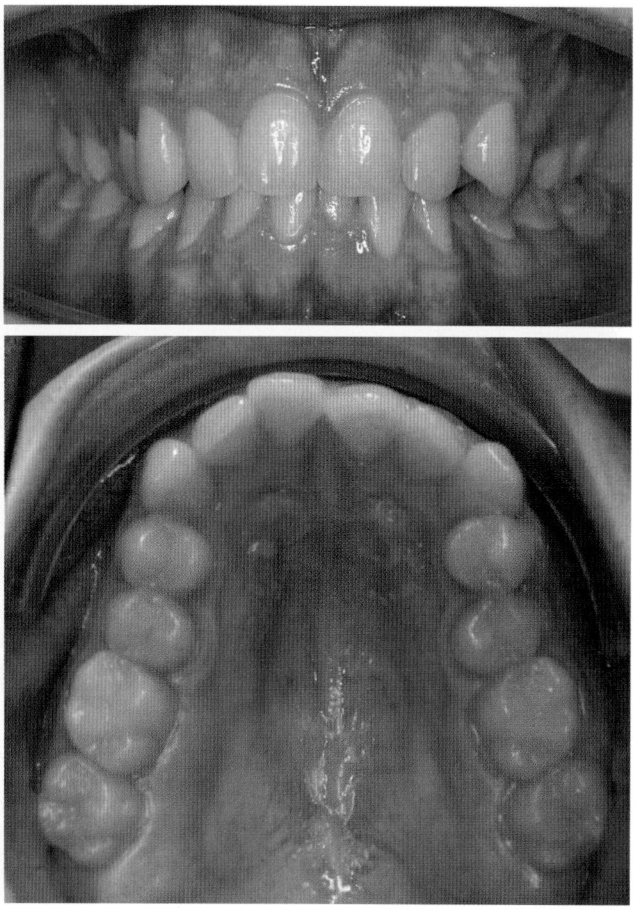

图20.1　伴有上下颌牙弓狭窄的Ⅰ类错殆畸形成年患者的初始口内像。

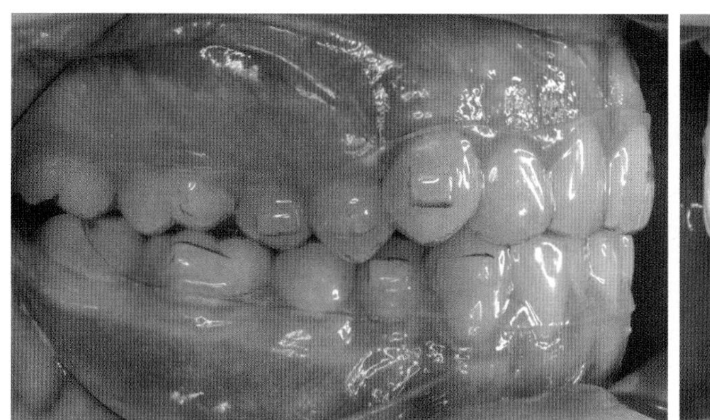

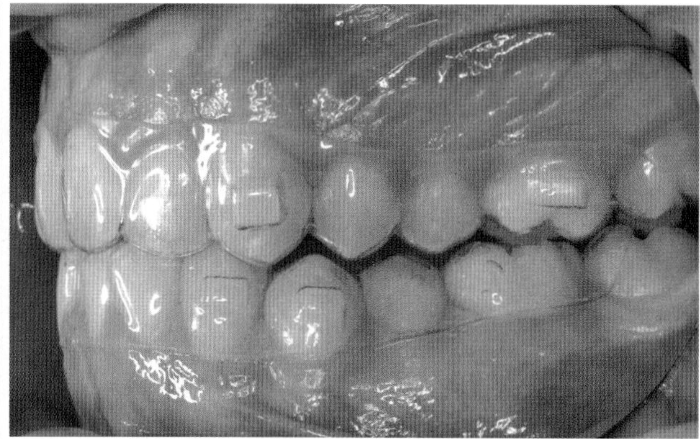

图20.2　在使用树脂附件进行无托槽隐形矫治期间的口内像。

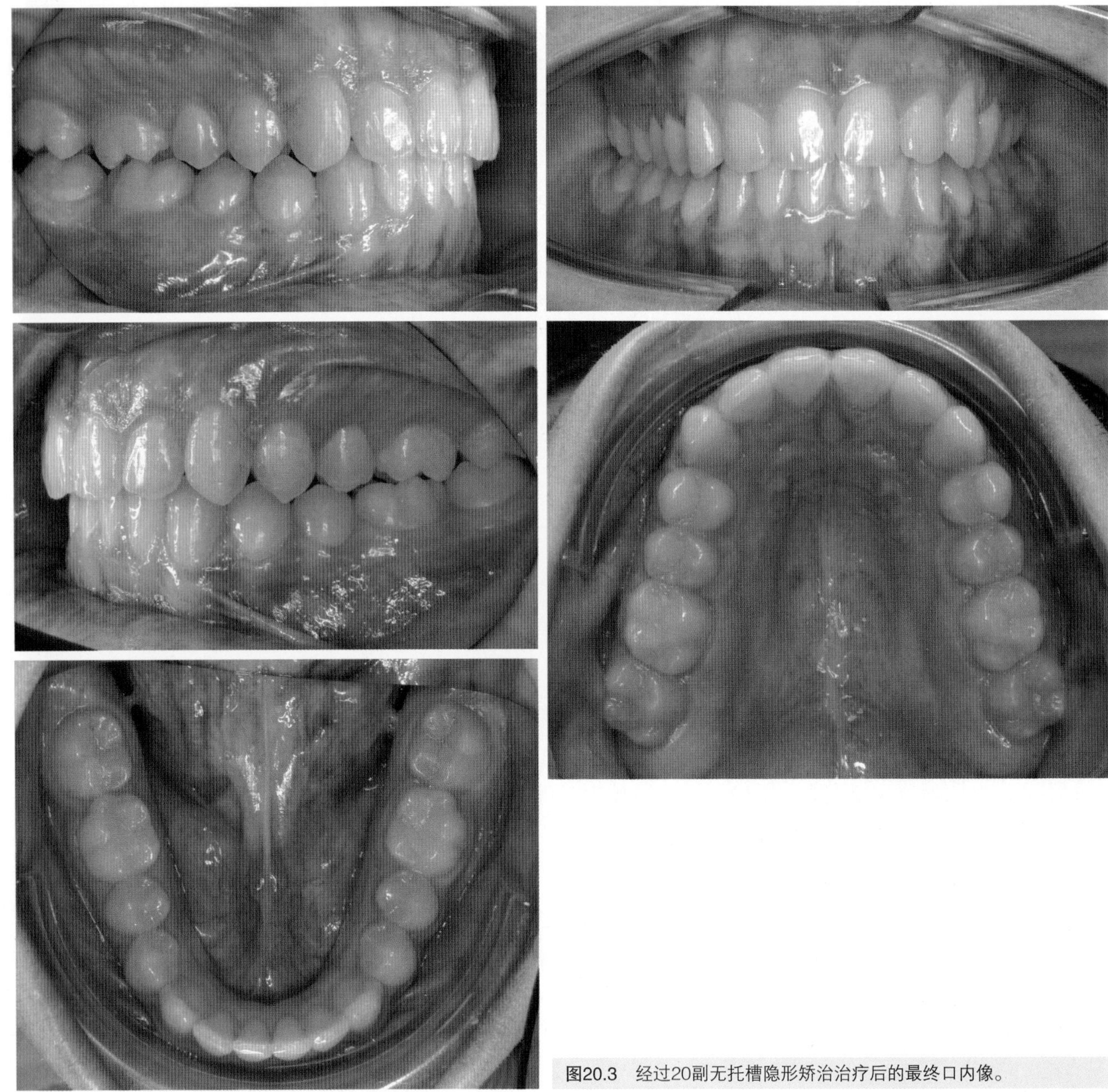

图20.3 经过20副无托槽隐形矫治治疗后的最终口内像。

合关系。然后在这些患者中，应用透明矫治器（图20.7）来排齐牙列，并使Ⅲ类错𬌗畸形在不去代偿的情况下形成可接受的牙尖交错𬌗畸形（图20.8）。

这些问题不仅出现在儿童身上，在成人患者中[24]，通过前磨牙和磨牙的整体移动进行横向扩弓的可预测性较差，并且可能对牙周组织较薄或牙龈萎缩的患者造成损害（图20.9）。因此，在成人中，最好通过手术或骨支持式扩弓器来解决上颌骨狭窄的问题（图20.10）。只有在横向宽度不足的问题得到解决后，才应该解决拥挤问题，在这种情况下，可以通过透明矫治器来改善咬合（图20.11），以可控的方式引导牙齿伸长。这种方法减少了早接触、不必要的唇向运动和牙龈继续萎缩的风险（图20.12）。

尖牙和前磨牙扭转

有证据表明，在使用透明矫治器纠正牙齿扭转时，下颌尖牙是最难控制的牙齿，上下颌尖牙的去扭转量仅达到预测量的1/3[25]。对于前磨牙，研究显示，透明矫治器的去扭转有效率为23.2%～41.8%[26]。这可

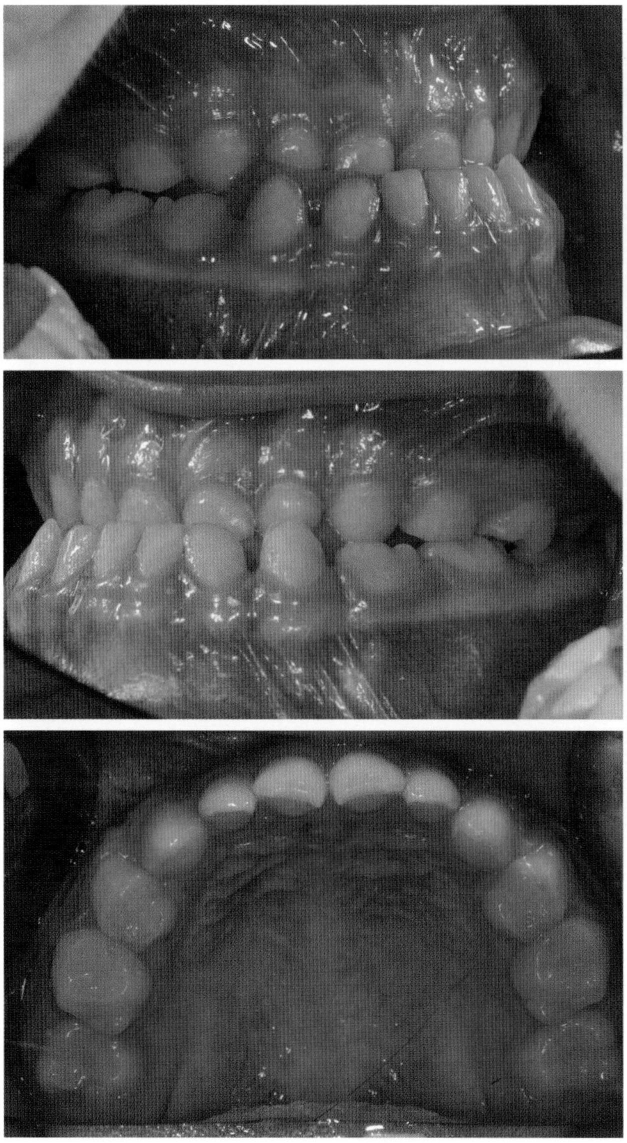

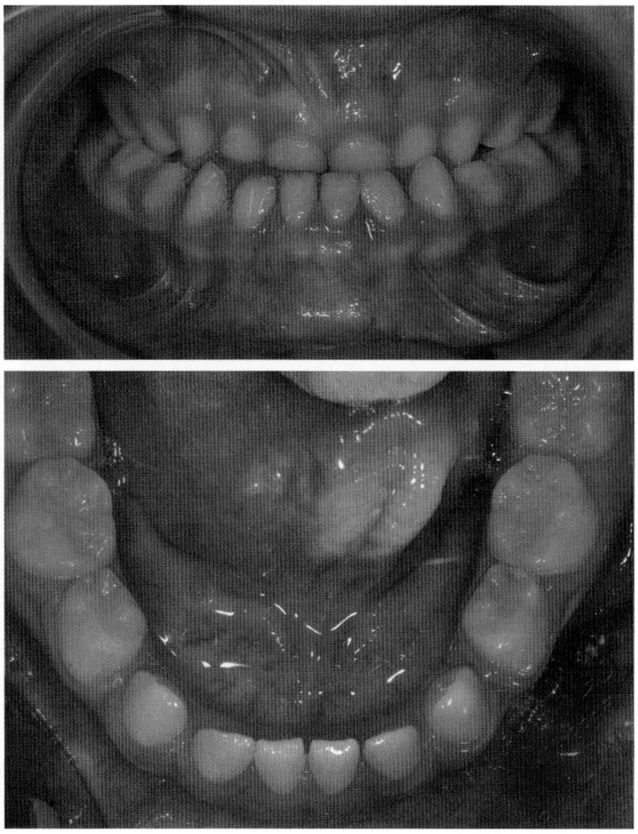

图20.4　一位骨性和牙性Ⅲ类伴上颌狭窄的年轻患者的初始口内像。

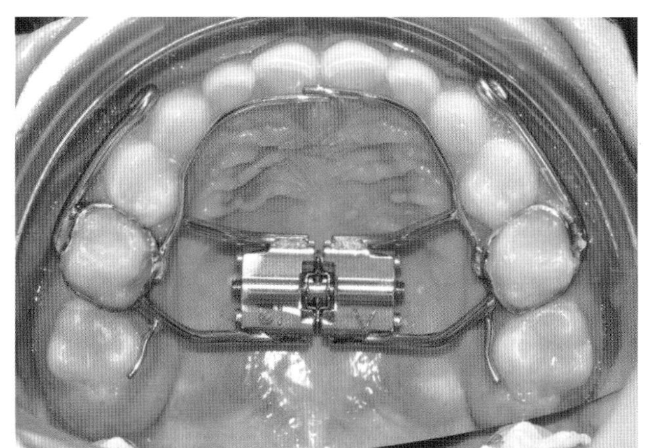

图20.5　第二乳磨牙上带有Delaire面具臂的上颌快速扩弓器。

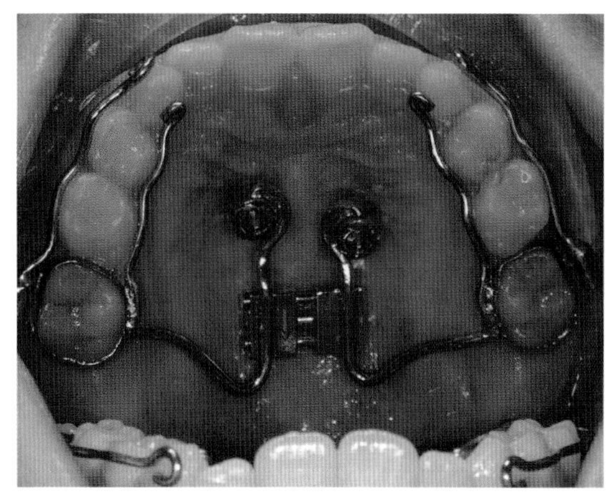

图20.6　带有Delaire面具臂的牙、骨支持的上颌混合支持式扩弓器。

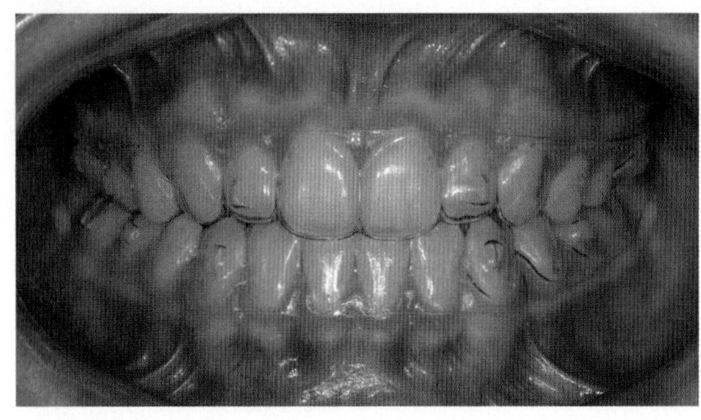

图20.7 无托槽隐形矫治中口内像。

能是由于矫治器不贴合和/或矫治器本身刚度过大，无法充分环抱圆柱形的牙面，进而无法产生有效的力偶，纠正扭转。

近年来，正畸医生针对这一问题提出了许多解决方案。例如，在下颌尖牙和上切牙发生严重扭转的拥挤病例中（图20.13），在牙齿的舌面粘接附件（图20.14）可以增加矫治器的固位力，仅20副就可以有效纠正扭转。F22透明矫治器（Sweden & Martina，Due Carrare，Italy）具有良好弹性[27]和贴合度（图20.15），除了需要小心取戴外，在有限的时间范围内可以实现令人满意的排齐效果，无须多次重启（图20.16）。

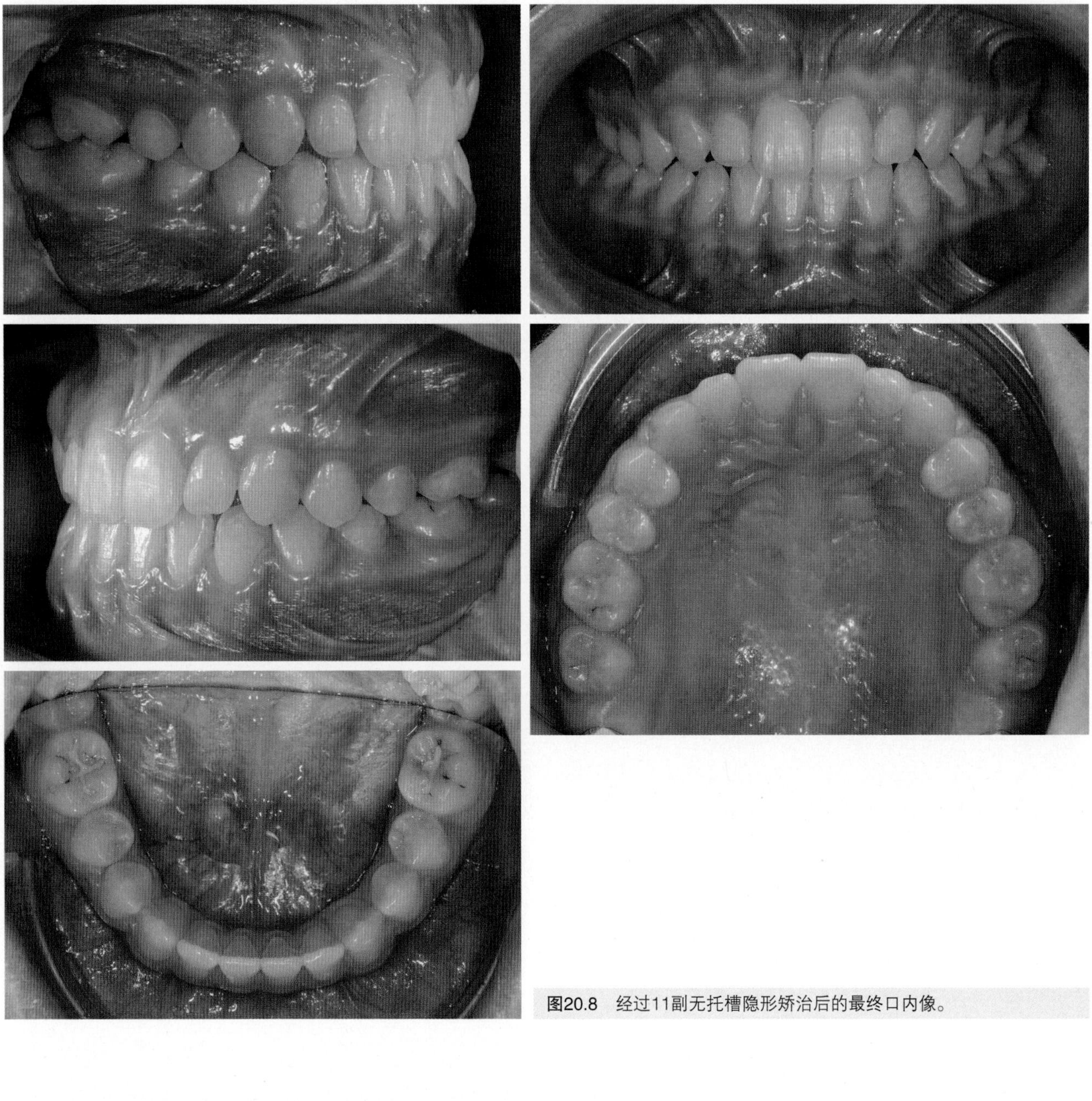

图20.8 经过11副无托槽隐形矫治后的最终口内像。

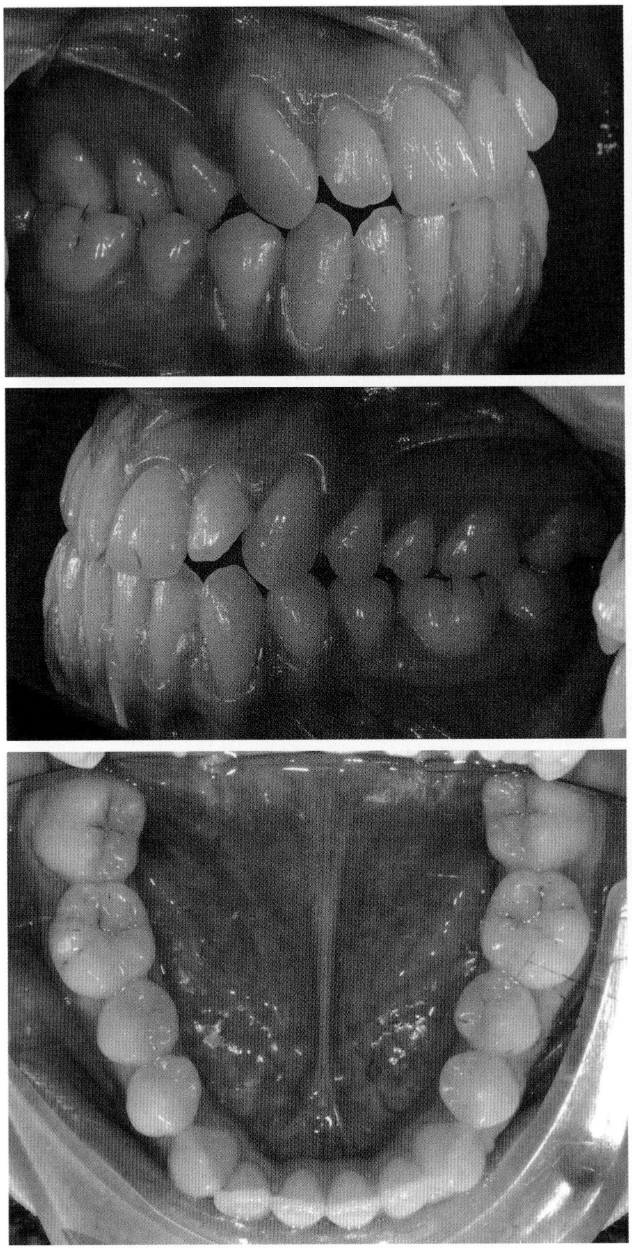

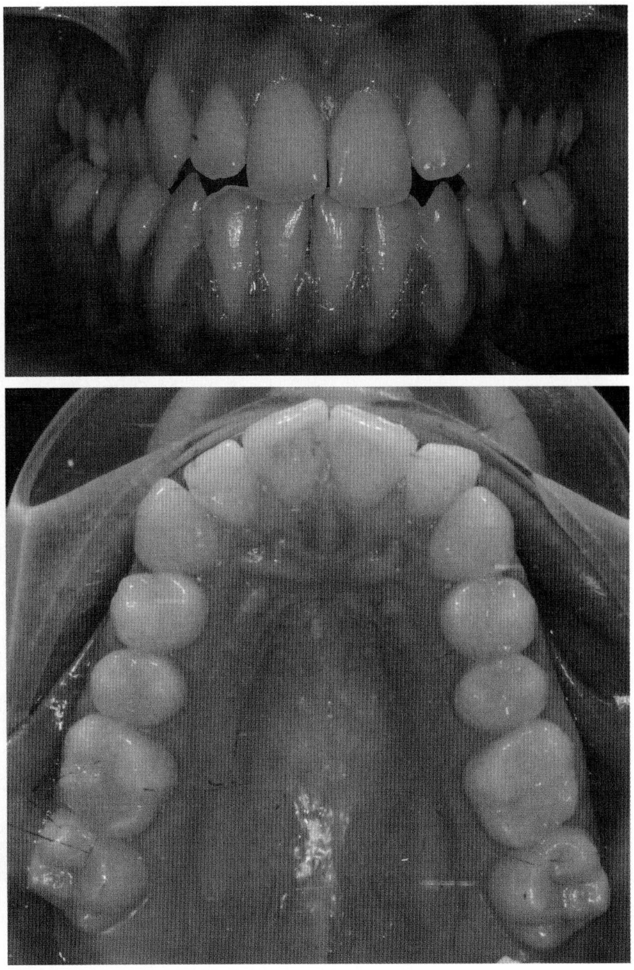

图20.9　伴有上颌骨性狭窄、Ⅲ类倾向和上下牙列牙龈退缩的成年患者的初始口内像。

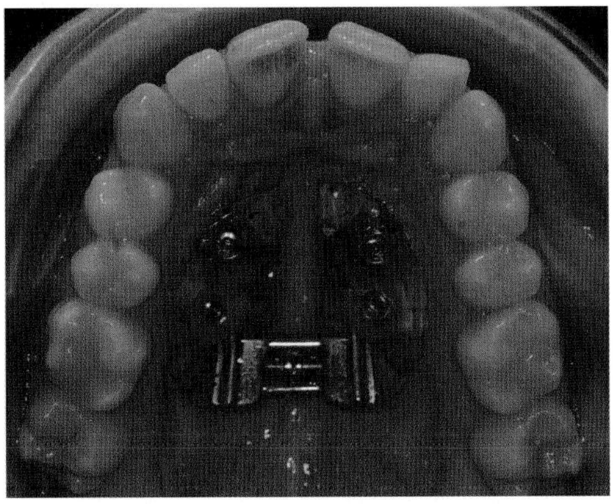

图20.10　骨支持式上腭快速扩弓（MAPA法）。

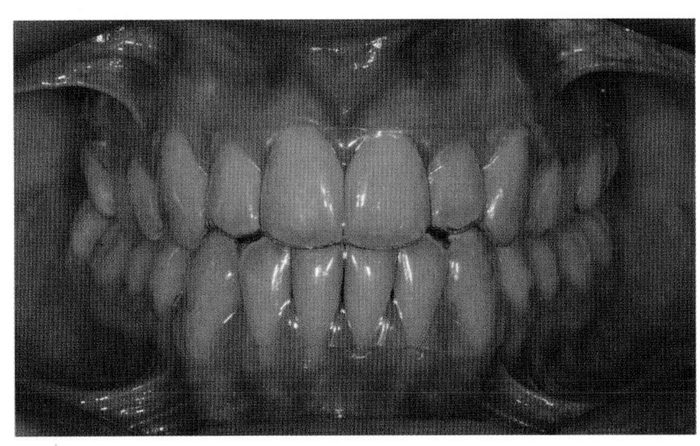

图20.11　无托槽隐形矫治中口内像。

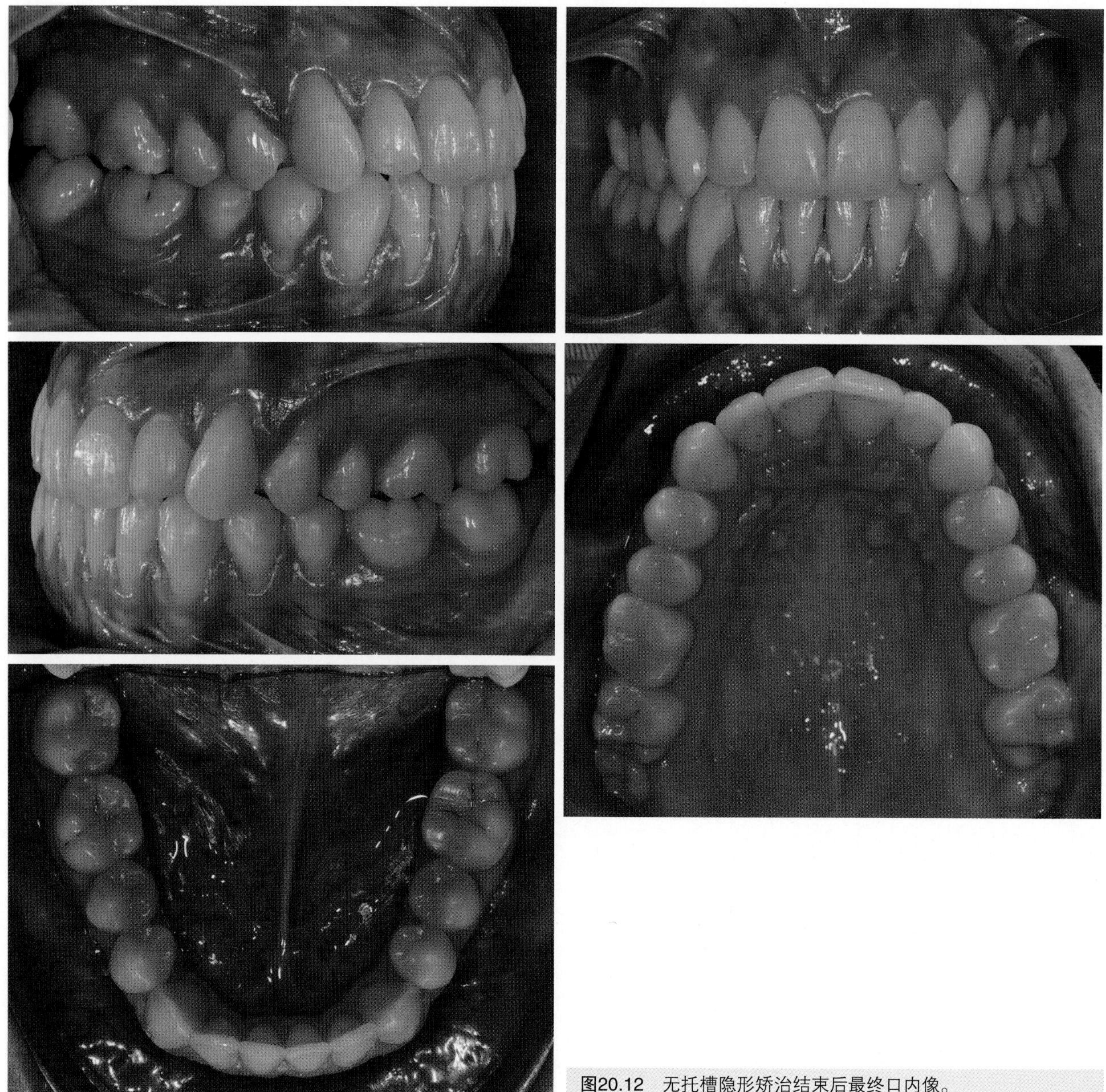

图20.12 无托槽隐形矫治结束后最终口内像。

图20.13 一位上切牙（A）和右侧下颌尖牙（B）严重扭转的成年患者的初始口内殆面像。

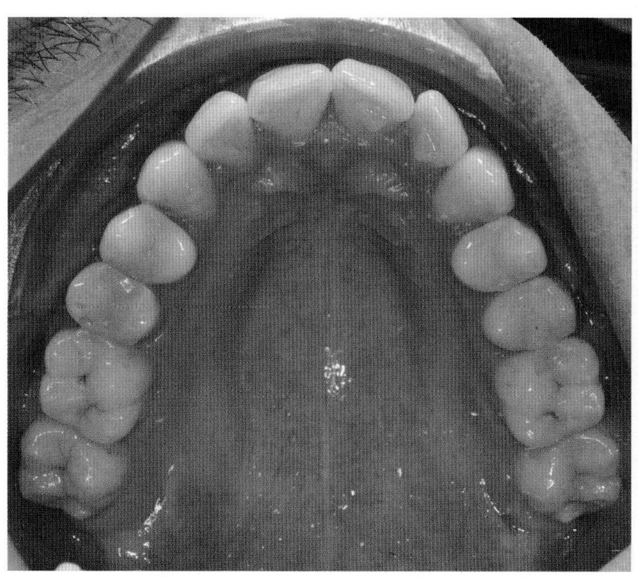
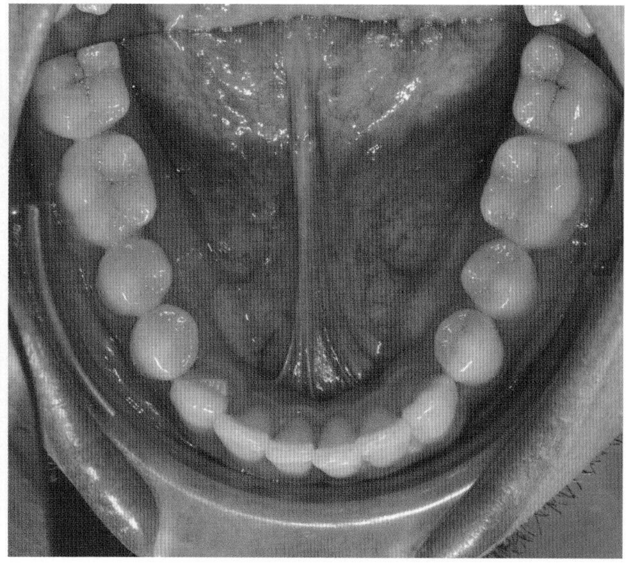

图20.14 在13、21、22和43舌面使用树脂附件治疗中的口内殆面像。

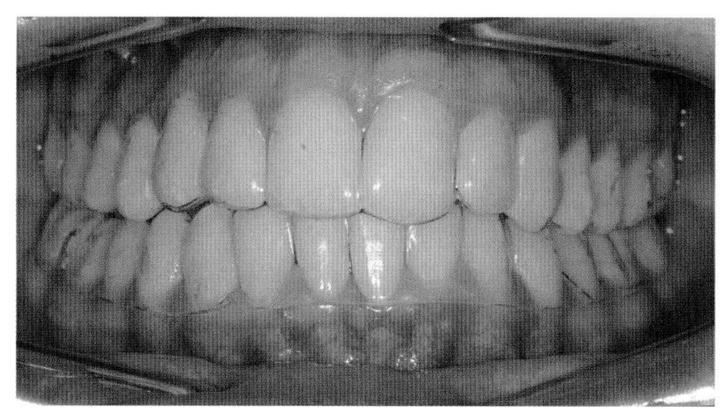

图20.15 无托槽隐形矫治中口内像。

扭转作为无托槽隐形矫治的主要局限之一[16-18]，我们最近开发了一种新的混合方法来提高扭转的可预测性。在扭转20°或以上的病例中（图20.17），可以应用包含有圆形截面的微管，粘接在扭转牙齿的舌侧表面（图20.18）。透明矫治器以不接触牙齿的形式覆盖在微管（图20.19）表面，能够引导牙齿移动、消除不必要的运动，并提高患者的舒适度。通过这种方法，我们仅用10副矫治器就纠正了扭转，而且没有进行任何精调或使用附件，这种混合方法能够提高隐形矫治的可预测性，并节省治疗时间（图20.20）。

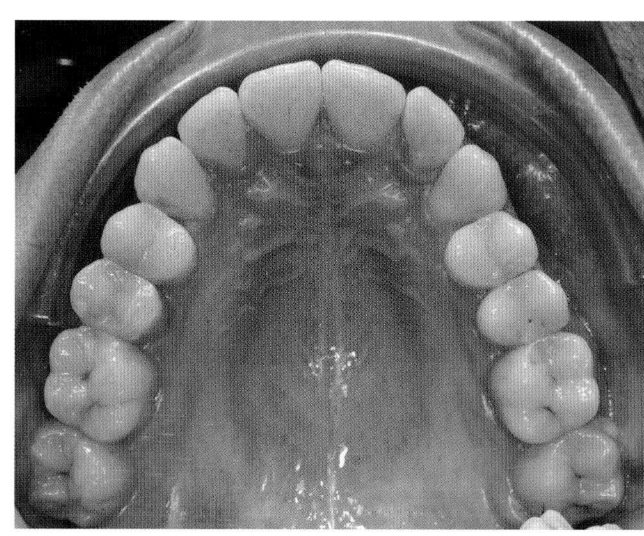
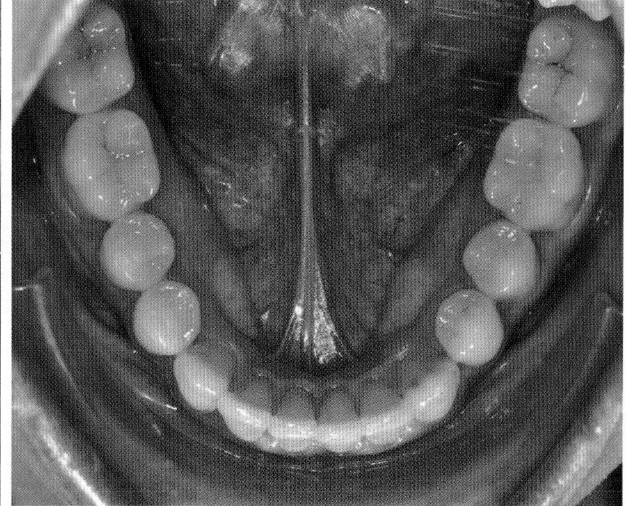

图20.16 经过20副无托槽隐形矫治后的最终口内像。

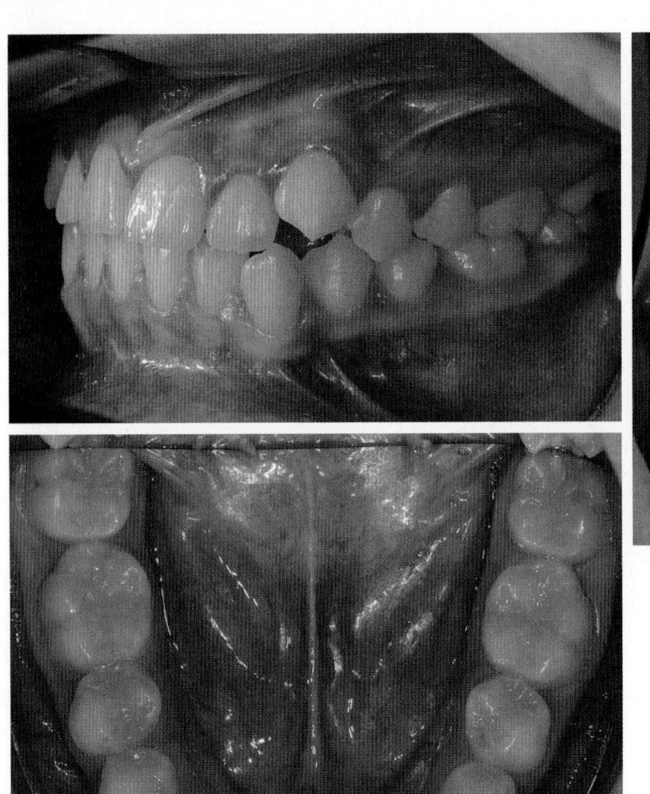

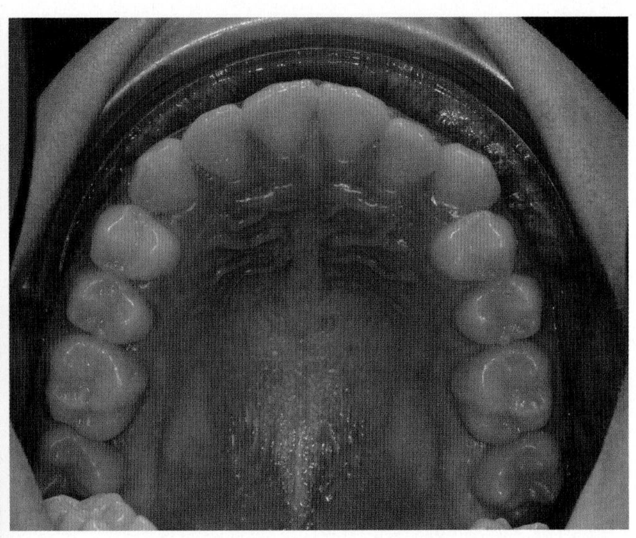

图20.17 一位左侧上颌尖牙和左侧下颌第二前磨牙扭转 > 20°的年轻患者的初始像。

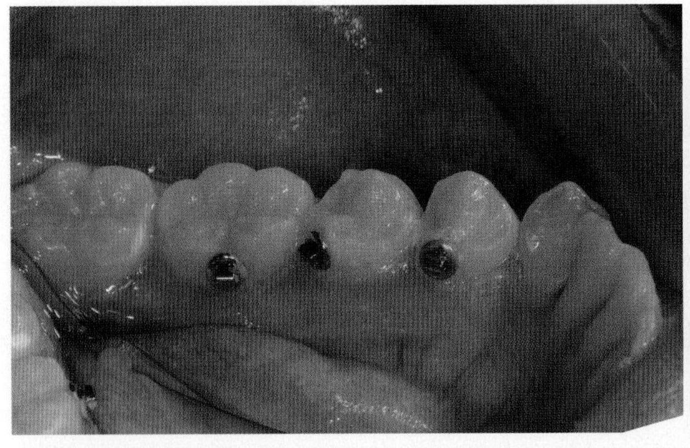

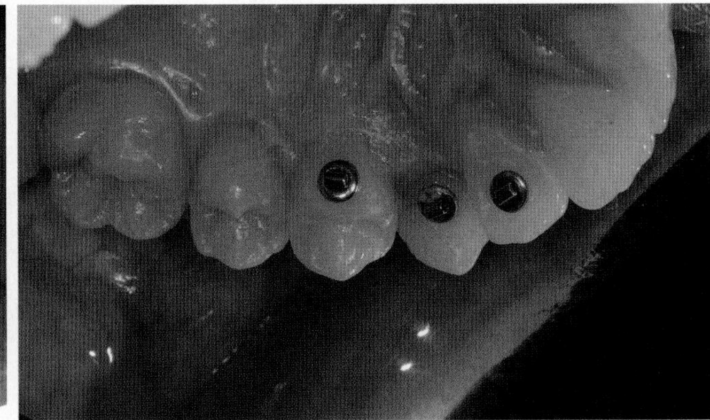

图20.18 在扭转牙及其近中和远中牙齿上使用微管。

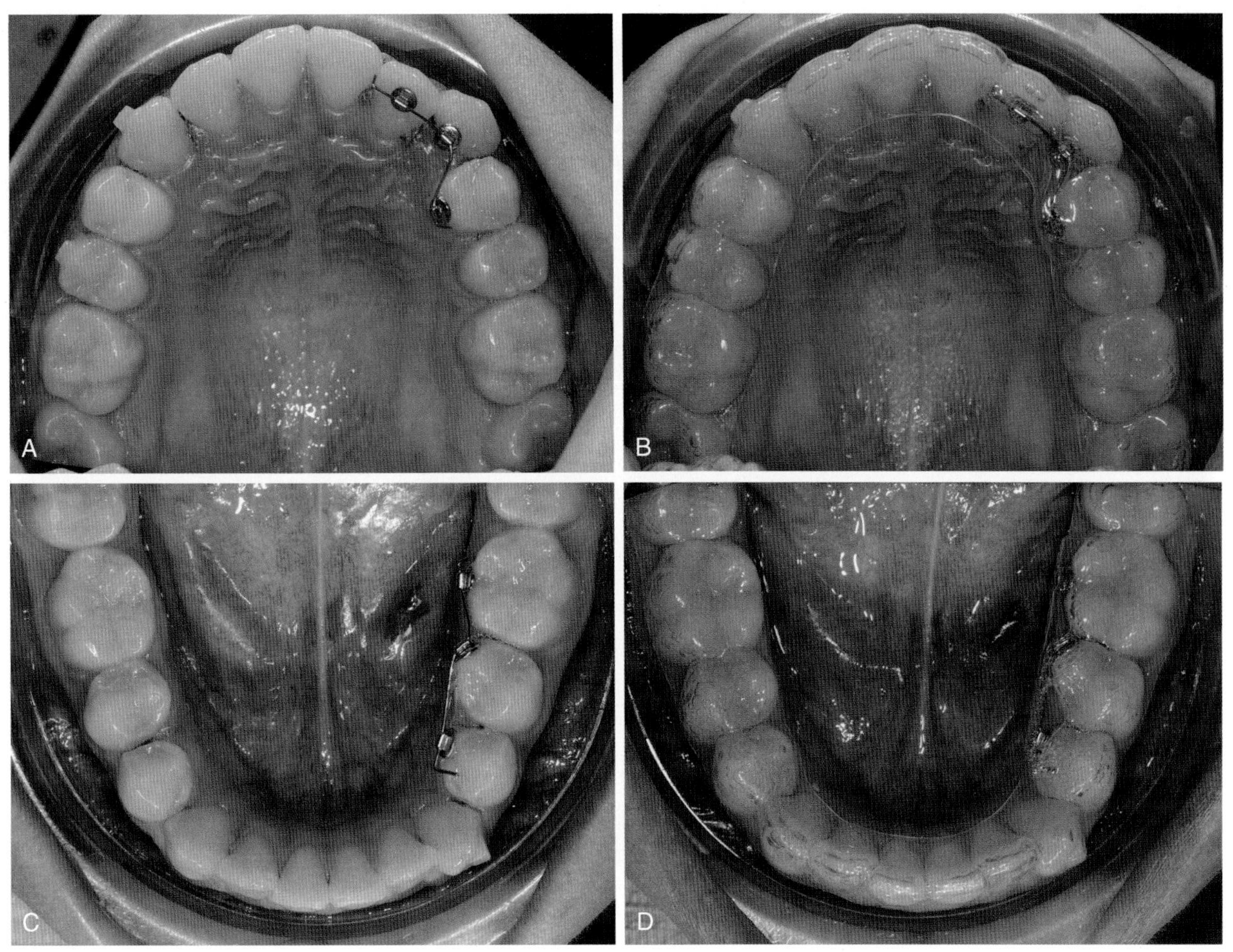

图20.19 口内殆面像。（A）上牙弓使用0.013英寸热激活镍钛丝片段弓。（B）上颌透明矫治器覆盖0.013英寸热激活镍钛丝片段弓。（C）下牙弓使用热激活0.013英寸镍钛丝片段弓。（D）下颌透明矫治器覆盖0.013英寸热激活镍钛丝片段弓。

伸长、压低和覆殆控制

根据Kravitz的说法[14]，使用透明矫治器进行牙齿的伸长和压低是最难预测的，其有效率分别为29.6%和41.3%。一些学者指出，使用透明矫治器能够解决前牙开殆[14]，在这个过程中可以配合IPR和上颌横向扩弓来创造间隙，但在这种情况下，上下颌切牙可能会发生非预期的舌向倾斜。单纯伸长难以实现可能是由于透明矫治器对圆柱形牙的抓握力较差，可以通过复合树脂扣的应用来改善。我们可以在正畸治疗之前或者治疗期间使用辅助装置，来克服单纯隐形矫治的生物力学限制，成功解决开殆问题。例如，我们发现当生长期的患者的开殆是由于不良习惯（吮拇指）造成的，并且已经导致骨骼改变（上颌狭窄）（图20.21），最好选择带有腭栅的殆垫式扩弓器（图20.22）来解决上颌骨宽度问题，纠正不良习惯，使上颌骨发育趋于正常化，并促进上切牙的正常萌出（图20.23）。然后，当吮指不良习惯和上颌宽度问题解决后，使用透明矫治器改善咬合是比较理想的矫治方式（图20.24），在有限的时间内将萌出的牙齿引导到其正确的位置，并将不必要的影响降至最低（图20.25）。

仅依靠单纯的隐形矫治难以解决深覆殆（图20.26）问题，这是由于透明矫治器对上下切牙的压低效果有限、对支抗牙的抓握力较差。因此，在所有安氏Ⅱ类、下切牙没有过度唇倾的情况下，使Ⅱ类牵引可能非常有用（图20.27）。像下磨牙伸长和下切牙的唇倾移动这些通常被认为是Ⅱ类牵引的不良影响，反而能够使咬合平面旋转，使咬合平面发生旋转、打开咬合、纠正矢状向关系（图20.28）。

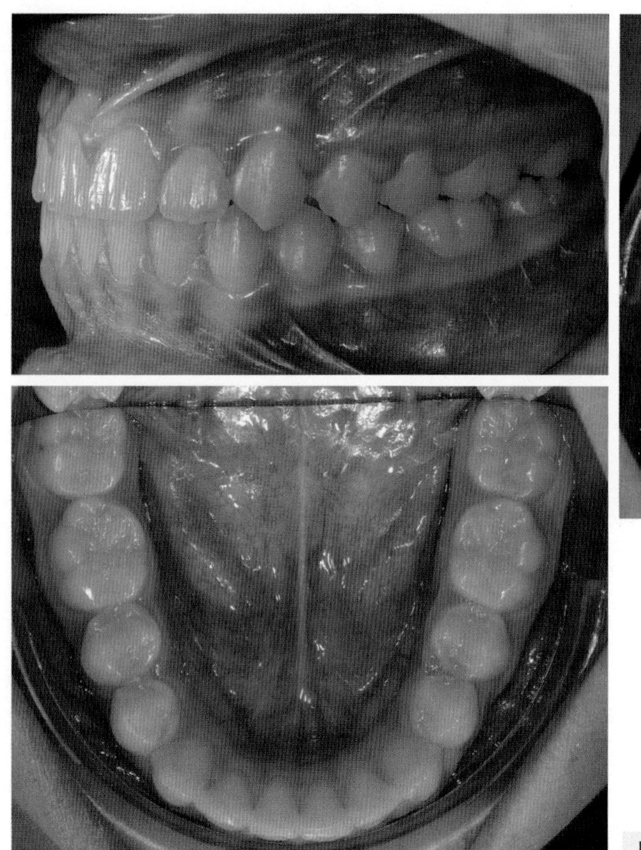

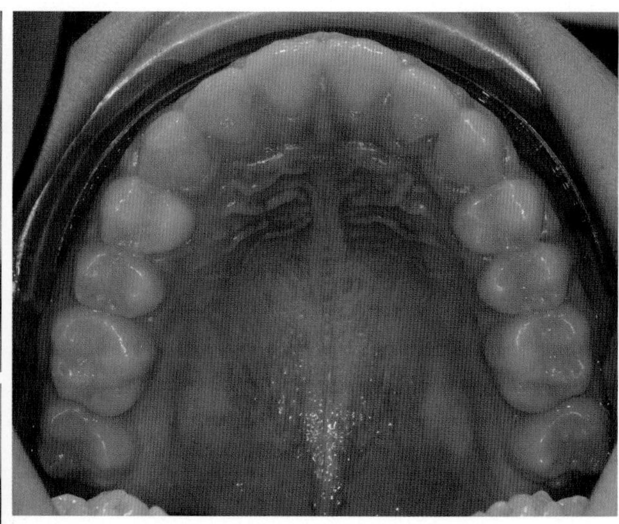

图20.20　无托槽隐形矫治后的最终口内像。

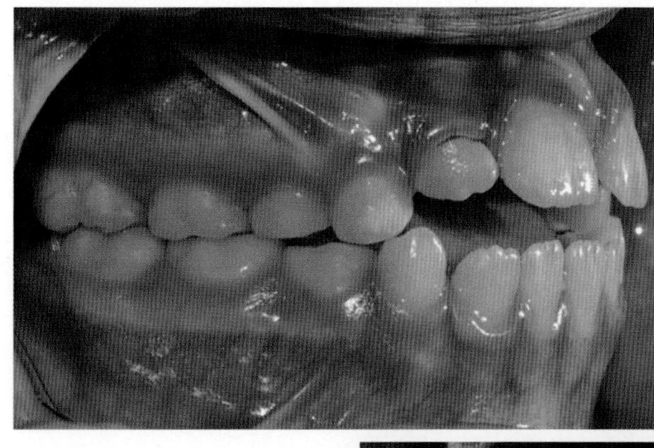

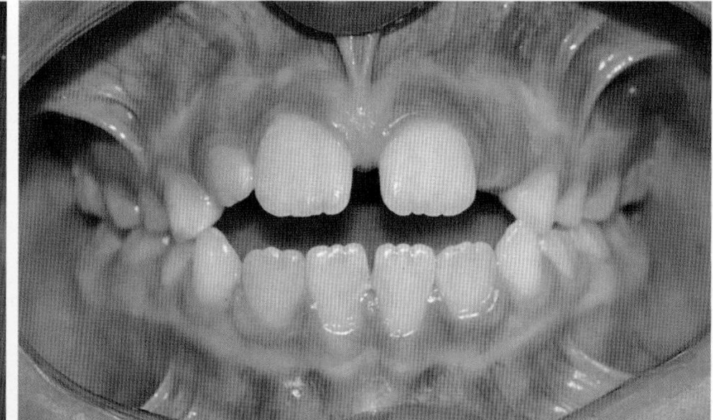

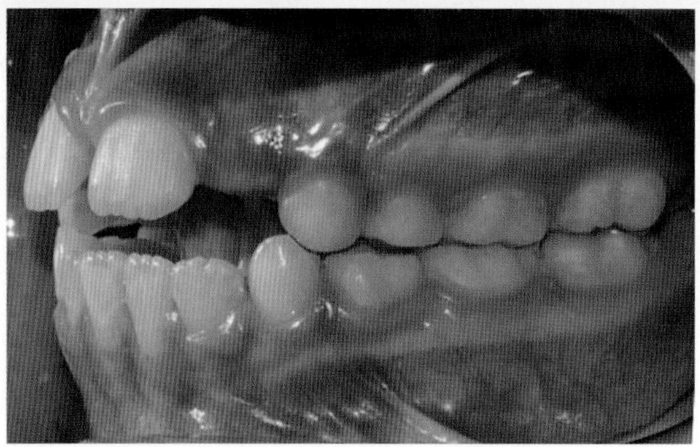

图20.21　一位前牙开骀、上颌狭窄的年轻患者的初始口内像。

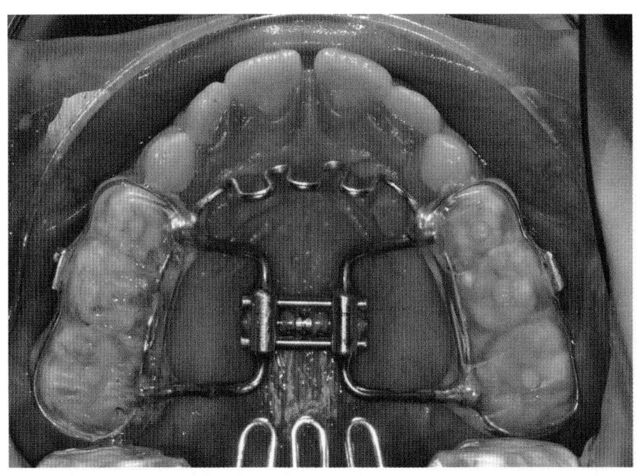

图20.22　带有腭栅的殆垫式扩弓器。

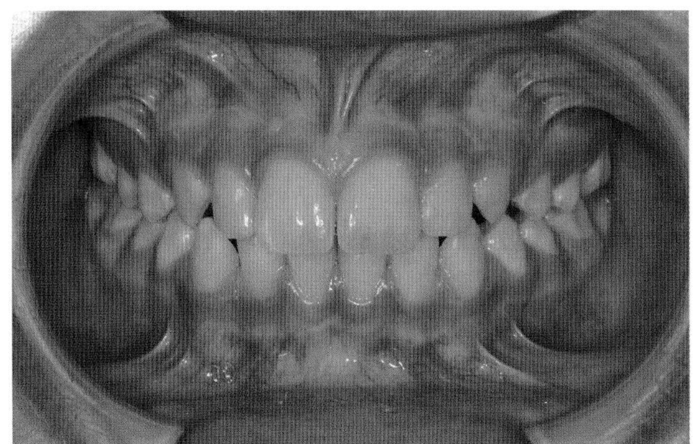

图20.23　第一阶段使用带有腭栅的上腭扩弓器治疗后的口内正面像。

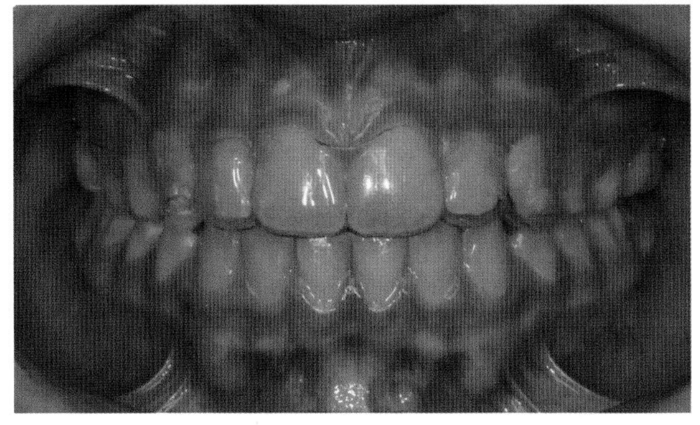

图20.24　无托槽隐形矫治中的口内正面像。

磨牙远中移动

目前已经证实，当计划移动的范围约为2.5mm以内时，矫治器能够以非常高的效率（约87%）使上颌磨牙远移[28]。然而，我们的临床经验表明，透明矫治

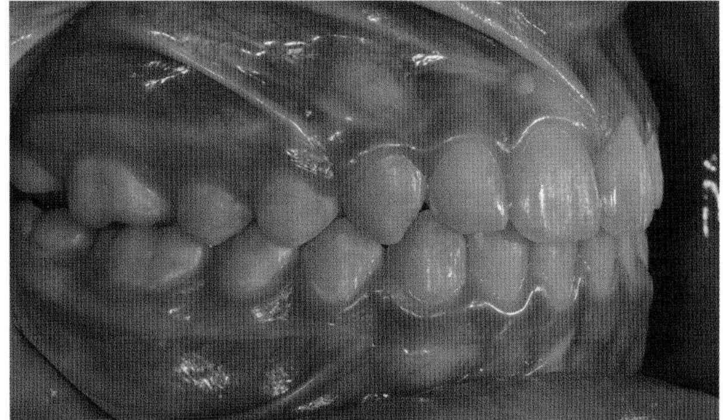

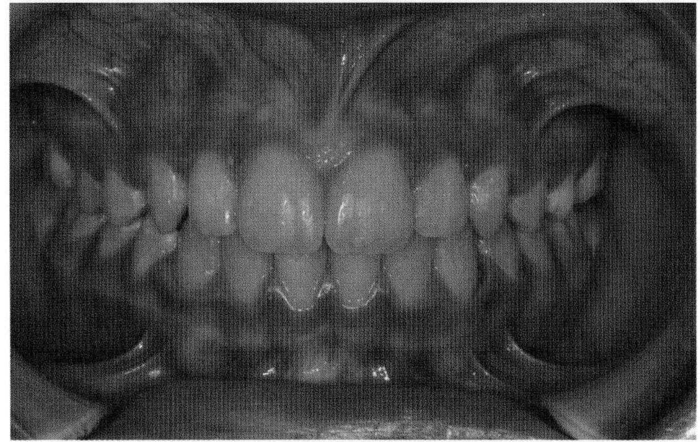

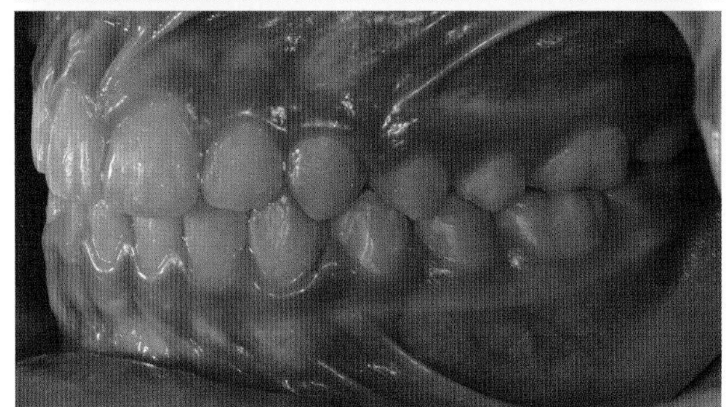

图20.25　经过10副无托槽隐形矫治后的最终口内像。

器对牙根的控制能力有限，难以实现磨牙的整体移动。2015年Zhang等[29]在一项研究中对32位隐形矫治患者治疗前后的CBCT资料进行分析，发现无论计划的正畸移动类型是什么，所实现的大都是牙冠移动，牙根移动非常小。这清楚地表明，透明矫治器实现的是倾斜移动牙齿，而非整体移动牙齿。

考虑到这一点，在磨牙远移的病例[30]中（图20.29），应设计牙冠远端倾斜的非整体移动。由于上颌磨牙的倾斜不足以矫正Ⅱ类错殆畸形，并且可能会导致转矩丢失，最好使用Ⅱ类弹性牵引（图20.30），其效果是使下颌牙齿向近中倾斜，同时防止上前牙向近中移动（图20.31）。

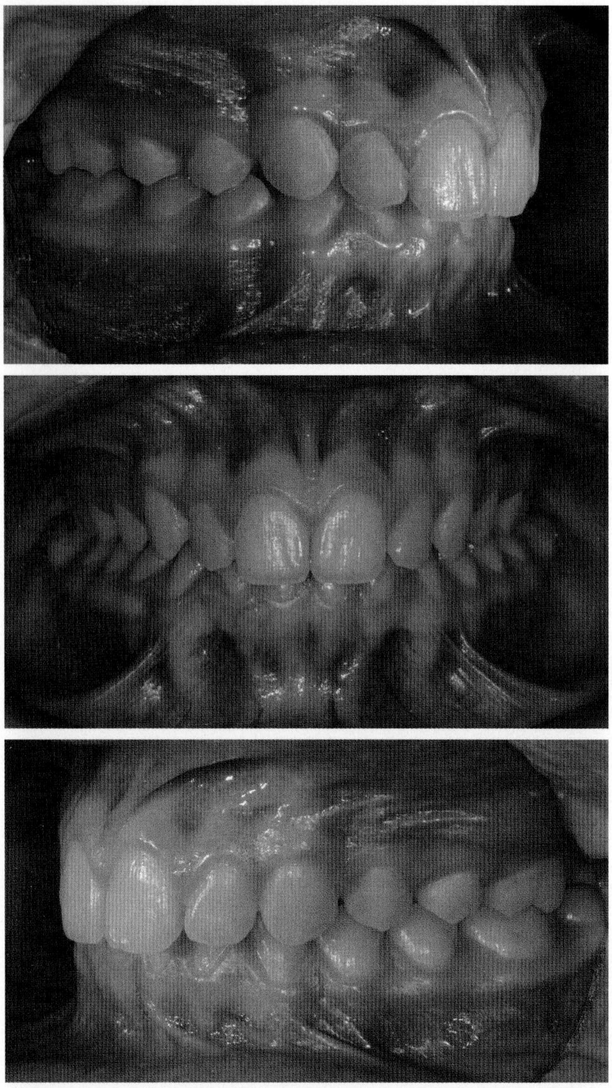

图20.26 Ⅱ类深覆𬌗的年轻患者初始口内像。

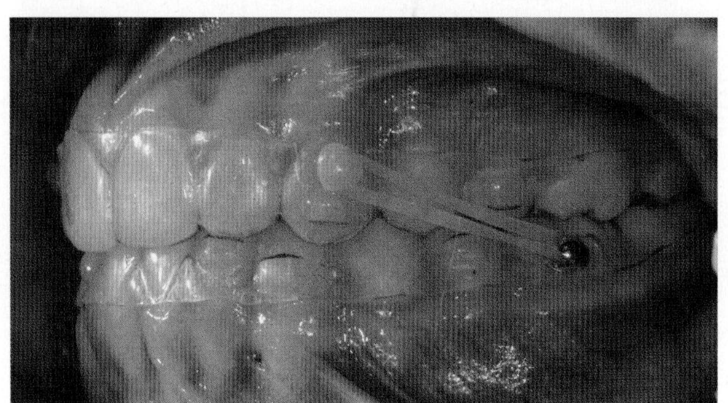

图20.27 透明矫治器配合Ⅱ类弹性牵引治疗中的侧面口内像。

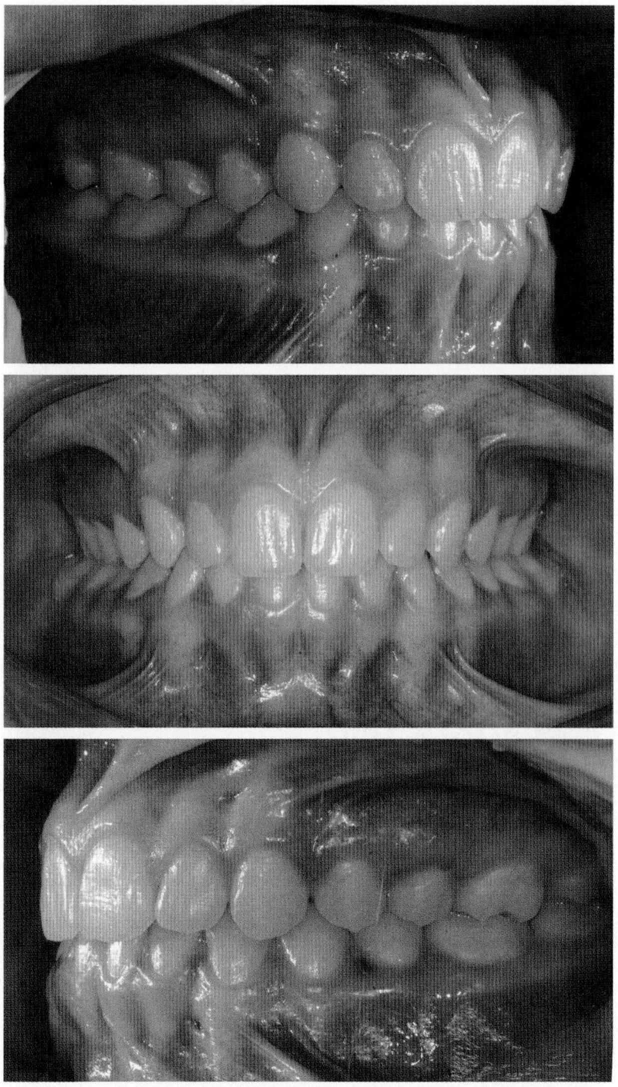

图20.28 经过14副无托槽隐形矫治后的最终口内像。

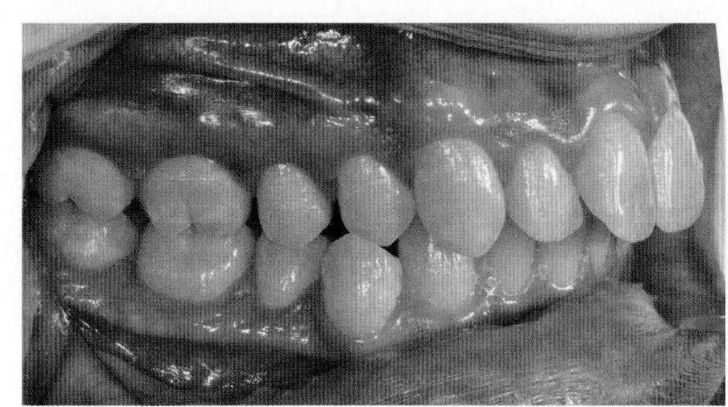

图20.29 一位安氏Ⅱ类、上颌狭窄患者的右侧初始口内像。

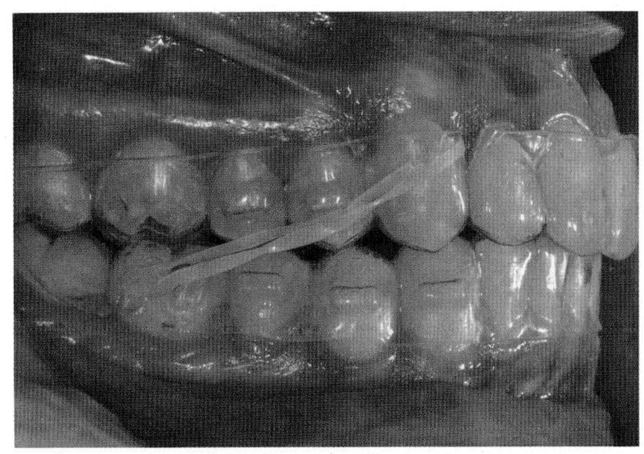

图20.30　透明矫治器配合Ⅱ类弹性牵引治疗中的右侧口内像。

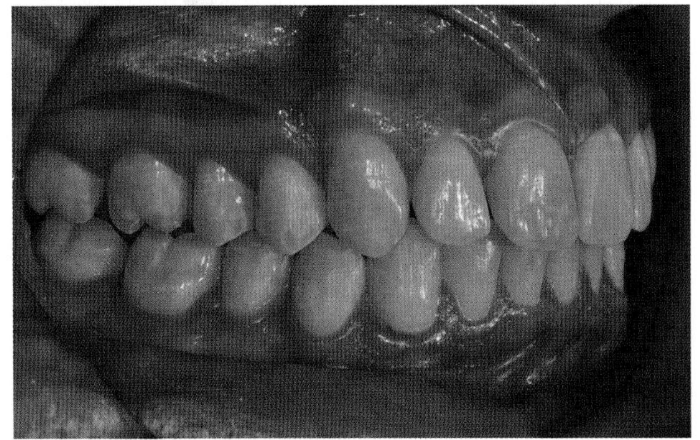

图20.31　无托槽隐形矫治后的右侧口内像。

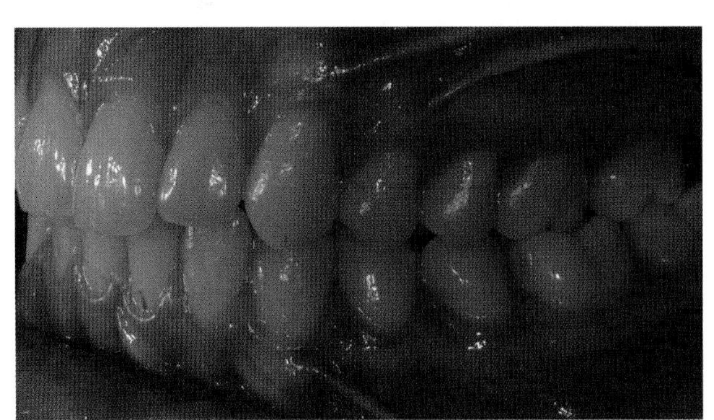

图20.32　一位安氏Ⅱ类、上颌狭窄患者的左侧初始口内像。

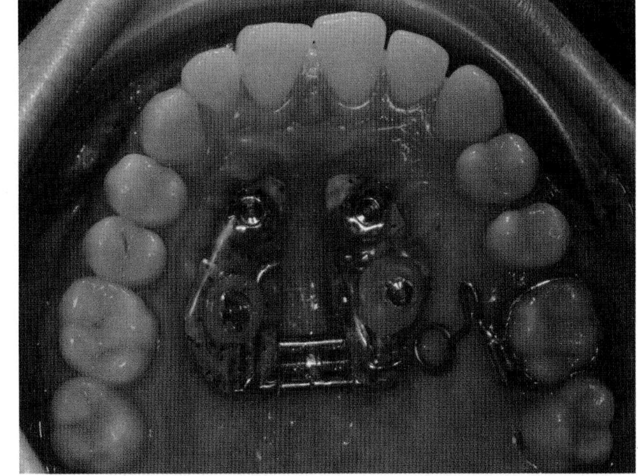

图20.33　带有摆式矫治器的骨支持式上颌快速扩弓器（MAPA法）。

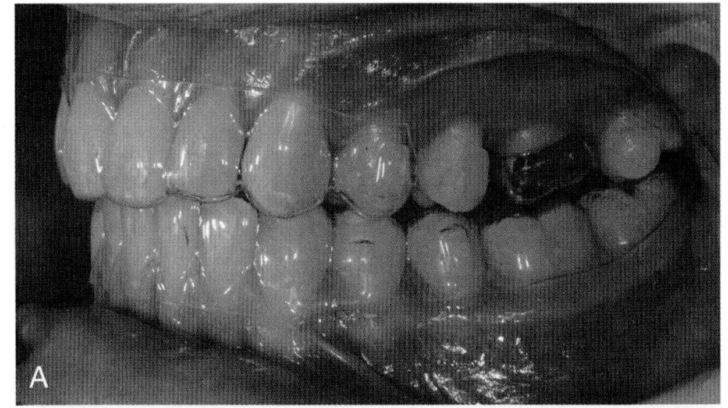

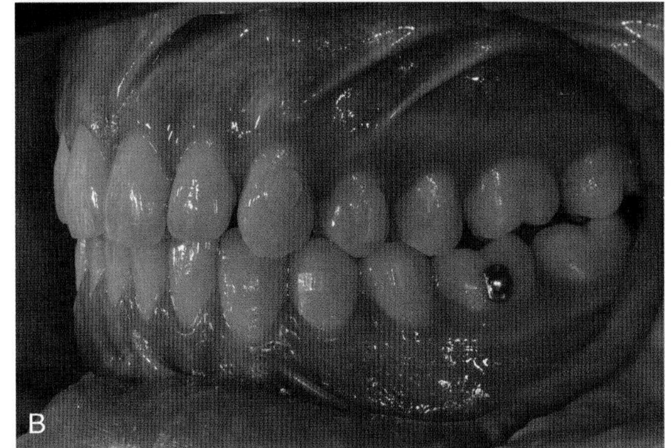

图20.34　无托槽隐形矫治中的侧面口内像（A）并结合Ⅱ类弹性牵引（B）。

也就是说，对于严重的Ⅱ类错𬌗畸形仅靠磨牙远中移动不足以解决矢状向的问题。例如，在该患者中（图20.32），期望通过使用透明矫治器进行整体移动来实现7mm远中移动是不现实的。因此，我们决定使用通过MAPA法定位的4枚支抗钉进行上颌扩弓[31–33]，并结合单侧摆式矫治器（图20.33）进行矫治。这种方法在不依赖患者配合的情况下，能够首先快速的解决横向以及矢状向的问题。一旦建立Ⅰ类咬合关系，将设计14副透明矫治器来关闭上颌间隙（图20.34）。在这个病例中，透明矫治器配合右侧Ⅱ类牵引（促进上颌尖牙和前磨牙远移），使我们能够在短时间内治疗错𬌗畸形，得到满意的疗效（图20.35）。

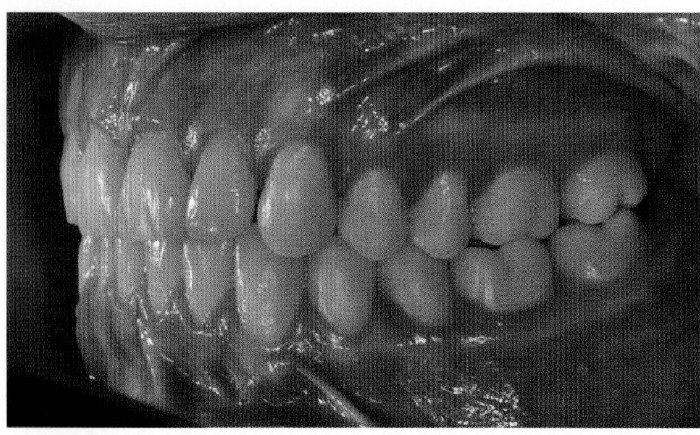

图20.35 无托槽隐形矫治后的左侧口内像。

结论

现在的科学和临床证据表明，无托槽隐形矫治技术可以应用于不同类型的错殆畸形的治疗。此外，有充分的证据表明牙齿整体移动在实现横向扩弓方面存在局限性。同时，透明矫治器在预测和控制尖牙和前磨牙的扭转方面也面临一定的挑战。此外，对伸长和压低运动以及覆殆和咬合接触的控制也具有局限性。基于这些发现，以及认识到解决这些问题不可能通过反复重启来实现，我们提出了一种混合疗法，将透明矫治器治疗与不同的正畸装置相结合，从而提供令人满意和可预测的临床效果。

（罗萍，赵婷婷，花放，贺红）

参考文献

[1] Kesling HD. The philosophy of tooth positioning appliance. Am J Orthod. 1945;31:297-304.

[2] Ponitz RJ. Invisible retainers. Am J Orthod. 1971;59:266-272.

[3] Sheridan JJ, LeDoux W, McMinn R. Essix retainers: fabrication and supervision for permanent retention. J Clin Orthod. 1993;27:37-45.

[4] Bouchez R. Clinical Success in Invisalign Orthodontic Treatment. Paris: Quintessence International; 2010.

[5] Sheridan JJ. The readers' corner 2: what percentage of your patients are being treated with Invisalign appliances? J Clin Orthod. 2004;38:544-545.

[6] Joffe L. Invisalign: early experiences. J Orthod. 2003;30:348-352.

[7] Baldwin DK, King G, Ramsay DS, et al. Activation time and material stiffness of sequential removable orthodontic appliances. Part 3: premolar extraction patients. Am J Orthod Dentofacial Orthop. 2008;133:837-845.

[8] Kravitz ND, Kusnoto B, BeGole E, et al. How well does Invisalign work? A prospective clinical study evaluating the efficacy of tooth movement with Invisalign. Am J Orthod Dentofacial Orthop. 2009;135(1):27-35.

[9] Womack WR. Four-premolar extraction treatment with Invisalign. J Clin Orthod. 2006;40(8):493-500.

[10] Womack WR, Day RH. Surgical-orthodontic treatment using the Invisalign system. J Clin Orthod. 2008;42(4):237-245.

[11] Kamatovic M. A Retrospective Evaluation of the Effectiveness of the Invisalign Appliance Using the PAR and Irregularity Indices. Toronto: University of Toronto (Canada); 2004.

[12] Galan-Lopez L, Barcia-Gonzalez J, Plasencia E. A systematic review of the accuracy and efficiency of dental movements with Invisalign. Korean J Orthod. 2019;49:140-149.

[13] Boyd RL. Increasing the predictability of quality results with Invisalign. Proceedings of the Illinois Society of Orthodontists. Oak Brook; 2005.

[14] Kravitz ND, Kusnoto B, BeGole E, et al. How well does Invisalign work? A prospective clinical study evaluating the efficacy of tooth movement with Invisalign. Am J Orthod Dentofacial Orthop. 2009;135:27-35.

[15] Lagravère MO, Flores-Mir C. The treatment effects of Invisalign orthodontic aligners: a systematic review. J Am Dent Assoc. 2005;136:1724-1729.

[16] Rossini G, Parrini S, Castroflorio T, et al. Efficacy of clear aligners in controlling orthodontic tooth movement: a systematic review. Angle Orthod. 2015;85:881-889.

[17] Rossini G, Parrini S, Castroflorio T, et al. Periodontal health during clear aligners treatment: a systematic review. Eur J Orthod. 2015;37:539-543.

[18] Zheng M, Liu R, Ni Z, et al. Efficiency, effectiveness and treatment stability of clear aligners: a systematic review and meta-analysis. Orthod Craniofac Res. 2017;20:127-133.

[19] Solano-Mendoza B, Sonnemberg B, Solano-Reina E, et al. How effective is the Invisalign system in expansion movement with Ex30' aligners? Clin Oral Investig. 2017;21(5):1475-1484.

[20] Houle JP, Piedade L, Todescan Jr R, et al. The predictability of transverse changes with Invisalign. Angle Orthod. 2017;87(1):19-24.

[21] Buschang PH, Ross M, Shaw SG, et al. Predicted and actual end-of-treatment occlusion produced with aligner therapy. Angle Orthod. 2015;85(5):723-727.

[22] Lombardo L, Arreghini A, Ramina F, et al. Predictability of orthodontic movement with orthodontic aligners: a retrospective study. Prog Orthod. 2017;18(1):35.

[23] Maino G, Turci Y, Arreghini A, et al. Skeletal and dentoalveolar effects of hybrid rapid palatal expansion and facemask treatment in growing skeletal class III patients. Am J Orthod Dentofacial Orthop. 2018;153:262-268.

[24] Lombardo L, Carlucci A, Maino BG, et al. Class III malocclusion and bilateral cross-bite in an adult patient treated with miniscrew-assisted rapid palatal expander and aligners. Angle Orthod. 2018;88(5):649-664.

[25] Kravitz ND, Kusnoto B, Agran B, et al. Influence of attachments and interproximal reduction on the accuracy of canine rotation with Invisalign. A prospective clinical study. Angle Orthod. 2008;78(4): 682-687.

[26] Simon M, Keilig L, Schwarze J, et al. Treatment outcome and efficacy of an aligner technique—regarding incisor torque, premolar derotation and molar distalization. BMC Oral Health. 2014;14:68.

[27] Lombardo L, Arreghini A, Martines E, et al. Stress relaxation properties of four orthodontic aligner materials: a 24-hour in vitro study. Angle Orthod. 2017;87(1):11-18.

[28] Guarneri MP, Oliverio T, Silvestre I, et al. Open bite treatment using clear aligners. Angle Orthod. 2013;83(5):913-919.

[29] Zhang XJ, He L, Guo HM, et al. Integrated three-dimensional digital assessment of accuracy of anterior tooth movement using clear aligners. Korean J Orthod. 2015;45(6):275-281.

[30] Lombardo L, Colonna A, Carlucci A, et al. Class II subdivision correction with clear aligners using intermaxillary elastics. Prog Orthod. 2018;19(1):32.

[31] Maino G, Paoletto E, Lombardo L, et al. MAPA: a new high-precision 3D method of palatal miniscrew placement. EJCO. 2015;3(2):41-47.

[32] Maino BG, Paoletto E, Lombardo III L, et al. A three-dimensional digital insertion guide for palatal miniscrew placement. J Clin Orthod. 2016;50(1):12-22.

[33] Maino BG, Paoletto E, Lombardo L, et al. From planning to delivery of a bone-borne rapid maxillary expander in one visit. J Clin Orthod. 2017;51(4):198-207.